歯科診療で知っておきたい全身疾患の知識と対応

Synopsis of systemic diseases for clinical dentistry

高杉嘉弘

学建書院

推薦の序
― 臨床医学と臨床歯科医学の連携のために ―

　近年の臨床医学の進歩は目覚ましく，多くの疾患の病態解明が急速に進んでいる．診断技術，治療法の革新は，これまで治療が困難であると考えられていた疾患をかかえる多くの患者のQOLの向上に寄与している．しかし臨床医が最新の診断，治療，管理について逐次収集し，すみやかに日常の診療に適用していくことは容易ではない．いわんや専門領域以外の疾患についての新しい知見に接する機会は少なく，専門科との連携のもとに診療を行うこともしばしばである．これは歯科臨床に携わる多くの歯科医師にとっても同様であろう．

　本書は，日常の歯科臨床の場で遭遇する可能性のある，多くの全身疾患をもった患者への対応のしかたについて解説している．ゲラを一読してみると，疾患の基礎的な知識をわかりやすく解説するとともに，今日のガイドライン，エビデンスが示されている．ここに示された内容は，疾患について理解するとともに，他科の医師と連携して診療にあたるためにも，きわめて有用である．おそらく著者は，歯科医療に携わる歯科医師を念頭に執筆されたのであろうが，その内容は，歯科医療にとどまらず，さまざまな患者に接する多くの医療関係者にも大いに役立つものと考えられる．

　著者の高杉嘉弘氏は，2001年に日本歯科大学歯学部歯科麻酔学教室から近畿大学医学部麻酔科学教室に講師として赴任された．以来，長い知己の間柄であり，麻酔臨床，基礎研究にと，ともに歩んできた．歯科麻酔学の専門医としての実績の上に，医学部での多くの経験と知識の積み重ねが，本書の刊行に役立つものであったことを，友人として喜ぶとともに，著者のご努力に敬意をささげるものである．

2012年12月

近畿大学医学部奈良病院
副院長
麻酔科教授　奥田　隆彦

はじめに

　日常の歯科臨床で遭遇するさまざまな合併症の多くは，患者の不安や痛みに起因することから，拙著『歯科臨床医のための疼痛管理と全身管理の基本』を上梓し，すでに12年が経った．この間，医療施設を受診する患者の年齢層も大きく変わった．国の調査によると，65歳以上の高齢者の割合は，2000年の17.4％から，2012年には24.1％，3,000万人を超えたと報告され，さらに2025年には33.4％に達すると予測されている．この社会全体の高齢化は，そのまま医療施設を受診する患者の高齢化を意味し，歯科医療も例外ではない．

　近年の医学の急速な進歩は，多くの全身疾患を抱える高齢者，また従来，治療が困難であった疾病に罹患している患者のQOLの向上に大きく寄与している．しかし，これは全身疾患の治療を受けている患者に対する歯科治療が，健常人と同様に安全に行えることを意味するものではない．著者は，日々の麻酔臨床また歯科麻酔のなかで，さまざまな全身疾患をもつ患者の管理にあたってきた．医療技術の進歩に伴うさまざまな治療を受けている患者を安全に管理するためには，疾病について知るとともに，その治療についての十分な理解が必要であり，専門医との連携は欠かせない．

　今日，専門医，専門書籍，論文，あるいはインターネットなど，さまざまなルートで疾患についての情報を得ることができるが，全身疾患をもつ患者の歯科治療についてのガイドブックがあれば，日常臨床の場でのすみやかな対応が可能となろう．本書は，歯科臨床で出会う可能性のある多くの疾患をもった患者が歯科診療室を受診したときの対応法，疾患についてのできるだけ新しいエビデンス，ガイドラインをもとにした知識，さらに疾患にかかわる話題（基礎知識）という構成をとった．安全な歯科治療を行うためには，疾患について十分に理解すること，医科専門医と連携して患者管理に臨むときには，情報提供を受けた内容について正確に理解する必要がある，という観点から，かなり専門性の高い内容についても記載した．

　本書は，日常診療に携わる歯科臨床医が，全身疾患をもった患者をみ

るときのガイドブックとして著したが，臨床研修医，歯学生においても全身疾患について学ぶのに役立つであろう．臨床医学の進歩は目覚ましく，本書もその進歩に合わせて改訂する必要があろうかと考える．読者のご要望，ご批判，ご叱正をいただき，今後の改訂に生かしていきたいと考えている．本書が，全身疾患をもった患者の安全な歯科管理に少しでも資することができるならば幸いである．

　最後に，本書の刊行にご尽力いただいた学建書院社長　木村勝子氏，終始私の意を汲んで編集にあたってくださった大崎真弓氏，中山里津子氏に深甚なる謝意を表する．

　2012年12月

高　杉　嘉　弘

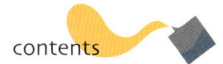

1　モニタリングの基本

■モニタリングの基本 ───────────── 2

基礎知識
1　正常な心電図　14
2　チアノーゼ　15
3　チアノーゼと酸素飽和度　15
4　パルスオキシメーター　16
5　カフの選択　17
6　診察室での血圧測定法　18
7　不整脈と血圧測定　19
8　コンティニュア規格　19

2　循環器疾患

■高血圧患者への対応 ───────────── 22

高血圧　29
1　高血圧緊急症と切迫症　30
2　高血圧性脳症　31
3　脳卒中　31
4　二次性高血圧　32

基礎知識
1　高血圧治療に用いられる降圧薬　35
2　白衣高血圧と仮面高血圧　36
3　ニフェジピン（アダラート®）の舌下投与は行わない　37
4　高血圧患者に使用できる局所麻酔薬量　37
5　高血圧の新しい治療法
　―腎交感神経アブレーションとワクチン―　38

■虚血性心疾患患者への対応 ───────────── 42

虚血性心疾患　47
1　狭心症　47
2　心筋梗塞　48
3　狭心症と急性心筋梗塞の症状　49
4　安定狭心症と急性冠症候群　50

基礎知識
1　虚血性心疾患の検査　52
2　胸痛を訴える疾患　54
3　胸痛を訴えない急性心筋梗塞　55
4　冠動脈インターベンションと冠動脈バイパス　56
5　アスピリンガイドライン　58
6　ワルファリン療法の至適治療域　59
7　口腔内の観血的処置を行うとき，抗凝固・抗血栓療法は中断すべきか　60

vii

■不整脈をもつ患者への対応 ―― 66

不 整 脈　71
　1　不整脈の診断と検査　72
　2　不整脈の種類　73

基礎知識
　1　QT延長症候群　85
　2　ブルガダ症候群　85
　3　トルサード・ド・ポアント
　　　（多形性心室頻拍）　86
　4　アダムス・ストークス症候群　87
　5　呼吸性不整脈　87
　6　治療しなくてもよい不整脈　87
　7　スポーツ心臓　88
　8　カテーテル・アブレーション
　　　（心筋焼灼術）　89
　9　ペースメーカー　89
　10　植込型除細動器（ICD）治療　91
　11　抗不整脈薬の分類　91
　12　自動体外式除細動器（AED）　92

■心臓弁膜症患者への対応 ―― 94

心臓弁膜症　98
　1　僧帽弁閉鎖不全症　99
　2　僧帽弁狭窄症　99
　3　大動脈弁閉鎖不全症　101
　4　大動脈弁狭窄症　101
　5　三尖弁閉鎖不全症　102
　6　三尖弁狭窄症　103
　7　肺動脈弁閉鎖不全症　103
　8　肺動脈弁狭窄症　103
　9　心臓弁膜症の検査　104

基礎知識
　1　感染性心内膜炎　105
　2　心不全　107
　3　チェーンストークス呼吸　108
　4　メイズ手術　109
　5　人工弁　109
　6　心臓超音波（心エコー）検査　110

■大動脈解離・大動脈瘤患者への対応 ―― 112

大動脈解離・大動脈瘤　114
　1　大動脈解離　114
　2　大動脈瘤　116

基礎知識
　1　大動脈の解剖　120
　2　マルファン症候群　120

■心筋症患者への対応 ―― 122

心筋症　124
　1　特発性心筋症　124
　2　特定心筋症　128

基礎知識
　1　たこつぼ心筋症　129

■成人先天性心疾患患者への対応 ─────── 132
成人先天性心疾患　137
　1　非チアノーゼ性心疾患　137
　2　チアノーゼ性心疾患　141

基礎知識
　1　アイゼンメンガー症候群　148
　2　歯科処置のための抗菌薬の
　　　予防的投与に関するAHA勧告の
　　　改訂　148

3　代謝・内分泌疾患

■糖尿病患者への対応 ─────────── 152
糖尿病　156
　1　糖尿病の種類　156
　2　糖尿病の診断　157
　3　低血糖　157
　4　高血糖性昏睡　160
　5　糖尿病の慢性合併症　161

基礎知識
　1　メタボリックシンドローム　162
　2　強化インスリン療法　163
　3　改訂糖尿病診断基準と国際標準化
　　　HbA1c　163
　4　血糖値とHbA1c　164

■甲状腺疾患患者への対応 ──────── 166
甲状腺疾患　168
　1　甲状腺機能亢進症　168
　2　甲状腺機能低下症　169

基礎知識
　1　甲状腺機能亢進症と
　　　甲状腺中毒症　172
　2　甲状腺ホルモンとヨウ素　172

4　血液疾患・凝固異常

■血栓性疾患患者への対応 ──────── 176
血栓性疾患　179
　1　動脈血栓症　179
　2　静脈血栓症　181

基礎知識
　1　エコノミークラス症候群　185
　2　抗リン脂質抗体症候群　185
　3　閉塞性動脈硬化症　186
　4　内頸動脈狭窄症　188

■貧血患者への対応 ──────────── 190
貧血　193
　1　鉄欠乏性貧血　194
　2　巨赤芽球性貧血　196
　3　再生不良性貧血　197
　4　骨髄異形成症候群　198
　5　続発性貧血　200
　6　溶血性貧血　201

基礎知識
　1　スポーツ貧血　204
　2　妊娠貧血　204
　3　白血病　205
　4　正常値と基準値　205
　5　多血症　206

■血小板減少症患者への対応 ——— 208

血小板減少症 210
  1 止血のメカニズム 210
  2 血小板の形成 211
  3 血小板の異常 212

基礎知識
  1 特発性血小板減少性紫斑病（ITP） 216
  2 血栓性血小板減少性紫斑病（TTP） 217
  3 血小板輸血 218
  4 ヘパリン起因性血小板減少症（HIT） 218
  5 フォン・ヴィレブランド病 219
  6 播種性血管内凝固症候群（DIC） 220

5 精神疾患

■精神疾患患者への対応 ——— 224

精神疾患 227
  1 うつ病 227
  2 統合失調症 230
  3 不安障害 232
  4 パニック障害 235
  5 強迫性障害（強迫神経症） 236
  6 外傷後ストレス障害（PTSD），急性ストレス障害 237
  7 認知症 238
  8 適応障害 242

基礎知識
  1 軽症うつ病と仮面うつ病 244
  2 アルツハイマー病を疑う10の症状 244
  3 メンタルヘルス科 245
  4 電気痙攣療法 246

■てんかん患者への対応 ——— 248

てんかん 251
  1 全般てんかん 251
  2 局在関連性てんかん 254
  3 てんかんの診断 256
  4 てんかんの治療 257

基礎知識
  1 てんかん発作時の対応 259
  2 てんかんの語源 260
  3 てんかん気質 260

6 呼吸器疾患

■慢性閉塞性肺疾患（COPD）患者への対応 ─── 264

慢性閉塞性肺疾患（COPD） 267
1 慢性肺気腫 267
2 慢性気管支炎 268
3 COPDの検査，診断，治療 269

基礎知識
1 肺性心 272
2 スパイロメトリー（肺機能検査） 272
3 拘束性換気障害と閉塞性換気障害 273
4 呼吸不全 274
5 在宅酸素療法（HOT） 274
6 酸素吸入器具と吸入酸素濃度 275
7 気管支拡張症 276

■気管支喘息患者への対応 ─── 278

気管支喘息 282
1 気管支喘息の原因 282
2 気管支喘息の症状 284
3 気管支喘息の治療 285

基礎知識
1 喘息は，死ぬ危険性のある病気である 288
2 ピークフロー（PEF）値 288
3 心臓喘息 289
4 咳喘息 290

7 骨格・結合組織疾患

■膠原病患者への対応 ─── 292

膠原病 294
1 関節リウマチ（RA） 296
2 全身性エリテマトーデス（SLE） 299
3 ベーチェット病 301
4 シェーグレン症候群 303

基礎知識
1 リウマチ性疾患 306
2 ステロイド薬の副作用 306
3 悪性関節リウマチ 308
4 リウマチ熱 309
5 ビスホスホネート系薬物関連顎骨壊死（BRONJ） 310

8　腎疾患

■腎不全患者への対応 ─── 318

腎不全　323
1　腎機能　324
2　腎不全の症状　325
3　腎不全の治療　327
4　腎移植　330

基礎知識
1　慢性腎臓病　333
2　尿毒素　335
3　腹膜透析ファースト　336
4　糖尿病性腎症　336
5　慢性糸球体腎炎　337
6　腎硬化症　338
7　ネフローゼ症候群　338
8　レニン・アンギオテンシン系　339
9　腎機能を評価するための重要な指標：クレアチニン値　340
10　抗菌薬・鎮痛薬と腎毒性　341

9　脳血管障害・神経疾患

■脳卒中患者への対応 ─── 344

脳卒中　349
1　脳梗塞　349
2　脳出血　352
3　クモ膜下出血　354

基礎知識
1　脳卒中の前ぶれ　358
2　一過性脳虚血発作　358
3　無症候性脳梗塞　359
4　高血圧と脳卒中　360
5　心房細動と脳梗塞　360
6　慢性硬膜下血腫　361
7　もやもや病（ウィリス動脈輪閉塞症）　362

■神経・筋疾患患者への対応 ─── 364

神経・筋疾患　367
1　神経変性疾患　367
2　免疫性神経疾患　378
3　その他の神経・筋疾患　383

基礎知識
1　筋原性疾患と神経原性疾患　393

10　近位伝達麻酔法

■偶発症を起こさない近位伝達麻酔法による下歯槽神経伝達麻酔のすすめ ─── 396

対診書の書き方 ─── 405

索引 ─── 415
薬物索引 ─── 423

1 モニタリングの基本

モニタリングの基本

1 血圧測定
2 脈拍
3 呼吸のモニタリング
4 気道閉塞のサイン
5 血液の酸素化のモニタリング
6 心電図

歯科臨床におけるモニタリングの基本は，治療を継続してもよい状態かを確認することであり，すみやかな回復が可能である早期に異常を発見し，適切な処置に結び付けることである．

モニタリングは，高血圧，狭心症，糖尿病，呼吸器疾患などの既往のある患者にかぎらず，健康的な日常生活をおくっている患者に対しても必要である．歯科治療に関連する全身的偶発症の70％以上を占める神経性ショック，異常な血圧上昇，過換気症状，局所麻酔薬中毒などは，いずれも年齢，性別，既往歴の有無にかかわらず生じる可能性がある[1]．また幼児の窒息は，歯科医療事故の大きな特徴となっている[2]．

患者と会話をかわし，表情や皮膚，口唇の色に注意し，呼吸に伴う胸の動きを観察するのは，モニタリングの基本である．

〈著しい血圧の低下に伴いみられる症状〉
・顔面蒼白や冷汗をきたし，不安を訴える．
・言葉が少なくなり無関心状態になる．
・生あくびが出る　など．

〈著しい血圧の上昇による脳症に伴いみられる症状〉
・頭痛，悪心・嘔吐，意識障害，痙攣など．

動悸を訴えるときは，期外収縮などの不整脈が認められる．これらの異常が現れたときは，病態がかなり進行しており，すみやかに適切な処置を行わないと，きわめて重篤な状態となる．

予備力の少ない乳幼児，高齢者，心肺機能に障害をもつ患者は，わずかな異常でも急速に悪化することがある．

高血圧性脳症
→p.31

脳出血
→p.352

1 血圧測定

歯科治療中の偶発症のほとんどが血圧の変動を伴う．高血圧などの基礎疾患，歯科治療に伴う疼痛，精神的ストレスなどの影響により，歯科診療中の血圧はきわめて変動しやすい．継続した血圧測定は，血圧の異常を早期に知るために重要であり，血圧変動を記録しておくことは，偶発症を生じたとき，早期の診断に重要である．

歯科治療中，治療前後，帰宅後と，あらゆる時期に血圧の変動を生じる可能性があるが，偶発症の40〜60％は局所麻酔を行っているときに生じる[2]．過去に気分不快をきたした患者や，高血圧などの循環器疾患を有する患者に対して，疼痛や苦痛を伴う可能性のある治療を行うときは，継続した血圧の測定を行い，患者が許容できる血圧レベルにあることを絶えず確認することが重要である．

局所麻酔中や外科処置など，短時間に血圧が変動すると予想されるときは2〜3分間隔，通常の歯科治療では5分間隔での血圧測定が望ましい．また患者に異常がみられたときは随時測定する．

(1) 血圧の測定方法

水銀血圧計やアネロイド血圧計を用いた聴診法がスタンダードな方法であるが，測定のたびに診療を中断しなければならない．これに対して自動電子血圧計，あるいは手動式電子血圧計では，治療を中断することなく血圧測定が可能である．電子血圧計の血圧測定法には，カフに組み込んだマイクロホンでコロトコフ音を検知して測定するコロトコフ法と，脈波をもとに血圧を判定するオシロメトリック法とがある．

診察室での血圧測定法
→p.18

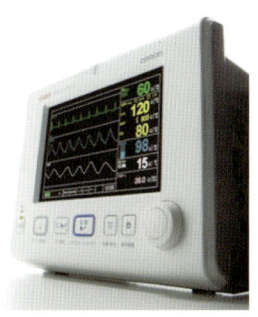

● **生体情報モニター** ●
心電図，心拍数，脈拍数，非観血血圧，SpO_2などの測定が可能

モニタリングの基本

市販されている電子血圧計は,「聴診法または観血的血圧測定法に対する平均誤差±5 mmHg 以内,誤差の標準偏差 8 mmHg 以内」という日本工業規格の精度基準をみたしている[3]．

電子血圧計で用いられる測定部位には,上腕,手首,指,下腿,大腿などがある．手首や指で測定する血圧計は,解剖学的特性から,動脈の圧迫が困難である,心臓の高さへの補正がむずかしい,屈曲などの影響を受ける,などの理由によって不正確になることが多い[4]．

歯科診療中の血圧測定には,安定した測定が可能な,上腕にカフを巻く血圧計を用いるのが望ましい．

メモリー機能をもつ電子血圧計は,測定結果を保存できる．心電図,酸素飽和度,非観血的血圧などを同時に測ることのできる生体モニターでは,アラーム機能,設定間隔ごとの自動測定,測定結果の保存とともに,グラフ化,印刷が可能である．また近年,血圧計などから無線でコンピューターに転送し,インターネットを介して医療計測データ管理を行うコンティニュア規格が策定され,この規格に対応した血圧計と管理ソフトが入手できるようになった．

カフの選択 →p.17

コンティニュア規格 →p.19

(2) 日常の血圧と診療中の血圧

患者が日常測定している血圧と,診療室での血圧が大きく隔たることがある．今日の電子血圧計の精度は十分に高いことから,測定した血圧は,そのときの正しい血圧を示していると考えてよい．この血圧の違いの多くは,精神的な要因によると考えられるが,立位から仰臥位に体位を変えることでも血圧は上昇する．また日常使用している血圧計が,手首で測定するタイプや,筒状の腕置きに内蔵されたカフによる全自動タイプでは差が大きくなることがあるので,確認が必要である．厚手の上着やセーターなどの上からカフを巻くと,血圧が高く測定される原因となる．

日常の血圧が正常であっても,診療時の血圧が高く測定されたときは,治療の侵襲や痛みによってさらに血圧は上昇すると考えられ,診療中の血圧変動に注意する必要がある．

歯科診療時に最も多い偶発症である神経性ショックは,日常の血圧に関係なく著しい低血圧が現れるので,患者が気分不快を訴えるときは,継続した血圧測定を行う．

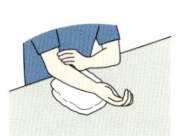 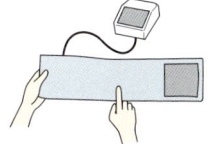 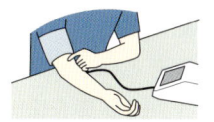

a：上腕動脈を探す　b：カフの中心を探す　c：カフを，肘から指1本分上に巻く

● 血圧の正しい測り方 ●

2 脈　拍

歯科治療時に最も多い偶発症として神経性ショックがある．おもな症状は，急に現れる著しい徐脈と，血圧低下に伴う気分不快である．日常健康な患者の治療中に徐脈を認めたときは，神経性ショックを疑う．

(1) 心拍数と脈拍数

1分間の心臓の拍動数を心拍数といい，心臓が血液を送り出すときに生じる動脈の拍動の回数を脈拍数という．単位はbpmで表す．通常，心拍数と脈拍数は一致し，リズムも一定（整脈）であり，一般に正常洞調律とよんでいる．これに対して，心拍数やリズムが一定でない状態を不整脈という．

不整脈が存在するとき，脈拍数が心拍数に比べて少ないことがある．左心室が拡張して血液で充満し，収縮によって心臓から動脈に血流が駆出されるとき，橈骨動脈などで脈拍として触知される．しかし左心室が拡張する時間が少なく，左心室が血液で充満していない状態で収縮すると，駆出する圧力が低下して橈骨動脈で脈拍として触知できない．これを脈拍欠損または結滞という．

脈拍欠損が多いと（>10回/分），心臓のポンプとしての効率を著しく障害し，心不全に陥る可能性がある．

脈拍欠損を生じる不整脈には，心房細動，上室性期外収縮，心室性期外収縮，洞房ブロック，房室ブロックなどがある．心房細動の心拍のリズムはまったくバラバラで，絶対性不整脈という．不整脈は健康な人にも生じるが，脈拍欠損が頻発し，持続するときは，重篤な心室性期外収縮の可能性がある．期外収縮後の心拍は強く収縮するため，動悸が自覚症状として現れる．

脈拍欠損がみられたとき，その原因が上室性期外収縮か心室性期外収

不整脈
→p.71

縮かは，心電図により診断する．

(2) 頻脈と徐脈

心拍数あるいは脈拍数が 100 bpm を超える状態を頻脈（頻拍），60 bpm を下回る状態を徐脈（徐拍）とよぶ．歯科治療に伴う痛みや精神的な興奮，血管収縮薬の投与などによって交感神経が興奮すると，血圧上昇とともに頻脈が生じる．歯科治療に関係なく頻脈を認めるときは，心房細動や甲状腺機能亢進症など，病的な原因が存在する可能性がある．徐脈は，洞不全症候群，房室ブロックなどの刺激伝導系の異常に伴うものや，スポーツ心臓症候群[*1]，心房細動などの治療に用いられるジギタリス投与などでみられる．神経性ショックでは著しい徐脈を認める．

脈拍は，経皮的酸素飽和度計（パルスオキシメーター）を装着することによって常時知ることができる．また脈拍を音で知らせたり，脈波を表示できる機器では，不整脈の存在を容易に知ることができる．

スポーツ心臓
→p.88

3 呼吸のモニタリング

安全に歯科治療を行うためには，絶えず気道が開通していることを確認するとともに，血液の酸素化が十分に行われているか知る必要がある．

歯科治療自体が呼吸に大きな影響を与えることから，治療中の呼吸のモニタリングは欠かせない．歯科治療中，患者は口で呼吸することを抑制されている．また歯科用器具，器材や薬剤，歯牙切削に用いられる水，観血的処置に伴う血液，抜去歯などによる気道閉塞の危険が存在する．

静脈内鎮静法で使用される鎮静薬は，呼吸中枢を抑制する．神経性ショック，アナフィラキシーショック，局所麻酔薬中毒など，歯科治療にかかわる偶発症の発症，糖尿病性昏睡や脳卒中などが発症したときも，重大な呼吸抑制が生じる可能性がある．

4 気道閉塞のサイン

歯科治療中，突然，あるいは気道の狭窄音がしたあとに呼吸音が聞こえなくなったときは，呼吸音の聴取とともに，着衣をゆるめて，胸骨に近い喉と上腹部の動きを観察する．tracheal tug をみたときは，ただちに気道閉塞の原因を取り除く．中枢神経が酸素供給の途絶に耐えられる時間は，3〜4 分である．

tracheal tug
→p.7

[*1] スポーツ心臓症候群：スポーツ選手にみられる心肥大と安静時心拍数の低下

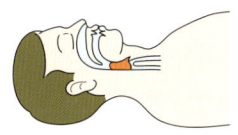
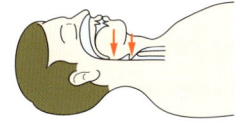
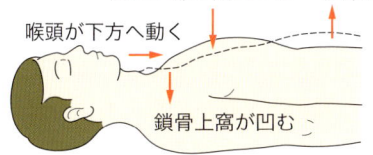

● 気道閉塞 ●

気道閉塞は，異物や舌根の沈下によって生じる．気道閉塞を生じると，呼気時に胸が下がり，腹部が上がるシーソー呼吸，鎖骨上窩が陥凹する tracheal tug がみられる．

(1) 呼吸音の聴取

閉塞が生じているか否かを簡単に知る方法は，呼吸音の聴取である．確実に聴取するには，喉頭（声帯）近くの頸部に聴診器を当てる．異物や舌根沈下によって気道が完全に閉塞していると，呼吸運動によって胸が上下していても，あるいは横隔膜の動きに応じて上腹部が規則的に動いていても，呼吸音は聴取できない．また一部気道が開通していると，呼吸運動と同期して，狭窄部を空気が通るときに生じる雑音を聞くことができる．この雑音は，就寝時の舌根沈下や，軟口蓋の緊張が弱くなって生じる「いびき」と同じで，さらに水や分泌物，血液などが咽頭部に貯留しているときは，泡立つような音が聞こえる．

(2) 呼吸運動

呼吸は，吸気運動と呼気運動を交互に規則的に行うことによって行われる．正常な呼吸では，吸気時には胸が上がり，横隔膜が張って下がることにより上腹部が膨らむのが観察でき，呼気時には胸が下がり，上腹部が凹む．

気道閉塞が生じたときも，呼吸中枢の抑制がないかぎり，たとえ意識がなくても，この呼吸運動は持続する．

(3) tracheal tug

咽頭や喉頭，あるいは気管上部で閉塞が生じたとき，吸気時に肺への空気の流入がないため胸が上がらず，横隔膜運動によって上腹部が膨ら

み，胸骨のすぐ上のやわらかい気管が陰圧によって凹む．また吸気時に上腹部が膨らむと同時に，胸骨に近い喉の皮膚が凹むのが観察される．これを tracheal tug という．

5 血液の酸素化のモニタリング

歯科医師は，歯冠形成や印象採得時，患者に息ごらえや鼻呼吸を求めるが，このとき酸素飽和度が95％程度まで低下することがある．また意識レベルが低下する静脈内鎮静法の際にも，酸素飽和度の低下をみることはまれではない．このような酸素飽和度の低下による影響は，呼吸器系の予備力の少ない患者では重大である．

(1) 酸素飽和度

肺で大気から血液に取り込まれた酸素は，血液中のほぼすべてのヘモグロビン（97〜98％）と結合して，動脈血として組織に運搬され，組織に25％の酸素を渡したあと，静脈血として再び心臓から肺に戻る．このヘモグロビンに酸素が結合している割合を，酸素飽和度といい，一般に動脈血中酸素飽和度（SaO_2）をさす．気道閉塞や呼吸抑制によって酸素の取り込みが抑制されると，動脈血によって運搬される酸素が少なくなり，組織は十分な酸素を受け取ることができない．

酸素飽和度が90％を下回る，あるいは急な低下は，重篤な低酸素血症や，その危険を意味する．

酸素飽和度は，指先や耳などに付けたプローブを用いた経皮的酸素飽和度計（パルスオキシメーター）によって連続して測定できる．呼吸抑制による酸素飽和度の変化を息ごらえによって調べてみると，ふつうに呼吸している状態での酸素飽和度は97〜98％であるが，苦しくなるまで

パルスオキシメーター
→p.16

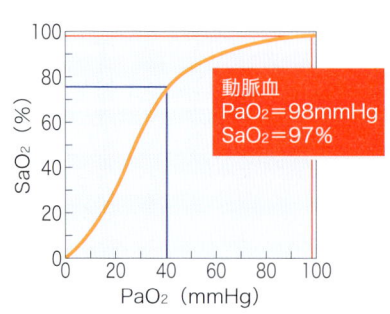

● 酸素解離曲線 ●

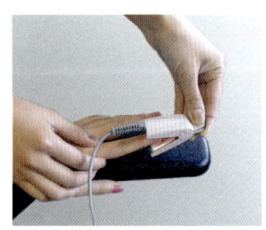

● パルスオキシメーターのプローブ ●

息をこらえていると，酸素飽和度は徐々に減り，96％程度で我慢できなくなり，95％に下がるまで耐えるのはむずかしい．このように，わずか5％程度の酸素飽和度の低下でさえも生体に及ぼす影響は大きい．

　酸素飽和度が95％以下に低下したときは，治療の中断や酸素吸入などの処置を行う．

(2) チアノーゼ

　気道が完全に閉塞しているときや，わずかに気道が開通しているときは，血液の酸素化が障害されるため，まもなくチアノーゼがみられるようになる．チアノーゼが現れたとき，酸素飽和度は60〜70％に低下している．

　チアノーゼが起きたら，ただちに原因を除去するとともに，気道の確保，酸素吸入を行い，人工呼吸に備える．

　酸素飽和度の測定は，呼吸器系のモニタリングとしてきわめて有用であり，呼吸器系の予備力を推定し，なんらかの偶発症によって呼吸抑制が生じたときの緊急度を知る重要な手段となる．しかし酸素飽和度の低下は，血液中の酸素がある程度消費された結果生じるもので，気道閉塞により，ただちに酸素飽和度が低下するものではない．

　呼吸運動や呼吸音の変化に，絶えず気をつける．

6　心電図

　心電図によって，不整脈の診断，心筋虚血の評価，心機能に影響を及ぼす電解質の異常などを知ることができる．

　とくに心疾患を有する患者に対する歯科治療では，治療が心疾患に影響を与えるか否か，心疾患を悪化させないためにはどのような管理法が必要か，あるいは，より高次の施設に治療を依頼すべきかなどを判断するために，歯科治療前の心電図診断は欠かせない．また心疾患を有する患者への歯科治療では，治療中の心電図モニターによる早期の異常の発見と，異常に対する適切かつ迅速な対応が求められる．

(1) 歯科治療中の心電図誘導

　詳細な心電図による診断を目的とするときは，四肢誘導と胸部誘導による標準12誘導心電図が用いられる．一方，情報量は少なくても，長い時間観察できるモニター心電図は，手術中やICU，あるいは病棟での患者の観察に用いられる．モニター心電図によって心拍数の変化，不整脈

正常な心電図
→p.14

虚血性心疾患
→p.47

虚血性心疾患の検査
→p.52

心房細動
→p.79

の存在，心筋の虚血，刺激伝導系の異常を知り，致命的な不整脈の発生をいち早く診断することができる．一般に，術野を妨げない胸部の3か所につけた電極による双極誘導によるモニター誘導が用いられる．外来の診療室で行う歯科治療では，患者の胸部に電極を貼ることには抵抗があるが，着衣でも3つの電極を両手首に装着することで，I誘導に準じたモニター誘導を行うことができる．

(2) 虚血性心疾患の心電図

心筋の虚血では，ST部分に異常が現れる．心筋の酸素需要と供給のバランスのくずれによって生じる狭心症では，次の変化が生じる．
・冠動脈の器質的狭窄による労作性狭心症　→STの低下と陰性のT
・冠動脈の攣縮による異型狭心症　→STの上昇

狭心症のST変化は，発作時にのみ現れ，非発作時には正常心電図を示すので，狭心症の既往のある患者の心電図が正常であっても，発作を起こす可能性がある．高齢患者では，狭心痛を自覚したことがなく，日常生活に何ら支障がないにもかかわらず，心電図上にSTの低下を示すことがある．このSTの低下も心筋の虚血を表すものと考えてよい．

歯科治療では，狭心症患者と同様の注意が必要である．

冠動脈の閉塞によって生じる心筋梗塞では，その経過とともに心電図上に特徴的な変化が現れる．心筋梗塞の発症時には，突然の激しい胸痛とともに，深く幅の広いQ（異常Q），ST上昇，陰性のT（冠性T）が現れる．心室性不整脈が多発するときは致死的な結果を招きやすい．心筋梗塞でのST上昇は，数日～1週間後，冠性Tとよばれる陰性の波となり，1年以上経過すると正常に戻る．しかし深いQは年を経ても消えないことから，過去に心筋梗塞を起こしたことを知る手がかりとなる．

(3) 心房細動の心電図

正常な心臓では，洞結節からの規則的な調律信号(1分間に60回程度)によって，心房の収縮，心室の収縮が繰り返される．心房のさまざまな場所から不規則な信号が発生する心房細動では，心房でのリズムがまったく不整で，ときに速くなる．これに伴って心室の収縮も，1分間に

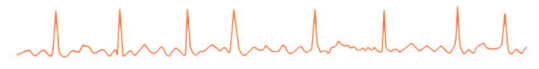

● 心房細動の心電図 ●

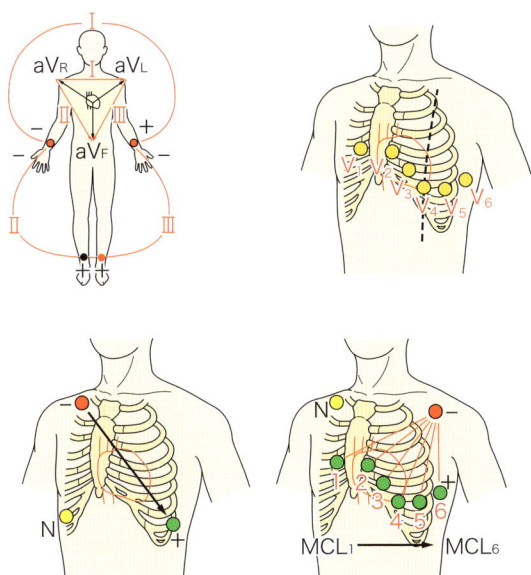

● 標準12誘導とモニター誘導での心電図電極の位置 ●

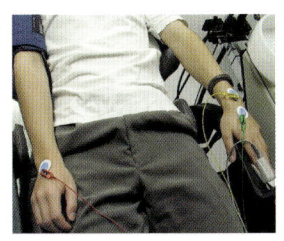
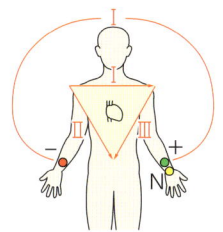

● 歯科診療室でのモニター誘導 ●

歯科診療室では，両手に心電図電極を貼ることで，容易にⅠ誘導に近似した心電図波形が得られる．

● 心筋虚血によるST変化 ●

100〜150回に達することがある．

〈特　徴〉
　不規則な間隔のPが現れ（f波），心室の収縮を示すRR間隔にも規則性はみられず，ときに非常に間隔の狭い心収縮，すなわち頻拍が生じる．脈を触れると，まったくリズムの不整な絶対性不整脈がみられる．

(4) 心室性期外収縮の心電図

　心室性期外収縮では，正常調律のあいだに突然RR間隔の短い，早期に出現する，Pを伴わない幅の広いQRSが現れる．このとき脈を触れると，非常に弱い脈，あるいは欠落を触れる．心室性期外収縮は，健常な人にもみられるが，頻度が多くなると，心拍出量の減少によって急性心不全をきたしたり，致死的な不整脈に発展する可能性がある．

　重篤で致死的な心室頻拍[*1]や，心室細動に移行する可能性のある心室性不整脈の徴候を次に示す．

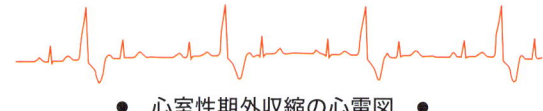

● 心室性期外収縮の心電図 ●

〈特　徴〉
・1分間に5回以上
・期外収縮の波形がさまざまである（多源性）．
・前走するQRSに非常に接近して発生する（R on T現象）．
・2個あるいはそれ以上が連続して，あるいは短時間内に出現する．
これらをみたときは，緊急な治療を必要とする．

(5) ペースメーカーの心電図

　正常な心臓の刺激伝導系が障害されることにより頻脈や徐脈が生じるときは，内科的な薬物療法が試みられるが，効果が十分でないときは，電極を心臓内に入れ，微弱な電流を流して心拍を調節する心臓ペースメーカーが用いられる．ペースメーカーの心電図では，電気刺激によるスパイク信号が記録される．右房刺激ではPの直前に，右室刺激ではQRSの直前にスパイクがみられる．

[*1] 心室頻拍：120回/分を超える頻度で生じる，3個ないし，それ以上の連続した心室性期外収縮

ペースメーカーを埋め込んでいる患者は，ペースメーカー手帳を携帯している．

　ペースメーカーを使用している患者に対する歯科治療では，ペースメーカーの誤動作をきたすような電流を体内に流さないように注意する．また絶えず心電図の変化に注意する．

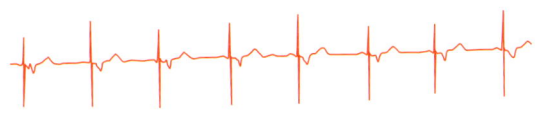

● ペースメーカーの心電図 ●

基礎知識

1 正常な心電図

　異常な心電図は，その原因によって多くの種類がある．歯科臨床を行ううえですべてを理解する必要はなく，重要なことは，異常な心電図であるか否かを見極めることである．そのためには正常な心電図波形について知っておく必要がある．

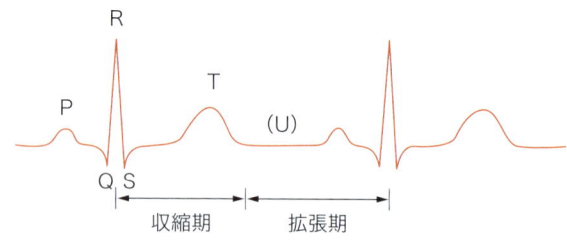

● 正常な心電図波形 ●

　心電図に現れる波は，P，Q，R，S，T，(U) と名づけられている．Pは左右心房の興奮，QRSは心室の興奮，Tはその覚める過程を示す．正常な心電図では，それぞれの波の方向，大きさ，幅がほぼ一定である．モニター上に現れる心電図波形は 2.5 cm/秒で動く．また 1 mV の較正波が 10 mm になるように調整しておく．

　P：心房の興奮を示す，なだらかな波；正常な心電図では aV_F 以外の誘導では陽性（上向き）で，高さ 2.5 mm 未満，幅 0.10 秒（2.5 mm）未満で，心室の興奮を示す QRS の前にある．

　PQ：Pのはじまりから QRS のはじまりまでの間隔；正常範囲は $0.12 \leq PQ \leq 0.2$ 秒

　QRS：心室の興奮に伴う鋭い波；最初の陰性波を Q，陽性波を R，2番目以降の陰性波を S とよぶ．見た感じで小さい波を小文字で，大きい波を大文字で表す．正常な QRS は幅 0.08 秒（2 mm）で，Ⅰ誘導やⅡ誘導では小さい q を伴い，大きい上向きの R と小さい s からなる．QRS の高さは 35 mm 以下が正常で，これより高いときは心肥大を疑う．胸部誘導での R は，右室を示す V_1 では小さく，左室を示す V_6 まで徐々に大きくなる．

　ST：正常心電図では基線と一致しているが，2 mm までの上昇は健常者でもみられることがある．低下はすべて異常所見である．

　T：aV_R を除いて，すべての誘導で上向き（陽性）である．ただし若年者や女性では，V_1，V_2 で陰性のことがある．

　RR 間隔：心収縮を表す QRS と，次の QRS の間の間隔を示す．正常な調律では一定であるが，期外収縮や心房細動では不規則な間隔となる．

2　チアノーゼ

　チアノーゼとは，血液中の還元ヘモグロビンが 5 g/d*l* 以上になった状態をいい，気道閉塞，気管支喘息や肺気腫などの呼吸器疾患，あるいは先天性心疾患などで認められる皮膚，および粘膜の青みを帯びた状態をさす．

　血液に含まれるヘモグロビン量の基準値は，男性 13.0〜16.6 g/d*l*，女性 11.4〜14.6 g/d*l* である．

　吸気中の酸素は，肺でヘモグロビンに効率よく結合（97〜98％）して，動脈血として末梢組織に運ばれる．全体のヘモグロビン量にかかわらず，動脈によって末梢に運ばれた毛細血管血液中のヘモグロビンの 5 g/d*l* 以上が，酸素と結合していない（還元ヘモグロビン）とき，チアノーゼが現れる．

貧血とチアノーゼ

　チアノーゼは，多血症で生じやすく，貧血では発生しにくい．ヘモグロビン量が 20 g/d*l* の場合，酸素と結合したヘモグロビン（酸化ヘモグロビン）が，全ヘモグロビンの 75％（15 g/d*l*）まで減少したとき，還元ヘモグロビンは 5 g/d*l* となり，チアノーゼが現れる．

　一方，ヘモグロビン量が 8 g/d*l* の患者では，酸化ヘモグロビンが，全ヘモグロビンの 50％まで減少しても，還元ヘモグロビンは 4 g/d*l* であり，チアノーゼは現れず，酸化ヘモグロビンが，全ヘモグロビンの約 35％になってはじめてチアノーゼが現れる．

　貧血患者にチアノーゼをみたときは，窒息などのきわめて重大な呼吸障害が生じていることになる．

　チアノーゼは，著しい低酸素状態を示す徴候である．しかし女性によくみられる貧血患者の場合には，チアノーゼがみられなくても低酸素状態の可能性があり，注意しなければならない．

3　チアノーゼと酸素飽和度

　ヘモグロビン 15 g/d*l* では，還元ヘモグロビンが 5 g/d*l* になる酸素飽和度は 66％（ヘモグロビン 10 g/d*l* の場合は 50％）である．正常静脈血の酸素飽和度は 75％なので，正常な静脈血より酸素飽和度がはるかに少なくなってからチアノーゼが現れる．気道閉塞などによって，酸素の供給が断たれてからチアノーゼが発現するまでの時間は，約 75 秒である．

　酸素飽和度の急速な低下をみたときは，気道閉塞や呼吸停止によるものと考え，迅速に対応する．

4　パルスオキシメーター

　血液中のヘモグロビンの何％が酸素と結合しているかを表したものを酸素飽和度という．息を吸うことで肺に達した酸素は，心臓に還ってきた静脈血中の赤血球に含まれるヘモグロビンと結合し，動脈血として全身の組織に送られる．

　一般に酸素飽和度というときは，肺で酸素を受け取った動脈血の酸素飽和度（動脈血酸素飽和度 SaO_2）をいい，正常値は 97～98％である．一方，組織で酸素を放出したあとの静脈血の酸素飽和度は 75％である．

　動脈血酸素飽和度の測定は，動脈から血液を採取して，血液ガス分析装置によって行う必要があり，持続したモニタリングを行うことはできない．1974 年，日本光電工業（株）の青柳卓雄，岸 道男は，血液中のヘモグロビンが，酸素との結合の有無により，赤色光と赤外光の吸光度が異なることを利用して，指先や耳などに付けたプローブによって動脈血酸素飽和度に近似した経皮的動脈血酸素飽和度（SpO_2）を侵襲を伴わずに測定できるパルスオキシメーターを開発した．パルスオキシメーターによって持続的な SpO_2 と脈拍数の測定が可能となり，今日，手術室や病室での患者管理だけでなく，睡眠時無呼吸症候群のスクリーニング診断，高山病予防などにも応用されている．

　パルスオキシメーターによる酸素化の評価は，おおむね次の基準で判断する．

　パルスオキシメーターは，拍動のある動脈血成分を判別して分析しているため，動

パルスオキシメーターによる酸素化の評価	
95％以上	安全域
95％未満	差し迫った危険はないが，要注意
90％未満	改善すべき低酸素血症
85％未満	きわめて危険な低酸素血症

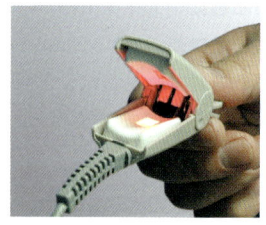

● 指に装着するプローブ ●

経皮的酸素飽和度（SpO_2）の値に影響を及ぼす因子	
原　　因	内容・理由
体動やセンサーのずれ	センサーの装着部の揺れにより，数値が不安定になる．
測定部分の血液低灌流	心不全やショック状態など，末梢循環不全を起こした患者では，測定部分の血流不足により数値が不安定になる．
圧　　迫	センサー部分の圧迫が強い場合，センサーが静脈の拍動を感知し，測定値が低下する．
そ の 他	マニキュアや絆創膏，皮膚の色素沈着，異常ヘモグロビン，直射日光など．

（川瀬正樹，濱本実也：夜勤のドクターコール．日総研出版，2007 より）

脈拍動の検知ができない極度の低血圧，極度の末梢の血流低下などが存在するときは正確な測定ができない．またプローブの装着が適切でなかったり，強く圧迫されると，測定値が不安定になったり，不正確になる．爪の変色やマニキュアなども測定値に影響を与える．

パルスオキシメーターに表示される数値が異常値を示すときは，患者の呼吸の様子，口唇などの色をよく観察して評価する．

5　カフの選択

幅の広いカフは，動脈を圧迫する長さが長いため，弱い圧力でも血流を遮断でき，血圧は低く測定される．反対に狭い幅のカフは，血流を遮断するため高い圧を必要とし，血圧は高く測定される．

コロトコフ音を検知して測定するコロトコフ法，脈波をもとに判定するオシロメトリック法のいずれの方法も，カフで圧迫して血流を遮断した動脈への圧を徐々に減らし，血流の再開に伴って発生する血管音あるいは動脈波を検知する．

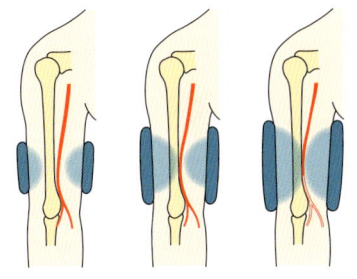

● カフ幅と血流の遮断 ●

市販されている血圧計には，上腕で測定するもの，手首で測定するもの，指で測定するものがある．上腕にカフを巻いて測る血圧計では，上腕部にあるのは上腕骨のみのため，カフの圧が動脈に直接かかりやすく，誤差が少なく，安定した数値が得られやすい．

手術室をはじめ医療機関では，上腕で測る血圧計が用いられる．

手首式血圧計は手軽に測定できるが，手首の橈骨と尺骨の間に動脈があるため，動脈に十分な圧力がかかりにくく，手関節の屈曲度によって測定結果の数値が異なることから誤差が出やすい[3]．また手首の位置が心臓の高さで固定されないと，誤差が生じる．カフの位置が心臓より高いと低く，心臓より低いと高く測定される．

国際的に推奨されているカフ

カフの幅が上腕周囲の 40%（上腕直径の 1.2 倍），かつ長さが，少なくとも上腕周囲を 80% 以上取り囲むもので，日本では，成人の血圧測定には，カフのゴム嚢の大きさが，幅 13 cm，長さ 22〜24 cm のものが用いられている．

6　診察室での血圧測定法 （日本高血圧学会：高血圧治療ガイドライン 2009 より）

装　置
- 精度検定された水銀血圧計，アネロイド血圧計による聴診法が用いられる．精度検定された電子血圧計も使用可[*1]
- カフ内ゴム嚢の幅 13 cm，長さ 22〜24 cm のものを用いる．
  ※小児上腕周 27 cm 未満では小児用カフ，太い腕（腕周 34 cm 以上）では成人用大型カフを使用

測定時の条件
- 静かで適当な室温の環境
- 背もたれつきの椅子に足を組まずに座って数分の安静後
- 会話をかわさない．
- 測定前は喫煙，飲酒，カフェインの摂取を行わない．

測定法
- カフ位置は，心臓の高さに維持
- 急速にカフを加圧する．
- カフ排気速度は 2〜3 mmHg/拍あるいは秒
- 聴診法ではコロトコフ第Ⅰ相を収縮期血圧，第Ⅴ相を拡張期血圧とする．

測定回数
- 1〜2 分の間隔をあけて少なくとも 2 回測定．この 2 回の測定値が大きく異なっている場合には，追加測定を行う．

判　定
- 安定した値[*2]を示した 2 回の平均値を血圧値とする．
- 高血圧の診断は少なくとも 2 回以上の異なる機会における血圧値に基づいて行う．

その他の注意
- 初診時には，上腕の血圧左右差を確認
- 厚手のシャツ，上着の上からカフを巻いてはいけない．また厚地のシャツをたくし上げて上腕を圧迫してはいけない．
- 糖尿病，高齢者など起立性低血圧の認められる病態では，立位 1 分および 3 分の血圧測定を行い，起立性低血圧の有無を確認
- 聴診者は十分な聴力を有する者で，かつ測定のための十分な指導を受けた者でな

[*1] 最近では水銀の環境への影響，水銀柱の精度管理，アネロイド血圧計の精度の問題などから，電子血圧計の使用が勧められている．
水銀計の代わりに電子式のアナログ柱を用いたハイブリッド血圧計の入手も可能である．
自動巻き付け式血圧計を待合室などで使用する場合，十分な指導と管理のもとで測定されなければ，大きな誤差が生じる．
[*2] 安定した値とは，目安として測定値の差がおよそ 5 mmHg 未満の近似した値をいう．

- 脈拍数も必ず測定し記録する．

7　不整脈と血圧測定

　不整脈のある患者の血圧測定において，聴診法あるいはコロトコフ法では，収縮期血圧で過大評価，拡張期血圧で過小評価をもたらす．心房細動では正確な血圧測定が困難である場合も多い．一方，オシロメトリック法では，徐脈傾向がなく，連続的な圧波の滑らかさが失われないかぎり，比較的平均的な収縮期血圧，拡張期血圧の測定値が得られる[5]．

不整脈のある患者では，3回以上の繰り返し測定により不整脈の影響を除外する．

8　コンティニュア規格

　コンティニュア規格とは，コンティニュア・ヘルス・アライアンス（代表企業インテル）が提唱する血圧計，体重計，体組成計など，異なる機器で計測したデータを，自動的に健康データ管理用パソコンに転送し，さらにインターネットをとおして一括管理できる国際標準規格である．計測データは，Bluetoothによる無線通信機能や有線通信によってパソコンやスマートフォンに転送し，さらにインターネットを介して健康管理プログラムによるデータ管理を行う．このデータを用いた離れた場所での健康診断，専門家によるアドバイス（コンシェル機能），病院情報システムの構築などが検討されている．現在，コンティニュア設計ガイドラインに準拠した測定機器は血圧計だけであるが，今後，パルスオキシメーターなど，さまざまな医療測定機器が対応できるようになるものと期待される．

参考文献

1) 染矢源治，新家　昇：歯科麻酔に関連した偶発症について―一郡市区歯科医師会に対するアンケート調査報告（平成3年1月～平成7年12月）．日歯麻誌 27：365-73, 1999
2) 金子　譲：一般歯科診療における全身的偶発症 その実態と原因分析．LiSA 7：640-5, 2000
3) Kikuya M, Chonan K, Imai Y et al.: Research Group to Assess the Validity of Automated Blood Pressure Measurement Devices in Japan. Accuracy and reliability of wrist-cuff devices for self-measurement of blood pressure. J Hypertens 20：629-38, 2002
4) 白崎　修：血圧計の標準化―規格国際整合への取組み―．医療機器学 80：632-38, 2010
5) O'Brien E, Asmar R, Beilin L, Imai Y, et al.: European Society of Hypertension recommendations for conventional, ambulatory and home blood pressure measurement. J Hypertens 21：821-48, 2003

# 2 循環器疾患

高血圧患者への対応

1 初診時，診療前に血圧を測定する．
2 高血圧の既往，治療の有無を確認する．
3 歯科治療中の血圧が，160/100 mmHg 未満であることを確認する．
4 局所麻酔は，血管収縮薬の使用限界量以下で行う．
5 急激または著しい血圧上昇(180/120 mmHg 以上)をみたときの対応

高血圧性脳症
→p.31

脳出血
→p.352

急激または著しい血圧上昇は，脳，心臓，腎臓，大血管などに急性の障害を引き起こす可能性があり，迅速な診断と対応が求められる．高血圧性脳症は最も重篤な高血圧緊急症で，適切に治療されないと，脳出血，意識障害，昏睡，死に至る．日本歯科麻酔学会の調査によると，一般歯科診療所で起きた死亡例の 23％ が脳血管障害であり，そのほとんどが脳出血であったと報告されている．心不全を含めると，歯科における医療事故の 58％ が循環に起因する[1]．

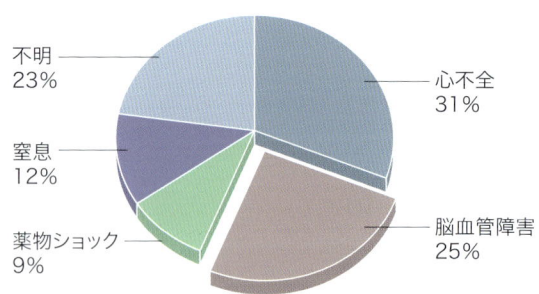

● 歯科診療における死因分類 ●
日本歯科麻酔学会調査 45 例と，新聞報道などによる計 57 例の分類
(金子　譲：歯科医療の安全確保のために―救急救命処置・AED と医科研修―．日本歯科医師会雑誌 57：1069-83，2005 より)

1 初診時，診療前に血圧を測定する

頭痛，肩こり，めまいなどの自覚症状がなくても，40 歳以上の男性患者，50 歳以上の女性患者の場合，高血圧の有無を確認する．

高血圧患者は全国で約 4,000 万人，正常高値血圧者を合わせると約 5,500 万人と推定される．高血圧の有病率は，加齢とともに増加する．男

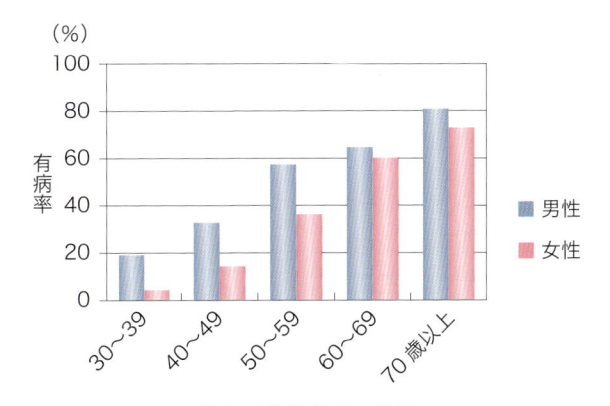

● 高血圧症有病者の比率 ●
（厚生労働省：平成22年国民健康・栄養調査報告より）

性では40歳代，女性では50歳代以上で30％を超え，70歳以上では，男性の80.6％，女性の73.2％が高血圧である[2]．

2 高血圧の既往，治療の有無を確認する

高血圧の既往のある患者に，血圧上昇が予測される侵襲の大きな処置を行う前に，主治医に治療経過，治療内容についての情報提供を依頼する．既往のない患者でも，診察室血圧が持続して高いときは，内科への対診によって全身状態を把握する．

高血圧患者は，精神的ストレスや痛み，血管収縮薬の投与などによって著しい血圧上昇をきたす．また肥満，高脂血症，糖尿病などの合併や，加齢によって動脈硬化性血管病変が進行している場合には，脳卒中や心筋梗塞などの心血管系合併症を起こす危険性が高い．

3 歯科治療中の血圧が，160/100 mmHg 未満であることを確認する

合併症を予防するために，歯科治療中の血圧は160/100 mmHg 未満を目安に維持する．

少しでも疼痛を伴う処置，抜歯などの外科手術を行うときは，治療前の血圧が，正常血圧140/90 mmHg 以下であることを確認する．

歯科治療中，患者の血圧をどれくらいに維持すれば安全かについて一定の見解は示されていない．血圧に基づいた脳心血管リスクでは，160/100 mmHg までを低リスク高血圧とされ，緊急の降圧を必要としない．

血圧に基づいた脳心血管リスク層別化
→p.29

また最も重篤な緊急症である高血圧性脳症は，長期の高血圧者では220/110 mmHg以上，正常血圧者では160/100 mmHg以上で発症しやすい[3]．

4 局所麻酔は，血管収縮薬の使用限界量以下で行う

高血圧患者に，痛みを伴う処置を行うときは，使用限界量内での血管収縮薬を含む局所麻酔薬の使用によって無痛を得ることが重要である．

局所麻酔薬は，血管収縮薬を含有することで，出血量の減少，強い麻酔効果，長い麻酔時間が得られる．

歯科臨床で最も広く用いられている歯科用局所麻酔薬は，血管収縮薬として1/80,000エピネフリンを添加した2%リドカイン1.8 mlカートリッジである．口腔粘膜から循環に移行したエピネフリンは，末梢血管を収縮させ，心臓を刺激することで血圧上昇と頻脈，ときに不整脈を引き起こす．

正常血圧患者と，内科的にコントロールされた本態性高血圧患者（WHO高血圧診断基準（1978）：収縮期血圧160 mmHg以上，あるいは拡張期血圧95 mmHg以上）にさまざまな量のエピネフリンを投与して循環動態を調べた報告によると，異常な循環動態を示さず安全に使用できるエピネフリン量は，正常血圧患者では約9カートリッジ，高血圧患者では約1.8カートリッジに相当する[4,5]．

歯科用局所麻酔薬には，含まれる血管収縮薬にフェリプレシンを含有するものがあり，本態性高血圧患者へのフェリプレシンの使用限界量は，歯科用1.8 mlカートリッジとして3.3カートリッジに相当する[6]．フェリプレシンは，エピネフリンよりも心機能への影響が少ないとされ，高血圧患者への使用を推奨する記述が見受けられる．しかし過量投与によって血圧上昇が生じ，さらに冠動脈の虚血をきたす可能性があることから，高血圧患者，心疾患を合併している患者への使用には十分な注意が必要である．またフェリプレシンは，局所の血管収縮作用が弱いため，エピネフリンに比較して出血量が多く，十分な麻酔効果の得られる時間が短い．フェリプレシンを含有する製剤は，治療時間，出血程度を十分に考慮して用いる．

局所麻酔では，注射針の粘膜への刺入による痛みも血圧上昇の原因となる．表面麻酔薬の塗布後，数分待ってから，できるだけ細い針を用いて刺入し，できるだけ圧を加えないように緩徐に麻酔薬を注入する．

高血圧患者に使用できる局所麻酔薬量
→p.37

(1) 伝達麻酔を用いる

伝達麻酔の応用で，使用できる局所麻酔薬量が制限される高血圧患者にも十分な無痛を得られる．近位伝達麻酔法，上顎神経後上歯槽枝，舌神経伝達麻酔は，31 G，12 mm の細く短い注射針で可能であり，刺入時の痛みが少なく，過剰な血圧上昇を抑制することができる．

高血圧患者でのエピネフリン添加リドカイン製剤の使用限界量は，1.8カートリッジである[5]．少数歯の治療や抜去，小範囲の粘膜の処置では，1.8カートリッジによる浸潤麻酔で十分に除痛を得ることができる．しかし多数歯の治療，広範囲の粘膜の処置，下顎臼歯の処置など，麻酔の奏効しにくい部位での処置には不十分である．

歯科用局所麻酔薬1.8カートリッジ以内という制限のなかで，広い範囲，麻酔の奏効しにくい部位の治療を行うときは，広範囲の麻酔を得ることのできる伝達麻酔を応用するとよい．歯科領域の伝達麻酔として応用範囲が広いのは，下顎臼歯部の歯牙，歯槽骨に対する下歯槽神経伝達麻酔，上顎大臼歯部の歯牙，歯槽骨，頰側粘膜に対する上顎神経後上歯槽枝伝達麻酔，下顎舌側粘膜，舌に対する舌神経伝達麻酔である．

下歯槽神経伝達麻酔として，著者が考案した近位伝達麻酔法が推奨される[7-13]．

従来，下歯槽神経が下顎骨に入る下顎孔を刺入目標として，粘膜から約2 cm刺入する方法（下顎孔伝達麻酔）が用いられているが，近位伝達麻酔法は，1 cmの刺入によって下歯槽神経の走行路を含む翼突下顎隙内に局所麻酔薬を拡散させる方法である．翼突下顎隙の容積は，閉口時1.3 ml，開口時約2 mlと報告されている[14]ことから，1カートリッジ(1.8 ml)の注射によって下顎片顎の麻酔を得ることができ，多数歯にわたる処置を無痛下に行うことができる．さらに頰側の粘膜のみを，少量の局所麻酔薬を用いて浸潤麻酔を行うことで，高血圧患者に対しても，抜歯，歯周治療，インプラント手術などの長時間を要する処置が可能となる．

上顎神経後上歯槽枝，舌神経の伝達麻酔は，それぞれ1/2〜2/3カートリッジ，1/3カートリッジ程度の，少量の局所麻酔薬注射で可能である．

(2) 精神鎮静法下に歯科治療を行う

薬物を用いた精神鎮静法は，リラックスした精神状態に保つことで血圧上昇を予防する．日常的にストレスに曝されている高血圧患者でも，治療中，正常血圧に保たれることも少なくない．

近位伝達麻酔法
→p.400

白衣高血圧と
仮面高血圧
→p.36

高血圧患者に使
用できる局所麻
酔薬量
→p.37

　不安，緊張，恐怖心などの精神的ストレスが，高血圧などの循環器疾患に大きく関与することはよく知られている．高血圧患者に限らず正常血圧患者においても，しばしば病院や診療所での血圧は，家庭での血圧よりも高い．

　精神的ストレスによる血圧上昇を予防するには，患者との信頼関係を確立することが最も重要である．また歯科治療にかかわらず，仕事や日常生活でのストレスも血圧を上げる原因となる．ストレスを受けたとき，高血圧患者は正常血圧者より血圧上昇の度合いが大きくなることが知られており，ときに歯科治療の妨げとなる．

　精神鎮静法に用いられる笑気ガスを用いる吸入鎮静法，ジアゼパム，ミダゾラム，プロポフォールなどを用いる静脈内鎮静法は，いずれの方法も，高血圧患者の歯科治療中の管理に有効である．

　本態性高血圧患者に，30％笑気－70％酸素を吸入させたときの局所麻酔薬に含まれる血管収縮薬の使用限界量は，エピネフリン添加リドカイン製剤に換算すると，約3.5カートリッジであると報告されている[15]．これは笑気酸素混合ガスのエピネフリンによる循環亢進作用に対する直接的な拮抗効果と，精神的ストレスによって産生されるノルエピネフリンやエピネフリン（内因性カテコラミン）の産生を抑制するためであると考えられている．

　静脈内鎮静法に用いる薬物は循環抑制作用を有し，リラックスした精神状態は，内因性カテコラミンの産生を抑制する．さらに静脈内鎮静法は，静脈路を介して鎮静剤を投与できるため，確実に鎮静状態が得られ，容易に安定した血圧を維持できる．

　静脈内鎮静法は，患者の意識を失わせることなく，有意識下で，安全で円滑に歯科治療を行うための患者管理法[16]であるが，過量投与によって容易に意識の消失，呼吸抑制，循環抑制をきたす．

　静脈内鎮静法を行うためには，呼吸，循環モニターを監視しながら，呼吸循環管理に精通した歯科麻酔医による管理が必須である．

（3）ニフェジピン（アダラート®）の予防的投与を行う

　現在，ニフェジピン内容液の舌下投与は認められていない．カプセルを経口投与する．

　内科的にコントロールされ，日常は正常血圧を保っている高血圧患者であっても，歯科受診時に高い血圧を示すことがある．このような患者

に血圧上昇が予測される治療を行うとき，降圧薬であるニフェジピンの予防的投与が有効である[17]．高血圧患者へのニフェジピン10 mgの内服投与によって，約30分後に収縮期血圧の下降が認められる．血圧の正常化を確認したあと，継続して血圧を監視しながら局所麻酔，歯科治療を行う．

ニフェジピンの降圧効果は，投与前の血圧が高いほど大きい．ただし内科医によってβ遮断薬や利尿薬を処方されている場合には，相乗効果によって過度の血圧低下をきたした症例が報告[18]されている．事前の投薬内容の確認，継続した血圧測定，昇圧薬の準備は欠かせない．

5 急激，または著しい血圧上昇（180/120 mmHg以上）をみたときの対応

(1) 歯科治療を中断する

精神的ストレスや痛みによる血圧変動の速さ，大きさを予測することは困難である．継続した血圧測定により，血圧が160/100 mmHg未満であることを確認しながら歯科治療を行うとともに，治療侵襲に伴う急激な血圧上昇（180/120 mmHg以上）を認めるときは，ただちに治療を中断し，血圧の経過を観察する．

歯科診療室を訪れる患者の多くは，緊張のため日常より高い血圧を示す．また治療に伴う痛みや不安によって血圧が上昇する．これらの血圧上昇は，精神的ストレスや痛みによって産生されるノルエピネフリンやエピネフリン（内因性カテコラミン）の作用による．エピネフリン（外因性カテコラミン）を局所麻酔薬とともに高血圧患者に投与すると，高血圧患者では，正常血圧者の1/5のエピネフリン投与で循環に影響が現れる[5]．痛みや不安によって産生される内因性カテコラミンによる昇圧効果は，注射による外因性カテコラミンの数倍に匹敵する．正常血圧者では大きな問題とならない程度の精神的ストレスや痛み，局所麻酔であっても，高血圧患者の血圧に及ぼす影響はきわめて大きい．

(2) 持続した血圧上昇に対する薬物による降圧

降圧のためのニフェジピンは，カプセルのまま経口的に投与する．経口的にニフェジピンを服用させると，30分～1時間で効果が得られる[19]．

エピネフリンは，体内ですみやかに代謝（血中消失半減期は3～5分）されるので，15～30分程度観察することで血圧下降をみることが多い．しかし高血圧が持続する，さらに血圧が上昇する，あるいは頭痛などの

ニフェジピン（アダラート®）の舌下投与は行わない
→p.37

循環器疾患

症状を伴うときは，薬物による降圧をはかる．

　緊急時のニフェジピン内容液の舌下投与，あるいはカプセルを噛み砕いてすぐに飲み込ませる投与方法は，過度の降圧や反射性頻脈をきたすことがあるので，原則禁忌とされている[20, 21]．

　経口投与では，過度な降圧が認められたとき，投与した薬物を除去することはできないが，注射の場合には，副作用が起きたとき，ただちに投与を中止することができる．

　数分単位の緊急な降圧を必要とする場合は，静脈路を確保し，厳重なモニタリングを行いながら，ニカルジピンやニトログリセリンなどの持続静注が推奨されている．

(3) 著しい血圧上昇とともに頭痛，悪心・嘔吐，意識障害，痙攣，胸痛などをきたしたときは，ただちに高血圧専門医へ紹介し，治療を依頼する

　持続性の血圧上昇以外に随伴症状がないときは，切迫症として内服薬により降圧をはかる．頭痛，悪心・嘔吐，意識障害，痙攣，胸痛などの症状が生じたときは，高血圧性脳症，頭蓋内出血，不安定狭心症，急性心筋梗塞などの臓器障害をきたしている可能性がある．

高血圧

血圧が140/90 mmHgを超えると,脳卒中のリスクが増加するという疫学調査の結果から,高血圧は,血圧が持続的に140/90 mmHg以上に上昇した状態と規定されている.また,しばしば家庭で測定する血圧(家庭血圧)は,診察室での血圧(診察室血圧,随意血圧)より低いため,家庭血圧は135/85 mmHg以上を高血圧とする[21].

高血圧の90%以上は,明らかな異常がみられないのに血圧が高い「一次性高血圧(本態性高血圧)」であり,生活習慣や遺伝的な体質が関係している.残りの10%は,腎臓病やホルモン異常など,明らかな原因疾患があって生じる「二次性高血圧(症候性高血圧)」で,40歳以下の若い人に発症する.

長期にわたり高血圧が持続すると,動脈硬化,さらに虚血性心疾患(狭心症,心筋梗塞)や脳卒中などの発作を起こすが,多くの高血圧患者にはほとんど自覚症状がないことから「サイレント・キラー」とよばれる.

脳出血
→p.352

高血圧と脳卒中
→p.360

リスク層 (血圧以外のリスク要因)	正常高値血圧 130〜139/85〜89 mmHg	I度高血圧 140〜159/90〜99 mmHg	II度高血圧 160〜179/100〜109 mmHg	III度高血圧 ≧180/≧110 mmHg
リスク第一層 (危険因子がない)	付加リスクなし	低リスク	中等リスク	高リスク
リスク第二層 (糖尿病以外の1〜2個の危険因子, メタボリックシンドローム*がある)	中等リスク	中等リスク	高リスク	高リスク
リスク第三層 (糖尿病,慢性腎臓病,臓器障害/心血管病, 3個以上の危険因子のいずれかがある)	高リスク	高リスク	高リスク	高リスク

● (診察室)血圧に基づいた脳心血管リスク層別化 ●

*リスク第二層のメタボリックシンドロームは,予防的な観点から次のように定義する.正常高値以上の血圧レベルと腹部肥満(男性85 cm以上,女性90 cm以上)に加え,血糖値異常(空腹時血糖110〜125 mg/dl,かつ/または糖尿病に至らない耐糖能異常),あるいは脂質代謝異常のどちらかを有するもの.両者を有する場合は,リスク第三層とする.ほかの危険因子がなく,腹部肥満と脂質代謝異常があれば血圧レベル以外の危険因子は2個であり,メタボリックシンドロームと合わせて危険因子3個とは数えない.

(日本高血圧学会:高血圧治療ガイドライン2009より)

1 高血圧緊急症と切迫症

　高血圧緊急症とは，標的器官（脳，心血管系，腎臓）の障害の徴候を示す著しい血圧上昇（通常，180/120 mmHg 以上）があり，障害の急速な進行によって，しばしば致死的である状態をいう．

　標的器官障害には，高血圧性脳症，急性大動脈解離を合併した高血圧，肺水腫を伴う高血圧性左心不全，高度の高血圧を伴う急性冠症候群（急性心筋梗塞，不安定狭心症），褐色細胞腫クリーゼなどが含まれる．

褐色細胞腫
→p.33

　迅速な診察と検査によって診断および病態の把握を行い，早急に治療を開始する．原則として，高血圧専門医のいる施設に治療を依頼する．

高血圧緊急症
乳頭浮腫を伴う加速型─悪性高血圧
高血圧性脳症
急性の臓器障害を伴う重症高血圧
アテローム血栓性脳梗塞
脳出血
クモ膜下出血
頭部外傷
急性大動脈解離
急性左心不全
急性冠症候群（急性心筋梗塞，不安定狭心症）
急性または進行性の腎不全
脳梗塞血栓溶解療法後の重症高血圧
カテコールアミンの過剰
褐色細胞腫のクリーゼ
モノアミン酸化酵素阻害薬と食品・薬物との相互作用
交感神経作動薬の使用
降圧薬中断による反跳性高血圧
脊髄損傷後の自動性反射亢進
子　癇
手術に関連したもの
緊急手術が必要な患者の重症高血圧
術後の高血圧
血管縫合部からの出血
冠動脈バイパス術後高血圧
重症火傷
重症鼻出血

※加速型─悪性高血圧，周術期高血圧，反跳性高血圧，火傷，鼻出血などは，重症でなければ切迫症の範疇に入りうる．

（日本高血圧学会：高血圧治療ガイドライン 2009 より一部改変）

高血圧切迫症とは，急性の臓器障害の進行を伴わない持続性の著明な高血圧（通常，180/120 mmHg 以上）で，上昇した血圧を数時間以内に低下させなければならない状態をいう．一般に1時間程度のあいだに平均動脈圧を20〜25％ほど低下させ，次いで過度の血圧低下をさけながら2〜6時間以内に，収縮期血圧を160 mmHg 程度まで，拡張期血圧を100 mmHg 程度まで下げることを目標とする．切迫症では内服薬によってコントロールできる場合が多い．高血圧切迫症でも，心血管疾患の既往などを有する高リスク患者では，入院加療が望ましい．

　術前，術中，術後の重篤な高血圧は，標的器官の障害がある，あるいは障害が予測されるときは緊急症に含まれ，臓器障害の急速な進行がないときは切迫症に含まれる．

2　高血圧性脳症

　高血圧性脳症とは，急激または著しい血圧上昇により脳浮腫を生じる状態である．頭痛，悪心・嘔吐，意識障害，痙攣などを伴い，適切に治療されないと，脳出血，意識障害，昏睡，死に至る．

　高血圧性脳症には脳血流量自動調節の破綻が関与している．正常な場合，動脈血圧で，およそ160 mmHg までの上昇・下降に対して，脳の血管を収縮・拡張させて，脳の血流は一定に保たれる（脳血管の自動調節能）．しかし調節能の範囲（血圧が急上昇する正常血圧の人では，これより低い値）を超えて血圧が著しく上昇すると，脳血管は収縮を保つより，むしろ拡張をはじめる．その結果，血漿が脳に漏出および滲出し，脳浮腫をきたす．

　高血圧性脳症は，長期の高血圧者では220/110 mmHg 以上，正常血圧者では160/100 mmHg 以上で発症しやすい[3]．

〈治　療〉

　血圧値と神経症状を監視しながら，最初の2〜3時間で25％程度の降圧を行う．脳卒中（脳出血や脳梗塞による脳血管障害）では，原則として緊急降圧は禁忌であり，その除外診断は重要である[21]．

3　脳　卒　中

　脳卒中（おもに脳梗塞，脳出血，クモ膜下出血）の危険因子として，高血圧，糖尿病，心臓病，不整脈，高脂血症，喫煙などがあげられる．

脳卒中
→p.349

最大の危険因子は高血圧である．収縮期血圧が 140/90 mmHg を超えると脳卒中のリスクが増加する．脳卒中の発症率は，至適血圧者（120/80 mmHg）に対して，収縮期血圧が 140〜159 mmHg の軽症高血圧（Ⅰ度）の人では約3倍，180 mmHg 以上の重症高血圧（Ⅲ度）では8倍以上になる[22]．

脳卒中発症時の症状は，手足の麻痺（44.6％），しびれ，視野欠損など（36.5％），意識障害（25.3％），激しい頭痛（16.1％），症状なし（13.3％）である[23]．

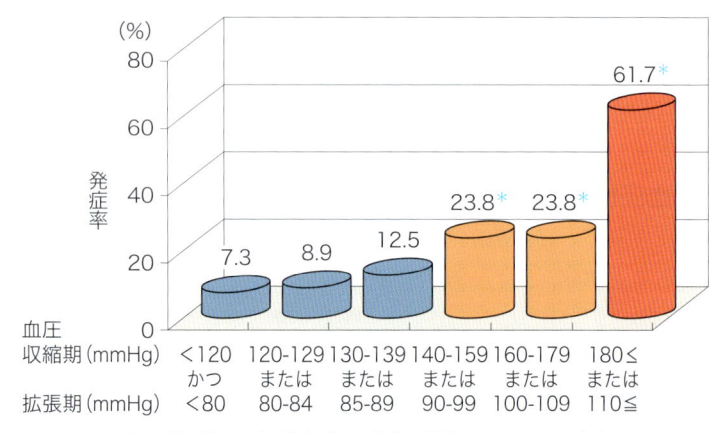

● 血圧値別にみた脳卒中発症率（対1,000人・年）●
久山町第1集団，60歳以上の男女 580 名，追跡 32 年，性・年齢調整
*p<0.05 vs <120/80 mmHg

(Arima H, et al.: Validity of the JNC VI recommendations for the management of hypertension in a general population of Japanese elderly : the Hisayama study. *Arch Intern Med* 163 : 361-6, 2003 より作図)

4　二次性高血圧

高血圧が何らかの疾患の症状として起こるときを，二次性高血圧あるいは症候性高血圧という．原因の明らかでない本態性高血圧が35歳以上の人に多いのに対して，二次性高血圧は比較的若い人に多くみられる．二次性高血圧患者は，高血圧患者全体の 10％ 未満であるが，40歳以下の高血圧症患者の約 30％ が二次性高血圧である．

二次性高血圧の原因となる疾患のなかで最も多いのは腎疾患で，二次性高血圧の 3/4 を占める．このほか内分泌疾患，心臓や血管病変，脳血管障害などの中枢神経疾患，妊娠中毒症，薬物による高血圧などがある．

(1) 腎疾患による高血圧

　腎疾患による高血圧には，おもに腎実質である腎糸球体の障害によって生じる腎実質性高血圧と，腎動脈の狭窄に伴う腎血管性高血圧とがある．

　腎実質性高血圧：二次性高血圧の原因のなかで最も多く，全高血圧の2～5％を占める．腎臓の機能単位であるネフロンが減少することで，レニン・アンギオテンシン系が亢進して血管が収縮する，過剰な水分が体内に残る，交感神経が活性化される，などによって血圧が上昇すると考えられる．腎実質性高血圧は，糖尿病性腎症，慢性糸球体腎炎，腎盂腎炎，膠原病による腎障害などで生じる．

　腎血管性高血圧：全高血圧の1％を占める．腎動脈の狭窄による腎血流量の減少は，レニン・アンギオテンシン系を亢進させて血圧を上昇させる．腎血管性高血圧は，動脈硬化，比較的若年者にみられる線維筋性異形成や塞栓，大動脈炎などで生じる．

(2) 内分泌疾患による高血圧

　甲状腺，下垂体，副腎などからのホルモンの分泌異常が原因で起こる高血圧で，腎性高血圧に次いで頻度が高い．

　甲状腺疾患：バセドウ病に代表される甲状腺機能亢進症では収縮期高血圧を認め，橋本病などの甲状腺機能低下症ではカテコラミンが上昇することで，おもに拡張期高血圧を認める．

　クッシング症候群：副腎皮質や下垂体の腫瘍によって，副腎から糖質コルチコイドが過剰に産生・分泌され，中心性肥満，満月様顔貌，糖尿病を認める．ナトリウムの再吸収の亢進による循環血漿量の増加と，末梢血管抵抗の上昇によって高血圧を認める．

　原発性アルドステロン症：副腎皮質の腫瘍あるいは過形成によって，アルドステロンが過剰に分泌される．腎臓でのナトリウム再吸収とカリウム排泄が促進され，高血圧および低カリウム血症が生じる．高血圧の5～20％に原発性アルドステロン症を認めると報告されている．

　褐色細胞腫：副腎髄質あるいは脊髄に沿った交感神経節細胞にできる腫瘍で，二次性高血圧の原因として重要な疾患である．腫瘍細胞からアドレナリンやノルアドレナリンが大量に分泌され，高血圧，動悸，頭痛，発汗などの症状を示す(褐色細胞腫クリーゼ)．高血圧については発作性高血圧と持続性高血圧が半々で，正常血圧もみられる．

(3) 心臓や血管病変による高血圧

大動脈弁閉鎖不全症，動脈管開存症などでは，1回拍出量が増加することで収縮期高血圧が生じる．大動脈の途中で血管が狭くなっている大動脈縮窄症は，小児の二次性高血圧の原因として最も多い疾患の1つであり，上半身（頭と両手または右手）の血圧が非常に高く，下半身の血圧が低くなる．

大動脈とその分枝や肺動脈，冠動脈に閉塞性あるいは拡張性病変をきたし，脳，心臓，腎臓などの重要臓器を傷害する原因不明の大動脈炎症候群（高安病，高安動脈炎）では，傷害された部位によってさまざまな症状が現れるが，高血圧はよくみられる症状の1つである．

動脈硬化も高血圧の原因の1つであり，大動脈の弾力性が失われた結果，収縮期血圧が高くなる．

(4) 中枢神経疾患による高血圧

頭蓋内圧が高くなると，高血圧が生じる．脳は硬い頭蓋骨に覆われ，脊髄も硬膜と脊椎に覆われている．そのため脳や脊髄にできた腫瘍や炎症，血腫，脳脊髄液の貯留などによって容易に頭蓋内圧亢進が生じ，視床下部や延髄が障害されて血圧が上昇する．

(5) 妊娠高血圧症候群（妊娠中毒症）

「妊娠20週以降，分娩後12週まで高血圧がみられる場合，または高血圧にタンパク尿を伴う場合のいずれかで，かつこれらの症状が単なる妊娠の偶発合併症によるものではないもの」を，妊娠高血圧症候群とした（2005年，日本産婦人科学会）．

妊娠高血圧症候群の症状が現れやすいのは，妊娠8か月以降の後期で，約10%の妊婦に発症する．妊娠中期などに発症した場合，悪化する傾向があり，母子ともに危険な状態になる．糖尿病，高血圧，腎臓病，極端な肥満，ストレス，35歳以上の高齢出産，多胎妊娠，初産婦，妊娠中毒症の既往などをもつ妊婦に発症しやすい．

(6) 薬物誘発性高血圧

非ステロイド性消炎鎮痛薬（NSAIDs），肝臓病治療薬や漢方薬などに含まれる甘草（グリチルリチン製剤），免疫抑制剤（シクロスポリン），造血剤（エリスロポエチン），経口避妊薬などによって高血圧が生じることが知られている．多くの場合，薬物中止により数週間で血圧はもとに戻るが，治療のために中止できないときは，降圧薬を併用する．

基礎知識

1 高血圧治療に用いられる降圧薬

　降圧薬は，単独あるいは併用して使用され，合併症の進行度合いなどによって，医師の判断で個別に処方される．

　アンギオテンシンⅡ受容体拮抗薬（ARB）：血管を収縮させ，血圧を上昇させるアンギオテンシンⅡの作用を抑える．副作用が少なく，心臓や腎臓などの臓器に対する保護作用に優れる（p.339，レニン・アンギオテンシン系参照）．

　アンギオテンシン変換酵素（ACE）阻害薬：アンギオテンシンⅡの産生を抑えて血圧を下げる．心臓や腎臓などの臓器の保護作用がある．

　カルシウム拮抗薬：血管平滑筋へのカルシウムの流入を抑え，血管を拡張させる．

　β遮断薬：交感神経の受容体の1つであるβ受容体の作用を遮断する．狭心症，脈の早い若年者の高血圧に適する．

　利尿薬：尿へのナトリウム排出を促すことで血管壁のナトリウムを減らし，血管を拡張する．ほかの薬物と併用されることが多い．

降圧薬の積極的な適応	Ca拮抗薬	ARB/ACE阻害薬	利尿薬	β遮断薬
左室肥大	●	●		
心不全		●	●	●
心房細動（予防）		●		
頻脈	●[*1]			●
狭心症	●			●
心筋梗塞後		●		●
タンパク尿		●		
腎不全		●	●[*2]	
脳血管障害慢性期	●	●	●	
糖尿病/メタボリックシンドローム		●		
高齢者	●[*3]	●	●	

[*1] 非ジヒドロピリジン系Ca拮抗薬（ワソラン®，ヘルベッサー®）
[*2] ループ利尿薬（ラシックス®，ダイアート®）
[*3] ジヒドロピリジン系Ca拮抗薬（アダラート®，ペルジピン®，ニバジール®，カルスロット®，コニール®，アムロジン®，ノルバスク®など）

（日本高血圧学会：高血圧治療ガイドライン2009より一部改変）

2　白衣高血圧と仮面高血圧

　高血圧患者に限らず，緊張のため，病院や診療所での血圧測定値が家庭での測定値よりも高くなることが多い．この「診察室血圧」は，家庭で測定する「家庭血圧」より収縮期血圧で 20〜30 mmHg，拡張期血圧で 10 mmHg も高くなる場合がある．このことから日本高血圧学会[21]では，診察室血圧が 140/90 mmHg 以上，家庭血圧が 135/85 mmHg 以上を高血圧とし，診察室血圧 130/85 mmHg，家庭血圧 125/80 mmHg 未満を正常血圧の基準としている．

　診察室血圧が 140/90 mmHg 以上の高血圧，家庭血圧が 135/85 mmHg 未満で，高血圧でない場合には，「白衣高血圧」とよばれる．反対に家庭血圧が高血圧で，診察室血圧が高血圧でないとき，「仮面高血圧」または「逆白衣高血圧」とよぶ．白衣高血圧は積極的に治療せず，経過をみる場合が多いが，仮面高血圧は精神的ストレスを抱えた人や，ヘビースモーカーなどにみられることが多く，心血管疾患になるリスクが高いため，治療が必要である．

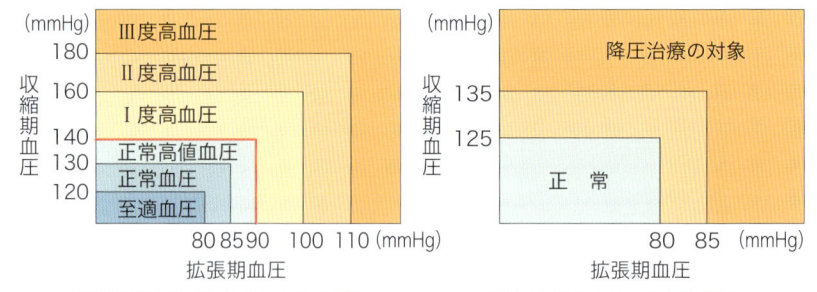

● 診察室血圧と家庭血圧 ●

（日本高血圧学会：高血圧治療ガイドライン 2009 より作図）

降圧目標	診察室血圧（mmHg）	家庭血圧（mmHg）
若年者・中年者	130/85 未満	125/80 未満
高齢者	140/90 未満	135/85 未満
糖尿病患者 慢性腎臓病患者 心筋梗塞後患者	130/80 未満	125/75 未満
脳血管障害患者	140/90 未満	135/85 未満

注）診察室血圧と家庭血圧の目標値の差は，診察室血圧 140/90 mmHg，家庭血圧 135/85 mmHg が高血圧の診断基準であることから，この 2 者の差を単純にあてはめたものである．

（日本高血圧学会：高血圧治療ガイドライン 2009 より）

3　ニフェジピン（アダラート®）の舌下投与は行わない

　これまでのニフェジピンカプセルの添付文書には，「速効性を期待する場合には，カプセルを噛み砕いたのち，口中に含むか，または飲み込ませることもできる」と記載され，薬物動態の項には「噛み砕いて服用した場合，12分後には有効血中濃度に達する」と記載されていた．しかし高血圧治療ガイドライン2000年版」[20]において，「高血圧緊急症および切迫症に対するニフェジピンの舌下投与は，過度の降圧や反射性頻脈をきたすことがあり，原則として用いない」旨が記載され，2002年10月に添付文書の「使用上の注意」の項に「速効性を期待した本剤の舌下投与は，過度の降圧や反射性頻脈をきたすことがあるので，用いないこと」と記載された．現在，ニフェジピンは経口的にのみ投与すべきであり，経口的にニフェジピンを服用させた場合，30分〜1時間で血漿濃度が最大値に達する．半減期は3〜4時間である．

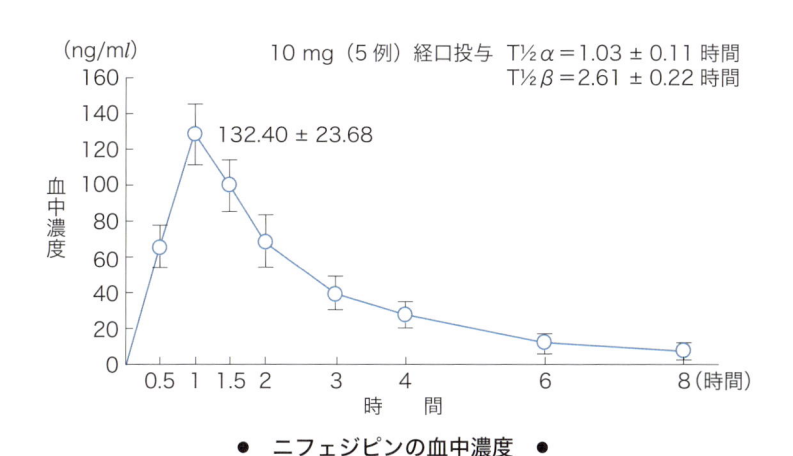

10 mg（5例）経口投与　$T_{1/2}\alpha = 1.03 \pm 0.11$ 時間　$T_{1/2}\beta = 2.61 \pm 0.22$ 時間

● ニフェジピンの血中濃度 ●

（菊池健次郎 ほか：臨床薬理, 13 (4)：623-637, 1982 より）

4　高血圧患者に使用できる局所麻酔薬量

　不安や恐怖心，痛みなどにより産生される内因性カテコラミンの昇圧効果は，歯科用局所麻酔薬とともに注射される血管収縮薬であるエピネフリンの数倍であるとされる．歯科用局所麻酔薬の使用によって血圧は上昇するが，局所麻酔薬を使用しないことで生じる痛みは，はるかに危険な血圧上昇をもたらす．
　安全に使用できる血管収縮薬量，すなわち局所麻酔薬量を知り，この範囲で歯科治療を行うことが，高血圧患者への歯科治療では重要となる．

エピネフリンを，局所麻酔薬とともに局所注射して循環動態を検討した上原[4]，佐々木[5]の研究によると，安全に使用できるエピネフリンの限界量は，正常血圧者で200 μg（歯科用 1/80,000 エピネフリン含有 2%リドカイン 1.8 m*l* カートリッジに換算すると約9カートリッジ）であるのに対して，本態性高血圧患者では，正常血圧者の 1/5 に相当する 40 μg（約 1.8 カートリッジ）である．

歯科用局所麻酔薬に含まれる血管収縮薬に，下垂体後葉ホルモンであるバソプレシン様作用をもつ合成ホルモンのフェリプレシンを使用するものがある．フェリプレシンは高血圧患者への使用が推奨されているが，エピネフリン同様血圧上昇効果があり，冠動脈収縮作用をもつ．砂田は[6]，本態性高血圧患者へのフェリプレシンの投与限界量は，0.18単位（歯科用 0.054 単位フェリプレシン含有 3%プロピトカイン 1.8 m*l* カートリッジに換算すると 3.3 カートリッジ）と報告している．

フェリプレシンには冠動脈収縮作用があることから，虚血性心疾患を合併している患者への使用は，十分に注意する．

大竹[15]，中村は[17]，笑気吸入鎮静法，あるいはニフェジピン投与下のエピネフリンの使用限界量が 80 μg（約 3.5 カートリッジ）であることを報告しており，精神的ストレスの軽減，降圧薬によって，治療に必要な量の局所麻酔薬を高血圧患者にも使用できることを示している．

ただし，これらの報告は，静かな部屋で，患者と信頼関係の確立している術者が，内科的に十分コントロールされている高血圧患者に対して行ったときの使用限界量である．受診時に不安や緊張がある，治療が痛みを伴う，高血圧が十分にコントロールされていないときは，この使用量以下であっても異常な血圧上昇，不整脈などをきたす可能性がある．

使用限界量以下の局所麻酔薬を用いても，高血圧患者に対する歯科治療中の継時的な血圧測定は必須である．

5　高血圧の新しい治療法　―腎交感神経アブレーションとワクチン―

2009年，アーディアン社（アメリカ）によって，カテーテル治療による腎動脈を介して腎交感神経系を焼灼除神経する腎交感神経アブレーションが開発された[24]．

高血圧発症には，中枢神経からの遠心性交感神経を介した血管収縮や心拍出量の増加，腎臓でのレニン分泌刺激などが関与するが，近年，腎臓からの求心性の交感神経系の刺激が中枢神経を興奮させて，全身の交感神経を興奮させることが明らかになってきている．腎交感神経アブレーションは，腎動脈周囲の交感神経を焼灼することで，腎臓からの求心性交感神経を遮断して，難治性の高血圧を治療しようとするものである[25]．これまでヨーロッパとオーストラリアで長期にわたる腎交感神経アブレーショ

ンの効果検討試験が行われ，長期間の降圧効果が確認されている[26,27]．

　近年，レニン・アンギオテンシン系ワクチンが高血圧の治療に有効であることが明らかになっている．2007年，Ambühlら[28]は，アンギオテンシンⅡのペプチドをvirus-like particles（VLP）と結合させたワクチンを作成してヒトに投与し，降圧効果と安全性を確認した．このほかレニン・アンギオテンシン系ワクチンとして，アンギオテンシン受容体を標的としたワクチンもつくられ，動物実験で有効性が確認されている[29,30]．

　腎交感神経アブレーションやレニン・アンギオテンシン系ワクチンが，今後の高血圧治療の選択肢の1つになる可能性がある．

参考文献

1) 金子　譲：歯科医療の安全確保のために―救急救命処置・AEDと医科研修―．日本歯科医師会雑誌 57：1069-83，2005
2) 厚生労働省：平成22年国民健康・栄養調査報告
3) Vaughan CJ, Delanty N：Hypertensive emergencies. Lancet 356：411-7, 2000
4) 上原　淳：局所麻酔剤に添加される血管収縮剤に関する研究―epinephrineおよびnor-epinephrineの使用限界量について―．日歯麻誌 4：36-57，1976
5) 佐々木　清：局所麻酔薬に添加される血管収縮薬に関する研究―本態性高血圧症患者におけるepinephrineの使用限界量―．日歯麻誌 7：320-43，1979
6) 砂田勝久：局所麻酔薬に添加される血管収縮薬に関する研究―本態性高血圧症患者に対するフェリプレシンの投与限界量について―．日歯麻誌 20：521-32，1992
7) 高杉嘉弘：＜シリーズ・身近な臨床37＞合併症を起こさない局所麻酔―下歯槽神経近位伝達麻酔法の理論と実際―．日本歯科医師会雑誌 53：419-24，2000
8) 高杉嘉弘：近位伝達麻酔法のすすめ―下歯槽神経伝達麻酔法を見直す―．The Quintessence 16：1982，1997
9) Takasugi Y, Furuya H, Moriya K, Okamoto Y：Clinical evaluation of inferior alveolar nerve block by injection into the pterygomandibular space anterior to the mandibular foramen. Anesth Prog 47：125-9, 2000
10) Okamoto Y, Takasugi Y, Moriya K, Furuya H：Inferior alveolar nerve block by injection into the pterygomandibular space anterior to the mandibular foramen：radiographic study of local anesthetic spread in the pterygomandibular space. Anesth Prog 47：130-3, 2000
11) 砂田勝久：浸潤麻酔の感覚で伝達麻酔を！近位伝達麻酔．日本歯科医師会雑誌 63：56-8，2010
12) 見崎　徹，岡　俊一：局所麻酔法―痛くなく，効果的かつ安全に行うためには―．日本歯科医師会雑誌 62：6-19，2009
13) Khoury J, Townsend G：Neural blockade anaesthesia of the mandibular nerve and its terminal branches：rationale for different anaesthetic techniques including their advantages and disadvantages. Anesthesiol Res Pract 2011：307423, 2011
14) 竹内友康：Computed Tomographyによる翼突下顎隙の容量と形態に関する研究．日歯麻誌 21：293-310，1933
15) 大竹　繁：本態性高血圧症患者に対するepinephrineと30％笑気-70％酸素混合ガス吸入の影響について．歯学 68：66-78，1980
16) 日本歯科麻酔学会　編，日本歯科医学会　監修：歯科診療における静脈内鎮静法ガイドライン．2009
17) 中村仁也：本態性高血圧症患者に対するエピネフリン80 mgとCa拮抗薬ニフェジピン舌下投与の影響．日歯麻誌 15：244-53，1987
18) Staffurth JS, Emery P：Adverse interaction between nifedipine and beta-blockade. Br Med J (Clin Res Ed) 282：225, 1981

19) バイエル薬品：医薬品インタビューフォーム 高血圧・狭心症治療剤（Ca拮抗剤）アダラートカプセル5 mg/アダラートカプセル10 mg. 2011年6月改訂（改訂第3版）
20) 日本高血圧学会高血圧治療ガイドライン作成委員会 編：高血圧治療ガイドライン2000 （JSH 2000）
21) 日本高血圧学会高血圧治療ガイドライン作成委員会 編：高血圧治療ガイドライン2009 （JSH 2009）
22) Arima H, Tanizaki Y, Kiyohara Y, et al.: Validity of the JNC VI recommendations for the management of hypertension in a general population of Japanese elderly：the Hisayama study. *Arch Intern Med* 163：361-6, 2003
23) 厚生労働省：V循環器疾患既往の概況. 第5次循環器疾患基礎調査結果の概要（平成12年11月実施），2001
24) Krum H, Schlaich M, Whitbourn R, et al.: Catheter-based renal sympathetic denervation for resistant hypertension：a multicentre safety and proof-of-principle cohort study. *Lancet* 373：1275-81, 2009
25) 木村玄次郎 ほか：高血圧診療のNew Technology ―腎交感神経アブレーションを中心に. 医学の歩み 240：949-81, 2012
26) Symplicity HTN-1 Investigators. Catheter-based renal sympathetic denervation for resistant hypertension：durability of blood pressure reduction out to 24 months. *Hypertension* 57：911-7, 2011
27) Symplicity HTN-2 Investigators, Esler MD, Krum H, Sobotka PA, Schlaich MP, Schmieder RE, Bohm M. Renal sympathetic denervation in patients with treatment-resistant hypertension (The Symplicity HTN-2 Trial)：a randomised controlled trial. *Lancet* 376：1903-9, 2010
28) Ambühl PM, Tissot AC, Fulurija A, et al.: A vaccine for hypertension based on virus-like particles：preclinical efficacy and phase I safety and immunogenicity. *J Hypertens* 25：63-72, 2007
29) Zelezná B, Veselský L, Velek J, et al.: Influence of active immunization against angiotensin AT1 or AT2 receptor on hypertension development in young and adult SHR. *Physiol Res* 48：259-65, 1999
30) Zhu F, Liao YH, Li LD, et al.: Target organ protection from a novel angiotensin II receptor (AT1) vaccine ATR12181 in spontaneously hypertensive rats. *Cell Mol Immunol* 3：107-14, 2006

虚血性心疾患患者への対応

1. 虚血性心疾患の種類，発症時期，現在の症状，投薬内容について確認する．
2. 主治医に治療内容，心機能，合併疾患についての情報提供を求める．
3. 歯科治療内容を考慮し，必要であれば抗凝固薬，抗血小板薬の減量・中止・再開時期について主治医と協議する．
4. 血圧，脈拍数，心電図のモニター下に歯科治療を行う．
5. 酸素吸入，輸液セット，冠拡張薬，自動体外式除細動器（AED）を準備する．

近年，虚血性心疾患の診断，治療技術の進歩は著しいが，食生活の欧米化などにより，今後，虚血性心疾患が増加することが懸念される．

虚血性心疾患とは，心臓の栄養血管である冠状動脈の狭窄，または閉

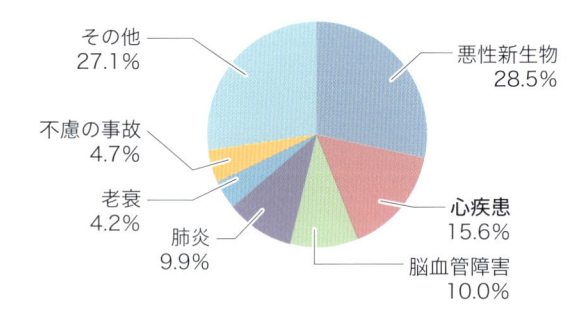

● 死亡総数に占める割合 ●

その他 27.1%
不慮の事故 4.7%
老衰 4.2%
肺炎 9.9%
脳血管障害 10.0%
心疾患 15.6%
悪性新生物 28.5%

（厚生労働省：2011年人口動態統計の概況より）

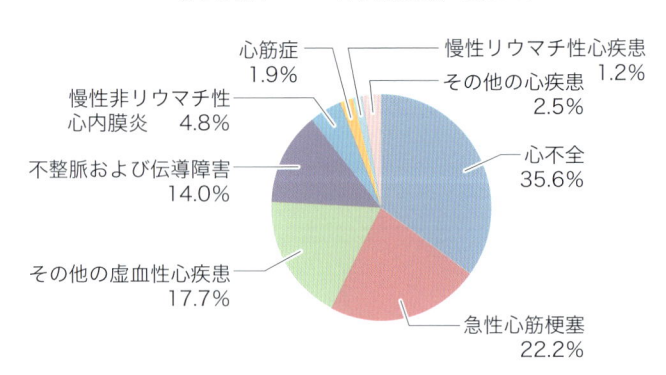

● 日本人の心疾患死亡の内訳 ●

心筋症 1.9%
慢性非リウマチ性心内膜炎 4.8%
不整脈および伝導障害 14.0%
その他の虚血性心疾患 17.7%
急性心筋梗塞 22.2%
心不全 35.6%
その他の心疾患 2.5%
慢性リウマチ性心疾患 1.2%

（厚生労働省：2011年人口動態統計の概況より）

塞などによって心臓に障害が起こることをいい，狭心症と心筋梗塞が含まれる．典型的な虚血性心疾患は，無症状期，安定狭心症期，不安定狭心症期，心筋梗塞，慢性ポンプ失調から心不全を経て，死に至る．

日本人の死亡原因をみると，心疾患は，1985年，脳卒中を抜いて以来，悪性新生物（癌）に次いで第2位となり，その後も死亡数・死亡率ともに上昇傾向を示している．2011年の死亡原因の15.6％を心疾患が占め，この心疾患死亡のうち急性心筋梗塞が22.2％，その他の虚血性疾患が17.7％であったと報告されている．最大の原因が急性心筋梗塞である心不全を加えると，心疾患による死亡原因の80％近くは虚血性心疾患である[1]．

1 虚血性心疾患の種類，発症時期，現在の症状，投薬内容について確認する

虚血性心疾患患者が受診したときは，虚血性心疾患の種類，発症時期，現在の症状，治療内容について十分な情報を得る．また鎮痛薬などを処方するときは，十分な注意が必要である．アスピリンやイブプロフェンなどの非ステロイド性消炎鎮痛薬（NSAIDs）やアセトアミノフェンは，ワルファリンの抗凝固作用を増強し，出血傾向を増強する．

平成20年の厚生労働省の調査によると，狭心症や心筋梗塞に対して継続的な治療を受けている患者はおよそ80万人（男性46.5万人，女性34.8万人）と推定されている[2]．

狭心症の重症度分類（カナダ心臓血管協会：CCS分類）	
Ⅰ度	日常身体活動では狭心症が起こらないもの．たとえば歩行，階段を昇るなど．しかし激しい急激な長時間にわたる仕事やレクリエーションでは狭心症が起こる．
Ⅱ度	日常生活にわずかな制限のあるもの．早足歩行や急いで階段を昇る，坂道を登る，食後や寒冷時，風が吹いているとき，感情的にストレスを受けたとき，または起床後数時間以内に歩いたり階段を昇ったときに狭心症が起こるもの．
Ⅲ度	日常生活に明らかに制限のあるもの．1〜2ブロック（50〜100m）の平地歩行や自分のペースで階段を昇っても狭心症が起こるもの．
Ⅳ度	不快感なしに日常生活ができず，安静時にも狭心症状があると思われるもの．

（日本心臓財団 Heart News Internet vol.33，2001より）

歯科診療室には多くの虚血性心疾患患者が受診する．内服薬や貼布薬のみでコントロールできている比較的軽症な患者から，冠血栓溶解療法，冠動脈形成術などの冠動脈インターベンションや，冠動脈バイパス術を受けている患者までさまざまである．また日常生活にほとんど支障のない患者から，安静時にも狭心症状があり，日常生活が困難な患者まで，重症度もさまざまである．

2 主治医に治療内容，心機能，合併疾患についての情報提供を求める

主治医への対診によって，冠動脈狭窄の状況，心機能の評価，合併疾患，投薬内容についての情報提供を求めるとともに，狭心発作時の治療や，観血的処置への対応について十分に相談する．

虚血性心疾患を有する患者の症状などの情報は，歯科診療中の患者管理に重要である．冠動脈内腔が正常の1/4以下の，高度冠動脈狭窄になってはじめて冠血流量が低下し，労作時の胸痛が生じることから，ごく軽い胸痛であっても，冠動脈の強度の狭窄や，多くの血管の狭窄をきたしている可能性がある．このためストレスのかかる歯科治療を行う前に，冠動脈狭窄の状態，心機能の評価が必要である．さらに虚血性心疾患の原因の多くが動脈硬化によることから，高血圧や動脈硬化の重要な原因である糖尿病を合併していることがある．とくに高齢者や糖尿病患者では，心筋の虚血が生じても胸痛を自覚しないことがある．

近年，虚血性心疾患に対して広く行われている冠動脈インターベンションや冠動脈バイパス術は，重症な患者のQOLを著しく改善するが，治療を受けた部位以外の冠動脈狭窄や，心機能の低下が存在している可能性がある．また血栓予防のための抗凝固薬や抗血小板薬の投与は，易出血性を伴うことから，観血的処置や鎮痛薬の投与には注意が必要である．

3 歯科治療内容を考慮し，必要であれば抗凝固薬，抗血小板薬の減量・中止・再開時期について主治医と協議する

観血的処置における抗凝固薬や抗血小板薬の継続投与については，合併症の危険性を十分に考慮したうえで，主治医と協議し，患者には主治医から指示してもらう．

歯科治療時，抗凝固薬や抗血小板薬を中止すると，心筋梗塞や脳梗塞など重篤な合併症を引き起こす可能性がある[3-7]．『循環器疾患における

抗凝固・抗血栓療法に関するガイドライン』[8],『科学的根拠に基づく抗血栓療法患者の抜歯に関するガイドライン2010年版』[9]は，抗凝固薬や抗血小板薬を継続したうえで抜歯することを推奨している．

　これらのガイドラインは，ワルファリン投与によって血栓をつくらず，止血が可能である至適治療域にあることを前提としている．ワルファリンによる抗凝固効果は，日によって変動するため，抜歯の直前，あるいは少なくとも数日前に，凝固機能検査を行う．

　ガイドラインには，広範な歯周外科やインプラント手術などへの対応については示されていない．

4 血圧，脈拍数，心電図のモニター下に歯科治療を行う

　虚血性心疾患患者に対しては，血圧，脈拍数，心電図のモニターを行い，RPPが12,000以下であること，心電図上ST部分の変化がないことを確認しながら治療を進める．

　虚血性心疾患での胸痛は，心筋の酸素消費量に対して，冠動脈血流による酸素供給量が少ないことによって生じる．歯科治療に対する精神的なストレスは，心筋の酸素消費量を増加させ，狭心発作を起こす可能性がある．疼痛や歯科用麻酔薬に含まれるエピネフリンの過量は，頻脈とともに血圧上昇をきたし，心筋の酸素消費量を増加させる．また血管収縮薬として歯科用局所麻酔薬に使用されるフェリプレシンの過量は，冠動脈を収縮させ，冠流量の減少をきたす．

　心筋酸素需要の指標として，収縮期血圧×心拍数で計算されるrate pressure product（RPP）が用いられる．RPPは心臓の仕事量を表し，心筋酸素消費量と相関が高い．虚血性心疾患患者では，RPPが12,000を超えると虚血性心電図異常が現れ，15,000を超えると心筋虚血が生じる可能性がある[10,11]．

　心筋の虚血は，心電図上，ST部分の低下として現れる．心筋梗塞の既往のある患者では，心電図上にST低下や異常Q波が認められるが，狭心症患者では，胸痛のないときは正常で，胸痛時のみにST低下がみられる．心筋梗塞患者でも狭心症患者でも，心筋虚血が強くなるにしたがってST部分の変化が大きくなる．

5 | 酸素吸入，輸液セット，冠拡張薬，自動体外式除細動器（AED）を準備する

　RPPが12,000を超える，心電図上ST低下が現れるなど，心筋虚血に伴う徴候がみられたときは，心筋への酸素供給を増やす目的で，酸素吸入を行う．フェイスマスクで3～4 l/分の酸素を吸入させると，酸素濃度は30～40％となり，大気吸入より50～100％多い酸素を与えることができる．

　また20～30％の笑気吸入による吸入鎮静法は，鎮静効果とともに高濃度の酸素を投与できるため，虚血性心疾患患者の酸素消費量を減少させるとともに，心筋への酸素供給を増やすことができる．

　患者が胸痛を訴えるときは，著しい冠動脈の狭窄，あるいは閉塞が生じていると考えられ，すみやかに処置を行う．患者が冠拡張薬であるニトログリセリン，ニトロール®を持参しているときは，舌下あるいは経口投与する．ニトロールスプレー®，ミオコールスプレー®などのスプレーは，粘膜から急速に吸収され，効果を早く得ることができるため，診療室に常備しておくことが望ましい．

　狭心症の発作が長く持続する，強くなるなどの症状がみられたら，事態が急変する可能性のある急性冠症候群を考慮する．迅速に救急車による専門病院への搬送を要請すると同時に，急性心筋梗塞に伴う心室細動に備えてAEDを準備する．また抗不整脈薬の投与や，循環作働薬投与のための静脈路を確保する準備を行う．

急性冠症候群
→p.51

自動体外式除細動器（AED）
→p.92

虚血性心疾患

1 狭心症

狭心症は，一過性に心筋酸素需要をみたせない冠血流量の不足が生じ，胸部やその隣接部に，締め付けられるような痛み（絞扼感や圧迫感），すなわち狭心症状をきたす疾患である．心筋の壊死は伴わない．

狭心症の多くは，冠動脈でコレステロールを主成分とする脂質が沈着して生じる粥腫（アテローム）が徐々に進展して動脈硬化が進み，冠動脈が狭くなることが原因で生じる．粥腫を伴う冠動脈硬化によって内腔が正常の1/4以下の高度な冠動脈狭窄になると，労作時の狭心症状が現れる（労作性狭心症）．また狭心症には，一時的に冠動脈が痙攣性に収縮を起こして冠血流が少なくなる（攣縮する）ことで狭心症状を示すものがある（安静時狭心症）．

狭心症には，発作の起こる状況や強さ，持続時間などが類似しており，いつも一定の範囲内で治まる安定狭心症から，心筋梗塞へ進行する可能性の高い，発作の回数や強さが一定せず，以前は問題のなかった軽い運動や安静時に発作が起こり，持続時間が長くなる不安定狭心症まで，さまざまな状態が存在する．

〈基本的な治療〉

狭心症発作を予防するために冠動脈を拡張し，心臓の働きを抑える薬物療法を行う．しかし薬物療法だけでは狭心症発作をコントロールできない場合には，カテーテル療法や冠動脈バイパス術が行われる．

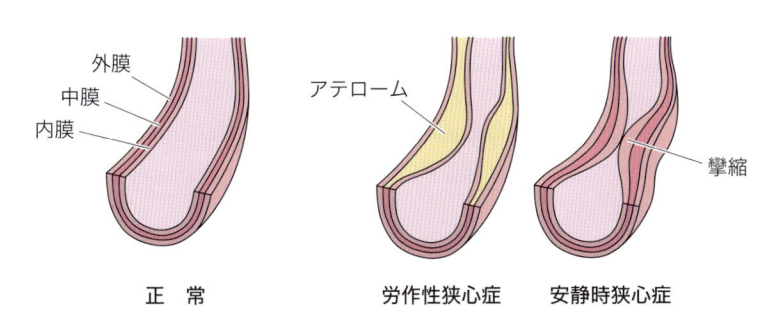

● 労作性狭心症と安静時狭心症の血管変化 ●

2 心筋梗塞

粥腫の破綻によって生じた血栓が，冠動脈を閉塞し，心筋への血液の供給が急激に減少，または途絶して心筋の壊死が生じたものを，心筋梗塞という．

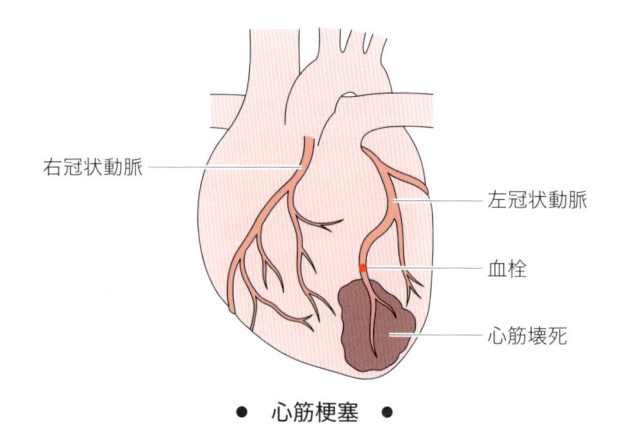

● 心筋梗塞 ●

心筋梗塞は，発症時期によって，次のように分類される．

急性心筋梗塞　⇒発症 24 時間以内
亜急性心筋梗塞　⇒発症 24 時間以上，1 か月以内
陳旧性心筋梗塞　⇒発症 1 か月以上

心筋梗塞の前兆として，「先行する胸痛（狭心痛）がある」場合もあるが，「まったく前兆なし」に発症することも少なくない．心筋梗塞は，冠動脈の高度狭窄から閉塞に移行するとは限らず，狭心症状が現れていない軽度狭窄の状態でも，血栓によっていきなり閉塞することが頻繁にみられる．急性心筋梗塞は，重篤な心不全や不整脈を引き起こし，心臓突然死に至ることもある，最も重症な状態である．

冠動脈が閉塞すると，約 40 分後から心内膜側の心筋は壊死に陥り，壊死は次第に心外膜側へ広がり，6〜24 時間後には心筋の壁全体が壊死を起こす．心臓の筋肉には再生能力がないため，急性心筋梗塞の治療は，できるだけ早く，詰まった冠動脈を再び開通させ，壊死を最小限にとどめることである．

急性心筋梗塞の治療で，心臓のダメージを少なくすることができるゴールデンタイムは，6 時間といわれるが，12 時間以内であれば，血栓溶解薬による薬物治療，カテーテル検査に引きつづいて，バルーンによ

る拡張術や，ステントを留置する方法（冠動脈インターベンション）によって再開通することで効果が得られる．急性心筋梗塞の発症後，数時間から1～3日のうちに致命的な事態が起こることが多いが，発症してから1か月以内の急性期を乗りこえると，かなり安定した状態になる．

　心筋梗塞の死亡率は，30～40％と推計され，その80％は24時間以内に死亡している．治療の進歩によって，専門病院に入院した急性心筋梗塞患者の死亡率は年々低下し，近年は10％を大きく下回っている．しかし死亡患者の半数以上は病院到着前，あるいは発症から2時間以内に死亡しており，院外死も含めた急性心筋梗塞患者の死亡率は，20％を超えている．

　心筋梗塞の三大合併症は，不整脈，心原性ショック，心不全である．心筋梗塞の急性期の死亡原因のほとんどは不整脈によるものであり，致死的不整脈である心室細動や心室頻拍が，24時間以内に発症しやすい．心室細動が生じると，心臓はほぼ止まった状態になり，すぐに失神し，数分で死に至る．また心筋壊死により心筋のポンプ機能が著しく低下した場合，重篤な心不全をきたす．

　胸痛に加えて「冷汗」や「失神」がみられたら，急性心筋梗塞を含めて，重篤な病気の可能性が高く，すみやかに救急車を呼び，専門病院に搬送する．

　脳への血流が10秒間途絶えると意識が消失し，1分以上途絶えると脳に何らかの障害が残り，3分以上になると一命をとりとめたとしても，脳にきわめて大きな障害を受ける．救急車到着まで平均6分以上かかることから，心臓発作で心臓が停止した場合には，3分以内に心肺蘇生法などの応急措置を施さないと，生命に危険が及ぶ．

　心筋梗塞治療後，再発防止の目的で，抗凝固薬，抗血小板薬，ACE阻害薬，高脂血症治療薬，β遮断薬などが使用される．

3　狭心症と急性心筋梗塞の症状

　狭心症も心筋梗塞も，心筋の一部に虚血が生じる結果，狭心痛とよばれる胸の痛みや圧迫感を感じる．痛みの強さ，広がり，持続時間などは，虚血の状態によって大きく異なる．

　歩行や階段，坂道を登ったとき，重いものを持ち上げたときなど，運動により胸の痛みを感じる労作性狭心症では，安静や，亜硝酸薬を舌

下・スプレーすることで心筋の酸素不足が改善し，通常数分から，長くても15分程で症状はおさまる．運動では胸痛が現れず，ほぼ一定の時間帯の夜間や早朝・未明の安静時に症状が起こる冠攣縮性狭心症の胸痛も，労作性狭心症と同じく1～3分，長くても15分程の胸の痛みが現れ，ニトログリセリンなどの亜硝酸薬の舌下・スプレーが痛みの緩解に有効である．

労作性狭心症や冠攣縮性狭心症が進行し，少しの動作や安静時でも発作が起こるようになり，発作の持続時間が長くなる，発作が頻回になるなど，症状の悪化を認めるときは，急性冠症候群への移行の可能性が考えられることから，ただちに医療機関に相談する．

急性心筋梗塞では，完全に冠動脈の血流が途絶え，心筋の壊死が生じるので，胸痛は狭心症よりずっと激しく，20分以上長くつづき，亜硝酸薬の舌下・スプレーもほとんど効果がない．また不整脈や心不全を合併すると，動悸や息苦しさを感じる．

虚血性心疾患による痛みは，進行した病態では，胸の真中から左側を中心に，背中，肩，頸，顎，左腕，腹部まで広がること（放散痛）があり，体の深いところから痛みを感じる．さらに「胸部前面の圧迫感」，「締めつけるような絞扼感」，「焼けつくような」と表現される痛みが多く，「死の不安を感じさせるような痛み」と表現され，冷や汗を伴う場合もある．

胸痛を訴えない
急性心筋梗塞
→p.55

狭心症や心筋梗塞では，胸痛の出現が特徴的であるが，糖尿病患者や高齢者では，神経障害の影響で感覚が鈍くなり，症状がまったく出ない（無症候性心筋虚血）こともあり，症状だけでは診断できない場合がある．

4 安定狭心症と急性冠症候群

虚血性心疾患は，すぐに心筋梗塞を起こす危険性の少ない安定狭心症と，虚血により数日～数週間のうちに事態が急変する可能性があり，さらには心臓突然死を引き起こす重症な病態である急性冠症候群とに大きく分類される．

(1) 安定狭心症

狭心症の症状が数か月以上安定していて，心筋梗塞への移行の心配が少ない狭心症をいう．

労作性狭心症：冠動脈の動脈硬化によって生じた粥腫が進展し，徐々に冠動脈が狭くなり，運動や興奮することで心臓に負担がかかると，胸痛が起こる．労作性狭心症の発作は，起こってから約5分以内におさまることが多い．

安静時狭心症（冠攣縮性狭心症，異型狭心症）：狭心発作は，とくに副交感神経が優位となる夜間から早朝にかけての安静時に出現しやすい．冠動脈の攣縮のため，心筋への酸素の供給が追いつかないことで起こる．安静時狭心症は，日本人に多く，男性に多い．

労作性狭心症の心電図では，ST部分の水平降下がみられるのに対し，安静時狭心症では，発作時に冠攣縮の領域に対応した誘導にST上昇を認める．安静時に発症し，ST上昇が起こるため，異型狭心症といわれる．速効性亜硝酸薬の投与により，すみやかに緩解する．

(2) 急性冠症候群

虚血により数日から数週間のうちに事態が急変する可能性があり，さらには心臓突然死を引き起こす重症な病態を，総称して急性冠症候群という．急性冠症候群には，不安定狭心症と急性心筋梗塞が含まれる．

不安定狭心症：不安定狭心症とは，冠動脈の粥腫の内側に，なんらかの原因で突然亀裂が入り，そこに血栓が生じ，この血栓によって，冠動脈の流れが突然悪くなる重症な狭心症をいう．不安定狭心症は急性心筋梗塞へ移行しやすく，さらに急死の確率が高いため，早急な治療を必要とすることから，臨床上，ほかの安定した狭心症とは区別して管理する．

内科治療の原則は，安静および亜硝酸薬，カルシウム拮抗薬，β遮断薬などの抗狭心症薬の投与であり，冠動脈造影の結果に応じて，経皮的冠動脈形成術や，冠動脈バイパス手術を行うこともある．

急性心筋梗塞：冠動脈が血栓で完全に詰まり，閉塞した冠動脈領域の心筋が壊死するため，重症な心不全や不整脈を引き起こし，心機能の低下をきたし，心臓突然死に至ることがある，最も重症な虚血性心疾患である．

基礎知識

1 虚血性心疾患の検査

　虚血性心疾患の検査では，冠動脈狭窄の部位と程度，心筋の収縮の状態，心筋の障害程度を知ることが重要である．労作性狭心症では，どれくらいの運動負荷で狭心症状が現れるのか，安静時狭心症や異型狭心症（冠攣縮性狭心症）などでは，いつ発作が起こるのかを知ることが重要である．

　虚血性心疾患が疑われるときは，血液検査，胸部エックス線検査，安静時心電図検査，負荷試験，冠動脈造影（心臓カテーテル）検査，心臓核医学検査（心筋シンチグラフィー），心臓超音波（心エコー）検査などが行われる．

心電図検査

　急性の心筋梗塞では，心電図上に特徴的な異常 Q 波，ST 上昇，冠性 T 波を示し，壊死に陥った心筋は，何年たっても心電図に異常 Q 波などの特徴的な所見が残る．狭心症患者の心電図は，胸痛のないときは正常で，胸痛時のみに ST 低下が認められる．

　このため 2 段の階段を昇り降りするマスター 2 階段昇降試験や，ベルトの上を歩くトレッドミル試験，自転車を使ったエルゴメーターなどで負荷を加えて虚血による症状を誘発する負荷心電図や，24 時間連続測定が可能なホルター心電図によって，どの程度の労作で狭心症状が現れるのか，1 日のうち，いつ発作が起こるのかを知ることができる．

正常

ST 上昇，T 波増高
（直後～数時間）

Q 波出現
（数時間～12 時間）

冠性 T 波
（2 日～1 週間）

Q 波が残る
（陳旧性心筋梗塞）
（3 か月～1 年）

● 心筋梗塞の心電図変化 ●

血液検査

　心筋の虚血によって心筋が障害を受けると，心筋細胞から心筋障害マーカーとよばれる物質が血液中に流出する．心臓由来脂肪酸結合タンパク（H-FABP），トロポニン-Ⅰ（TnI），トロポニン-T（TnT），クレアチニンキナーゼ（CK），クレアチンキナーゼ MB 分画（CK-MB），脳性ナトリウム利尿ペプチド（BNP）などが血液中に検出されると，心筋傷害や心臓に負担がかかった状態であることを示す．とくにトロポニンや CK-MB は，鋭敏な心筋壊死・障害マーカーであり，急性冠症候群の早期診断に有用である．

冠動脈造影検査

　非侵襲的画像診断法が発達した現在でも，冠動脈造影（心臓カテーテル）検査は，心臓の解剖学的・生理学的状態を把握するためのゴールデン・スタンダードである．狭心症や心筋梗塞がある場合，足のつけ根や腕の動脈から，冠動脈に選択的にカテーテルを挿入して，冠動脈に造影剤を注入しながらエックス線透視を行い，血管の狭窄や閉塞の状態，血管の流れを評価する．

　最近，マルチスライス CT によって，狭心症や，心筋梗塞の原因となる心臓の冠動脈の狭窄や閉塞を，明瞭な 3 次元画像として描出できるようになった．マルチスライス CT では，造影剤を手の静脈から注入するため，選択的冠動脈造影検査に伴う動脈の損傷や，出血，血栓などの合併症の危険はほとんどない．検査時間も 1 分以内で，検査後も特別な止血操作や安静時間を必要とせず，外来で検査を行える．

　冠動脈の部位は，右冠動脈（#1〜4），左主幹部（#5），左前下行枝（#6〜10），左回旋枝（#11〜15）（AHA の冠動脈区域分類）に分類され，冠動脈の狭窄度は，25％以下の狭窄は 25％狭窄，26〜50％の狭窄は 50％狭窄，51〜75％の狭窄は 75％狭窄，76〜90％の狭窄は 90％狭窄，91〜99％の狭窄は 99％狭窄とし，完全狭窄を

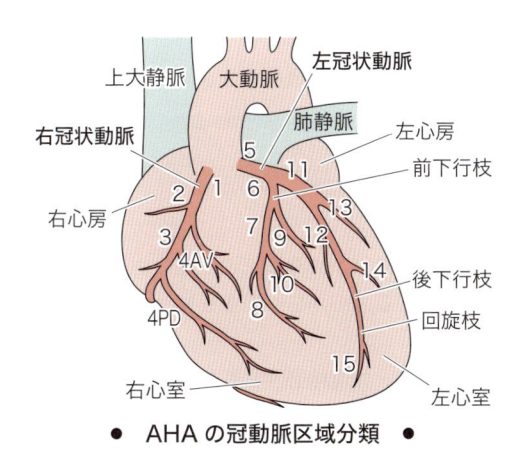

● **AHA の冠動脈区域分類** ●

100％狭窄（AHA の基準）と評価する．75％以上の狭窄を有意病変とするが，左主幹部の狭窄は 50％以上で有意とする．

心臓超音波（心エコー）検査

　簡便で非侵襲的検査である心エコー検査は，リアルタイムに観察できることから，心疾患の診断に必要不可欠な検査である．心エコー検査の基本となっているのは，経胸壁心エコー法であり，前胸部にプローブ（探触子）を当てて心臓を観察する．心エコー検査では，心臓の大きさ，動き，心臓の筋肉や弁の状態，血液の流れなどを観察し，ポンプが正常に働いているかどうかを判定する．

　虚血性心疾患では，冠血流量の低下した範囲の拡大に応じて，左心室壁の運動異常から左心室の収縮力が低下し，左心室内に貯留した血液を十分に拍出できなくなる．左心室が拡張して貯めた血液が，収縮によってどのくらい駆出できるかを示す指標が，左室駆出率（EF）で，心臓のポンプ機能を表す．EF は，駆出量を心臓が拡張したときの容量で除した値である．正常値は 55～80％で，機能の低下に伴って下がる．

　左室拡張期径と左室収縮期径の差が左室拡張期径の何％にあたるかを示す左室内径短縮率（％FS）も左心室の収縮力の指標として用いられ，EF とよく相関する．％FS の正常値は 30～50％である．極端に大きい心臓，小さい心臓，局所的に左室の動きが悪い場合など，EF が実際の左室収縮能と一致しないような場合，％FS のほうが EF よりも心機能を表していることがある．

心臓核医学検査（心筋シンチグラフィー）

　微量の放射性物質が，心筋活動によって心筋細胞内に摂取される性質を利用して，心筋血流分布図を得るもので，安静時や運動負荷前後の心筋の血流分布や代謝の変化を調べ，狭心症や心筋梗塞による心筋虚血部位，壊死の範囲を調べる検査である．

　狭心症が疑われるが，心臓カテーテル検査で狭窄部分がみつからなかった場合，安静時と運動負荷時にシンチカメラで検出して，安静時の画像と運動負荷時の画像を比較したとき，運動負荷時だけに虚血が現れるときは，労作性狭心症が疑われる．

2　胸痛を訴える疾患

　胸痛は，狭心性や心筋梗塞のほかにも多くの疾患で生じる．胸痛を放置すると数時間以内に急変，死亡につながるものから，緊急を要せず対症療法でも予後が変わらないものまでさまざまである．

　疾患の緊急性と胸痛の強さ・頻度は必ずしも相関しない．また命にかかわらない疾患でも激しい胸痛を示すことがある．一方，心筋梗塞を発症しても，高齢者や糖尿病の患者では胸部の不快感程度であったり，ほかの症状にまぎれることもある．胸痛に

加えて「冷汗」や「失神」がみられたら，急性心筋梗塞を含めて，重篤な病気の可能性が高い．

緊急性の高い胸痛：心筋梗塞，不安定狭心症，解離性大動脈瘤，肺梗塞

解離性大動脈瘤での胸痛の典型的な症状は，心筋梗塞と似て，なんの前触れもなく現れる強い胸痛，背部痛である．最も強烈で，持続する痛みで「引き裂かれるような痛み」や「焼けるような痛み」と表現される（p.114，大動脈解離・大動脈瘤参照）．

緊急性の少ない胸痛：消化器，筋肉，神経などに由来する胸痛

逆流性食道炎，胃・十二指腸潰瘍，胆石などの消化器疾患による胸痛では，胸やけや心窩部痛，上腹部の圧痛を伴うことが多い．

気胸や肺炎の胸痛…突然発症する呼吸困難が主症状であり，肺炎では多くは発熱を伴い，胸痛は呼吸により増悪する．

心臓神経症…不安神経症，パニック障害ともいわれ，狭心性に似た症状が現れるが，心血管系には異常はなく，ストレス，過労，不安感などが原因で症状が現れる．

肋間神経痛…脊髄から肋骨に沿って走る肋間神経の痛みで，決まった粘膜や皮膚の刺激で発作的に誘発されるが，痛みの時間は短く，発作と発作の間にはまったく痛みを感じない時間がある．

3　胸痛を訴えない急性心筋梗塞

典型的な胸痛症状を示すのは，急性心筋梗塞患者の約60％である．このため4～13％の急性心筋梗塞患者が，「帰宅してよい」と誤診され，さらに誤診された患者の11～25％が死亡しているといわれている（アメリカ救急医学会）．

胸痛を伴わない急性心筋梗塞を，無痛性心筋梗塞または無症候性心筋梗塞といい，痛みを脳に伝達する神経に異常をきたしている高齢者や糖尿病患者に多い[12]（p.161，糖尿病の慢性合併症参照）．

65歳以上の113人の急性心筋梗塞の胸痛の有無

年　齢	胸痛あり（％）	胸痛なし（％）
65～75歳	71	29
76～85歳	50	50
86歳以上	25	75

(Muller RT et al.: Painless myocardial infarction in the elderly. Am Heart J 119：202-4, 1990)

4　冠動脈インターベンションと冠動脈バイパス

　冠動脈の狭窄や閉塞によって生じる狭心症や心筋梗塞などの虚血性心疾患の治療は，薬物療法を基本に，冠動脈インターベンションや冠動脈バイパス術が行われる．
　冠動脈インターベンションは，経皮的冠動脈形成術，経皮経管冠動脈形成術，風船治療など，さまざまな名称でよばれている．これらはすべて心臓カテーテル治療のことを表す．

経皮的冠動脈血栓溶解療法（PTCR）

　経皮的冠動脈血栓溶解療法は，カテーテルを使って冠動脈造影を行いながら，心筋梗塞の原因となった冠動脈内に，直接血栓溶解薬を流して血流を回復させる治療法である．急性心筋梗塞の場合，発症後 6 時間以内に PTCR を行えば成功率は 70% 以上とされているが，6 時間以上経過すると心筋が壊死するため，治療効果はあまり期待できない．冠動脈インターベンションは，この経皮的冠動脈血栓溶解療法と併用されることが多い．

経皮的冠動脈形成術（PTCA）

　橈骨動脈，上腕動脈，大腿動脈のいずれかから，直径約 2mm のカテーテルを，動脈の中を進め，冠動脈の入り口に留置する．カテーテルの中を通して，先端に風船のついたバルーンカテーテルを狭窄部（閉塞部）まで挿入し，風船をふくらませて病変部を拡張し，狭窄あるいは閉塞した血管を拡げる．この方法の弱点として，拡張した直後に急に閉塞してしまう（急性冠閉塞）可能性や，3 か月後くらいに再狭窄を起こす可能性がある．

ステント留置術

　バルーンにステントという金属の網目状の筒をのせて，病変部の血管を内側から支える方法である．ステントは血管の内側に固定され，取り出すことはできない．ステントの留置によって急性冠閉塞はほぼなくなり，再狭窄の可能性も大幅に改善する．しかしステント留置 6 か月後，約 20% に再狭窄が起こることが観察されている．

薬剤溶出性ステント

　ステントに再狭窄を予防する薬液（免疫抑制薬や制癌薬）を染み込ませ，その薬液が徐々にしみ出すことで，ステント留置後の再狭窄を予防する．

薬剤溶出性バルーン

　ステント留置後に再狭窄が生じたときは，表面に再狭窄を予防する薬液を塗ったバルーンを狭窄部で拡張させて血管壁に染み込ませ，再狭窄を予防する．

冠動脈バイパス（CABG）

　狭窄や閉塞している冠動脈の先に別の血管（グラフト）をつなげ，その迂回路（バイパス）をとおして血流の少ない部分に血液を流す手術である．この手術によって狭心症が改善され，また狭窄部分が閉塞しても心筋梗塞にはならない．

狭窄

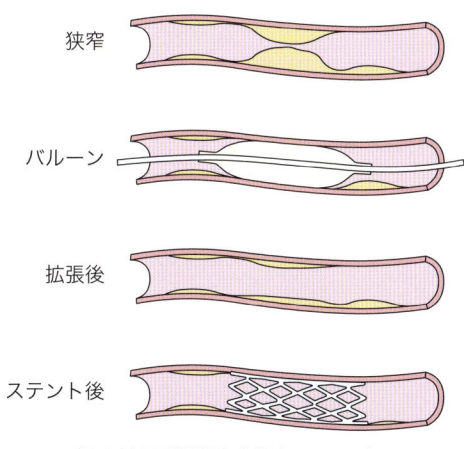

バルーン

拡張後

ステント後

● 経皮的冠動脈形成術とステント ●

　冠動脈バイパス手術は，動脈造影により，左冠動脈主幹部に50％以上の有意狭窄，心機能の低下した3枝病変，左冠動脈前下行枝に70％以上の高度狭窄を有する，などの所見が認められた場合に適応される（p.53，冠動脈造影検査参照）．また内科的な薬物治療においてコントロール不良な症例や，ステントなどによる経皮的冠動脈内カテーテル治療が困難な症例では，1枝・2枝病変であっても手術の適応となることがある．

　バイパスに使う血管として，肋骨の内側にある左内胸動脈，または右内胸動脈，胃の脇を通る胃大網動脈，左手の肘から手首にかけての橈骨動脈，大腿内側にある大伏在静脈があり，これらの血管を組み合わせて手術を行う．

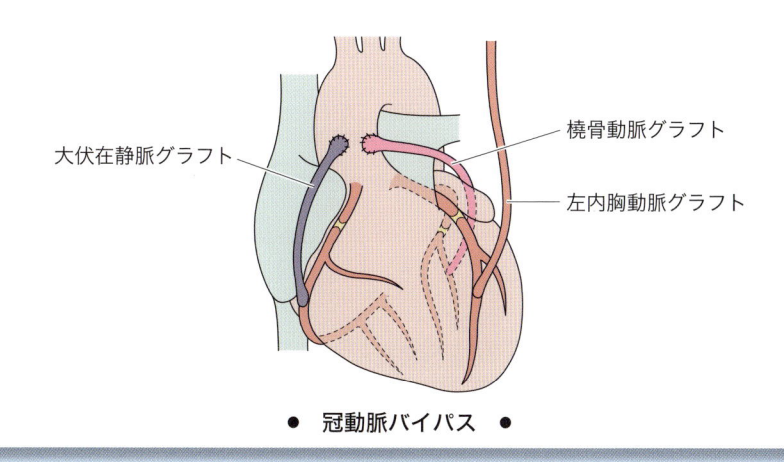

大伏在静脈グラフト
橈骨動脈グラフト
左内胸動脈グラフト

● 冠動脈バイパス ●

冠動脈バイパス手術には，日本でも30年以上の歴史をもつ，人工心肺装置を用いて，心臓を止めた状態で行う人工心肺法と，1990年代後半から普及した，人工心肺を使用せずに，心臓が動いたまま冠動脈のみを固定して血管吻合を行う，心拍動下バイパス手術とがある．

　日本で2008年に行われた初回・待機冠動脈バイパス手術14,943例の，手術後30日以内の死亡率は，わずか0.7％であった．欧米の3～4％に比べて有意に低率で，日本の手術水準は高い．一方，緊急手術での初回冠動脈バイパス手術の30日死亡率は5.7％と，成績は不良であり，緊急手術での病状の深刻さが主因と結論され，早期の手術介入が成績向上のカギと考えられる[13]．

5　アスピリンガイドライン

	脳梗塞および一過性脳虚血発作
脳梗塞急性期	発症早期（48時間以内）にアスピリン160～300 mg／日の経口投与[*1]
脳梗塞および一過性脳虚血発作慢性期	アスピリン75～150 mg／日，クロピドグレル75 mg／日，シロスタゾール200 mg／日，チクロピジン200 mg／日[*1]
	虚血性心疾患
不安定狭心症	できるだけすみやかなアスピリン162～330 mg／日の投与，およびその後，81～162 mg／日の長期継続投与[*2]
安定労作狭心症	アスピリン81～162 mg／日の投与[*2]
心筋梗塞（非急性期）	禁忌がない場合のアスピリン81～162 mg／日の永続的投与[*2]
急性冠症候群	アスピリン162～325 mgを，すみやかに咀嚼服用させ，その後，75～150 mgを長期投与する．[*3]
心筋梗塞二次予防	禁忌がない場合のアスピリン（50～162 mg）の永続的投与[*3]

[*1] 脳卒中治療ガイドライン2009
[*2] 循環器疾患における抗凝固・抗血小板療法に関するガイドライン（2009年改訂版）
[*3] 心筋梗塞二次予防に関するガイドライン（2006年改訂版）

6 ワルファリン療法の至適治療域

ワルファリン療法で使用される血液凝固能検査には，トロンボテスト（TT）とプロトロンビン時間（PT）がある．

血漿に，カルシウムと組織トロンボプラスチンを加えて測定した凝固時間を，プロトロンビン時間という．組織トロンボプラスチンは生物由来の製剤であるため，製造ロットや製造業者によって結果が異なる．1977年，WHOが制定した標準ヒト脳トロンボプラスチンを用いた場合のPT比に換算した国際標準比（INR）が，今日，広く用いられている．PT-INRは，プロトロンビン時間が正常の何倍に伸びているかを示し，正常は1.0である．

$$PT\text{-}INR = [患者血漿のPT（秒）/ 正常血漿のPT（秒）]^{ISI}$$

ISI：国際感受性指標[*1]

ワルファリン療法におけるトロンボテストでの治療域は10〜25％である．十分な抗凝固効果を必要とする症例では15％以下が必要とされているが，5％以下では出血の可能性がある．トロンボテストにおける一般的な治療域である10〜25％はPT-INRで，ほぼ1.6〜2.8程度に相当する[14]．

欧米で推奨されているワルファリンの至適治療域は，機械弁置換例のハイリスク群，および心筋梗塞の二次予防におけるPT-INR 2.5〜3.5を除いて，PT-INR 2.0〜3.0が一般的となっている．日本人の治療域は，欧米人に対していくらか低いと考えられ，日本人に適した心房細動，人工弁置換術例，肺塞栓症・静脈塞栓症などについてのガイドラインでは，欧米のPT-INR 2.0〜3.0に対してPT-INR 1.5〜2.5あるいは1.6〜2.6など，比較的低い治療域にシフトする傾向にある．

[*1] 国際感受性指標：PT試薬ごとに設定され，ISIが1.0に近いPT試薬が多く用いられる．

ワルファリンの適応と治療域

適応	PT-INR
後深部静脈血栓症の予防	2.0〜2.5
腰部，大腿骨の手術	2.0〜3.0
肺塞栓，脳梗塞の予防	2.0〜3.0
人工弁の入っている患者	3.0〜4.5

7 口腔内の観血的処置を行うとき，抗凝固・抗血栓療法は中断すべきか

心筋梗塞，脳梗塞，弁膜症，心房細動，深部静脈血栓症，肺塞栓症などの疾患をもつ患者に対して，再発予防あるいは病状維持・改善を目的に，抗血小板薬や抗凝固薬による抗凝固・抗血栓療法が行われる．抗凝固・抗血栓療法では，血管内で血栓は形成しないが，自然出血は起こさない状態に維持できるように，抗血小板薬や抗凝固薬の投与が行われる．しかし，この治療域の抗血小板薬や，抗凝固薬を投与された患者に対する広範な血管損傷を伴う外科手術や，脊髄クモ膜下麻酔，脊髄硬膜外麻酔では，術中の止血困難や術後出血，血腫の脊髄圧迫による広範な麻痺など，重大な合併症が生じる可能性が高い．

抗凝固療法を受けている患者が，一般外科手術や，脊髄クモ膜下麻酔，脊髄硬膜外麻酔を受けるときには，手術に伴う出血性合併症と同時に，抗凝固療法の中断に伴う血栓性合併症を防ぐために，手術のための厳格な凝固機能評価基準を定めたガイドラインに沿って，手術前の抗血小板薬や抗凝固薬の休薬期間を設け，術後，止血が確認されたあとに抗凝固療法が再開される．

2012 年の『消化器内視鏡診療ガイドライン』[15]では，出血高危険度の処置（ポリープ切除術，内視鏡的粘膜切除術など）での抗血小板薬の観血的処置前の休薬について，次の方法を推奨している．

① 血栓塞栓症の発症リスクが高いアスピリン単独服用者では，休薬なく施行してもよく，血栓塞栓症の発症リスクが低い場合には，処方医に休薬の可否を確認のうえ，3～5 日間の休薬を考慮する．

② アスピリン以外の抗血小板薬単独内服の場合には，休薬を原則とし，休薬期間はチエノピリジン誘導体（パナルジン®，プラビックス®）が 5～7 日間，チエノピリジン誘導体以外の抗血小板薬は 1 日間の休薬とし，血栓塞栓症の発症リスクが高い症例では，アスピリンまたはシロスタゾール（プレタール®）への置換を考慮する．

③ 抗血小板薬を 2 剤内服している患者は血栓塞栓症の発症リスクが高く，抗血栓薬の休薬は極力さける必要がある．抗血栓薬の休薬が可能となるまで延期するか，アスピリンまたはシロスタゾール継続のもとで治療する．

歯科治療では，縫合，圧迫，酸化セルロース綿，止血シーネなどによって止血が可能な抜歯について，抗凝固・抗血栓療法のガイドラインが示されている．

1957 年，ツィッファーら[16]は，抗血栓薬を継続した患者の抜歯後に出血がみられたことから，抜歯時には抗血栓薬を中止することを推奨した．しかし 1963 年，マーシャル[3]は，90 人の抗凝固療法を受けている患者を対象に，抗凝固薬を中止したときの影響を調査し，抗凝固療法を減量することで凝固能が著しく亢進するリバウンド現象が生じて，心血管系合併症が増加することを示し，抗凝固薬中止の危険性について

指摘した．マーシャルはこの報告のなかで，抜歯のために9日間ワルファリンを休薬し，19日目に急性心筋梗塞によって死亡した症例を示している（p.179，動脈血栓症参照）．抗血小板薬であるアスピリンやチクロピジンの休薬によって，抜歯後，脳梗塞や心筋梗塞を発症したとする報告は多い[4-7]．

一方，アスピリンやクロピドグレル，チクロピジンを継続投与した患者の抜歯では，出血時間の延長と血小板凝集能の抑制は認められるものの，局所止血処置のみで止血可能であるとする報告が多い[17-19]．抗血小板薬の継続投与下での抜歯時の術後出血の発生率は，ワルファリンの1/2以下の0～2%であるが，重篤なものはなく，局所止血が可能であるとされる[20]．

抜歯後の出血の原因として問題となるのは，抗凝固薬，抗血小板薬の継続よりも，局所の炎症，抜歯時の周囲組織の損傷，不適切な局所止血処置などである．

冠動脈ステント留置患者に対する抗血小板薬の中断により，29%で血栓が発症し，急性心筋梗塞や死に至る[5]，急性冠症候群を発症した1,236例中51例（4.1%）が，アスピリンを1か月以内に中断し，そのうち13例が，歯科治療に関連していた[6]，抗血小板薬の中断により脳梗塞の発症リスクは3.4倍に上がる[4]などの報告は，抜歯での抗凝固薬，抗血小板薬の休薬によって，重篤な血栓性合併症をきたす危険性が高いことを示している．

これらのエビデンスをもとに，『循環器疾患における抗凝固・抗血栓療法に関するガイドライン』[8]，『科学的根拠に基づく抗血栓療法患者の抜歯に関するガイドライン2010年版』[9]はともに，①至適治療域にPT-INRをコントロールしたうえでのワルファリン内服継続下での抜歯，②抗血小板薬の内服継続下での抜歯を推奨している．また外来診療においても，医科主治医により原疾患が十分にコントロールされていれば，抗血小板薬継続下でも1本の普通抜歯，難抜歯，埋伏歯，多数歯抜去は可能であるとしている．しかし術後の出血リスクが高く，また外科的ストレスが大きく，原疾患にかかわるような合併症を引き起こす懸念のある埋伏智歯の抜去や，口腔内の複数のブロックに及ぶ多数歯抜去に関しては，専門医療機関で実施することが望ましいとしている．

抗血栓療法を維持しながら抜歯することを推奨するこれらのガイドラインは，医科主治医による抜歯前の厳密な抗血栓治療と同時に，脳梗塞，急性心筋梗塞などの合併症発症に備えて，医科主治医との緊密な連携の重要性を強調している．しかし，これらのガイドラインに沿った抗血栓療法の継続下で抜歯を支持している医師，歯科医師は40～60%にすぎず[21-23]，実際に抜歯時にワルファリンを中止する医師が70%，抗血小板薬を中止する医師が86%であった[24]と報告されているなど，医師，歯科医師ともに抜歯時の抗血栓治療についての理解は十分とはいえないのが現状である[8]．

日本のガイドラインは，抜歯についての指針を示しているが，歯周外科，インプラント手術など広範囲にわたる観血的手術に対する指針は示されていない．ヘルマンら[25]，永易[26]は，ワルファリン療法患者の歯科治療とPT-INRの関係を表のように示

している．日本人の出血性副作用と血栓症の発生バランスを考えると，PT-INR を1.6〜2.6 にコントロールするほうが，有効かつ安全であるとの報告[27]があり，ワルファリン投与患者への観血的歯科治療では，ヘルマンらの推奨する PT-INR より低くコントロールされていることが安全である．侵襲の大きさとともに，止血操作が可能であるかを十分に検討し，術後出血への対応などについて，医科主治医との協議，緊密な連携が必要である．さらに歯科3次医療機関にコンサルトを求めることが安全な治療につながる．

ワルファリン療法患者の歯科治療と PT-INR の関係

PT-INR	<1.5	1.5 to <2.0	2.0 to <2.5	2.5 to <3.0	3.0 to <3.5	>3.5
診査，エックス線撮影，印象採得						
簡単な修復処置						
複雑な修復処置，スケーリング・ルートプレーニング，歯内療法					IR	
普通抜歯，歯周ポケット搔爬術，歯肉形成術						
多数歯抜去，単純な埋伏歯抜去						
歯肉切除術，歯根尖切除術，インプラント埋入（1本），少数歯の歯肉剝離搔爬術		IR	IR			
全顎抜歯	IR					
広範囲な歯肉剝離搔爬術，多数の埋伏歯抜去，多数のインプラント埋入	IR					
観血的整復固定術，顎矯正手術						

　通法にて処置可能
　処置は可能であるが，縫合や局所止血剤を使用するなど局所止血処置を適切に行う．
　処置は行うべきでない．医師に PT-INR などの対診を行う．
IR：insufficient research to draw a conclusion
(Herman WW, et al.: Current perspectives on dental patients receiving coumarin anticoagulant therapy. *J Am Dent Assoc* 128：327-35, 1997 より改変)

	休薬による血栓塞栓症の高発症群
抗血小板薬関連	冠動脈ステント留置後2か月 冠動脈薬物溶出性ステント留置後12か月 脳血行再建術（頸動脈内膜剥離術，ステント留置）後2か月 主幹動脈に50％以上の狭窄を伴う脳梗塞または一過性脳虚血発作 最近発症した虚血性脳卒中または一過性脳虚血発作 閉塞性動脈硬化症でフォンテイン3度（安静時疼痛）以上 頸動脈超音波検査，頭頸部磁気共鳴血管画面で休薬の危険が高いと判断される所見を有する場合
抗凝固薬関連*	心原性脳梗塞症の既往 弁膜症を合併する心房細動 弁膜症を合併していないが脳卒中高リスクの心房細動 僧帽弁の機械弁置換術後 機械弁置換術後の血栓塞栓症の既往 人工弁設置 抗リン脂質抗体症候群 深部静脈血栓症・肺塞栓症

*ワルファリン等抗凝固薬療法中の休薬に伴う血栓・塞栓症のリスクはさまざまであるが，一度発症すると重篤であることが多いことから，抗凝固薬療法中の症例は全例，高危険群として対応することが望ましい．

（藤木一眞 ほか：抗血栓薬服用者に対する消化器内視鏡診療ガイドライン．日本消化器内視鏡学会雑誌 54：2075-2102, 2012）

参考文献

1) 厚生労働省：平成23年（2011）人口動態統計（確定数）の概況
2) 厚生労働省：平成20年（2008）患者調査の概況
3) Marshall J：Rebound Phenomena after Anticoagulant Therapy in Cerebrovascular Disease. Circulation 28：329-32, 1963
4) Maulaz AB, Bezerra DC, Michel P, et al.：Effect of discontinuing aspirin therapy on the risk of brain ischemic stroke. Arch Neurol 62：1217-20, 2005
5) Grines CL, Bonow RO, Casey DE Jr, et al.：American Heart Association；American College of Cardiology；Society for Cardiovascular Angiography and Interventions；American College of Surgeons；American Dental Association；American College of Physicians. Prevention of premature discontinuation of dual antiplatelet therapy in patients with coronary artery stents：a science advisory from the American Heart Association, American College of Cardiology, Society for Cardiovascular Angiography and Interventions, American College of Surgeons, and American Dental Association, with representation from the American College of Physicians. Catheter Cardiovasc Interv 69：334-40, 2007
6) Ferrari E, Benhamou M, Cerboni P, et al.：Coronary syndromes following aspirin withdrawal：a special risk for late stent thrombosis. J Am Coll Cardiol 45：456-9, 2005
7) 外山佳孝, 浜口 均：歯目的でのチクロピジン休薬後に再脳梗塞をきたした1例．障歯誌 26：216-19, 2005
8) 2008年度合同研究班報告：循環器疾患における抗凝固・抗血小板療法に関するガイドライン（2009年改訂版）
9) 日本有病者歯科医療学会, 日本口腔外科学会,

日本老年歯科学会 編：科学的根拠に基づく抗血栓療法患者の抜歯に関するガイドライン 2010年版. 学術社, 2010
10) Klein P, Kemper M, Weissman C, et al.: Attenuation of the hemodynamic responses to chest physical therapy. Chest 93：38-42, 1988
11) Gobel FL, Norstrom LA, Nelson RR, et al.: The rate-pressure product as an index of myocardial oxygen consumption during exercise in patients with angina pectoris. Circulation 57：549-56, 1978
12) Muller RT, Gould LA, Betzu R, et al.: Painless myocardial infarction in the elderly. Am Heart J 119：202-4, 1990
13) 日本胸部外科学会：2008年日本胸部外科学会学術調査結果
14) 青崎正彦, 岩出和徳, 越前宏俊 監修：Warfarin適正使用情報 第3版. エーザイ, 2012
15) 藤木一眞, 藤城光弘, 加藤元嗣 ほか：抗血栓薬服用者に対する消化器内視鏡診療ガイドライン. 日消内誌 54：2075-2102, 2012
16) Ziffer AM, Scopp IW, Beck J, et al.: Profound bleeding after dental extractions during dicumarol therapy. N Engl J Med 256 (8)：351-3, 1957, Feb 21
17) Brennan MT, Valerin MA, Noll JL, et al.: Aspirin use and post-operative bleeding from dental extractions. J Dent Res 87：740-4, 2008
18) Partridge CG, Campbell JH, Alvarado F：The effect of platelet-altering medications on bleeding from minor oral surgery procedures. J Oral Maxillofac Surg 66：93-7, 2008
19) Krishnan B, Shenoy NA, Alexander M：Exodontia and antiplatelet therapy. J Oral Maxillofac Surg 66：2063-6, 2008
20) 岩崎昭憲, 三宅 実, 目黒敬一郎 ほか：抗凝固・抗血小板療法施行患者に関する臨床的検討. 歯薬療 27：17-24, 2008
21) 矢坂正弘, 峰松一夫, 木村和美 ほか：抜歯時のワルファリンに関するアンケート調査. 日本医事新報 4124：21-5, 2003
22) 矢坂正弘, 岡田 靖, 井上 亨 ほか：福岡市内の病院勤務医師・歯科医師を対象とする抜歯時の抗血栓療法に関するアンケート調査. 脳と神経 58：857-63, 2006
23) 矢坂正弘, 岡田 靖, 井上 亨 ほか：観血的な医学的処置時の抗血栓療法の管理に関する研究―全国アンケート調査結果. Bain and Nerve 59：871-6, 2007
24) 矢郷 香, 臼田 慎, 朝波惣一郎：抜歯と抗血栓療法. 呼吸と循環 54：993-1000, 2006
25) Herman WW, Konzelman JL Jr, Sutley SH.: Current perspectives on dental patients receiving coumarin anticoagulant therapy. J Am Dent Assoc 128：327-35, 1997
26) 永易裕樹：抗血栓療法と観血的処置（歯科の立場より）. 血栓止血誌 19：750-3, 2008
27) Yasaka M, Minematsu K, Yamaguchi T.: Optimal intensity of international normalized ratio in warfarin therapy for secondary prevention of stroke in patients with non-valvular atrial fibrillation. Intern Med 40：1183-8, 2001

不整脈をもつ患者への対応

1. 不整脈を訴える患者が来院したときは，脈を触れて確認する．
2. 不整脈の症状，治療内容，既往について確認する．
3. 心疾患などの有無，不整脈に対する対応について，主治医から情報を得る．
4. 抗血小板薬，抗凝固薬が投与されている患者の観血的治療では，投薬，治療内容について主治医と協議する．
5. 歯科治療中は，脈拍，酸素飽和度の連続測定を行い，心房細動や心室性期外収縮が多発する患者では，心電図をモニタリングする．
6. 治療中に気分不快を訴えるときは，血圧，脈拍を測定する．

健康な人でも，運動や精神的緊張などによって頻脈や不整脈が現れることがあるが，これらの生理的なリズムの乱れが問題になることはほとんどない．しかし不整脈のなかには，失神，心不全，脳梗塞，さらには突然死につながる危険なものも存在する．不整脈をもつ患者が歯科を受診したときは，基礎疾患についての十分な確認が必要である．また診療中に不整脈をみたときは，危険な不整脈につながる可能性があるものか，特別な処置を必要としないものかを判断したうえで歯科治療を行う．

1 不整脈を訴える患者が来院したときは，脈を触れて確認する

不整脈の有無は，橈骨動脈で脈を触れることで容易に確認できる．確認すべき項目は，脈拍数とリズムの異常である．脈拍数の異常からは頻脈または徐脈を，リズムの異常からは呼吸性不整脈，期外収縮，絶対性不整脈のいずれかを考える．期外収縮が頻発する患者は，循環器専門医に診察を依頼する．

脈拍
→p.5

橈骨動脈を，軽く15秒間触れて脈拍を数え，4倍し，1分間の脈拍数を知る．脈拍数が100回以上/分のときを頻脈，60回/分以下のときを徐脈と診断する．脈が抜けたり（結滞），ときどき強い脈が触れるときは期外収縮を疑う．リズムがまったく一定しないときは絶対性不整脈といい，心房細動を強く疑う．

頻脈は，歯科治療に対する緊張や，急いで来院したときに現れることがあり，10～15分程度休憩させて，再度確認する．リズムの異常のない頻脈は，心疾患が原因となることはまれであるが，貧血や甲状腺機能亢

進症（バセドウ病）などで現れることがある．動悸，めまい，立ちくらみなどの症状がないか確認する．

徐脈は，一時的で無害なものが多く，ほとんどの場合，治療の必要はないが，虚血性心疾患，甲状腺機能低下症や肥大型心筋症などの病気が隠れていることがある．めまいや失神などの症状がないか，よく聴取する必要がある．一流のスポーツ選手では，トレーニングに対する適応現象として，40回/分以下の徐脈を示すスポーツ心臓を認めることがあるが，トレーニング中止後，数年でもとに戻るものであり，1日10 km程度のジョギングをしている市民ランナーではみられない．

スポーツ心臓
→p.88

脈の増加や減少を繰り返すときは，ゆっくり深呼吸を行わせ，呼吸と同期していないか確認する．呼吸に同期する不整脈（呼吸性不整脈）は，幼児によくみられる洞性不整脈で，治療の必要はない．

呼吸性不整脈
→p.87

期外収縮は，健康な人でも睡眠不足，疲労，ストレスなどが原因で生じる．不規則な動悸やめまい，胸部の不快などの症状がなく，心疾患のない患者の多くは，治療の必要はない．しかし1分間に6〜10回以上の期外収縮が現れ，これまでにも症状があるときは，心疾患が隠れていることがある．可能であれば心電図をとり，期外収縮が，上室性のものか心室性のものか，心臓の複数の箇所から発生する多源性のものであるかを知る．

2 不整脈の症状，治療内容，既往について確認する

不整脈とともに，不整脈の原因となる疾患について知ることは，安全に歯科治療を行うために重要である．

不整脈による症状を自覚している患者には，どのような症状が，どのようなときに現れるのかを確認する．また不整脈に対して薬物による治療を受けているのか，ペースメーカー治療を受けているのかについて確認する．心臓弁膜症や心筋梗塞などの心臓疾患，甲状腺疾患などに伴って不整脈が生じることがある．

3 心疾患などの有無，不整脈に対する対応について，主治医から情報を得る

歯科治療に際して，詳細な循環モニターが必要と判断されたときは，歯科大学や総合病院歯科などに歯科治療を依頼することも考慮する．

明らかな不整脈を認める患者や不整脈の治療を受けている患者では，

不整脈が心疾患などの二次的な症状であることがあり，主治医から原因疾患を含めて重症度，治療の内容についての情報を得ることが重要である．また危険な不整脈をきたす可能性のある場合には，対処法について十分な打ち合わせを行う．

4 抗血小板薬，抗凝固薬が投与されている患者の観血的治療では，投薬，治療内容について主治医と協議する

　心房細動患者に観血的処置を行う前には，頻脈のコントロール状況を確認するとともに，抗凝固薬の使用について，主治医とのあいだで十分な打ち合わせを行う．

　弁膜疾患などがなくても，高齢者の5%近くが心房細動を示すと報告されている．心房細動は，脳梗塞など，血栓性合併症を引き起こす可能性が高いため，頻脈に対する治療薬とともに，アスピリンやワルファリンなどの抗血小板薬，抗凝固薬を処方されている患者が多い．このため多数歯の抜去や歯周外科，インプラント手術など，比較的侵襲の大きな処置では，止血が困難となる可能性がある．

5 歯科治療中は，脈拍，酸素飽和度の連続測定を行い，心房細動や心室性期外収縮が多発する患者では，心電図をモニタリングする

歯科治療中の
心電図誘導
→p.9

　患者の様子をよく観察するとともに，心電図を装着して，不整脈に変化がないか監視しながら歯科治療を進める．歯科治療中，患者が動悸やめまいなどを訴えたり，心電図上，明らかな変化があるときは，治療を中断する．その後の治療を安全に進めるためには，治療開始時の心電図とともに，症状が現れたときの心電図をプリントして，主治医にみてもらうことが重要である．

　不整脈の既往がある患者や，動悸，めまい，立ちくらみなどの症状があり，来院時に不整脈がみられる患者では，歯科治療中に不整脈がひどくなることがある．心疾患のない患者では，不整脈が重篤な合併症に発展することはほとんどないが，治療中の脈拍の監視は欠かせない．

パルスオキシ
メーター
→p.16

　血圧などとともに経皮的酸素飽和度も測定できる生体モニターや，酸素飽和度とともに脈波波形を表示できるパルスオキシメーターでは，脈拍数とともに，期外収縮による脈の結滞を，脈波波形の変化によって確認できる．パルスオキシメーターは，脈拍の連続監視にも有用である．また一拍ごとの脈を音で知らせることのできる機器では，音をきくだけで不整脈を知ることができる．

積極的に治療する必要のある不整脈		
強い自覚症状を伴う不整脈	不整脈そのものが命を脅かすことはないが，日常生活に大きな支障があり，QOLが低下する	頻脈性不整脈	発作性心房細動 発作性心房粗動 発作性上室性頻拍 多発性上室性・心室性期外収縮
		徐脈性不整脈	徐脈頻脈症候群 発作性洞停止
心不全を引き起こす危険性のある不整脈	130回/分以上の頻脈や，40回/分以下の徐脈が長時間つづくことで，徐々に心筋に負荷がかかり，心不全をきたす	頻脈性不整脈	洞性頻脈 上室性頻拍 頻脈性心房細動・心房粗動 接合部頻拍 心室頻拍
		徐脈性不整脈	房室ブロック 洞房ブロック 洞性徐脈
準致死性不整脈	不整脈そのものは致死性不整脈ほど重症ではないが，長時間放置すると死亡することもある	頻脈性不整脈	WPW症候群における頻脈性心房細動 肥大型心筋症における頻脈性心房細動 心房粗動の1対1伝導
		徐脈性不整脈	モービッツⅡ型第2度房室ブロック 発作性房室ブロック 急速に進展する三枝ブロック
致死性不整脈	基礎疾患の有無にかかわらず，放置すると短時間で死亡してしまう危険性が高い	頻脈性不整脈	心室細動 持続性心室頻拍 トルサード・ド・ポアント
		徐脈性不整脈	房室ブロック 洞不全症候群
脳梗塞を引き起こす危険性のある不整脈	頻脈によって心房全体の収縮性が低下し，左心耳内に血栓ができる	頻脈性不整脈	発作性心房細動 持続性心房細動 慢性（永続性）心房細動 心房粗動 心房頻拍

（日本心臓財団：心臓病をよく知ろうQ&A（HP）より抜粋）

心房細動や多発性の心室性期外収縮を示す患者では，急激な脈拍数の変化や心室性期外収縮の増加は，合併症につながるおそれがある．

6 治療中に気分不快を訴えるときは，血圧，脈拍を測定する

神経性ショックは，精神鎮静法の応用，確実な局所麻酔による無痛下の治療によって予防可能である．

歯科治療中，最も多く遭遇する偶発症は，不安や歯牙切削，局所麻酔，抜歯などの痛みを誘因として，顔面蒼白，気分不良，嘔気，冷汗などをきたす神経性ショックである．これは不安や痛みが副交感神経を刺激して，徐脈と血圧低下をきたすことで現れる症状で，いわゆる脳貧血といわれるものと同じである．神経性ショックは，まったく基礎疾患のない健康な人でも生じる偶発症である．

　不安や痛みに伴って現れる神経性ショックは，心疾患などの基礎疾患がないかぎり，重篤な合併症を引き起こすことはほとんどないが，症状をすみやかに取り除くためには，迅速な診断が欠かせない．副交感神経の興奮は，ときに数分以内に40回/分以下の徐脈と，70 mmHg以下の低血圧を生じる．このことから徐脈と低血圧が確認できれば，神経性ショックと診断してほぼ間違いない．

　神経性ショックに対しては，副交感神経遮断薬であるアトロピンを静注することで治療できるが，通常は，アトロピン投与は必要とせず，体位を水平にし，酸素を吸入させることで，まもなく回復する．

不整脈

　正常な状態の心臓は，右心房にある洞結節（自然のペースメーカー）から生成される1分間に60〜100回のほぼ規則正しい刺激が，心房の筋肉を伝わって房室結節へ伝わる．さらにヒス束，プルキンエ線維へと細かく枝分かれし，心室全体へ伝わることで，秩序正しく心房・心室の収縮が起こり，一連の心周期を形成する．この刺激生成あるいは伝導経路のどこかが障害され，心臓の興奮が正常に伝わらないとき，心臓の鼓動のリズムが不規則になる．この状態を不整脈という．

　不整脈の原因はさまざまで，心臓弁膜症，心筋梗塞，心筋症などの心臓の疾患，自律神経やホルモンの異常などによって発症することが知られているが，加齢や生活習慣，運動，精神的緊張，アルコール，発熱などによって現れることもある．健康な人でも不整脈がまったくない人はいないといってよく，ときどき起こる生理的な不整脈がある．日常生活のなかで，動悸がする，ときどき心臓がドキッとする，突然意識が遠のくなどの症状があるとき，不整脈が原因のことがある．

　心臓は，1日におよそ10万回の収縮を繰り返しており，そのなかで多少鼓動のリズムが乱れても，ほとんど問題になることはなく，不整脈の半数は，経過を観察するのみで治療の必要はない．しかし不整脈が原因で，動悸，息切れ，胸苦しさ，めまいや立ちくらみ，疲労感，吐き気などの症状が現れるときは，著しくQOLが低下する．さらに不整脈には，

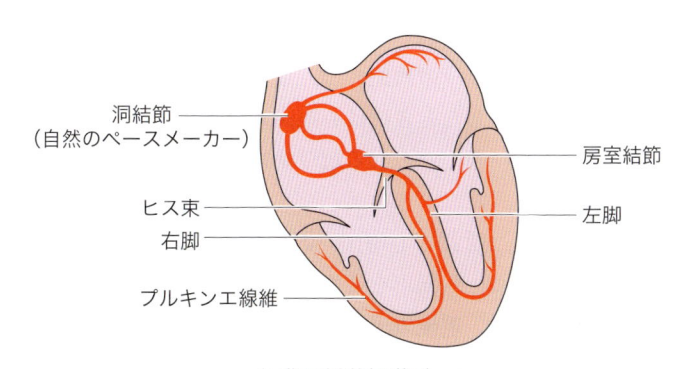

● **心臓の刺激伝導系** ●
洞結節 →房室結節 →ヒス束 →脚 →プルキンエ線維

失神を起こす，心不全などの重篤な状態を招く，脳梗塞の原因になるなど，突然死につながる危険なものも存在する．

危険な不整脈は突然発症することが多く，発症とともに心臓から血液を拍出できなくなり，脳への血流が途絶えて，失神や痙攣をきたす．また心臓から血液を十分に拍出できないため心臓の中に血栓ができ，これが全身に運ばれると，脳梗塞などを引き起こす．危険な不整脈は，停止させないと，直接的に生死にかかわることになる．

1 不整脈の診断と検査

正常な人の安静時心拍数は60〜100回/分で，平均70回/分前後である．心拍数が100回以上/分のときを頻脈，60回/分以下のときを徐脈という．また脈拍の間隔が一定のものを整脈，不規則なものを不整脈といい，脈の間隔が一定でないときは，期外収縮という．

不整脈は，橈骨動脈を触れる，胸部を聴診する，あるいはパルスオキシメーターの脈波表示によって容易に知ることができる．しかし不整脈の正確な診断は，心電図によらなければできない．

一般に不整脈の診断には，安静時12誘導心電図が用いられ，不整脈の出現しやすい心電図変化があるかどうかを知ることができる．しかし検査時間が1分間程度と短いため，常時あるいは頻繁に不整脈が出る人以外は，検査時に不整脈を検出できるとはかぎらない．

日常生活において，どれくらい不整脈が発生しているか，症状と不整脈が一致しているかなどを調べるためには，小型軽量のホルター心電図によって24時間連続して記録し，検査することが行われる．この検査によって，心拍数や不整脈の種類，数，発生時間を知ることができ，不整脈の診断やペースメーカーの機能評価，薬物治療効果を判定することができる．狭心症が出現したときには心電図に異常が現れるので，労作と無関係に，夜や早朝に多くみられる冠攣縮性狭心症の診断にもホルター心電図が用いられる．

不整脈の診断には，12誘導心電図，ホルター心電図のほかに，ベルト上を走るトレッドミル，自転車をこぐエルゴメーター，階段昇降などによる運動負荷心電図や，電極カテーテルを大腿部や肩，上腕などの血管から心臓に直接挿入して電気の流れを観察したり，不整脈を誘発することにより詳しく調べる，心臓電気生理検査などが用いられる．

2 不整脈の種類

心臓が1分間に60〜100回の規則的な拍動をしている状態を，正常洞調律という．これに対して，正常洞調律より心拍数が少なくなるものを徐脈性不整脈，多くなるものを頻脈性不整脈といい，不整脈は大きくこの2つに分類される．いくつかの原因によって次に示すような種類の不整脈が現れる．

不整脈の種類		
徐脈性不整脈	正常な洞調律だが，脈が遅くなる．	洞性徐脈
	洞結節からの信号が停止し，時々心臓が止まる．	洞停止
	洞結節からの信号が房室結節に伝わりにくく，時々心臓が止まる．	洞房ブロック
	心房から心室への興奮伝導が途絶，あるいは障害された状態．	房室ブロック
頻脈性不整脈	正常な洞調律だが，脈が速くなる．	洞性頻脈
	洞房結節以外での興奮の旋回によって速い頻度の信号が発生する．	上室性・心室性頻拍，心房細動，心室細動，心房粗動，心室粗動
	洞結節とは別の場所から，やや早いタイミングで信号が発生する．	上室性・心室性期外収縮

(1) 徐脈性不整脈

徐脈性不整脈は，心臓突然死全体の10〜20％を占めている[1]．洞不全症候群と房室ブロックが徐脈性不整脈の代表的な原因である．徐脈性不整脈の症状には，めまいや眼前暗黒感[*1]，失神などがあり，さらに高度の徐脈がつづくと易疲労感，労作時の息切れなど，心不全症状が現れることがある．

洞性徐脈：正常な洞調律であるが，洞結節からの興奮が緩徐となっている状態を，洞性徐脈という．若年者では心臓が働く必要が少ない睡眠時などに徐脈となりやすく，また甲状腺機能低下症や，ある種の降圧薬服用時などにも洞性徐脈がみられる．洞性徐脈は，一時的で無害なものが多く，ほとんどの場合，治療の必要はないが，心拍数が50回/分以下

[*1] 眼前暗黒感：目の前が急に暗くなる感じや，血の気が引く感じ．

の場合には，洞結節に異常のある洞不全症候群として精密検査が必要である．洞機能不全で心拍数が30回/分台になると，心臓からの血液の拍出量が減少して，めまいや失神など，脳の虚血症状が現れるため，心臓ペースメーカーを必要とすることがある．

洞不全症候群：洞結節の機能障害のために，徐脈性あるいは頻脈性不整脈を起こす病態を，洞不全症候群という．

洞不全症候群は，高齢者に多く，虚血性心疾患，心筋症，心筋炎，リウマチ性心疾患，膠原病などに合併しやすいと考えられているが，90%以上は原因が特定できない．迷走神経の緊張，高カリウム血症，β遮断薬，ジギタリスや抗不整脈薬の投与などによっても生じることがある．

洞不全症候群は，心電図から次の3つの群に分類される（ルーベンスタイン分類）．

Ⅰ型：原因不明の持続性洞性徐脈（50回/分以下，14.3%）
Ⅱ型：洞停止または洞房ブロック（26.8%）
Ⅲ型：徐脈―頻脈症候群（58.9%）

洞結節の機能低下は心拍出量を減少させ，さらに洞結節の機能が完全に停止すると，ときどき心臓が止まるようになる．

洞不全症候群で，徐脈性不整脈と頻脈性不整脈が交互に出現することを，徐脈―頻脈症候群という．頻脈から徐脈に移行するとき，長い心停止が起こり，一過性の脳血流の障害から，めまい，失神，痙攣などを起こすアダムス・ストークス発作が生じる．

Ⅰ～Ⅲ型のいずれにおいても，意識障害，めまいなどの自覚症状と，脈の異常の関係が明らかな場合は，恒久的ペースメーカー植込みの適応となる．

房室ブロック：心房から心室への興奮伝導が途絶あるいは障害された状態を，房室ブロックという．

房室ブロックは，期外収縮，心房細動に次いで出現率の高い不整脈である．房室ブロックでは，洞不全症候群と異なり，原因となる心臓疾患が隠れていることが多く，心臓カテーテル検査や心臓電気生理検査などが必要となることがある．

房室ブロックは，心房・心室間の興奮伝導障害の程度によって，大きく3つに分類される．

Ⅰ度房室ブロック：心電図上，PQ時間の延長を示す．原因には，

房室ブロックの分類		
分類	定義	心電図所見
Ⅰ度	房室結節をとおる上室性興奮の伝導速度の遅延が認められ，心房の興奮はすべて心室に伝導される．	PQ間隔が，0.20秒以上に延長する．
Ⅱ度 モービッツⅠ型（ウェンケバッハ型）	房室結節をとおる上室性興奮の伝導速度が徐々に延長し，ついには房室間で伝導の途絶が生じるもので，この周期を繰り返す．	PQ時間が次第に延長し，ついにQRSが脱落する（ウェンケバッハ周期）．
Ⅱ度 モービッツⅡ型	房室結節をとおる上室性興奮の伝導速度は常に一定であるが，突然，房室伝導が途絶する．	PQ延長を伴わずに，突如QRSが脱落する．
Ⅲ度	房室伝導は完全に遮断され，心房は洞刺激により，心室は異所中枢により，それぞれ独自のリズムで活動する．	P波とQRS波が，それぞれ独立した別々の間隔で現れる．

迷走神経緊張亢進による機能的なものと，病的な房室伝導系の器質的障害とがある．迷走神経緊張による場合には，運動により心拍数が増加すると，PQ間隔も正常化する．病的な場合として，心内膜炎，心筋炎，心筋症，冠動脈硬化などのほか，ジギタリス，β遮断薬，カルシウム拮抗薬などの薬物投与に伴うことがある．Ⅰ度房室ブロックのみでは，なんら臨床症状を示さず，原疾患の治療をして経過を観察する．

　Ⅱ度房室ブロック：運動選手や，若年者の迷走神経緊張亢進などでみられることが多いが，急性心筋梗塞ほかの心疾患やジギタリス，トランキライザー，鎮静薬などの投与に伴って出現することもある．一般にモービッツⅠ型（ウェンケバッハ型）のブロックが多く，予後は良好で，無症状であれば治療の必要はない．しかしモービッツⅡ型は，完全房室ブロックに進行する危険性があるため，急性の場合，症状がなくても一時的ペーシングを行う．徐脈に伴うアダムス・ストークス症候群や心不全を伴うときは，永久ペースメーカーの埋め込みを行う．

　Ⅲ度房室ブロック：房室伝導路，すなわち房室結節またはヒス束に器質的あるいは機能的障害が生じたために，心房から心室に刺激

がまったく伝わらない状態を，Ⅲ度房室ブロックまたは完全房室ブロックという．心室の拍動数は30〜45回/分と少ないため，完全房室ブロックでは高度の徐脈を示す．完全房室ブロックがあっても症状がほとんどない場合もあるが，心不全，運動能力低下，アダムス・ストークス症候群，息切れ，狭心症などがみられることもある．先天性心疾患，心筋梗塞，虚血性心疾患，心筋症などの場合に多くみられる．完全房室ブロックでは，心房と心室が独立して収縮するため，心房収縮と心室収縮が重なったとき，胸部聴診で大砲音とよばれる強い僧帽弁の閉鎖音が聴取される．無症状で，心拍数が50回/分以上と安定していれば経過を観察するが，失神（アダムス・ストークス症候群）の既往のある患者では，永久ペースメーカーの植込みを行う．

(2) 頻脈性不整脈

頻脈性不整脈では，1分間の脈拍が400回を超えることもある．脈拍が速すぎると，心臓は血液を効率的に送り出すことができなくなり，動悸，めまい，立ちくらみ，さらには失神，痙攣などの症状が現れる．頻脈性不整脈には，心室より上の心房や房室結節の異常が原因で生じるものと，心室での異常が原因で生じるものとがある．

洞性頻脈：最も一般的にみられる不整脈の1つで，運動時や精神的緊張状態（不安，興奮など）などによって交感神経が優位の状態が持続するときに起こり，心疾患が原因となることはまれである．洞性頻脈は，

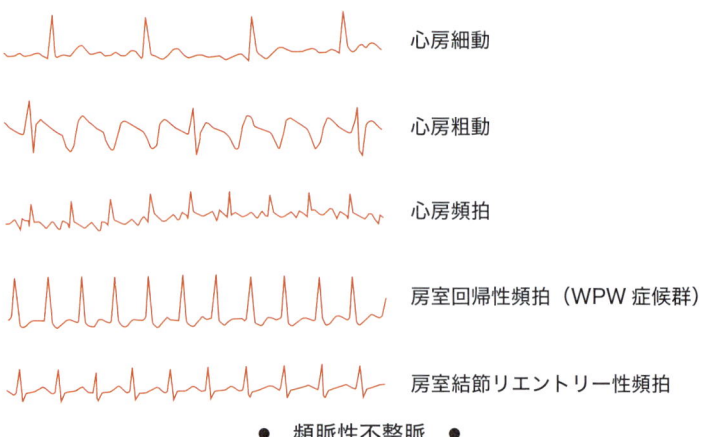

心房細動

心房粗動

心房頻拍

房室回帰性頻拍（WPW症候群）

房室結節リエントリー性頻拍

● 頻脈性不整脈 ●

貧血や甲状腺機能亢進症（バセドウ病），感染，呼吸器疾患，心不全，更年期障害などの症状の1つとして起こることがある．

洞性頻脈での脈拍数は100～150回/分くらいで，運動時には気にならないが，緊張時には動悸として自覚する．洞性頻脈は通常，時間が経つと自然に収まるが，精神的な緊張状態がつづくと持続することがある．動悸に対する不安感が強くなると，呼吸が荒くなり，過換気症候群（過呼吸症候群）が起こることがある．

期外収縮：規則正しいリズムで刺激を出す右心房にある洞結節とは別の場所から，やや早いタイミングで心臓が刺激されて心拍が出現する現象をさす．心房から出てくる期外収縮を上室性期外収縮，心室から出てくるものを心室性期外収縮という．期外収縮は，ほとんどの人に認められ，70～80％は無症状であるが，期外収縮の瞬間，ドキッと感じたり，脈が抜けた（結滞）と認識したり，期外収縮の次にやや遅れてくる心拍を強い鼓動と感じたりする．期外収縮が連続して出現したときは，一時的に血圧が下がり，不規則な動悸やめまい，胸部の不快を感じることもある．

循環器疾患

甲状腺機能亢進症
→p.168

心室性期外収縮の危険度（ラウン分類）
grade 0 ：心室性期外収縮なし
grade 1 ：散発性（1個/分または30個/時間以内）
grade 2 ：散発性（1個/分または30個/時間以上）
grade 3 ：多形性（期外収縮波形の種類が複数あるもの）
grade 4a：2連発
grade 4b：3連発
grade 5 ：短い連結期（R on T 現象）

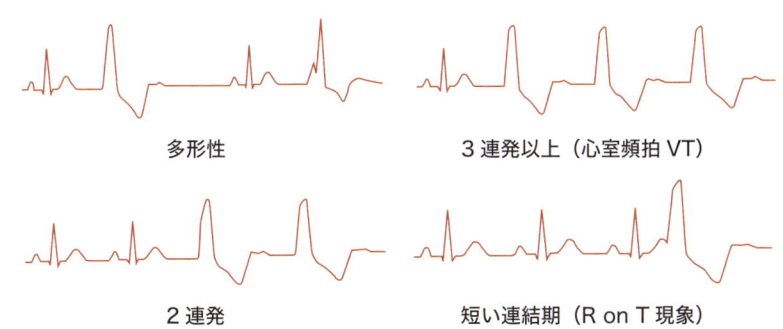

多形性

3連発以上（心室頻拍 VT）

2連発

短い連結期（R on T 現象）

● 心室性期外収縮 ●

期外収縮の多くは病気とは関係がなく，年齢や自律神経の変動，あるいはアルコールの飲みすぎ，睡眠不足，疲労，ストレスなどを誘因として心臓の自動能亢進で生じることによる．症状のない上室性期外収縮や，心疾患のない心室性期外収縮の大部分は，突然死の危険因子とはならず，治療の必要はない．

心室の複数の個所から興奮が発生している期外収縮（多源性心室性期外収縮）の場合，心筋が非常に興奮しやすくなっており，危険な不整脈である心室頻拍や心室細動へ移行しやすくなっている状態であると考えられる．とくに1分間に6～10回以上現れるときは，注意が必要である．基礎疾患に心筋梗塞があるとき，ラウン分類 grade 3 以上の心室性期外収縮は，心室細動誘発の危険性が高くなり，救急治療が必要となる．

発作性上室性頻拍：心房から房室結節間の興奮の旋回によって発作的に頻拍を生じている状態で，突然脈拍が速くなり（1分間に160～220回くらい），しばらくつづいたあと，突然止まるという症状を示す頻脈性不整脈である．発作時に動悸や胸部違和感，不快感が自覚され，血圧低下からふらつき，目の前が暗くなる感じ，失神することがある．長時間つづくと，うっ血性心不全の状態になることもあるが，重症の心臓病などがなければ致死的とはならない．発作性上室性頻拍は，興奮旋回（リエントリー）の場所により，心房頻拍，房室回帰性頻拍（WPW症候群），房室結節リエントリー性頻拍に分類される．

心房頻拍：洞結節機能の低下に関連して心房内の異所性自動能の亢進，および心房内の小さな範囲を興奮が旋回するリエントリーによって，心拍数が100回/分以上になる発作性の頻拍である．心房頻拍は，上室性頻拍のなかで最も頻度が少なく（5％），通常，器質的心疾患を有する患者に起こる．このほか心膜炎などの心房の炎症，ジギタリス中毒，アルコール，有毒ガスの吸入などで生じる．心房頻拍の症状には，動悸やめまいなどが多い．

治療には，迷走神経刺激による心拍の遅延，β遮断薬またはカルシウム拮抗薬を用いた心室応答の遅延化，クラスⅠa，Ⅰc，Ⅲ群の抗不整脈薬が用いられる．これらの非侵襲的方法が無効なとき，電気的な興奮部位をカテーテル・アブレーション（心筋焼灼術）によって治療することで根治可能である．

房室回帰性頻拍（WPW症候群）：心房から心室への刺激伝導が通常の

抗不整脈薬の分類
→p.91

カテーテル・アブレーション
→p.89

房室結節以外に，ケント束という副伝導路があるために電気の旋回が起こって，発作性上室性頻拍を引き起こす疾患である．1930年，多くの症例について報告[2]したアメリカ，イギリスの心臓病学者である Wolff, Parkinson, White にちなんで名づけられた．WPW 症候群患者の頻度は，1,000人に数人といわれている．

WPW 症候群の発作は，房室回帰性頻拍といい，発作性上室性頻拍や発作性心房細動を起こして150～250回/分の脈拍数となり，「突然はじまり，突然おわる」のが特徴である．心電図では，房室結節より刺激を早く伝える副伝導路を通じて心室が興奮する際に生じる「デルタ（δ）波」が特徴的である．

WPW 症候群患者が，頻脈発作を起こすと，動悸，ふらつき，胸痛，息苦しさ，呼吸困難などを引き起こすが，通常，生命に危険はない．WPW 症候群に心房細動を合併する率は15～30％と比較的少ないが，心房細動を伴うと，致死性の偽性心室頻拍となることがあり，突然死の原因となる．

WPW 症候群でも動悸がない場合には，治療の必要はない．根治療法としてカテーテル・アブレーションにより副伝導路を断つ治療が行われる．WPW 症候群に対するカテーテル・アブレーションの成功率は95％程度と高く，再発率は5％程度，また合併症は1～2％と低い．

WPW 症候群の亜型として，洞結節からの刺激がジェームズ束という副伝導路をとおり，房室結節をバイパスして頻拍発作を起こす LGL 症候群がある[3]．LGL 症候群の心電図では，WPW 症候群に特徴的なδ波がなく，心室の早期興奮による PQ 時間の短縮がみられる．

房室結節リエントリー性頻拍：先天的に，本来は1本であるはずの房室結節内に，伝導速度が異なる伝導路が2本以上存在し，これらの伝導路を信号が旋回しつづけることで，発作性上室性頻拍をきたす疾患である．

房室結節リエントリー性頻拍の治療は，カテーテル・アブレーションによって房室結節内の2つの経路のうちの1つを焼灼する．房室結節リエントリー性頻拍に対するカテーテル・アブレーションでは，1～2％が完全房室ブロックとなり，ペースメーカー植込みを必要とする．

心房細動：心房全体が速く細かく動くことを意味する．正常な洞調律では，洞結節から60～100回/分の電気的興奮が起こり，心房収縮につづ

いて心室収縮が起こる．しかし心房細動では，心房全体からバラバラに電気興奮が起こり，さらに心房の中に小さな旋回（リエントリー）が多数できることで，心房はまったく不規則かつ400〜500/分の高頻度で刺激され，心房は収縮できずに，震えているだけの状態となる．心房細動の心電図では，洞房結節からの電気刺激によってできるP波はみられず，形，大きさともに不規則で，基線の動揺のような形のf波が現れる．高頻度の心房からの電気的興奮は，房室結節で適当な割合で不規則に間引かれて心室に伝導され，心臓は，全体として1分間に60〜200回の頻度で，まったく不規則に興奮する（絶対性不整脈）．

　心房細動は，7日以内（多くは48時間以内）に自然停止する発作性心房細動，7日以上持続する持続性心房細動，除細動を行っても正常な脈に戻らない，あるいはすぐに心房細動に戻る慢性心房細動に分けられる．

　心房細動の症状は，強い動悸や胸部不快感，めまいなどがあり，心機能の低下している患者では浮腫や息切れが現れる．心房細動では，心房内に血液が停滞するため血栓が形成されやすい．とくに左心房内に形成された血栓は，塞栓症の大きな原因となる．心原性脳塞栓症の半数近くは，心房細動を原因として生じる．2日以上持続する心房細動では，血栓の評価とワルファリンによる血栓予防を行う必要がある．

　日本での心房細動の有病率は0.56％であるが，70歳代で男性3.44％，女性1.12％，80歳以上では男性4.43％，女性2.19％と報告されている[4]．心房細動は，心房筋肉の一種の老化現象ではないかと考えられてい

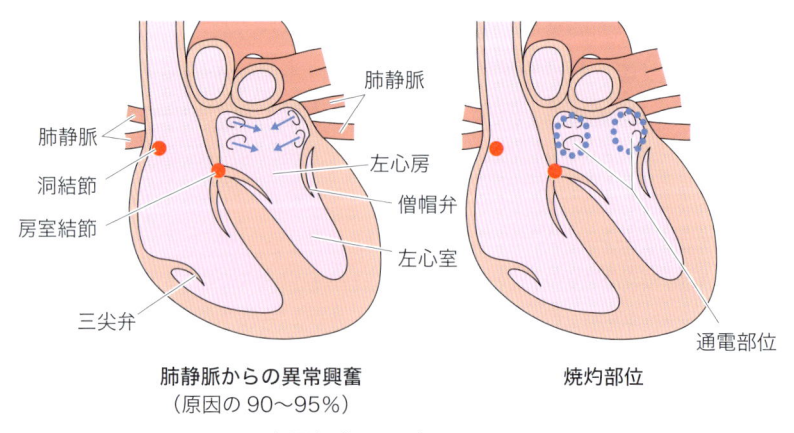

心房細動と
脳梗塞
→p.360

● 心房細動のアブレーション ●

肺静脈からの異常興奮
（原因の90〜95％）

焼灼部位

肺静脈
洞結節
房室結節
三尖弁
左心房
僧帽弁
左心室
通電部位

が，健康な人でも飲酒後の翌朝や，ストレスによって起こることがある．また高血圧，肺疾患，甲状腺機能亢進症，弁膜症，心臓の手術後などに，しばしば心房細動を合併する．

　心房細動中に130回/分以上の心拍数が持続すると，うっ血性心不全を引き起こす．予防するには，心房細動中の心拍数を，安静時は60〜80回/分，中等度運動時は90〜115回/分に低下させることが必要で，β遮断薬，カルシウム拮抗薬（ベラパミルまたはジルチアゼム），ジギタリスなどが投与される[5]．発作性心房細動と持続性心房細動に対して，電気的除細動と，アミオダロン，フレカイニド，プロパフェノン，アプリンジン，ソタロール，ベプリジルなどの抗不整脈薬の静脈内投与による薬理学的除細動が用いられる．また同時に，血栓塞栓症への適切な対応が求められる．

　1998年，Haïssaguerreら[6]は，心房細動のトリガーの多くが肺静脈入口部周辺で発生する巣状興奮で，この起源を標的とした部分への通電で心房細動が消失することを報告し，心房細動に対するアブレーションが注目を集めるようになった．心房細動の症状があり，2剤以上の抗不整脈薬でコントロール不能なとき，アブレーションが適応である．心房へのカテーテル・アブレーションによる治療成績について，初回のアブレーションだけで発作性心房細動を抑制できる確率は50〜80％，2回目で80〜90％と報告されている．また慢性心房細動についての成功率は60〜75％とされる[5]．

　心房粗動：心房粗動は，心房内の三尖弁輪を，反時計方向あるいは時計方向に一定の規則正しい周期で電気的興奮が旋回（リエントリー）することで，心房の心筋細胞が比較的規則的に240〜450回/分の高頻度で興奮する頻脈性の不整脈である．心房粗動でも，心房興奮のすべてが心室に伝導するのではなく，房室結節で一定の比率でブロック（間引き）されて心室に伝わるため，心拍数はその割合により変化する．たとえば心房収縮が300回/分で，伝導比率が2回に1回の割合であると，心拍数は150回/分となる．このような場合，2：1房室伝導といい，伝導比率が3回に1回の3：1房室伝導での心拍数は100回/分，4回に1回の4：1房室伝導での心拍数は75回/分となる．

　心電図上，心房細動ではまったく不規則なf波が現れるのに対して，心房粗動ではF波とよばれる鋸状の規則正しい基線のゆれが認められ，

心室への伝導比率に応じた規則的な心室の収縮を示す QRS が現れる．

心房粗動の発作は，一般的に突然はじまって長時間つづくことが多い．自覚症状には，動悸がする，胸部に違和感がある，胸が躍るように感じる，胸が痛むなど，心臓やその周辺に関する違和感が多い．運動を行うと房室結節のブロックの比率が急に低下し，脈拍数が急に増加することがある．まれに心房興奮がすべて心室に伝導される1：1伝導比率となって，心拍数が300回/分程度になり，血圧が低下して意識を失う（アダムス・ストークス発作）．

心房粗動の原因として，高血圧や糖尿病，虚血性心疾患などがあげられ，心不全や血栓性脳塞栓症などの合併症を引き起こすことがある．心房粗動は手術療法で90％以上が根治でき，興奮の回り道である三尖弁輪部-下大静脈間などをカテーテル・アブレーションによって焼灼する．

心室頻拍：心室性期外収縮が3つ以上連続して現れた場合をいう．もともと心臓に病気がなく，3連発程度の心室頻拍であれば，定期的に心電図をとって経過を観察するだけでよいが，心臓に病気があったり，連発の数が多いときは，さらに重症度が高く，致死的な心室細動に進行することがある．

心室頻拍のリズムは規則正しく120〜250回/分である．心室性頻拍で心拍数が少ないときは，ほとんど症状はないが，心拍数が多くなると，血圧低下のために，めまい，ふらつき，失神などの脳虚血症状が現れ，極端な血圧低下によってショックの状態に陥ることもある．心室頻拍には，心臓に心筋梗塞や心筋症などがあって起こる場合と，心臓にはっきりした病気がなくても起こる場合（特発性心室頻拍）とがある．心室頻拍を引き起こす可能性のある代表的な心臓病としては，心筋梗塞，拡張型心筋症，肥大型心筋症，心奇形，右心室の心筋変性をきたす不整脈源性右室異形成，心サルコイドーシスなどがある．

サルコイドーシス
→p.384

心室頻拍は，定期的に心電図をとって経過を観察するだけでよいものから，厳重な治療を要するものまでさまざまで，心電図検査で心室頻拍が認められた場合には，24時間ホルター心電図，運動負荷心電図，心エコー検査などを行う．場合によっては心臓カテーテル検査や，心臓電気生理学検査が必要となる．

心室頻拍に対する治療法には，抗不整脈薬の内服，高周波カテーテル・アブレーション，植込型除細動器（ICD）などがある．心室頻拍の

原因が心疾患であるときは，心疾患に対する根本的な治療が必要である．一方，特発性心室頻拍の多くはカテーテル・アブレーションによって根治することが可能である．

心室細動：心臓突然死の多くは，心室細動がおもな原因である．心室細動では，心室は小刻みに震えるだけで全身に血液を送ることができない．心電図では，QRS は幅広く，不規則な波形を示し，P 波は認められない．心室細動が生じると，心拍出量は 0 となり，いわゆる心停止状態となる．心室細動が自然に止むことはまれで，即座に治療がなされない場合，数秒のうちに意識がなくなり，数分で循環停止，呼吸停止が生じ，約 5 分後には不可逆的な脳障害が起こり，まもなく死亡する．

虚血性心疾患や心筋症などの重篤な器質的心疾患や電解質の異常に伴う心室細動を，二次性心室細動という．患者にショックや心不全がない場合，心臓発作後の 2～3 時間以内に起きた心室細動に対して，ただちに除細動を行ったときの正常洞調律への回復率は 95% で，予後も良好であるが，ショックや心不全を伴うときの除細動による正常洞調律への回復率は，わずかに 30% である．

明らかな原因となる心疾患や電解質の異常などの誘因がない人に突然生じる心室細動を，一次性心室細動あるいは特発性心室細動というが，その病態は明らかでない．心電図の波形に異常が現れる QT 延長症候群やブルガダ症候群で，心室細動が現れやすいことがわかっている．

心室細動に対する最も確実な治療法は，胸部から直流電気ショック通電を行う除細動である．心室細動の発症後，ただちに心臓マッサージや人工呼吸による救急措置を行い，次いで電気的除細動によって洞調律に回復させる．また正常な洞調律を維持するために，抗不整脈薬を投与する．心室細動からの回復に成功し，生存していても，再び発作を起こす危険性があり，薬物で発作を抑制できないときや，再発が予想されるときは，植込型除細動器による治療が必要となる．

心室細動による突然の心停止を起こしたら，救急車や病院に搬送されてから治療しても間に合わないことが多く，病院到着までに，いかに救命するかが重要である．心室細動を起こすと，1 分経過するごとに，約 10% ずつ救命できる確率が減少し，時間が経てば，除細動が成功しても低酸素脳症の後遺症が残る可能性が高くなる．2010 年の救急隊の現場到着時間は平均 8.1 分，病院収容時間は平均 37.4 分であり[7]，救急車を待っ

QT 延長症候群
→p.85

ブルガダ症候群
→p.85

植込型除細動器
(ICD) 治療
→p.91

自動体外式除細動器（AED）
→p.92

ていたのでは助かる確率がかなり低くなる．心室細動を起こした人を発見したときは，一般の人であっても，ただちに救急措置と電気的除細動を行うことで救命率をあげることができる．最近では，救急車だけでなく，スポーツ施設，人の多く集まる公共施設，空港などには，自動体外式除細動器（AED）が設置され，早期の電気ショックによる治療が可能となっている．2005〜2007年まで病院外で心停止が起きた事例の調査では，除細動が必要な心停止で，市民がAEDを使った場合，1か月以内の社会復帰率は31.6%で，使用しなかったときの社会復帰率14.4%の2倍以上であったと報告されている[8]．

基礎知識

1　QT延長症候群

　QT延長症候群は，心電図上のQT間隔延長，異常T波を特徴とし，トルサード・ド・ポアント[*1]（多形性心室頻拍）を起こして失神を繰り返す，あるいは突然死することのある遺伝性の疾患である．しかし発作がないときは，心電図上QT間隔延長以外に異常はない．先天性QT延長症候群には，常染色体性劣性遺伝で先天性聾のあるジャーベル・ランゲニールセン症候群と，常染色体性優性遺伝で，先天性聾のないロマノ・ワード症候群がある．日本では，約2万人のQT延長症候群患者がいると考えられ，女性に多い．

　後天的には，低カリウム血症，低カルシウム血症，低マグネシウム血症などの電解質異常，抗不整脈薬や向精神薬の使用，頭蓋内出血，急性脳梗塞，頭部外傷などによる中枢神経障害，急性心筋梗塞，心筋炎，甲状腺機能低下症，僧帽弁逸脱，急性肺性心などに伴って現れることがある．

〈症　状〉

　突然，脈が乱れて，立ちくらみ，動悸，気分不快，ひどい場合には失神発作が生じるが，発作が起こらなければ無症状である．発作は，精神的な興奮，激しい身体労作，水泳などで誘発され，突然倒れて全身が痙攣することもあり，てんかんと誤ることもある．

〈治　療〉

　発作の既往のあるQT延長症候群患者が治療を受けない場合，突然死する可能性が高い．QT延長症候群には徐脈例が多いことから，交感神経β受容体遮断薬の投与，左星状神経節切除による交感神経の遮断，ペースメーカーあるいは植込型除細動器などが使用される．

[*1] トルサード・ド・ポアント：フランス語で，ピークの螺旋の意味．p.86参照

2　ブルガダ症候群

　ブルガダ症候群は，1992年，スペインの医師ブルガダ兄弟が報告した[9]．心電図上で右側の胸部誘導のST上昇を示す特徴的な所見と，致死的心室細動による不整脈によって突然心臓が停止し，死亡する可能性がある．ブルガダ症候群患者のなかには，心室細動のほかに発作性心房細動をきたすこともある．

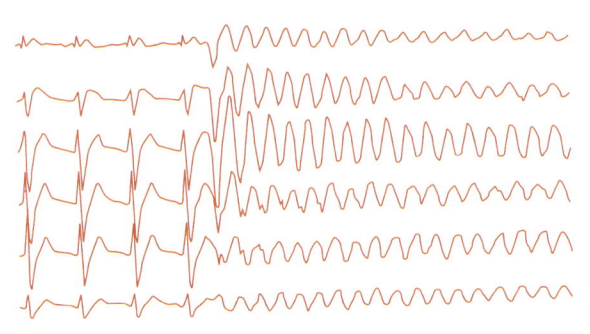

● ブルガダ症候群 ●

(Wichter T, Matheja P, Eckardt L. et al : Clinical investigation and reports : cardiac autonomic dysfunction in Brugada syndrome. *Circulation* 105 : 702-706, 2002 より)

〈症　状〉
　突然，心室細動が出現し，血圧が0に下がるため，何の兆候もなく突然失神をきたす．ブルガダ症候群での不整脈発作は，安静時，とくに睡眠時に起こりやすく，多くの場合，心室細動は一過性で正常の脈拍に戻るが，心室細動が止まらなかった場合には死に至ることもある．睡眠中に発作を繰り返していても本人には自覚されない．夜間睡眠中に，夢にうなされたような大きい「いびき」や「うなり声」を出して突然死するためポックリ病として知られる青壮年急死症候群では，かなりの割合でブルガダ症候群が関与すると考えられている．

〈治　療〉
　抗不整脈薬の投与は，ブルガダ型心電図を悪化させる．リスクが高いと判断された患者には，植込型心室細動除細動器の挿入が行われる．

3　トルサード・ド・ポアント（多形性心室頻拍）

　トルサード・ド・ポアントは，5～20心拍を周期としてQRSが変動する，きわめて特徴的な心電図所見を呈する心室頻拍である．心室波の振幅は，次第に増大したあと次第に減少し，ついには著しく低くなり，その後，再び増大するというリズムを繰

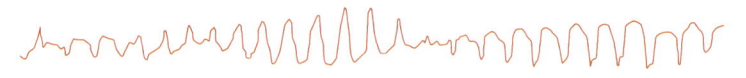

● トルサード・ド・ポアント ●

り返す．これは心室波の電気軸が規則的にねじれるためと考えられている．トルサード・ド・ポアントは，非発作時にしばしば QT 延長がみられる患者で発生し，アダムス・ストークス発作を起こし，心室粗動，心室細動に移行して，突然死を招くことのある，きわめて重篤な不整脈である．

4　アダムス・ストークス症候群

19 世紀前半に，イギリスの外科医アダムスと内科医ストークスが，それぞれ徐脈に伴う失神発作の症例を報告した．アダムス・ストークス[10, 11]症候群は，不整脈により心拍出量の急激な低下をきたし，それに伴う脳血流減少により，めまい，意識消失（失神），痙攣などの一過性の脳虚血症状を引き起こした病態をさす．古くは完全房室ブロックに伴う失神や痙攣発作に対してのみ使われたが，現在では，不整脈によって生じた意識消失発作をすべて含み，不整脈の種類は問わない．アダムス・ストークス症候群を起こす不整脈には，洞房ブロックなどの徐脈性不整脈，心室頻拍などの頻脈性不整脈によるもの，洞不全症候群など徐脈・頻脈混合型不整脈などがある．

5　呼吸性不整脈

呼吸性不整脈とは，吸気時に心拍数が増加し，呼気時に減少することを繰り返す洞性不整脈である．これは吸気時には交感神経緊張が高まり，呼気時には迷走神経緊張が高まるために起こる．呼吸性不整脈は，幼児によくみられる生理的現象であるが，成人でも認められる症状で，高年齢では徐脈のときに現れることがある．

診断は，心電図により行われ，R-R 間隔の変化に規則性がみられる．呼吸の時相に一致して，吸気時にしだいに速くなり，呼気時に遅くなる．呼吸性不整脈は生理的なものであり，治療の必要はない．

6　治療しなくてもよい不整脈

これまで不整脈は，できるだけすみやかに正常なリズムに戻すことで長期予後もよくなると考えられてきた．しかし欧米における大規模な研究[12]の結果，軽症の不整脈に対して強い薬物を長期間用いると，不整脈は消失するが，不整脈を起こす催不整脈作用などの副作用によって，かえって予後を悪化させることが明らかになった．

最近の不整脈治療に対する考え方では，患者の QOL の改善と長期予後の改善を得

ることを重視し，一般的に重篤な心臓病がない人に，軽い不整脈がみられたときは，生活習慣の改善などの指導を行うだけで，積極的な薬物治療は行わない．すなわち不整脈に対する対症療法から，不整脈の原因に対する治療，すなわち根治を目指すようになっている．

今日の不整脈治療の考え方
- 致死的な不整脈をもつ症例に対しては，積極的に植込型除細動器の適応を検討する．
- 患者のQOLを損なう不整脈（頻拍発作など）に対しては，根治的なアブレーション治療の適応を積極的に検討する．
- 抗不整脈薬の使用は，自覚症状や基礎心疾患の有無，薬物の催不整脈作用を考慮しながら，その適応について慎重に検討する．

7　スポーツ心臓

　1899年，スウェーデンの医師ヘンシェンは，一流クロス・カントリー・スキー選手の診察を行った際に，病気がないのに心臓が肥大していることに気づき，スポーツ心臓と名づけた．スポーツ選手でよくみられる心臓の肥大，徐脈，不整脈などの心電図異常は，病的なものではなく，強度のトレーニングに対する適応現象と考えられている．スポーツ心臓では，1回に心臓から拍出される血液量が増えるため，安静時の心拍数40回／分以下の，洞性徐脈を認めることも少なくない．

スポーツ心臓の成立条件
- 高校生以上
- 耐久競技選手に，より多い．
- 数年以上のトレーニングの継続

　スポーツ心臓の特徴として，高度なトレーニングを積んだ者にのみ出現するもので，トレーニング中止後2〜3年ほど経過すると，心臓肥大は消失してもとの状態に戻る．中高年者で心臓の大きい人が，「学生時代にスポーツ選手だったために心臓が大きくなった」というのは誤りで，肥大型心筋症など，何らかの病気が隠れていると考えるべきである．

　またスポーツ選手でも心疾患が生じる割合は一般人と変わらず，心疾患が原因となって突然死を起こすことがある．とくに肥大型心筋症（p.126参照）は，スポーツ中の突然死の原因として重要で，心肥大，心電図異常などの所見は，スポーツ心臓と似ており，スポーツ心臓と誤診されることがある．スポーツ選手も定期的なメディカル・チェックを受け，異常が指摘されたときは専門医による精密検査を受けることが重要である．

8　カテーテル・アブレーション（心筋焼灼術）

　1998年，Haïssaguerreらは，心房細動は，左心房にある肺静脈の血管内や，その周囲から発生する異常な電気信号をきっかけに起こることを報告した[6]．この報告以来，心房細動に対するカテーテル・ブレーションは目覚ましい進歩をとげている．

　心房細動の最も大きな原因は，肺静脈からの異常な電流である．カテーテル・アブレーションは，電気的な異常興奮の発生場所である左心房にある肺静脈の血管内や伝導路を，経血管的なカテーテルを用いて，エックス線透視下に高周波通電により焼き，頻脈性不整脈を根本から起こさないようにする方法である．アブレーション治療は，1982年，はじめてアメリカで行われ，日本では1990年代から普及しはじめた．成功率は95%と，非常に高い．

　カテーテル・アブレーションの対象となる不整脈には，WPW症候群，房室結節回帰性頻拍，心房頻拍，心房細動，心房粗動，心室性期外収縮，心室頻拍などがある．現在，カテーテル先端から高周波電流を流すことで心筋組織を熱凝固させる高周波アブレーションが主流であるが，液体窒素を用いた冷凍凝固アブレーションなども実用化されている．

9　ペースメーカー

　ペースメーカーは，心臓の徐脈性不整脈を監視して，脈拍数を正常に維持する機器であり，恒久的な使用を前提とした体内植込式のものと，一時的な使用を前提とした体外式のものとがある．ペースメーカーは，ペースメーカー本体と，心臓の電気信号を感知したり電気刺激を伝えるためのリードとよばれる電線で構成され，本体に接続されたリードを介して心臓の電気信号を24時間監視しつづけ，患者の心臓リズムを整える必要があるときに，本体から電気刺激を送って治療を行う．

　ペースメーカーの適応は，基本的には徐脈性不整脈（p.73参照）で，房室ブロックと洞不全症候群，徐脈性心房細動に大別される．予後不良な房室ブロックでは，突然死の予防や生命予後の改善，比較的予後が良好な洞不全症候群や徐脈性心房細動では，症状の改善を目的に埋め込まれる．

　ペースメーカーは，患者の心臓の状態や重症度に応じて，電気刺激のモードを変更して使用するのが一般的で，表のようなペーシングモードが選択される．

　ペースメーカーは，心臓を電気刺激するだけでなく，自発の心電図を感知する機構をもつため，なんらかの電磁波が混入してくると，これを自発心電図と誤認識してペーシングを中止したり，自発心電図が出ているにもかかわらず，センシングせずにペーシングをつづけてしまう可能性がある．医療環境でペースメーカーに電磁波障害

を及ぼすものとして，電気メス，除細動器，MRI，高周波アブレーション，経皮的電気刺激装置などがあげられ，これらを使用する場合には十分な注意が必要である．

ペースメーカー患者に電気メスを使用する場合の対策

・固定レートにする（とくに自己脈がない場合）
・心電図以外に動脈圧などのモニターも行って，心拍を確認する．
・使用時間を短く，出力を抑えて使用する．
・体外式ペースメーカーや除細動器を準備する．
・できるだけ双極型電気メスを使用する．

おもなペーシングモードの特徴

code	特 徴
VVI （心室デマンド（抑制）型ペーシング）	1 分間にペースメーカーが心臓を刺激する回数を設定し，それより心拍数が少なくならないように心室を監視する．自己 P 波は無視し，ペースメーカーの刺激するタイミングより早く心室が拍動したときは刺激を出さず，心室での興奮がないときに心室でペーシングする．
AAI （心房デマンド（抑制）型ペーシング）	ペースメーカーの刺激するタイミングより早く心房が拍動したときは刺激を出さず，心房での興奮がないときに，心房でペーシングする．
VDD （心房同期心室抑制ペーシング）	心房が拍動しているときは，心房の拍動を感知してから一定時間内に心室の拍動を感知すれば心室を刺激せず，感知しなければ刺激を出して心室を拍動させる．
DDD （A-V ユニバーサルペーシング）	心房が収縮してから心室が収縮するように設定されたモード（生理的ペースメーカー）．心房が拍動しているときは，心房の拍動を感知してから一定時間内に心室の拍動を感知すれば心室を刺激せず，感知しなければ刺激を出して心室を拍動させる．心房が拍動しないときは，ペースメーカーに設定されているレートのタイミングで心房を刺激し，一定時間内に心室の拍動を感知すれば心室を刺激せず，感知しなければ刺激を出して心室を拍動させる．

NBG コード（国際ペースメーカーコード）
5 文字で機種（機能）を表記し，先頭の 3 文字で動作モードを示す．
1 文字目：刺激部位（A：心房，V：心室，D：両方，0：どちらも含まない）
2 文字目：感知部位（A：心房，V：心室，D：両方，0：どちらも含まない）
3 文字目：自己心拍を感知した際の応答様式（T：自己波を感知したとき同期して刺激を発生する同期型，I：自己波が出たとき，次の刺激を抑制する抑制型，D：両者の機能をもつ，0：どちらも含まない）
注）心拍応答機能の有無を加える場合は 4 文字目に R を追加する．

10　植込型除細動器（ICD）治療

　ICDは，心室細動や心室頻拍などの致死性不整脈を自動的に感知して不整脈に対する治療を行う機器で，1980年，はじめて植込みが行われた．日本には，1990年に導入された．ICDは，不整脈を予防するものではないが，致死性不整脈を停止させることにより心臓突然死を予防できる．突然死を引き起こす可能性のある致死性不整脈に対しては，ICDのほかに，薬物やカテーテル・アブレーションなどによる治療もあるが，ICDが最も効果的といわれている．

　ICDは，右心室と右心房に留置した2本のリード線によって，常に心拍数を監視し，心拍数があらかじめ設定された基準を上回ると，状況に応じた治療が自動的に行われる．ペースメーカーとしての機能も備わっており，脈が遅いときも作動する．

　心室頻拍では，不整脈より少し速い刺激のペーシングを行って，正常なリズムにする．しかしペーシングでは止まらない速い心室頻拍や心室細動では，最大限のエネルギーを使い，電気ショックにより心室細動を止める．また除細動直後に心臓が止まるような場合には，ペーシングを行う．

　心不全患者に対して，心臓内の収縮のタイミングのずれをペースメーカーで補正することで，正常に近いポンプ機能をとり戻す治療法である両心室ペースメーカー（CRT）と，ICD機能を備えた両室ペーシング機能付き植込型除細動器（CRT-D）が用いられることがある．

　心不全患者のなかには，致死性の不整脈による突然死の報告が数多くある．危険因子をもった患者にCRT-Dを適応することによって，突然死を予防することが可能になり，現在，急速に普及しつつある．

11　抗不整脈薬の分類

　抗不整脈薬は，ボーン・ウィリアムズ分類やシシリアン・ギャンビット分類に従って分類される．

　ボーン・ウィリアムズ分類は，長年広く用いられてきた抗不整脈薬の分類法で，心筋細胞のイオン機構への作用，および活動電位波形に対する作用を基準にして抗不整脈薬を4群に大別している．ボーン・ウィリアムズ分類には，いくつかの問題点が指摘されているが，比較的単純で，経験的に不整脈の種類に対する効果を反映するので，今日でもよく用いられる古典的な分類である．

　近年，ヨーロッパ心臓病学会の不整脈分科会が中心となって，各抗不整脈薬の薬理作用を詳細に見直し，従来の経験的薬物選択から病態生理学的観点に立った，論理的でより客観的，かつ効率的な薬物選択の考え方としてシシリアン・ギャンビット分類

を提唱し，今日，世界中に広まっている．

シシリアン・ギャンビット分類では，抗不整脈薬を無理にクラス分けをするのではなく，各薬物ごとの薬理学的特性が読み取れるように，スプレッドシート方式を採用している[13]．

『Sicilian Gambit—抗不整脈薬ガイドライン CD-ROM』[14] を用いることで，コンピューターを利用して，症例に適用できる最適の薬物が選択できる．

ボーン・ウィリアムズ分類

分類	作用機序		薬品名
Ｉa	Naチャネル抑制（膜安定化）	活動電位持続時間延長	キニジン，プロカインアミド，ジソピラミド，アジマリン，シベンゾリン，ピルメノール
Ｉb		活動電位持続時間短縮	リドカイン，ジフェニルヒダントイン，メキシレチン，アプリンジン
Ｉc		活動電位持続時間不変	プロパフェノン，フレカイニド，ピルジカイニド
Ⅱ	β遮断作用		プロプラノロールほか
Ⅲ	活動電位持続時間延長作用		アミオダロン，ソタロール，ニフェカラント
Ⅳ	Caチャネル遮断		ベラパミル，ジルチアゼム，ベプリジル

12　自動体外式除細動器（AED）

　胸の上に貼った，電極の付いたパッドから自動的に心電図を解析し，心室細動と診断したときのみ機械が音声による指示を出し，これにしたがって電気ショックを行うことで，心臓の状態を正常に戻す機能をもつ電気的除細動器を，自動体外式除細動器（AED）という．

　心室細動の場合，救急車の到着を待つ余裕はなく，ただちに AED による電気的除細動を行う必要がある．AED による除細動の施行と併せて，胸骨圧迫（心臓マッサージ）・人工呼吸を継続して行うことも，救命のためには不可欠である．2004 年 7 月より，医療従事者ではない一般市民でも使用できるようになり，病院や診療所，救急車はもとより，空港，駅，スポーツクラブ，学校，公共施設，企業など，人が多く集まるところを中心に設置されている．

参考文献

1) 2009年度合同研究班報告：心臓突然死の予知と予防法のガイドライン（2010年改訂版）
2) Wolff L, Parkinson J, White PD.: Bundle-branch block with short P-R interval in healthy young people prone to paroxysmal tachycardia. 1930. *Ann Noninvasive Electrocardiol* 11：340-53, 2006
3) Lown B, Ganong WF, Levine SA.: The syndrome of short P-R interval, normal QRS complex and paroxysmal rapid heart action. *Circulation* 5：693-706, 1952
4) Inoue H, Fujiki A, Origasa H, et al.: Prevalence of atrial fibrillation in the general population of Japan；an analysis based on periodic health examination. *Int J Cardiol* 137：102-7, 2009
5) 2006-2007年度合同研究班報告：心房細動治療（薬物）ガイドライン（2008年改訂版）
6) Haïssaguerre M, Jaïs P, Shah DC, et al.: Spontaneous initiation of atrial fibrillation by ectopic beats originating in the pulmonary veins. *N Engl J Med* 339：659-66, 1998
7) 総務省消防庁：平成23年度版 消防白書
8) Kitamura T, Iwami T, Kawamura T, et al.: Implementation Working Group for the All-Japan Utstein Registry of the Fire and Disaster Management Agency. Nationwide public-access defibrillation in Japan. *N Engl J Med* 362：994-1004, 2010
9) Brugada P, Brugada J.: Right bundle branch block, persistent ST segment elevation and sudden cardiac death：a distinct clinical and electrocardiographic syndrome. A multicenter report. *J Am Coll Cardiol* 20：1391-6, 1992
10) Adams R.: Cases of Diseases of the Heart, Accompanied with Pathological Observations. *Dublin Hospital Reports* 4：353-453, 1827
11) Stokes W.: Observations on some cases of permanently slow pulse. *Dublin Quarterly Journal of Medical Science* 2：73-85, 1846
12) The Cardiac Arrhythmia Suppression Trial (CAST) Investigators. Preliminary report：effect of encainide and flecainide on mortality in a randomized trial of arrhythmia suppression after myocardial infarction. *N Engl J Med* 321：406-12, 1989
13) 加藤貴雄：不整脈薬物療法の新しい考え方 Sicilian Gambitの臨床応用. *J Nippon Med Sch* 69：7-12, 1989
14) 小川　聡：抗不整脈薬ガイドライン. CD-ROM版 ガイドラインの解説とシシリアンガンビットの概念. ライフメディコム, 2000

心臓弁膜症患者への対応

1 心臓弁膜症の種類，症状，治療内容，投薬内容を確認する．
2 心不全の評価，心房細動，抗凝固薬投与の確認を行う．
3 心機能について主治医から情報提供を得る．
4 抗凝固薬が投与されているときの観血的治療では，投薬，治療内容について主治医と協議する．
5 歯科治療中，血圧，脈拍，酸素飽和度を測定し，心房細動を合併している患者では，心電図をモニタリングする．
6 観血的処置では，感染性心内膜炎の予防のための抗菌薬投与について，主治医と協議する．
7 心不全症状を示す患者の歯科治療では，酸素投与，静脈路確保，緊急薬物を準備する．

　心臓弁膜症は，僧帽弁，大動脈弁，三尖弁，肺動脈弁に異常をきたす疾患である．多くは慢性の経過をたどり，心機能の低下に伴う息切れや呼吸困難，心房細動などの不整脈や狭心症状を引き起こすようになる．弁の障害による心腔内での血流のうっ滞による血栓の形成は，脳梗塞などの重篤な血栓性合併症の原因となる．

　患者数は200万人と推定され，年間約1万人が手術を受けている．症状は，弁の障害程度によって，軽症なものから重症なものまでさまざまである．また治療も，定期的な検査のみ，心不全に対する薬物治療，感染や血栓を予防するための抗菌薬や抗血栓薬の投与，さらに弁置換術や弁形成術などの外科的治療など，重症度によって使い分けられる．

1　心臓弁膜症の種類，症状，治療内容，投薬内容を確認する

　心臓弁膜症患者に歯科治療を行うときは，心臓弁膜症の種類，症状，治療内容，投薬内容を確認する．患者の予備力を評価し，弁膜症状を悪化させないための対応，合併症への対策が必要である．

　軽症の心臓弁膜症では自覚症状も少なく，日常生活への影響もほとんどない．しかし重症になると，心不全症状や不整脈などが現れるため，強心薬をはじめとするさまざまな薬物療法，さらに弁置換術などの外科的治療が行われる．

心不全
→p.107

2 | 心不全の評価，心房細動，抗凝固薬投与の確認を行う

患者の予備力を評価する際，身体活動の自覚症状から心機能を評価するNYHA（New York Heart Association：ニューヨーク心臓協会）心機能分類が参考になる．中等度以上の症状を示す患者に対する疼痛を伴う処置や観血的処置では，症状の悪化を考慮する．

僧帽弁疾患患者では，しばしば心房細動を合併する．心房細動では，心腔内に，血栓（脳梗塞など血栓性合併症の大きな原因となる）を形成しやすく，抗凝固薬や抗血小板薬による予防が多く行われる．また機械弁による弁置換を受けた患者も血栓ができやすく，抗凝固薬が投与されている．

3 | 心機能について主治医から情報提供を得る

慢性の心臓弁膜症患者では，弁膜疾患が進行して心機能が低下するまで自覚症状が現れない．このため心臓弁膜症の重症度を把握するためには，主治医からの情報提供が欠かせない．心臓弁膜症には，感染症，動脈硬化，虚血性心疾患，高血圧，不整脈など，多くの疾患が関与している可能性がある．さらに弁置換を受けている患者は，手術前に重症の心機能の低下が存在していたことになる．

歯科治療中の管理には，弁置換後の心機能の改善程度についての情報が欠かせない．

4 | 抗凝固薬が投与されているときの観血的治療では，投薬，治療内容について主治医と協議する

抜歯，歯周外科，インプラントなどの観血的処置を行うときは，ガイドライン[1-3]に沿った対応が必要である．

心臓弁膜症患者では，血流のうっ滞や心房細動によって心腔内に血栓が生じやすい．また弁置換を受けている患者も，人工弁が血栓形成の原因となる．このため心臓弁膜症患者の多くが，抗凝固薬や抗血小板薬による抗血栓療法を受けている．抗凝固薬の継続，中止について，主治医との緊密な打ち合わせが必要である．

5 | 歯科治療中，血圧，脈拍，酸素飽和度を測定し，心房細動を合併している患者では，心電図をモニタリングする

歯科治療中，患者が次頁の表に示すような症状を訴えるときは，塞栓

循環器疾患

NYHA心機能分類
→p.108

ワルファリン療法の至適治療域
→p.59

口腔内の観血的処置と抗凝固・抗血栓療法
→p.60

症を疑い，ただちに主治医に連絡して専門病院に搬送する．

　心腔内血栓は，弁の異常による血流の乱れ，人工弁周囲での血栓の付着，心房細動による血流うっ滞などによって生じる．頻拍を伴う心房細動は，心拍出量の低下とともに血栓形成を促進する．心腔内に形成された血栓は，心臓の強い収縮によって動脈に流出し，脳梗塞をはじめ全身の臓器組織の塞栓症の原因となる．歯科治療中の血圧上昇は，急性動脈閉塞の原因となり得る．疼痛や精神的ストレスによる交感神経の興奮は，血圧上昇とともに頻拍をきたし，血栓性合併症の危険性が増加する．

　心臓弁膜症の症状が進行して心不全症状が現れると，肺のうっ血が生じて低酸素症を伴う呼吸困難が現れる．循環モニターとともにパルスオキシメーターによる経皮的酸素飽和度の監視が必要である．

　心房細動では，橈骨動脈での触診によって，脈がまったく不規則に打つ絶対性不整脈を知ることができる．頻拍（100回/分以上）を示す心房細動は，血圧低下，血栓形成の原因となるため，歯科治療中は，心電図を持続して観察し，頻拍になっていないことを確認する．心電図モニターがないときは，脈波を表示できるパルスオキシメーターによっても脈拍数の変動の監視は可能である．

　心臓弁膜症に関連して生じる急性動脈閉塞症は，塞栓を起こした器官によってさまざまな症状が現れる．急性動脈閉塞症は突然生じ，虚血が重症化しやすく，発症6時間までのゴールデンタイム内に治療する必要がある．

6 観血的処置では，感染性心内膜炎の予防のための抗菌薬投与について，主治医と協議する

菌血症を誘発する可能性のある歯科の手技・処置を実施するときは，主治医と協議したうえで抗菌薬の予防投与を行う[3]．

　ときに致死的な症状をきたす急性感染性心内膜炎の原因として，最も頻度が高いのは，齲蝕，歯周炎のような口腔内疾患に対する処置である．

塞栓症状	
脳	舌のもつれ，めまい，手足のしびれ，脱力感，半身麻痺，眼の症状（物が二重に見える，視野の一部が欠けるなど）
腹部，腎臓	腹痛，腰痛
手，足	指先のしびれや痛み，冷たくなる，青くなる．

観血的歯科治療によって生じる菌血症は，心臓弁膜症患者，人工弁置換患者に急性感染性心内膜炎を引き起こす可能性が高い．

7 | 心不全症状を示す患者の歯科治療では，酸素投与，静脈路確保，緊急薬物を準備する

　通常の生活で，疲労，動悸，呼吸困難，あるいは狭心痛を示して身体活動が制限される心不全症状を示す患者の歯科治療は，呼吸・循環のモニタリングとともに，酸素吸入下で行う．また歯科治療によるストレスは心不全症状を増悪させる可能性がある．いつでも静脈路確保，緊急薬物投与ができる準備とともに，主治医とのあいだで緊急時の対応について協議しておく．

心臓弁膜症

　心臓には僧帽弁，大動脈弁，三尖弁，肺動脈弁の4つの弁があり，僧帽弁と三尖弁は房室弁，大動脈弁と肺動脈弁は半月弁とよばれる．房室弁は血液が心房から心室に流入するときに開き，心室から動脈に血液を駆出するときには閉じて，血液が心房へ逆流するのを防いでいる．半月弁は，血液が心室から大動脈あるいは肺動脈に駆出されるときに開き，駆出が終わると閉じて，血液が動脈から心室に逆流するのを防いでいる．

　これらの心臓にある弁に障害が起こり，本来の役割をはたせなくなった状態を心臓弁膜症という．弁の障害には，弁の開きが悪くなり血液の流れが妨げられる狭窄と，弁の閉じ方が不完全なために血液が逆流する閉鎖不全とがある．心臓の4つの弁それぞれに狭窄症と閉鎖不全症があるが，心臓弁膜症は，全身へ血液を送るポンプである左心室の入口にある僧帽弁と，大動脈への出口にある大動脈弁に多く起こる疾患である．

　心臓弁膜症には，先天性と後天性とがある．先天性の場合には，奇形が原因となることがほとんどで，後天性の心臓弁膜症は「リウマチ熱」や「心筋梗塞」「動脈硬化」などの疾患が原因となって起こることが多い．以前は，レンサ球菌感染が原因であるリウマチ熱の後遺症としての弁膜症が多かったが，抗菌薬の普及によってリウマチ熱自体が減少した

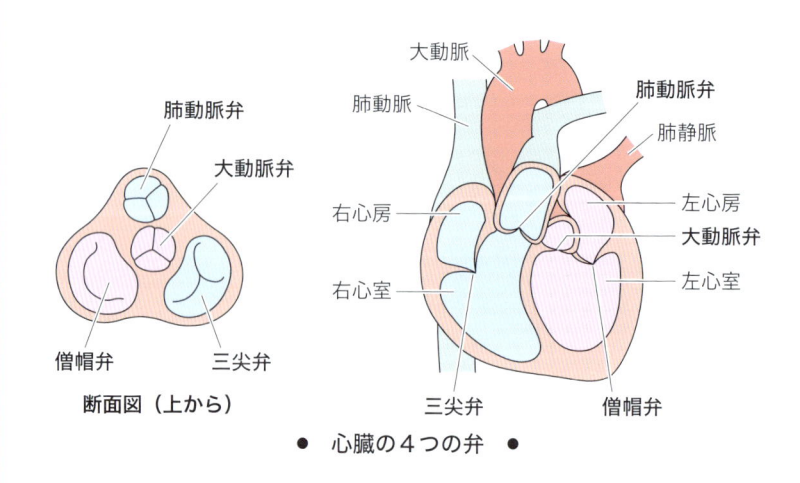

● 心臓の4つの弁 ●

ため，リウマチ熱を原因とする弁膜症は減少している．

一方，近年の高齢化に伴い，動脈硬化と同様に，大動脈弁がかたくなることで開かなくなる「大動脈弁狭窄症」や，虚血性心疾患による乳頭筋不全を原因とする「僧帽弁閉鎖不全症」が増加している．

1　僧帽弁閉鎖不全症

僧帽弁閉鎖不全症とは，僧帽弁の閉鎖が損なわれ，左心室から大動脈に駆出された血液の一部が，収縮期に再び左心房に逆流し，大動脈への駆出量が減少する状態をいう．左心室は血液の逆流のために容量が増加して拡大し，また左心房も拡張する．

急性の僧帽弁閉鎖不全症で，左心房，左心室に余裕がないときには，肺うっ血と低心拍出量状態を生じてショック状態に陥る．慢性的な場合，左心室の機能が十分であれば，重症の逆流があっても無症状で，運動能力も正常である．しかしこの状態が長くつづき，左心室の機能が低下してくると，動作時の息切れや呼吸困難など，左心不全の症状が現れる．

〈治　療〉

無症状で左心室の機能も正常であれば，心エコー検査による経過観察を行う．左心不全症状があるときは利尿薬やジギタリス製剤，さらにアンギオテンシン変換酵素（ACE）阻害薬の併用による薬物治療を行う．また心房細動を合併しているときは，血栓性合併症を予防するために抗凝固療法を行う．

薬物治療を行っても心不全症状がつづく場合や，左心室の機能が低下する場合には，弁置換術や自己弁を温存する弁形成術による外科手術が必要になる．再手術の頻度は弁形成術，弁置換術ともに10年で7〜10％である．

僧帽弁疾患では心房細動を合併することが多いが，僧帽弁形成術や人工弁置換術を行うときに，心房細動手術であるメイズ手術を同時に行うことで，70〜90％の心房細動を洞調律に復帰させることができる[4]．

メイズ手術
→p.109

2　僧帽弁狭窄症

左心房と左心室の間にある僧帽弁が癒着によって狭くなった状態を，僧帽弁狭窄症という．僧帽弁狭窄症では，左心房から左心室への血液の

流れが障害され，左心房の内圧上昇や拡大が起こる．さらに左心房と直接つながっている肺静脈に血液のうっ滞が生じて，肺うっ血による息切れ，動悸，呼吸困難を生じる．ほとんどの場合，リウマチ熱が原因で，リウマチ熱から20年以上経過すると，徐々に僧帽弁狭窄症が進行して症状が出現する．最近では，抗菌薬の投与などによって，僧帽弁狭窄症の頻度は少なくなりつつある．

僧帽弁狭窄症は緩徐に進行する疾患である．未治療の僧帽弁狭窄症患者の10年生存率は，50〜60％とされている．初診時に自覚症状の軽微な患者の10年生存率は80％であるが，自覚症状が強い場合は0〜15％と予後不良である．

正常な僧帽弁の弁口面積は4〜6 cm^{2}である．弁口面積が1.5 cm^{2}以下になると，動作時の息切れや呼吸困難など，心不全症状が現れやすくなる．1 cm^{2}以下の重症になると，肺のうっ血が起こり，上体を起こして呼吸する起坐呼吸や，夜中に突然苦しくなる夜間発作性呼吸困難などの重症の呼吸困難，喀血，心不全による喘鳴が生じる心臓喘息が現れやすくなる．さらに肺のうっ血状態が長くつづくと，胸水の貯留，右心房と右心室の間にある三尖弁閉鎖不全症，肝腫大，浮腫，腹水などの症状も現れるようになる．

心臓喘息
→p.289

左心房内で血流のうっ滞を起こす僧帽弁狭窄では，左心房内に血栓が生じやすくなる．心房細動を合併した僧帽弁狭窄症の左心房内の高度な血流うっ滞による血栓は，脳梗塞や手足，内臓の塞栓症の原因となる．

〈治　療〉

心不全の症状がある場合，薬物治療や外科的治療が行われる．

薬物治療では，心不全症状に対して利尿薬や強心薬であるジギタリス製剤が用いられ，血栓塞栓症を防ぐために，ジピリダモール，アスピリン，チクロピジンなどの抗血小板薬やワルファリンなどの抗凝固薬が利用される．

薬物療法で改善がみられないときは，カテーテルを用いてバルーンで僧帽弁狭窄部を拡張させる経皮的僧帽弁交連切開術や，開胸手術による僧帽弁交連切開術，または弁置換手術などの外科的治療が行われる．開胸手術では，心房細動手術であるメイズ手術を同時に行うことがある．

3 大動脈弁閉鎖不全症

　左心室と大動脈の間にある大動脈弁が完全に閉鎖しないため，逆流が生じて，左心室の拡張と肥大をきたした状態を，大動脈弁閉鎖不全症という．慢性の場合，心臓は，その変化に順応して，長期間，無症状で経過する．しかし代償が破綻すると急速に左心不全をきたし，起坐呼吸や夜間発作性呼吸困難を呈する．また不整脈が起こり，「胸がどきどきする」「脈がとぶ」などの動悸を感じる人もいる．これらの自覚症状が出たときは，すでに病態は進行している．

　大動脈弁閉鎖不全症の原因には，先天的な心臓病のほか，リウマチ熱，動脈硬化，感染性心内膜炎などと，大動脈炎症候群（高安動脈炎），大動脈瘤，大動脈中膜壊死（マルファン症候群），梅毒などの大動脈の病気により，弁が閉じにくくなる場合とがある．

　大動脈弁疾患は，50歳代までは，ほとんど無症状に経過することが多いが，60歳以降になって症状が出現すると，その後は急速に症状が悪化して生存率が減少する．とくに狭心症，心不全，右心不全出現後の経過はきわめて悪く，外科手術による弁の修復が必要となる[5]．

〈治　療〉

　慢性の重症大動脈弁閉鎖不全症で，無症状で左心室の機能も正常に保たれている場合には，半年ごとの心エコー検査で経過を観察し，中等症以下の症状のときは，感染性心内膜炎の予防と，ジギタリス製剤，利尿薬，カルシウム拮抗薬，ACE阻害薬，アンギオテンシン受容体拮抗薬（ARB）などによる内科的治療を行う．息切れなどの症状が現れたり，心エコー検査で心臓が大きく変化したり，心臓の収縮力が低下した場合には，外科手術が勧められる．

　手術はほとんどの場合，人工弁による置換術が行われ，大動脈弁の逸脱などでは，弁の修復術が行われることもある．上行大動脈の病変や拡張が強い場合には，動脈グラフトによる置換術なども併せて行う必要がある．

マルファン症候群
→p.120

4 大動脈弁狭窄症

　大動脈弁の弁尖に炎症性反応，癒着および硬化・石灰化が生じて，弁の狭窄が生じた状態を，大動脈弁狭窄症という．

　大動脈弁の弁口面積は，正常では2.6～3.6 cm^2（平均3 cm^2）である．

狭心症と急性心筋梗塞の症状
→p.49

大動脈弁狭窄があっても無症状のことも多く，弁口面積が1 cm² 以下になると，さまざまな症状が出現する．大動脈弁が狭くなると，左心室から大動脈へ血液を送り出しにくくなるため，大動脈圧が低くなり，左心室が肥大する．拡張期に大動脈から流入して心筋に血液を供給する冠動脈血流は，左心肥大のために運動時に増加せず，狭心痛が起こる．また大動脈血流量の低下は，脳血流を減少させ，失神を起こす．さらに症状が進むと，左房圧が上昇して，肺うっ血をきたし，息切れ，呼吸困難，起坐呼吸，うっ血性心不全などの症状を呈する．また大動脈弁狭窄症では突然死を起こすこともあり，その頻度は高く，15～20％と報告されている[6]．

大動脈弁狭窄症を治療しない場合，平均余命は，狭心痛出現後5年，失神後3年，心不全発症後2年とされている．

〈治　療〉

治療の基本は，大動脈弁置換術である．症状がなくても，大動脈弁狭窄症が重症であれば，数年以内に症状が出現することも多い．

5　三尖弁閉鎖不全症

右心房と右心室の間にある三尖弁を通過する血液が逆流する状態を，三尖弁閉鎖不全症という．三尖弁閉鎖不全症の原因には，リウマチ性弁膜症，感染性心内膜炎，マルファン症候群，放射線術後などでの，弁そのものの構造異常による一次的なものと，僧帽弁閉鎖不全症など，ほかの弁の異常や肺高血圧症などによって，弁は正常であるが，右心室に負担がかかって逆流が生じる二次的なものとがある．発症頻度は，二次的な原因によるものが圧倒的に多い．

軽度，中等度の三尖弁閉鎖不全では，症状はほとんどなく，症状が進むと，体力低下や疲労感のような漠然とした症状を引き起こす．また血流が心臓から静脈へ逆流することによって頸部の拍動感，腫大した肝臓による右上腹部の不快感，腹水などがみられる．右心房の拡張は，心房細動の原因となり，最重症では，心不全を発症し，チアノーゼ，黄疸，体重減少がみられる．

〈治　療〉

自覚症状のない軽度の三尖弁閉鎖不全症では，治療の必要はない．二次性三尖弁閉鎖不全症は，その原因となっている病気の治療により三尖

弁閉鎖不全症も改善することも多く，通常手術の適応にはならない．右心不全症状が重篤な場合には，弁輪縫縮術という弁形成術が行われる．また弁自体の構造異常を認める場合には，弁置換術を行うこともある．

6　三尖弁狭窄症

　三尖弁の弁口が非常に狭くなった状態が，三尖弁狭窄症で，リウマチ熱の後遺症として発症することが多い．近年，リウマチ熱が減少しているため，減少傾向にある．三尖弁狭窄そのものの発症はあまりみられず，多くは狭窄と閉鎖不全を伴う．

　三尖弁狭窄症では，動悸，皮膚の冷え，疲労感などが現れるが，いずれも症状は軽い．拡張期の右心室への流入が障害されるため，右心房圧，静脈圧は上昇し，食欲不振，嘔気・嘔吐，肝腫大，浮腫，頸静脈怒張，腹水などの右心不全症状が出現する．

7　肺動脈弁閉鎖不全症

　心臓の拡張期に，肺動脈から右心室への血液の逆流を引き起こす肺動脈弁の機能不全を，肺動脈弁閉鎖不全症という．多くは，慢性肺疾患，特発性肺高血圧症，肺梗塞，僧帽弁狭窄症などに合併して発症する．重度の肺動脈弁閉鎖不全症はまれである．

〈治　療〉

　肺動脈弁閉鎖不全症のほとんどは，肺高血圧に起因する．このため肺高血圧を引き起こす状態の管理以外に特異的な治療は必要ない．心不全の症状と徴候が発現したときは，肺動脈弁置換術が選択肢となるが，置換術が必要になることは非常にまれである．

8　肺動脈弁狭窄症

　肺動脈弁の狭窄によって肺への血液流量が減少する心臓弁膜症を，肺動脈弁狭窄症という．肺動脈弁狭窄症の最も多い原因は，先天性心疾患で，全先天性心疾患の約10％を占める．リウマチ性心疾患や悪性カルチノイド腫瘍も原因となる．

　肺動脈弁狭窄症では，肺への血流が減少した結果，右室圧が高くなり，狭窄が中等度から高度の場合には，次第に右心不全が進行する．狭窄が軽度の場合には，何年にもわたり無症状である．おもな症状は，頸静脈

怒張，チアノーゼ，右室肥大，低酸素血症などがあり，重度の場合，過度の運動時の突然の失神や目まい，また肝腫大や肺水腫がみられることがある．

〈治　療〉

狭窄が高度で，右室圧が上昇するときは，幼児，小児，成人を問わず，血管内カテーテル手術（経皮的バルーン肺動脈形成術）によって狭窄部を拡張させる．

9　心臓弁膜症の検査

心臓弁膜症の発見には，聴診が有用である．また心電図や胸部レントゲン写真，心エコー検査などが行われる．重症患者で手術が必要なときは，術前の心臓カテーテル検査により，心臓の収縮力，心臓の各部屋の血圧，狭心症の合併の有無などを，より詳細に評価する．

心臓弁膜症患者の胸部レントゲン所見では，弁の閉鎖不全や，狭窄の結果生じた心室や心房の拡大を認める．心臓弁膜症患者の心電図所見で特徴的なものには，僧房弁閉鎖不全症や，僧房弁狭窄症で生じる左房肥大による二相性のＰ波（僧房Ｐという），大動脈弁狭窄症での左室肥大や左軸変位，また弁膜症患者で多く認められる心房細動での不規則なＰ波などがある．

心雑音は，血液が障害弁を通過するときに生じる乱流音である．心臓弁膜症では，ほぼ例外なく心音異常，心雑音が聴取される．しかし弁膜疾患以外にも，健常者，ことに若年者での無害性心雑音，また貧血や甲状腺機能亢進症においても心雑音が聴取されることがある．このため心雑音が聴取された患者では，さらに心エコー検査などを行う．

心臓カテーテル検査には，静脈からカテーテルを挿入し，大静脈・右心房・右心室・肺動脈の圧測定や造影，また心拍出量や短絡量を測定する右心カテーテル検査と，動脈からカテーテルを挿入し，大動脈・左心室などの圧測定や造影，また冠動脈の造影を行う左心カテーテル検査とがある．

今日の心エコー検査法の進歩によって，これまで心臓カテーテル検査で得られた心臓内の血流量や圧力などの血行動態の評価も，心エコー検査によって可能になっている．

心臓超音波（心エコー）検査
→p.110

基礎知識

1 感染性心内膜炎

　感染性心内膜炎は，心内膜や心臓弁に，細菌集蔟を含む疣腫を形成して，心臓弁の障害や菌血症をはじめ，多彩な臨床症状を呈する全身性敗血症性疾患である．感染性心内膜炎は，1 年間に 10〜50 人/100 万人が発症する．感染性心内膜炎のハイリスク患者は，人工弁置換患者，感染性心内膜炎の既往を有する患者，先天性心疾患患者，後天性弁膜症患者，閉塞性肥大型心筋症患者，中心静脈カテーテル留置患者などである．すべての年齢層で男性が多く，女性の 2 倍，高齢者では女性の 8 倍も多く発症する[3]．

　感染性心内膜炎には，突然発症して数日のうちに命の危険にさらされる急性感染性心内膜炎と，数週間から数か月かけてゆっくりと発症する亜急性感染性心内膜炎とがある．

　急性感染性心内膜炎：突然の 38.9〜40℃の高熱，頻脈，疲労感，急速かつ広範囲の心臓弁の障害を伴って発症する．

	歯口科手技に際して感染性心内膜炎の予防のための抗菌薬投与
Class Ⅰ	特に重篤な感染性心内膜炎を引き起こす可能性が高い心疾患で，予防すべき患者 ・生体弁，同種弁を含む人工弁置換患者 ・感染性心内膜炎の既往を有する患者 ・複雑性チアノーゼ性先天性心疾患 　（単心室，完全大血管転位，ファロー四徴症） ・体循環系と肺循環系の短絡造設術を実施した患者
Class Ⅱ	感染性心内膜炎を引き起こす可能性が高く予防したほうがよいと考えられる患者 ・ほとんどの先天性心疾患 ・後天性弁膜症 ・閉塞性肥大型心筋症 ・弁逆流を伴う僧帽弁逸脱
Class Ⅲ	感染性心内膜炎を引き起こす可能性が必ずしも高いことは証明されていないが，予防を行う妥当性を否定できない． ・人工ペースメーカーあるいは ICD（植込み型除細動器）植込み患者 ・長期にわたる中心静脈カテーテル留置患者

　従来の AHA のガイドラインは，感染性心内膜炎の予防が必要な患者を，この表のⅠとⅡに該当するものとしていたが，2007 年の改定で，この表のⅠに該当するもののみに限定した．しかし，当ガイドラインでは，従来どおり感染性心内膜炎になりやすい患者すべてに予防を推奨する．

（感染性心内膜炎の予防と治療に関するガイドライン，2008 年改訂版より）

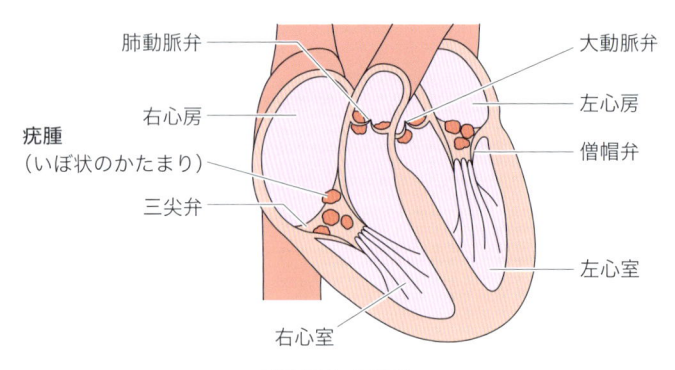

肺動脈弁 / 大動脈弁 / 右心房 / 左心房 / 疣腫（いぼ状のかたまり） / 僧帽弁 / 三尖弁 / 左心室 / 右心室

● 感染性心内膜炎 ●

歯科，口腔手技，処置に対する抗菌薬による予防法

対象	抗菌薬	投与方法
経口投与可能	アモキシシリン	成人：2.0 g を処置 1 時間前に経口投与[1,2] 小児：50 mg/kg を処置 1 時間前に経口投与
経口投与不可能	アンピシリン	成人：2.0 g を処置前 30 分以内に筋注あるいは静注 小児：50 mg/kg を処置前 30 分以内に筋注あるいは静注
ペニシリンアレルギーを有する場合	クリンダマイシン	成人：600 mg を処置 1 時間前に経口投与 小児：20 mg/kg を処置 1 時間前に経口投与
	セファレキシンあるいはセファドロキシル[3]	成人：2.0 g を処置 1 時間前に経口投与 小児：50 mg/kg を処置 1 時間前に経口投与
	アジスロマイシンあるいはクラリスロマイシン	成人：500 mg を処置 1 時間前に経口投与 小児：15 mg/kg を処置 1 時間前に経口投与
ペニシリンアレルギーを有して経口投与不能	クリンダマイシン	成人：600 mg を処置 30 分以内に静注 小児：20 mg/kg を処置 30 分以内に静注
	セファゾリン	成人：1.0 g を処置 30 分以内に筋注あるいは静注 小児：25 mg/kg を処置 30 分以内に筋注あるいは静注

[1] 体格，体重に応じて減量可能である（成人では，体重あたり 30 mg/kg でも十分といわれている）．
[2] 日本化学療法学会では，アモキシシリン大量投与による下痢の可能性をふまえて，リスクの少ない患者に対しては，アモキシシリン 500 mg 経口投与を提唱している．
[3] セファレキシン，セファドロキシルは，近年，MIC が上昇していることに留意すべきである．

（感染性心内膜炎の予防と治療に関するガイドライン，2008 年改訂版より）

亜急性感染性心内膜炎：疲労感，37.2 〜 38.3℃の軽度の熱，中等度の頻脈，体重減少，貧血などがみられる．

歯科治療後の感染性心内膜炎の原因菌として最も多いのは，*Streptococcus viridans* である．歯科処置前のポビドンヨードなどによる口腔内消毒は，菌血症の発症や，その程度を抑制する．抜歯，歯周病治療（歯肉形成術，スケーリング，ルートプレーニング，プロービングなど），歯科インプラントの埋入処置，歯の再植，歯根尖手術，歯肉縁下への矯正用バンド装着，歯根膜への麻酔などでは，予防的な抗菌薬の投与を必要とする．また口腔衛生状態の不良や，歯周や歯根尖周囲に感染症のある場合には，歯科処置をしなくても菌血症が発症することがある．

推奨される抗菌薬の選択と投与量を表に示す．

心内膜炎のもう 1 つのタイプは，非感染性心内膜炎である．非感染性心内膜炎は，障害のある心臓弁に血栓が形成されることで発症する．ハイリスク群は，全身性エリテマトーデス，肺癌，胃癌，膵癌，尿毒症，熱傷などで，感染性心内膜炎と同様に，心臓弁の障害が生じ，脳卒中や心臓発作を起こす可能性が高くなる．

2　心不全

心不全とは，心臓の血液拍出が不十分で，全身が必要とするだけの循環量を保てない病態をいい，病名ではなく，心臓が衰えた状態を表す「症候名」で，心臓弁膜症や高血圧，冠状動脈硬化，心筋梗塞など，あらゆる心臓疾患が最終的に至る症候群である．現在，日本の心不全患者は約 160 万人と推定されている．

心筋梗塞のように急（時間〜日単位）に心不全症状が出るものを「急性心不全」，心筋症や弁膜症に伴う心不全のように慢性的（月〜年単位）な場合を「慢性心不全」といい，慢性心不全から急に悪くなったものは，「慢性心不全の急性増悪」という．

心不全症状をきたす原因が，左心室の機能不全によるものか，右心室の機能不全によるものかによって，左心不全と右心不全とに分類される．この分類は，病態把握や治療方針決定に有用であるため，頻繁に使用される．

左心不全では，左心室の機能低下によって，十分な血液量を大動脈に駆出できなくなり，肺にうっ血が起こる．このため頻脈，チアノーゼ，尿量低下，血圧低下，手足の冷感，意識レベルの低下，肺高血圧，胸水，労作時呼吸困難，夜間発作性呼吸困難，咳嗽，チェーンストークス呼吸，湿性ラ音などの症状を示す．

左心不全を誘発する病気として，心筋梗塞，冠状動脈硬化症，高血圧症などがあげられる．左心不全は，さらに右心系に負荷を与え，右心不全を合併することがある．

右心不全では，右心系の機能不全に伴う静脈系のうっ血を主体とする一連の病態をきたす．大静脈に血液がうっ滞し，心不全徴候としての下腿浮腫が特徴的である．そ

のほか腹水，肝腫大，静脈怒張などの静脈圧の上昇に伴う症状をきたす．

　心不全の重症度を表すものとしてよく使われるのが「NYHA 心機能分類」である．日常の生活動作によって，症状（呼吸困難，疲労感，動悸，胸の痛みなど）が出るかどうかによってクラス分けされる．

　心不全の治療には原疾患の治療とともに，心拍出量の改善と，静脈うっ血の改善を目的に，強心薬，利尿薬，血管拡張薬，心房性ナトリウム利尿ペプチド，ACE 阻害薬などが用いられる[7,8]．

NYHA 心機能分類

	クラス		自覚症状
軽症	Ⅰ度	心疾患はあるが，身体活動制限の必要はない．	日常の生活活動で，疲労，動悸，息切れ，狭心症などの症状が起こらない（心不全症状はないと考える）．
軽症	Ⅱ度	軽度の身体活動制限を必要とする．	安静時には何も症状はないが，日常の生活活動で，疲労，動悸，息切れ，狭心症などの症状が起こるもの．
中等度	Ⅲ度	中程度ないし高度の身体活動制限を必要とする．	日常生活活動を軽度に制限しても，疲労，動悸，息切れ，狭心症などの症状が起こるもの．
重度	Ⅳ度	強度に身体活動を制限しても心不全や狭心症状が起こり，安静を守らないと症状が増悪するもの．	

3　チェーンストークス呼吸

　小さい呼吸から徐々に 1 回換気量が増えて大きな呼吸となったあと，次第に呼吸が小さくなり，一時的に呼吸停止となる，という周期が 30 秒〜2 分くらいで繰り返される中枢型睡眠呼吸障害で，交代性無呼吸ともよばれる．

　呼吸中枢は二酸化炭素によって刺激される．脳出血，脳梗塞などによる呼吸中枢の低酸素症があると，睡眠時に二酸化炭素の刺激に対する感受性が低下して，無呼吸が誘発されやすくなる．さらに心不全患者では血液循環が遅延するため，二酸化炭素分圧の変動が中枢に伝わる時間が遅れて，無呼吸が助長される．この無呼吸によって二酸化炭素が蓄積すると，患者は覚醒して過呼吸が生じ，再び二酸化炭素分圧が著しく低下し，次の無呼吸を起こすことになる．

4 メイズ手術

　心房細動は，心房のさまざまな場所から信号が生じ，心房内を不規則に伝達されることで生じる．1987年，アメリカ・ワシントン大学のコックス[9]は，心房の中を迷路（英語でメイズ）のような複雑な切開を入れ，心房内の不規則な信号伝達を断ち切る手術を開発した．

　メイズ手術は大掛かりな手術を必要とするので，心房細動を高率に合併する僧帽弁形成術や人工弁置換術，先天性心疾患や弁膜症で心房細動を合併している患者の手術時に併用して行われる．

　近年，ラジオ波という電気エネルギーを用いて，心房の組織を焼いて迷路状にする方法が開発され，より安全に小さな負担で行えるようになった．メイズ手術により心房細動が治る確率は80〜90％と報告されている．心房細動に関連する抗凝固治療なども不要となり，術後，QOLの著しい改善がみられる．

5 人工弁

　人工弁は，著しく機能不全に陥った弁の代替として用いられる人工的に作成された代用弁で，「機械弁」と「生体弁」が用いられている．

　人工材料からつくられた機械弁は，1961年，はじめてヒトに使用されて以来，さまざまなタイプのものが開発されてきたが，現在，おもに使用されているのは，ステンレス合金に炭素線維がコーティングされたパイロライティックカーボンという材料でできた，半月状の二枚の弁葉の板が開閉する構造のものである．リングの外側には心臓に縫い付けるための布（カフ）がついており，悪くなった心臓の弁を切り取り，残った心臓の弁の枠（弁輪）に，カフを縫い付けることで新しい人工弁に取り換える．

　生体弁として用いられているのは，ブタの大動脈弁やウシの心膜（心臓を覆う膜）からつくられた人工弁である．生体弁は，その構造から，人工弁の骨格の中にブタやウシの心臓の組織を縫い込んだステント付き生体弁と，ステントはなく，動物から取り出した心臓の弁を，ほぼそのままの形で用いるステントなし生体弁（ステントレス生体弁）に分けられる．いずれの生体弁も弁葉は3枚で，3枚の弁葉の内側を血液が流れる．

　機械弁と生体弁のどちらを用いるかは，それぞれの弁の特徴，長所，短所から選択される．機械弁は耐久性に優れる．しかし機械弁は，生体にとって異物であることから血栓が付着しやすく，ワルファリンの内服を毎日つづけて血液の凝固機能を抑える必要がある．ワルファリンには，胎児奇形の可能性，出産時の出血の危険性，授乳時の子どもへの薬の移行の心配などがあり，妊娠する可能性がある女性には機械弁は原

則使用できない．また出血性の素因のある人にも使いにくい．
　一方，生体弁の耐久性は 10〜15 年と機械弁に比べて短いが，機械弁に比べて，血栓ができにくく，人工弁の縫いしろの布の部分が心臓の組織に覆われてしまえば，ワルファリンの必要はないと考えられている．
　一般的には，手術後 3〜6 か月ほどワルファリンを服用し，以後はアスピリンでよいとされている．このことから機械弁は小児・若年者や透析患者に，生体弁は挙児を希望する女性，ワルファリン服用困難な患者，高齢者，出血性素因のある患者などに適応される．

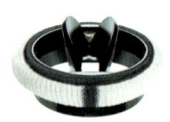

機械弁：Slimline
（日本ライフライン）

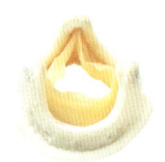

生体弁：Mosaic Ultra
（メドトロニック）

● 機械弁と生体弁 ●

6　心臓超音波（心エコー）検査

　心エコー検査とは，高周波数の超音波ビームを用いて，心臓の様子を画像に映し出して診断する非侵襲的検査である．リアルタイムに観察できる心エコー検査は，常時動いている心臓の疾患を診断するとき，必要不可欠な検査となっている．

〈心エコー検査の目的〉
　・心臓の形の異常を発見する形態的診断
　・心臓の働きをみる機能的診断

〈経胸壁心エコー法〉心エコー検査の基本である．
　・M モード法（M：動き Motion の略）：横軸に時間をとって，心臓の弁や心筋の動きなど，動きのある部位を観察する．
　・B モード法（B：輝度 Brightness の略）：扇形の超音波走査面で心臓の断面を表示する．
　・ドプラ法：「ドプラ効果」を利用して動静脈の血流を表示する．

　経胸壁心エコー法によって，虚血性心疾患，心筋症，弁膜症などを診断する．またドプラ法と B モード画像を重ね合わせることで，2 次元断層面上の動静脈や心腔内での血行動態をリアルタイムに表示できる．
　近年，経食道心エコー法，負荷心エコー法，多数のマイクロバブルを含有した超音波用の造影剤によるコントラストエコー法など，さまざまな検査法が行われるように

なっている[10,11]．経食道心エコー検査は，超音波を出す胃カメラのような管を，口から食道や胃の中まで入れて，心臓を観察する方法である．心臓のすぐうしろにある食道から心臓をみることで，体表からは描出が困難であった病変を観察でき，弁膜症，先天性心疾患，血栓症，感染性心内膜炎などの精密検査を行うことができる．負荷心エコー法では，運動負荷あるいは薬物負荷をかけて観察することで，安静時には認められない異常を検出でき，虚血性心疾患における虚血と心筋生存能の評価を行う．

参考文献

1) 2008年度合同研究班報告：循環器疾患における抗凝固・抗血小板療法に関するガイドライン（2009年改訂版）
2) 日本有病者歯科医療学会，日本口腔外科学会，日本老年歯科学会：科学的根拠に基づく抗血栓療法患者の抜歯に関するガイドライン 2010年版．学術社，2010
3) 2007年度合同研究班報告：感染性心内膜炎の予防と治療に関するガイドライン（2008年改訂版）
4) 2006年度合同研究班報告：弁膜疾患の非薬物治療に関するガイドライン（2007年改訂版）
5) 安田寿一：心臓弁膜症の予後管理．*Clinician* 339：319-24, 1985
6) 2009年度合同研究班報告：心臓突然死の予知と予防法のガイドライン（2010年改訂版）
7) 2009年度合同研究班報告：慢性心不全治療ガイドライン（2010年改訂版）
8) 2010年度合同研究班報告：急性心不全治療ガイドライン（2011年改訂版）
9) Cox JL, Schuessler RB, D'Agostino HJ Jr, et al.: The surgical treatment of atrial fibrillation. III. Development of a definitive surgical procedure. *J Thorac Cardiovasc Surg* 101：569-83, 1991
10) 2009年度合同研究班報告：循環器超音波検査の適応と判読ガイドライン（2010年改訂版）
11) 溝口賢哉，秋山敏一，北川敬康：心臓超音波検査 60：1483-90, 2004

大動脈解離・大動脈瘤患者への対応

> 1 未破裂の大動脈解離・大動脈瘤であるか，手術を受けているかを確認する．
> 2 未破裂の大動脈解離・大動脈瘤患者では，血管の状態，薬物治療の内容，破裂の危険性について，手術を受けている患者では，手術方法，手術後の状態について，主治医より情報を得る．
> 3 歯科治療は，厳重な血圧の管理のもとに行う．

　大動脈解離は，3層ある大動脈壁の内膜の一部が破れ，ここから血管壁の間にできた解離腔に血液が流れ込む病態で，大動脈瘤は大動脈壁が薄くなって膨れた病態である．急性の大動脈解離では心不全，心タンポナーデ，意識障害などの重篤な合併症が生じる．大動脈瘤の破裂は，体内に大出血をきたしてショックとなる．大動脈解離・大動脈瘤はいずれも，人間ドックや，ほかの疾患での検査で偶然見つかることが多く，内膜の剝離や瘤の破裂がないかぎり無症状である．しかし決してもとに戻ることはなく，高血圧や脂質異常症，動脈硬化などの要因が解消されないかぎり，いずれ破綻する可能性がある．

1 未破裂の大動脈解離・大動脈瘤であるか，手術を受けているかを確認する

　大動脈解離や大動脈瘤の内科的治療を受けている，あるいは手術を受けた患者が歯科を受診したときは，どういう病名か，いつごろ，どのような検査で見つかったのか，症状はあるのか，どのような手術を受けたのか，現在どのような治療を受けているのか，ほかに治療を受けている病気はないのか，などについて詳細に聴取する．

　大動脈解離や大動脈瘤では，内科的治療を行っていても，必ずしも安全な歯科治療ができるとはかぎらない．大動脈解離では，解離腔のある場所によって緊急度が異なり，上行大動脈に解離腔のないスタンフォードB型では，血管壁が裂けたときの激烈な痛みがあっても，内科的治療で進行の様子をみることが多い[1]．大動脈瘤の径が小さいときは手術の必要はないが，降圧治療を行っても年に10～20％ずつ大きくなるので，定期的な観察が必要である．

大動脈解離での死亡率
→p.115

112

2 | 未破裂の大動脈解離・大動脈瘤患者では、血管の状態、薬物治療の内容、破裂の危険性について、手術を受けている患者では、手術方法、手術後の状態について、主治医より情報を得る

　大動脈解離・大動脈瘤患者への歯科治療の前には，主治医から疾患についての詳細な情報を得るとともに，予定する治療内容，降圧方法を含めた歯科治療中の管理方法について，十分な打ち合わせを行うことが重要である．

　大動脈解離・大動脈瘤の状態を知ることは，歯科治療の内容，管理方法を決定するうえで重要である．上行大動脈にできた大動脈解離や，大きくなった大動脈瘤は，緊急手術の適応である．手術は難易度が高いが，手術によって破裂の原因が取り除かれると，日常の生活に復帰でき，運動制限もなくなる．すなわち一般的に，大動脈解離・大動脈瘤の手術を受けた患者は，内科的治療を受けている患者よりも安心して歯科治療を受けることができる．

　大動脈解離・大動脈瘤の多くは，動脈硬化が原因で生じることから，脳血管障害や虚血性心疾患などの疾患を合併していることがあり，歯科治療を行うときは，これらの疾患に対する対応も必要となる．

3 | 歯科治療は，厳重な血圧の管理のもとに行う

　大動脈解離・大動脈瘤の破綻は，動脈壁への高い圧力によって起こるため，歯科治療中は，血圧の上昇をさけることが必要である．歯科治療中，胸痛，背部痛などの異常が認められたときは，ただちに主治医に連絡をとる．

　歯科治療中は，疼痛，過剰な血管収縮薬の使用，精神的な緊張などによって血圧が上昇する．必要最小限の局所麻酔薬による確実な除痛，精神鎮静法の併用などによって血圧変動をさけ，経時的な血圧測定を行いながら歯科治療を行う．

大動脈解離・大動脈瘤

大動脈解離・大動脈瘤が破綻したとき，病院着前死亡は61.4％で，発症から死亡までの時間は，1時間以内7.3％，1〜6時間12.4％，6〜24時間11.7％であり，病院着前死亡と合わせると，93％が24時間以内に死亡している[2]．

大動脈解離・大動脈瘤の年間発症頻度は，10万人あたり3人前後と推定され，2002年の厚生労働省の傷病基本分類統計では，大動脈解離患者数は9千人，大動脈瘤患者数は1万6千人と報告されており，動脈硬化病変が増えるにしたがって患者が増加している．

1 大動脈解離

大動脈の解剖
→p.120

大動脈は，内膜（内皮），中膜，外膜の3層構造からなる厚さ2〜3 mmの壁でできている．大動脈解離とは，「大動脈壁が，中膜のレベルで二層に剥離し，動脈走行に沿ってある長さをもち二腔になった状態」で，大動脈壁内に血流もしくは血腫が存在する動的な病態である[3]．

大動脈解離では，大動脈壁への圧ストレスによって，硬化と脆弱化が生じた内膜の一部に亀裂（エントリー）が入り，血液が中膜に入り込み，大動脈の壁が内膜と外膜とに分離される．中膜組織はスポンジのような構造であるため，容易に破壊され，血液が勢いよく流れ込んで中膜が竹を割るように裂ける（解離）．この内膜破綻が起こる好発部位は，上行大動脈内，弓部，左鎖骨下動脈分岐よりすぐ遠位の部分である下行大動脈の起始部である．

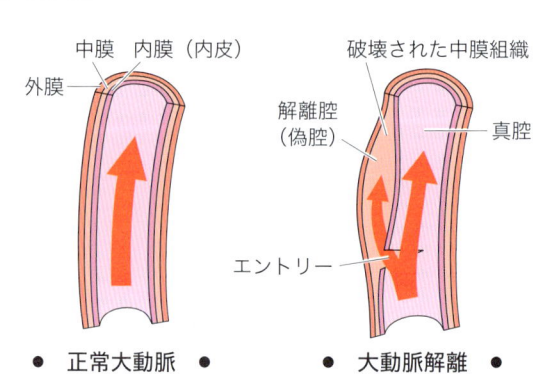

● 正常大動脈 ●　　● 大動脈解離 ●

大動脈解離が徐々に進み，慢性に経過するときは，ほとんど症状はない．しかし内膜の破綻部位から急激に血液が偽腔に流れ込む急性の大動脈解離では，破綻部位に相当する部分に激烈な痛みと苦しみの感覚が生じるとともに，心不全，意識障害など，重篤な症状を引き起こす．

　内膜の破綻部位が上行大動脈にあるとき，突然の引き裂かれるような持続性胸痛ではじまり，解離が遠位側の大動脈に拡がるにしたがって，背部痛が生じる．内膜の破綻部位が下行大動脈で起こるときは，突然の背部痛ではじまり，しばしば腰のほうまで痛みが進行する．

　上行大動脈解離によって拡張した解離腔は，次のような症状をたどる．

大動脈解離での死亡率

			スタンフォードA型 (上行大動脈に解離腔を有する)		スタンフォードB型 (上行大動脈に解離腔がない)	
急性期	内科治療での死亡率	発症から24時間 48時間 7日間 1か月		20% 30% 40% 50%	1か月 (合併症のない場合)	10%
	外科治療での死亡率	発症から24時間 48時間 7日間 1か月		10% 30% 13% 20%	1か月 (合併症のない場合) 1か月 (破裂，切迫破裂，下肢虚血，臓器虚血，治療抵抗性の疼痛を合併する場合)	10% 25%
慢性期	内科治療での死亡率 (Kozai et al. 2001)	開存型 偽腔閉塞型	1年 5年 10年 1年 5年 10年	66% 77% 77% 14% 14% 69%	開存型 偽腔閉塞型	1年 16% 5年 36% 10年 52% 1年 3% 5年 10% 10年 37%
	手術での在院死亡率			6.5%	(弓部下行置換15.0%，下行置換7.9%，胸腹部置換13.9%)	8.7%
	ステント挿入での在院死亡率			22.2%		4.2%

(西野共達，加地修一郎：急性大動脈瘤解離 3. 内科治療と限界 ICUとCCU 35：201-209, 2011/ Kozai Y, Watanabe S, Yonezawa M, et al.: Long-term prognosis of acute aortic dissection with medical treatment: a survey of 263 unoperated patients. Jpn Circ J 65: 359-63, 2001/2010年度合同研究班報告．大動脈瘤・大動脈解離診療ガイドライン (2011年改訂版) より抜粋)

① 冠動脈入口部を圧迫して心筋への血流が不十分となり，心ポンプ機能が失われる．
② 大動脈基部まで及んで大動脈弁を圧迫し，高度の閉鎖不全を生じて，心不全が急速に進む．
③ 血液成分が，薄くなった外膜を介して心臓を包んでいる心嚢の中に入り（心嚢液貯留），心臓を外側から圧迫する心タンポナーデをきたす．

この結果ショック状態となり，胸内苦悶とともに血圧低下，意識レベル低下をきたして，急死にいたる可能性が高い．

解離腔が腹部下行大動脈まで拡がると，真腔を圧迫して腹部主要血行を阻害したり，腸骨動脈を圧迫することがあり，膵炎のような腹痛，背部痛，下肢の痛みや変色が生じる．また脊髄の血行が障害されると，麻痺や膀胱直腸障害などを起こす．

〈治　療〉

大動脈解離では発症後，急性期に上行大動脈に解離腔があるかどうかで予後が大きく異なる．すなわち上行大動脈に解離腔が及んでいるときは，急速にショック状態となり致死的であることが多いため，上行大動脈置換術，近位弓部大動脈置換術，弓部大動脈全置換術などによる緊急手術の対象となる．一方，解離腔が下行動脈に限局しているときは，第一選択として厳重な安静と降圧治療による内科治療が行われ，臓器の灌流障害や，大動脈の強い拡張があって破裂しそうなときは，手術によって解離した部分を人工血管で修復する．

2007年に腹部大動脈用ステントグラフト，2008年に胸部大動脈用ステントグラフト（ステント付き人工血管）が承認され，上行大動脈に解離腔がない大動脈解離（スタンフォードB型）では，血管カテーテルを用いたステントグラフト内挿術による治療も行われるようになっている．

2　大動脈瘤

大動脈瘤は，「大動脈の一部の壁が，全周性，または局所性に（径）拡大または突出した状態[3]」と定義され，胸部大動脈あるいは腹部大動脈の径が拡大し，こぶ状になったものをいう．大動脈の直径は，バルサルバ洞とよばれる上行大動脈基部の膨らんだ部分が30～35 mmであるのを除いて，上行大動脈から総腸骨動脈分岐直前まで20～30 mmであるが，

直径が正常径の 1.5 倍（胸部で 45 mm，腹部で 30 mm）を超えて拡大したとき，「瘤」という．また大動脈解離によって大動脈径が正常の 1.5 倍以上となったとき，解離性大動脈瘤という．

　大動脈の径が 50〜60 mm になると，血管が破裂する可能性が高くなり，いったん破裂すると，体内に大出血を起こし，急激に出血性ショックとなり，救命が困難となる．

　大動脈瘤には，腹部にできる腹部大動脈瘤，胸部にできる胸部大動脈瘤，胸部から腹部にまたがってできる胸腹部大動脈瘤などがある．大動脈瘤の多くは，徐々に径の拡大が進行するため，はじめは無症状である．とくに胸部大動脈瘤は胸の中にあるため自覚症状が乏しく，健康診断やほかの病気の検査などで偶然発見されることが多い．

　大動脈瘤は，胸部および腹部の CT 撮影で診断できるが，胸部大動脈瘤は胸部エックス線写真では見逃されることも多い．

　大動脈瘤の多くは動脈硬化に起因し，高血圧，喫煙，糖尿病，高脂血症，肥満などが促進因子となる．またマルファン症候群や大動脈炎症候群（高安動脈炎）などの特殊な疾患に伴って大動脈瘤が形成されることもある．

マルファン症候群
→p.120

〈大動脈瘤の分類〉

　次の 3 つに分類される．
- 瘤の壁が通常の 3 層構造である真性大動脈瘤
- 中膜の構造が壊れて内膜と外膜の間に血液が入り込む，大動脈壁の解離による解離性大動脈瘤

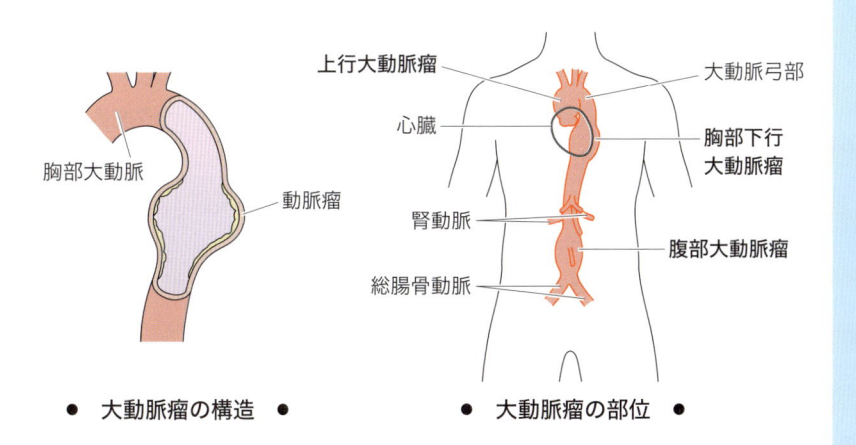

● 大動脈瘤の構造 ●　　　● 大動脈瘤の部位 ●

・瘤の壁に大動脈の壁構造がみられない仮性大動脈瘤

また大動脈瘤の形態には，紡錘状のものと囊状のものとがある．

胸部大動脈瘤では，動脈瘤が大きくなり，周囲の組織を圧迫するようになってはじめて症状が現れる．大動脈は胸椎の左側に位置するため，動脈瘤が声帯を支配している神経（反回神経）を圧迫すると，左側の声帯の動きが悪くなり，嗄声(させい)が現れる．また気管の圧迫による呼吸困難や，食道の圧迫による嚥下困難が現れることがある．腹部大動脈瘤では，臍のあたりに拍動性腫瘤を触れたり，腹痛や腰痛を自覚することがある．数日間症状が持続する腹痛や腰痛は，切迫破裂という破裂の前兆である．

大動脈瘤の多くは，破裂しないかぎり症状がなく，破裂したときの症状は重症である．胸部大動脈瘤の破裂では，胸の激しい痛み（胸背部痛）とともに呼吸苦が現れ，腹部大動脈瘤の破裂では，腹部から腰の部分に出血が広がることで激烈な腹痛や腰痛を生じる．体内への大出血が起きたときは，急激に出血性ショックとなり意識障害，さらに突然死することもある．

大動脈瘤はもとに戻ることはなく，血圧が高いままの場合には，瘤はさらに大きくなり，やがて破裂する．このため大動脈の拡大が軽度なうちに発見されたときは，降圧薬によって血圧をコントロールすることで，拡張する速度を遅らせ，破裂を予防することが可能である．

〈治　療〉

紡錘状の大動脈瘤では，胸部で50〜60 mm以上，腹部で40〜50 mm以上の最大径を目安に手術の適応となる．また囊状の大動脈瘤は，瘤径が50 mm未満でも拡大傾向があれば手術の適応となり，ほとんどが囊状である仮性大動脈瘤では，診断されたら手術が考慮される．瘤が破裂する危険がある切迫破裂や瘤の破裂では，緊急手術が行われる．

大動脈瘤に対する手術の基本は，人工血管による大動脈の置換術である．大動脈を一時的に遮断して手術を行うため，そのあいだ脳と脊髄の保護を行う必要がある．胸部大動脈瘤手術では，体外循環（人工心肺），低体温，臓器冷却などが用いられる．しかし脊髄障害による下半身麻痺が8％の患者で生じるという報告がある．このほか心臓，肺，腸など，あらゆる臓器の障害が起こり得る．

2007年から大動脈瘤治療用のステントグラフト内挿術が保険適応となり，国内でも使用可能となった．これは足の付け根の動脈からカテー

テルを大動脈瘤の部位まで入れ，金属のバネの部分（ステント）と，それを被覆するグラフトとよばれる人工血管の部分からなるステントグラフトを，大動脈瘤部分に留置する方法である．ステントグラフトでは，大動脈瘤はそのまま残るが，瘤の部分には血圧が直接かからなくなり，破裂の危険がなくなる．日本では，大動脈瘤の約 10〜20％が，ステントグラフトにより治療されている．

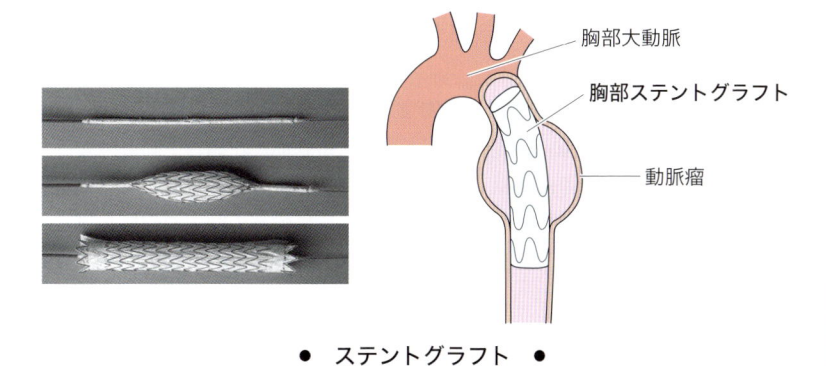

● ステントグラフト ●

基 礎 知 識

1　大動脈の解剖

　大動脈は，心臓の左心室から胸の前方にある胸骨の裏側を頭側に向かい（上行大動脈），弓状のカーブを描きながら胸部の左後方に回り（弓部大動脈），脊椎の左側に沿って下って（下行大動脈），横隔膜を貫いて腹部に入り，臍の少し下の高さで左右の総腸骨動脈に分かれる．一般に心臓から出たところ（大動脈基部）から左右に分岐するまでを大動脈といい，横隔膜の上の部分を胸部大動脈，横隔膜から下の部分を腹部大動脈という．

　大動脈基部からは心臓に血液を供給する冠状動脈，弓部大動脈からは右腕頭動脈（まもなく右総頸動脈と右鎖骨下動脈に分かれる），左総頸動脈と左鎖骨下動脈，胸部下行大動脈からは肋間動脈や気管支動脈，腹部大動脈からは腹部主要4分枝である左右の腎動脈と腹腔動脈，上腸間膜動脈が枝分かれし，さらに腰部の筋肉や脊椎を栄養する腰動脈，大腸（結腸）の後半1/3を栄養する下腸間膜動脈を出したあと，左右に分かれる．

2　マルファン症候群

　マルファン症候群は，遺伝性に発症する全身性の結合組織の障害をきたす疾患である．75%が常染色体性優性遺伝で，25%は突然変異による．マルファン症候群の発生頻度は3千～5千人に1人といわれ，日本では2.5万～4.1万人の患者がいると推定されている[4]．

　特徴的症状：骨格，肺，目，心臓，大動脈などに現れる．

　身体的特徴：背が高く，指や手足が長い傾向がある．また鳩胸や漏斗胸，側彎症，偏平足，自然気胸，水晶体亜脱臼や近視などが現れる．

　マルファン症候群で重要なのは，大動脈の病変であり，血管壁の結合組織が脆弱になり大動脈が拡大するため，大動脈瘤，大動脈弁を含む大動脈基部の拡大，大動脈弁閉鎖不全，僧帽弁閉鎖不全などが現れる．マルファン症候群患者に胸背部の激痛がみられたときは，大動脈解離を考える必要がある．

参考文献

1) Kozai Y, Watanabe S, Yonezawa M, et al.: Long-term prognosis of acute aortic dissection with medical treatment : a survey of 263 unoperated patients. *Jpn Circ J* 65 : 359-63, 2001
2) 村井達哉：大動脈解離と突然死．東京都監察医務院における1320剖検例の統計的研究．日法医誌 42：564-577, 1988
3) 2010年度合同研究班報告：大動脈瘤・大動脈解離診療ガイドライン（2011年改訂版）
4) Dean JC.: Marfan syndrome : clinical diagnosis and management. *Eur J Hum Genet* 15 (7)：724-33, 2007　日本マルファン協会訳：マルファン症候群：臨床診断と管理

心筋症患者への対応

1 心筋症の種類，症状，発症時期，治療について確認する．
2 心不全の程度，原因疾患の有無，治療内容について，主治医から情報を得る．
3 不整脈や動悸，易疲労感などの症状のある心筋症患者の歯科治療は，心電図モニター下に行う．
4 特定心筋症（二次性心筋症）では，原因疾患に応じた対応を行う．

心筋の肥大・変性などが原因で心臓のポンプ機能が障害される心筋症患者の症状は，種類，時期によってさまざまであり，その治療も病態，症状によって異なる．日常生活に支障のない心筋症患者では，通常の歯科治療は可能である．しかし心不全症状を呈したり，何らかの疾患に伴う二次的な心筋症患者に対して歯科治療を行うときは，事前の十分な患者評価が必要である．

1 心筋症の種類，症状，発症時期，治療について確認する

心不全症状がない，あるいは軽度の心筋症患者に対する一般的な歯科治療は，ほとんど問題なく行うことができるが，歯科治療を開始する前に，どのような種類の心筋症か，症状はあるのか，どのような治療が行われているのかを知る必要がある．

心筋症患者は，初期には症状がなく，ふつうに日常生活をおくっており，心電図異常やレントゲン，心エコー検査ではじめて見つかることがある．心筋症の治療は，一般的にはまず薬物治療が選択され，症状に応じてペースメーカー，カテーテル治療，手術療法が行われ，心臓移植が適応となることもある．また特定心筋症（二次性心筋症）では，原因疾患に応じた治療が行われる．

心筋症の症状は，重症度によってさまざまであり，治療内容も症状，原因疾患によってさまざまである．

2 心不全の程度，原因疾患の有無，治療内容について，主治医から情報を得る

心筋症に対する治療は，心電図，レントゲン，心エコー，心臓MRI，運動負荷試験などによる評価をもとに行われる．症状のある心筋症患者

では，抜歯，歯周外科，インプラント手術など，ストレスのかかる歯科治療が心不全症状を増悪させる可能性があり，疾患についての情報が欠かせない．

3 | 不整脈や動悸，易疲労感などの症状のある心筋症患者の歯科治療は，心電図モニター下に行う

心筋症患者での不整脈や動悸，易疲労感は，心機能の低下によって生じる．歯科治療中，心電図波形に変化がないときは，安定していると考えられ，歯科治療を継続してもほとんど問題はない．しかし心電図波形の変化や頻脈が認められるときは，病態の悪化を示す可能性がある．治療を中断して経過を観察し，症状の悪化が認められるときは，主治医からの指示を受ける．

4 | 特定心筋症（二次性心筋症）では，原因疾患に応じた対応を行う

虚血性心疾患や高血圧，代謝性疾患などに伴う特定心筋症患者に対しては，心筋症に対する注意とともに，原因となる疾患についての管理が必要である．主治医とのあいだで十分な協議を行ったうえで歯科治療を行う．

心筋症

　心臓は，筋肉でできた4つの部屋で構成され，心筋の拡張，収縮を繰り返すことで，全身から静脈血を受け入れ，肺で酸素化したあと，再び全身に動脈血を送り出すポンプの働きをしている．

　心筋症とは，心筋細胞が変性して心臓の壁が厚くなる，あるいは薄くなることで，心臓の働きが障害され，心不全や心臓突然死を起こす病気である．心筋症には，原因や全身疾患との関連がはっきりしている特定心筋症（続発性心筋症，二次性心筋症）と，原因不明な特発性心筋症とがある．一般的に心筋症とは，特発性心筋症をさす．

　心筋症の多くは無症状で，通常の日常生活での問題はほとんどないが，進行すると不整脈や動悸，易疲労感などが現れ，心不全に至ることがある．内科的治療の発展によって心筋症患者の生存率は延びているが，薬物治療の効果が得られないときは，心臓移植の適応となる．

1　特発性心筋症

　約半世紀前まで，心臓病として，先天性心臓病，心臓弁膜症，虚血性心臓病，高血圧性心臓病などが知られていた．1950年代になって心電図や心臓カテーテル検査，心血管造影法など，診断法の進歩や，開心術が行われるようになり，心電図などに異常がみられないにもかかわらず，心肥大や心拡張をきたす症例が存在することが明らかになった．

心筋症の分類

特発性心筋症	特定心筋症
拡張型心筋症	虚血性心筋症
肥大型心筋症	弁膜症性心筋症
拘束型心筋症	高血圧性心筋症
不整脈源性右室心筋症	代謝性心筋症
分類不能型心筋症	全身疾患に伴う心筋症
	筋萎縮性心筋症
	アルコール性心筋症
	薬物や放射線障害に伴う心筋症
	産褥性心筋症
	ミトコンドリア心筋症

1957年，イギリスのブリグデンが，心筋の異常による疾患として，心筋症という病名をはじめて用いた．その後，原因不明の心筋の病気に対して，原発性心筋疾患や特発性心筋症の病名が用いられるようになった[1]．

　心筋症は「心機能障害を伴う心筋疾患」（1995年世界保健機関/国際心臓連合（WHO/ISFC）の合同委員会）と定義され，拡張型心筋症，肥大型心筋症，拘束型心筋症，催不整脈性右室心筋症，特定心筋症を含む．

　日本の心筋症患者は，平成11年厚生省特定疾患特発性心筋症調査によると，拡張型心筋症患者は推計17.7千人（10万人あたり14人），肥大型心筋症患者は推計21.9千人（10万人あたり17.3人）であり，拘束型心筋症患者は，拡張型心筋症患者や肥大型心筋症患者よりも，はるかに少ない（10万人あたり0.2人）と考えられている．

（1）拡張型心筋症

　拡張型心筋症は，心室の心筋収縮が低下し，心室内腔が拡大する病気である．心室の内腔が拡大すると，心臓に負荷がかかって心収縮力が低下し，さらに左心室の拡大を招くという悪循環に陥る．拡張型心筋症では，徐々に心機能が低下し，うっ血性心不全に進行する．拡張型心筋症の5年生存率は76％であるが，突然死の発生もまれではない．

　拡張型心筋症の原因は明らかでなく，約20％が家族性（遺伝の影響），

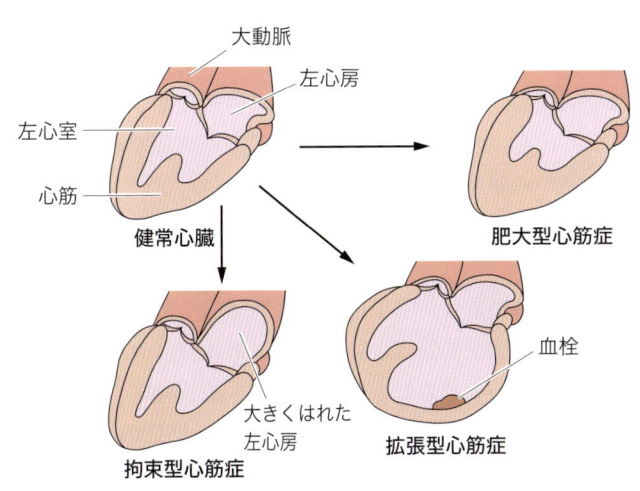

● 心筋症 ●

（駒村和雄：公益財団法人循環器病研究振興財団発行「知っておきたい循環器病あれこれ」62号，心筋症って怖い病気ですか？ より一部改変）

ウイルス感染を契機とした心筋炎，自己免疫などが考えられている．

〈症　状〉

進行するにしたがって，運動時の動悸や安静時の息切れ，夜間の呼吸困難（夜間発作性呼吸困難）などが現れる．さらに進行すると，両下肢や顔面の浮腫，不整脈が生じる．致死性心室性不整脈である心室性頻拍は突然死の原因となり，心房細動を合併するときは，心腔内で血栓ができ，脳梗塞の原因となる．

拡張型心筋症の長期予後は不良である．

〈治　療〉

心不全症状があるときは安静臥床，運動制限，食塩制限，水分制限を必要とし，心不全に対する薬物治療が行われる．また不整脈に対しては，抗不整脈薬，植込型除細動器（ICD），カテーテル・アブレーションなどによる治療が行われる．

内科的治療に反応しない重症例に対しては，拡大した心臓の一部を切除して心室を縮小させる左室部分切除術（バチスタ手術），心臓移植が適応となる．2012年現在，心臓移植を希望している患者の65％は，拡張型心筋症患者である[2]．

2007年，拡張型心筋症患者の心臓に，自己筋芽細胞から作成した細胞シートを移植する臨床試験が開始され，心筋の働きを再生させる治療に成功したことから，今後の成果が期待される[3,4]．

（2）肥大型心筋症

肥大型心筋症は，不均等な心筋の変性，壊死および線維化を伴う心筋肥大が生じ，左心室の拡張能障害を特徴とする病気である．心臓の収縮期に，左心室から血液が出ていく部位（流出路）が狭くなるものを閉塞性肥大型心筋症，流出路の狭窄のないものを非閉塞性肥大型心筋症とよぶ．

肥大型心筋症の半数は，常染色体性優性遺伝である心筋収縮に関連するタンパク質の遺伝子変異による．また下垂体腫瘍や褐色細胞腫によっても肥大型心筋症が生じることがある．肥大型心筋症の発症は，男女ともに60〜69歳にピークが認められる．肥大型心筋症の5年および10年生存率は91.5％，81.8％で[5]，女性のほうが男性よりも予後が悪い[6]．

〈症　状〉

肥大型心筋症では，心室壁の肥大のために，心室の内腔は狭くなって

拡張が障害されて，心臓からの1回拍出量が低下するが，多くは無症状である．症状があるときは，頻脈，不整脈によって動悸やめまいを生じたり，冠血流量が減少することで胸痛が生じるなどの胸部症状が現れる．左室流出路の狭窄によって心臓からの血液の拍出が低下すると，眼前暗黒感，失神などの脳症状が現れる．肥大型心筋症は，自覚症状がなくても突然死を引き起こすことがあり，不整脈や血液の拍出量の著しい低下が原因となる．流出路狭窄の程度は，運動中よりも運動直後に強くなることから，閉塞性肥大型心筋症患者は，過剰な運動をさける必要がある．

〈治　療〉

心不全に対する治療が中心で，β遮断薬，カルシウム拮抗薬，抗不整脈薬などが用いられる．

外科的治療として，肥大した心筋を切除する心筋切除術，ペースメーカー，経皮的中隔心筋焼灼術[*1]などが行われる．左室拡大が生じて心室壁が薄くなり，心臓のポンプ作用が高度に低下している場合には，心臓移植が適応となることがある．

(3) 拘束型心筋症

拘束型心筋症は，心室の拡張や肥大はなく，心筋の収縮力も正常であるのに，おもに心内膜の変性によって左心室がかたくなり，拡張できない状態（左心室拡張障害）をいう．拘束型心筋症の頻度は少ないが，平均発症年齢は30歳後半で，子どもに比較的多く発症する．原因不明の特発性拘束型心筋症はまれで，心アミロイドーシス，心サルコイドーシス，心ヘモクロマトーシス，グリコーゲン蓄積症，放射線心筋障害などに伴って生じることがある（二次性拘束型心筋症）．

〈症　状〉

拘束型心筋症が進行すると，心不全，不整脈，塞栓症などが起こり，息切れや呼吸困難，動悸，全身倦怠感，浮腫などの心不全症状が現れる．重症になると，黄疸，胸水，腹水，うっ血性肝硬変などもみられる．また心臓の内腔壁に血栓ができ，脳梗塞，腎梗塞，肺梗塞などの原因となる．

[*1] 経皮的中隔心筋焼灼術：心臓カテーテルを用いて，肥大した心筋に通じる血管にエタノールを注入して壊死させる．

〈治　療〉

　うっ血性心不全，不整脈に対して薬物治療が行われる．心房細動に対しては，カテーテル・アブレーションやペースメーカーが用いられる．また血栓症には抗血小板療法やワルファリンによる抗凝固療法が用いられる．二次性拘束型心筋症に対しては，原因疾患の治療が原則であるが，有効な治療法がないことも多い．

　特発性拘束型心筋症の予後は，原因によって異なり，心アミロイドーシスでは心機能に異常が認められてから数年以内に亡くなることが多い．心機能が著しく低下するときは，心臓移植が必要になることがある．

2　特定心筋症

　心臓の病気，あるいは全身性疾患によって引き起こされた心筋疾患を，特定心筋症，あるいは特定心筋疾患と総称する．特定心筋症は通常，心筋症とは別の疾患として扱われる．特定心筋症には，虚血性心筋症，弁膜性心筋症，高血圧性心筋症，炎症性心筋症（心筋炎），甲状腺機能亢進症，甲状腺機能低下症（粘液水腫），ヘモクロマトーシス，アミロイドーシスなどの代謝性心筋症，アルコール摂取や抗癌剤などによる過敏・中毒性心筋症，周産期心筋症（産褥性心筋症），筋ジストロフィーなどの神経・筋疾患，全身性エリテマトーデス，関節リウマチ，強皮症，皮膚筋炎，サルコイドーシスなどの膠原病など，多くの全身性疾患に伴う心筋症が含まれる．

　生活習慣と深く関連するものに，アルコール性心筋症がある．長期間のアルコール多飲（例：日本酒なら1日に4～5合以上を10年以上）後に，拡張型心筋症に類似の左心室の拡大，壁運動の低下を認める．早期の断酒により，もとに戻ることもあるが，末期では改善しない．

　抗癌剤の重篤な副作用として心筋障害，心不全が知られている．固形癌や造血器腫瘍の治療に用いられるアンスラサイクリン系抗癌剤であるドキソルビシン，エピルビシン，ダウノルビシンは，拡張型心筋症様の不可逆的な心筋障害が2～15％の頻度で生じる．このため日本では，投与方法にかかわらず，投与量は500 mg（力価）/m^{2}以下に制限されている．

基礎知識

1 たこつぼ心筋症

　強い精神的ストレス，手術などの身体的ストレスがきっかけで発症する，可逆性の重症左室機能不全をきたすストレス心筋症を，たこつぼ心筋症という．たこつぼ心筋症とは，1991 年，広島市民病院の佐藤らによって提唱された[7]もので，心電図上，心筋梗塞に似た波形を示すが，冠動脈に狭窄や閉塞は認めず，左心室下部の収縮が弱くなり，上部だけが収縮するため，超音波などの画像診断で，たこつぼのような形に見えることによる．

　たこつぼ心筋症は，50 代以降の女性に多く発症し，全体の 80％を閉経後の高齢女性が占めることから，女性ホルモンの分泌低下が原因の 1 つである可能性が報告されている．2004 年の新潟中越地震や，2011 年の東日本大震災でも発症例が報告されている．たこつぼ心筋症の発症は，災害時ばかりでなく，別離，家庭内暴力，愛する人の死，激しい運動，病気の検査や手術など，精神的・肉体的ストレスが引き金となりやすい[8]．

　胸の痛み，胸の強い圧迫感，呼吸困難の症状を示し，発症時は重症でも，転帰は一般に良好で，1 か月程度で心臓の収縮異常が改善することが多い．

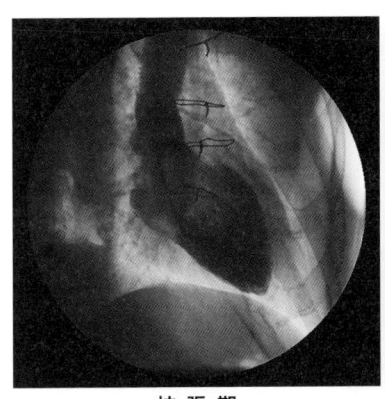

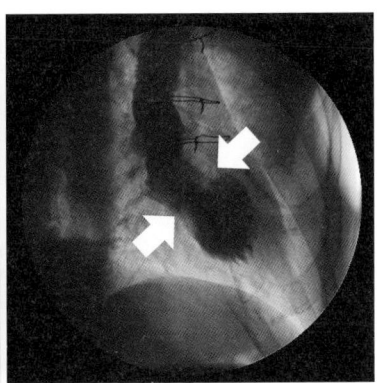

拡張期	収縮期

● たこつぼ心筋症での左室造影所見 ●
左室心尖部のバルーン状拡張と左室心基部の過収縮を認める．

参考文献

1) 2006年度合同研究班報告：肥大型心筋症の診療に関するガイドライン（2007年改訂版）
2) 日本臓器移植ネットワーク．移植に関するデータ
   http://www.jotnw.or.jp/datafile/index.html
3) 澤　芳樹：再生医療の現状と将来展望－特集 再生医療の現状と将来展望－．日医大医会誌 5：22-6, 2009
4) 澤　芳樹：重症心不全治療への挑戦－補助人工心臓，心臓移植そして再生医療－．人工臓器 40：21-26, 2011
5) 松森　昭：わが国の特発性心筋症の予後と予後要因：全国疫学調査5年後の予後調査より．厚生労働省難治性克服研究事業 特発性心筋症に関する調査研究（友池班）2006年度報告書
6) 2008年度合同研究班報告：急性および慢性心筋炎の診断・治療に関するガイドライン（2009年改訂版）
7) Dote K, Sato H, Tateishi H, et al.: Myocardial stunning due to simultaneous multivessel coronary spasms: a review of 5 cases. J Cardiol, 21：203-14, 1991
8) Takotsubo Cardiomyopathy Study Group: Guidelines for Diagnosis of Takotsubo (Ampulla) Cardiomyopathy（たこつぼ（ampulla）心筋症の診断ガイドライン）. Circulation Journal 71：990-2, 2007

成人先天性心疾患患者への対応

> 1 事前に，主治医に心疾患の状態，治療内容について情報提供を求める．
> 2 観血的な処置を行う場合には，主治医と相談のうえ抗菌薬の予防投与を行う．
> 3 チアノーゼ性心疾患患者に対する歯科治療は，経皮的酸素飽和度を測定しながら行う．
> 4 心機能の低下や不整脈のある先天性心疾患患者に対する歯科治療は，血圧，脈拍，心電図のモニター下に行う．

先天性心疾患とは，心臓の構造に，生まれつき何らかの異常がある状態である．先天性心疾患には，治療の必要のない軽症のもの，自然治癒するものから，すぐに手術が必要なもの，難治性の重症なものまで，さまざまな病態がある．新生児の約100人に1人に何らかの先天性心疾患がみられる．一部の患者で遺伝子異常や染色体異常がみつかることがあるが，90％以上の患者は原因不明である．

1953年，アメリカで，世界初の人工心肺を用いた心房中隔欠損症に対する手術が成功して以来，先天性心疾患の診断と小児心臓血管外科手術は目覚ましく進歩し，現在，日本では複雑な先天性心疾患を含め，先天性心疾患患者の95％以上が救命され，90％以上が成人期に達するようになっている（成人先天性心疾患）．

小児期に行われた動脈管開存症，心房中隔欠損症などの単純先天性心疾患に対する根治手術では，成人後の経過観察を必要としない．しかし先天性心疾患手術を受け，小児期に順調に経過した患者が，成長とともに合併症，残遺症，続発症を伴うようになり，心機能悪化，心不全，不整脈など，さまざまな問題が生じることも少なくない．

1980年代には，日本の成人期に到達する先天性心疾患患者数はきわめて少なかったが，2000年代には，小児と20歳以上の成人患者数がほぼ同じになり，現在の成人患者数はすでに40万人以上である．成人先天性心疾患患者数は今後，5％ずつ増加し，2020年には小児の患者数を大きく上回ると予想されている[1-3]．多くの先天性心疾患の治療を受けた子どもたちは，すでに成人期に入っており，歯科領域でも成人先天性心疾患患者に遭遇する機会がさらに増えると考えられる．

	成人期に問題となる，おもな先天性心疾患
心房中隔欠損症	右心不全，三尖弁閉鎖不全，僧帽弁閉鎖不全，肺高血圧（アイゼンメンガー症候群），心房頻拍，心房細動
心室中隔欠損症（大動脈弁下型）	大動脈弁尖の逸脱による大動脈弁閉鎖不全，ヴァルサルバ洞破裂
ファロー四徴症（術後）	肺動脈弁閉鎖不全による右室拡大および右心不全，心房頻拍，心室頻拍，心室細動，左心不全，大動脈弁輪拡大，大動脈弁閉鎖不全
大動脈縮窄術後	縮窄遺残による高血圧，縮窄遺残のみられない症例での（運動時）高血圧
完全大血管転位	1．心房内血流転換術（マスタード手術，セニング手術）後の三尖弁（体心室房室弁）閉鎖不全，右心（体心室）不全 2．大血管転換術後の末梢性肺動脈狭窄，大動脈弁輪拡大，大動脈弁閉鎖不全，冠血流障害
修正大血管転位	1．conventional repair 後の三尖弁（体心室房室弁）閉鎖不全，右心（体心室）不全，心房頻拍，心房細動粗動 2．double switch 術後の心房頻拍
エブスタイン奇形	（WPW 症候群による）心房頻拍，右心不全，右心室の著しい拡大による左心不全，心室頻拍
単心室疾患[*1]のグレン手術およびフォンタン手術後	房室弁閉鎖不全，右心（体心室）不全，うっ血肝，肝硬変，タンパク漏出性胃腸症，腹水貯留，耐糖能異常，静脈血栓，肺塞栓，静脈シャント，肺動静脈シャント，胸水貯留，心房頻拍，心室頻拍，洞機能不全，房室ブロック

[*1] 単心室疾患：単心室，三尖弁閉鎖，肺動脈閉鎖，左心低形成，内臓錯位症候群など．
（白石　公：成人期を迎えた先天性心疾患患者の諸問題，京府医大誌 119：247-59, 2010 より）

1　事前に，主治医に心疾患の状態，治療内容について情報提供を求める

　情報提供と心疾患に関連する合併症への対応が決まるまでは，先天性心疾患患者の歯科治療は，簡単な齲蝕治療や対症療法にとどめるべきである．また侵襲の大きな歯科治療が必要で，重篤な合併症が予測されるときは，障害者歯科診療施設，歯科大学あるいは対応可能な医科総合病院の歯科口腔外科などに治療を依頼する．

　先天性心疾患の種類はさまざまで，心臓の中隔の小さな欠損や弁膜の軽い狭窄程度のものから，ファロー四徴症，完全大血管転位症，単心室症のように，高度の構造の異常や大血管の異常を伴うものまである．多くの先天性心疾患に対して根治手術が行われるようになり，また機能的な異常が少ないときは定期的な経過観察を行うことで，ふつうに日常生活を送っている患者も多い．

日常の生活に問題がなく，チアノーゼや心不全のない先天性心疾患患者の場合には，通常の歯科治療で問題が生じることはほとんどない．チアノーゼや心不全を示す先天性心疾患患者でも，症状が軽ければ，治療中の呼吸，循環のモニタリングと十分な観察を行うことで，一般的な歯科治療が可能である．

　多くの複雑先天性心疾患患者は，小児期には比較的問題が少なくても，成人期に達すると慢性心不全や難治性不整脈の出現など，疾患特有の続発症や遺残病変によりさまざまな問題が生じ，さらに肥満や高血圧，糖尿病など新たな問題が加わる．このため成人先天性心疾患患者に対する歯科治療では，心疾患以外にもさまざまな問題があることを念頭に対応する必要がある．心疾患の病態と重症度，治療内容についての主治医（循環器専門医）からの情報は，安全に歯科治療を行うために必須である．とくに多くの先天性心疾患の予後を悪化させる感染性心内膜炎は，歯科治療，とくに抜歯に起因して発生する頻度が高いため，主治医とのあいだで，予防方法について事前に十分打ち合わせを行うことが重要である．

2 観血的な処置を行う場合には，主治医と相談のうえ抗菌薬の予防投与を行う

　口腔内常在菌が感染性心内膜炎の原因となることから，ハイリスク患者では口腔を衛生的に保つことが大切である．歯周や歯根尖周囲に感染のあるときは，病原微生物が血液に侵入しやすく，歯科処置を行わなくても菌血症が発症することがある．

　『感染性心内膜炎の予防と治療に関するガイドライン』[4]では，定期的に歯科を受診し，歯周病や齲蝕を予防し，口腔内の衛生につとめることの重要性を指摘している．抜歯後の血液培養によって，46％に菌血症が証明されている[5]ことからも明らかなように，歯科治療後，とくに抜歯後の菌血症は，感染性心内膜炎の大きな誘因となる．

　感染性心内膜炎は，弁膜や心内膜，大血管内膜に細菌集蔟を含む疣腫（ゆうしゅ）を形成し，菌血症，血管塞栓，心障害など，多彩な臨床症状を呈する全身性敗血症性疾患である．感染性心内膜炎は，心房中隔欠損（二次孔欠損型）を除くほとんどの先天性心疾患患者の予後を悪化させる．感染性心内膜炎は，いったん発症すると，適切な治療が奏効しない場合，多くの合併症を引き起こし，死に至ることもある疾患であり，治療を行って

歯科処置のための抗菌薬の予防的投与に関するAHA勧告の改訂
→p.148

	予防を必要とする歯科治療
予防投薬の必要な手技	・抜歯，根管治療あるいは歯根尖切除術，歯根膜腔内局所麻酔 ・歯周の処置：外科手術，スケーリング，歯肉縁下の歯石除去，盲嚢測定 ・組織吸収性抗菌薬綿織，ガーゼの歯肉下への挿入 ・易出血性の歯やインプラント歯の予防的清掃
予防投薬の不要な手技	・修復歯科処置，局所麻酔注射，術後の抜糸，歯科矯正装置の装着，調整 ・印象採得，口腔内レントゲン撮影，乳歯の自然抜去

(Dajani AS, et al.: Prevention of bacterial endocarditis. Recommendations by the American Heart Association. *JAMA* 77：1794-801, 1997 より)

もその生存率は70%程度である．しかしペニシリン感受性レンサ球菌が検出された場合の生存率は，90%に上昇する．

3 チアノーゼ性心疾患患者に対する歯科治療は，経皮的酸素飽和度を測定しながら行う

チアノーゼ性心疾患患者に対しては，低酸素状態を悪化させないことが重要で，顔色や唇の色を常に観察するとともに，パルスオキシメーターによって持続的に経皮的酸素飽和度を測定する．

歯科治療をはじめる前に，鼻マスクあるいは鼻カニューレから酸素を吸入させて，酸素飽和度が上がり，自覚症状が改善できることを確認する．歯科治療中は，酸素吸入を行うことで低酸素症の悪化を予防する．酸素飽和度が低下するときは治療を中断し，回復を待ったうえで治療を継続することが重要で，日常の酸素飽和度よりも低い状態で治療をつづけてはならない．

健康な人の酸素飽和度は97〜98%であるが，チアノーゼ性心疾患患者の酸素飽和度は，常時70〜80%くらいで，著しい低酸素症を示す．歯科治療での息ごらえは酸素飽和度を低下させ，健康な人でも息苦しさを感じるが，チアノーゼ性心疾患患者での影響はさらに大きく，チアノーゼの増強，痙攣，意識消失などを引き起こすことがある．

低酸素症を示すチアノーゼ性心疾患患者の多くは，医師が決めた量の酸素を，おもに鼻カニューレから吸入して，必要分の酸素を補充する在宅酸素療法を受けている．

疾患によっては，高濃度の酸素を吸入することによって意識が障害されるなど，酸素投与に伴う合併症を起こすことがある．歯科治療での酸

チアノーゼ
→p.15

在宅酸素療法
(HOT)
→p.274

素吸入についても，投与方法，投与量について，主治医と十分な打ち合わせを行う．

4 心機能の低下や不整脈のある先天性心疾患患者に対する歯科治療は，血圧，脈拍，心電図のモニター下に行う

　心機能の低下が軽度で，十分に歯科治療による侵襲に耐えうると判断されても，歯科治療中に偶発症が起こる可能性がある．血圧，脈拍，心電図のモニタリングは，患者の心機能がふだんの状態に維持できているかを知るために有用であり，モニターの変化から早期に偶発症をみつけ，対応するために必要である．

　手術を受けていない先天性心疾患患者だけでなく，幼児期に根治手術を受け，通常の生活を送っている先天性心疾患患者であっても，成人になると心機能の低下，不整脈，肺機能の低下などを伴っていることがある．主治医からの，心疾患に伴うこれらの合併症と予備力に関する情報は，歯科診療中のモニタリングを選択するうえで重要である．

　主治医は，心疾患患者の心機能評価，合併症に対しての情報は提供してくれるが，一般に歯科治療の内容，侵襲程度についての理解が不足していることから，歯科治療の可否について判断できない場合が多い．先天性心疾患患者の歯科治療中の経過を，具体的なデータによって歯科医師と主治医が共有することで，より安全な心疾患患者の対応を探ることが可能となる．

　歯科治療を始める前から治療終了時までのモニターの記録を残すことで，患者の歯科治療への耐容性を知ることができる．またモニターに変化が現れたときは，治療内容と患者の症状を記録し，主治医に報告する．

成人先天性心疾患

先天性心疾患で最も頻度の高いのが心室中隔欠損症である．次いで肺動脈狭窄症，心房中隔欠損症，ファロー四徴症，動脈管開存症，大動脈縮窄・離断，大血管転位症の順で多くみられる．

先天性心疾患は，非チアノーゼ性心疾患と，チアノーゼ性心疾患とに大きく分けられる．

1 非チアノーゼ性心疾患

非チアノーゼ性心疾患は，先天性心疾患全体の60〜70%を占め，心房中隔欠損症，心室中隔欠損症，房室中隔欠損症，動脈管（ボタロー管）開存症などが含まれる．チアノーゼ性心疾患に比べると症状は軽いが，ほとんど症状がないものから，乳幼児のうちに手術をしなければならないものまである．また治療しないとチアノーゼ症状が現れ，手術ができなくなる場合もある．

非チアノーゼ性心疾患は，心室と心房の位置，血管の位置など心臓の形はほぼ正常であるが，本来塞がっている心房や心室中隔の欠損（いわゆる孔があいている状態），血管の交通があり，左心系から右心系に血流が短絡（左—右シャント）して，肺血流量が増えることが特徴である．通常1〜3か所の欠損があり，孔が大きいときは，肺血流量がさらに増加して，肺高血圧と心不全が生じる．肺高血圧になると手術がむずかしく，

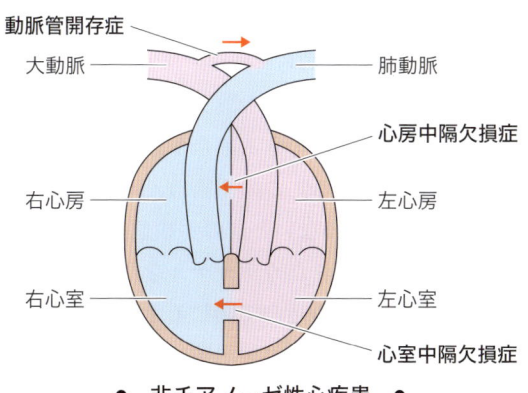

● 非チアノーゼ性心疾患 ●

手術後も肺高血圧が改善しない．適切な時期に短絡路を閉鎖する手術を行う必要がある．

非チアノーゼ性心疾患患者が，手術を受けないで成人期に達すると，肺高血圧，加齢による弁逆流や狭窄，石灰化の進行，心不全，不整脈，感染性心内膜炎などが臨床上問題となる．

(1) 心房中隔欠損症

右心房と左心房の間を隔てる心房中隔に孔があいた病気を，心房中隔欠損症という．欠損孔の位置によって，心房中隔の下方に欠損孔が残存する一次孔欠損型（心内膜症欠損型：20％），欠損孔が卵円窩に存する二次孔欠損型（70％），下大静脈あるいは上大静脈に接する部分に存在する静脈洞型（10％）に分類され，一般的に心房中隔欠損症は二次孔欠損をさす．心房中隔欠損症は，出生児の約1,500人に1人，先天性心疾患の約7〜10％を占める．1 cm以下の孔は1歳までに自然閉鎖することが多いが，1歳以上で，1 cm以上の孔は自然閉鎖しない．

心房中隔欠損症では，肺動脈から左心房に入った血液の一部は心房中隔の欠損孔を通って右心房に流れる(左－右シャント)．このため肺への血量が多くなり，肺うっ血が長期につづくと，肺高血圧となり，軽い労作でも息切れや呼吸困難などが起こるようになる．また心房中隔欠損症が成人まで放置されたときは，右心房から左心房へ流れる（右－左シャント）こともある．

乳幼児期に心不全症状が現れることはほとんどなく，三歳児検診や小学校入学時の検診で疑われて発見されることが大部分である．手術は，左心房から右心房への短絡率が30〜40％以上，肺への血流量が全身への血流の2倍以上のときに適応となり，就学前で，かつ無輸血開心術の可能な4〜6歳に行うのが普通である．

手術は，人工心肺を用いて，心房中隔欠損の穴を閉じる．子どもの場合には，直接縫い閉じることができる場合が多いが，パッチとよばれる人工の布が使われることもある．この手術は，心臓を止めておく時間も短く，肺高血圧・心不全を伴わないときの手術危険率はほぼ0％である．

最近，太ももの血管から入れたカテーテルを用いて，折り畳み傘のような装置で，孔の両側から挟み込んで閉じる手術が行われるようになっている．近い将来，ほとんどが経カテーテル治療になると考えられる．心房中隔欠損手術の予後は非常に良好で，通常，ほかの子どもたちと同

様に生活できる．

(2) 心室中隔欠損症

　右心室と左心室の間を隔てる心室中隔に孔があいた病気を，心室中隔欠損症という．心室中隔欠損症は，先天性心疾患のなかで最も多く，15〜30％を占める．心室中隔欠損症は，1,000人に3人の割合で出生し，うち約半数は生後1年以内に自然閉鎖する．心室中隔欠損のうち，0.5〜1.0 cmの円形の欠損が最も多い．1〜2 cmあるいはそれ以上のこともあり，欠損が2か所以上のこともある．

　心室中隔欠損症では，左心房から左心室に入った動脈血の一部が，欠損孔を通って右心室に入り，肺動脈に流れる（左一右シャント）．このため左心室，左心房は拡張し，やがて肺高血圧となり，右室圧も上昇して右室肥大となる．右室圧が左室圧よりも大きくなると，右心室から左心室へと血液が流出（右一左シャント）し，重篤なチアノーゼ（アイゼンメンガー症候群）を呈するようになる．

アイゼンメンガー症候群
→p.148

　直径0.5 cm以下の小さな欠損では，雑音が大きくても治療の必要はなく，ふつうの生活や活動ができる．0.5〜1.0 cmの欠損では，年齢がすすむにつれて，動悸や息切れ，運動障害が現れる．大きな欠損では，6か月〜1歳未満に心不全や肺炎で死亡するものが多く，緊急的な手術を必要とする場合がある．

　手術は，人工心肺を用いて，パッチとよばれる人工の布で欠損孔を塞ぐ手術を行う．手術成績は年々改善し，最近の成功率は95％以上である．パッチは時間の経過とともに心臓構造の一部に組み込まれるため，成長後も取り替える必要はない．心室中隔欠損手術の予後は，一般的に非常に良好で，通常，ほかの子どもたちと同様に生活できる．

(3) 房室中隔欠損症

　胎児期に心臓ができるときの心臓の中心部分を，心内膜床といい，心房中隔，心室中隔，三尖弁，僧帽弁が心内膜床から形成される．房室中隔欠損症は，心内膜床欠損によって心房と心室に孔があくだけでなく，三尖弁閉鎖不全や僧帽弁閉鎖不全などを合併する．

　房室中隔欠損症には，心房と心室の両方に穴があいている完全型房室中隔欠損症（完全型心内膜床欠損症）と，心室中隔欠損を伴わない不完全型房室中隔欠損症（不完全型心内膜床欠損症）がある．房室中隔欠損症は，先天性心疾患の約5％を占め，ダウン症候群に合併することが多

い．ダウン症候群患者にみられる心疾患の15〜20％が房室中隔欠損症である[6]．

完全型房室中隔欠損症：心室中隔欠損により大量の左―右シャントをきたすため，乳児期より肺高血圧を起こしやすく，房室弁逆流のために心不全がみられる．肺血管病変の進行が早く，新生児期や乳児期早期より心不全症状を起こすことが多い．自然予後はきわめて不良で，小児期に死亡する例が多い．一般的には乳児期3〜6か月が手術時期と考えられている．

確実な欠損孔閉鎖を行うことが不可欠で，心房中隔一次孔欠損パッチ閉鎖，心室中隔欠損パッチ閉鎖，房室弁形成（共通房室弁の分割や弁形成術）を行う．

不完全型房室中隔欠損症：心房中隔欠損と僧帽弁閉鎖不全を伴う．房室弁は2つに分離しているが，僧帽弁閉鎖不全があるため，心房中隔欠損症よりも症状が強く現れる．不完全型房室中隔欠損症は，完全型房室中隔欠損症に比べて予後はよいが，自然治癒せず，肺高血圧と，うっ血性心不全を合併するため，比較的早期の手術が必要である．一般的に手術時期は，1〜2歳幼児期が好ましい．

不完全型房室中隔欠損症に対しては，心房中隔欠損閉鎖と僧帽弁の裂隙閉鎖を行う．

(4) 動脈管（ボタロー管）開存症

胎生期には，胎児は胎盤をとおして母体から酸素を受け取っており，肺は酸素化に寄与しない．このため胎児の右心室から肺動脈に駆出され

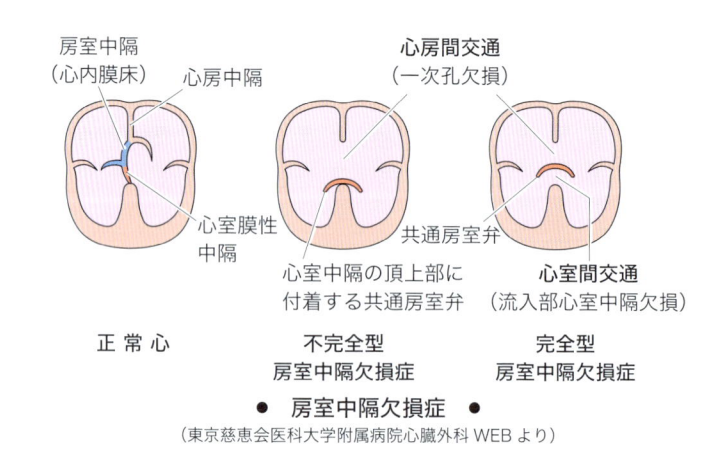

● **房室中隔欠損症** ●
（東京慈恵会医科大学附属病院心臓外科 WEB より）

た血液は，主肺動脈から動脈管を通って下行大動脈へバイパスして，全身に流れる．動脈管は通常，誕生後に肺呼吸をはじめると，数時間で自然に閉じるが，動脈管が閉鎖せず，肺動脈と大動脈の間に交通ができている状態を，動脈管開存症という．動脈管開存症は未熟児に多く，先天性心疾患の5〜10%を占める．

　太い動脈管の開存によって，肺動脈は右心室と大動脈からの血流を受けるため（左—右シャント），肺動脈圧が高くなる．また左心室は動脈管から肺動脈に流れるよりも多くの血液を押し出そうとするため肥大する．肺動脈圧が大動脈圧を上まわると，肺動脈から酸素の少ない血液が大動脈へ流れる逆シャント（右—左シャント）が起こる．

　左—右シャントが30%以下の軽症では自覚症状はないが，シャントが多い場合には，多呼吸，陥没呼吸，気道感染の増加，哺乳力低下，体重増加不良などの症状をきたす．動脈管が太いほど，心不全を生じて呼吸困難，体重増加不良などの症状を生じる．動脈管は下行大動脈につながるため，下行大動脈で静脈血の混合が起こり，下肢でのみ，ばち指などのチアノーゼ症状を呈する．

　心不全症状を起こしている患者に対しては，薬物による抗心不全治療を行い，早期に閉鎖手術を行う必要がある．手術は人工心肺を必要とせず，開胸手術や胸腔鏡手術による動脈管切断術や動脈管多重紮術が行われる．また1歳以上で動脈管の内径が2.5 mmを超えない症例では，カテーテル治療によってコイル塞栓術が行われる．動脈管開存症の手術後，予後は非常に良好で，通常，ほかの子どもたちと同様に生活できる．

2　チアノーゼ性心疾患

　チアノーゼ性心疾患では，心臓内の形態異常によって全身から戻ってきた酸素の少ない静脈血が，直接心臓から拍出される動脈血に混ざって全身に送られるため（右—左シャント），動脈血中の酸素量が少なくなり，チアノーゼが現れる．大気を吸っているときの酸素飽和度の正常値は97〜98%であるが，3,000 mくらいの山に登ると，健康な人でも酸素飽和度が80〜90%まで下がって息苦しい感じがする．チアノーゼ性心疾患患者は，手術をしないと24時間チアノーゼの状態となり，常時70〜80%くらいの酸素飽和度を示し，泣いたりすると50〜60%にまで低下することがある．

チアノーゼ
→p.15

チアノーゼ性心疾患患者は，非チアノーゼ性心疾患患者より少ないが，チアノーゼ性心疾患に含まれる病気は20～30種類と多い．チアノーゼ性心疾患には，ほとんど症状のないものから，生まれてすぐに手術をしなければならないものまであるが，一般に重症なものが多い．

　チアノーゼ性心疾患では，心房，心室の大きさや構造が，正常と大きく違い，数も少ないものがある．また肺動脈や大動脈の形状，心臓の部屋とのつながりも正常と異なることがある．心臓の形が正常からかけ離れると，手術もむずかしくなる．

　完全大血管転位症や単心室症などでは，チアノーゼと同時に，心不全

先天性心疾患患者の割合		
非チアノーゼ性心疾患		60～70%
チアノーゼ性心疾患	ファロー四徴症	4.5%
	完全大血管転位症	2.2%
	両大血管右室起始症	1.3%
	総肺静脈還流異常症	1.2%
	単心室症	0.6%
	左室低形成	0.6%
	三尖弁閉鎖症	0.4%
	エブスタイン奇形	0.4%
	総動脈幹遺残	0.4%

（東京女子医科大学心臓血管外科：わかりやすい先天性心疾患の解説より）

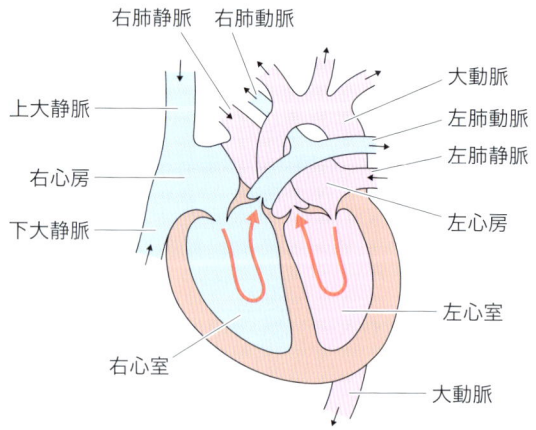

● 心臓内の正常な血液の流れ ●

（白石　公：公益財団法人循環器病研究振興財団発行「知っておきたい循環器病あれこれ」73号，子どもの心臓病　先天性心疾患の場合より一部改変）

を起こすことが多い．またチアノーゼを放置すると，不足する酸素を補うために赤血球が増加し，ヘマトクリット値も高くなって血液の粘稠性が増す．とくに鉄欠乏性貧血があると，血液粘稠度をさらに上昇させ，脳血管障害（脳血栓）の危険が増す．チアノーゼ性心疾患では，しばしば血小板の減少や機能異常，フォン・ヴィレブランド因子や，そのほかの凝固因子の減少によって出血傾向となり，咳をすると，肺出血によって血を吐くことがある．

　チアノーゼの続発症として腎機能不全を招く糸球体硬化症や心筋障害が起こることがある．チアノーゼ性心疾患患者に特徴的な，ばち指，肥厚性骨関節炎などが現れる．チアノーゼ性心疾患の深刻な症状として，呼吸困難，チアノーゼ増強，痙攣，意識消失などを伴う発作を起こすことがある．これを無酸素発作（スペル発作）といい，肺動脈狭窄が増強し，一過性に肺血流量が減少することで起こる．チアノーゼ性心疾患のうちファロー四徴症や肺動脈弁狭窄を伴う三尖弁閉塞症でみられ，緊急治療が必要となる．

　酸素不足がひどくなると，階段を2階まで上がるような，ごく軽度の運動でさえもむずかしくなり，日常生活に大きな支障が生じる．手術時期をのがすと，手術によっても症状を改善することはできない．

(1) ファロー四徴症

　ファロー四徴症は，1888年，フランス人医師ファローがはじめて記載した最も頻度の高いチアノーゼ性心疾患である．日本では，先天性心疾患の約14％を占める．

鉄欠乏性貧血
→p.194

フォン・ヴィレブランド病
→p.219

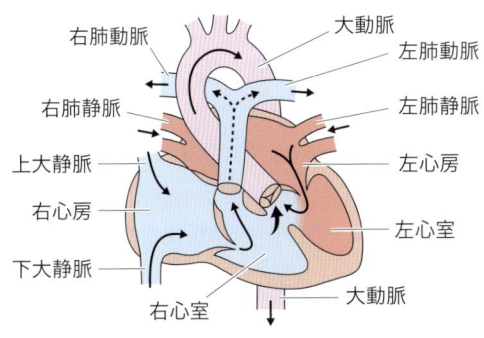

● **ファロー四徴症** ●

（白石　公：公益財団法人循環器病研究振興財団発行「知っておきたい循環器病あれこれ」73号，子どもの心臓病　先天性心疾患の場合より一部加筆）

〈4つの形態的特徴〉
- 右心室と左心室の間の欠損孔……心室中隔欠損
- 右心室の出口（漏斗部）の狭小化……肺動脈狭窄
- 右心室壁の肥厚……右室肥大
- 本来左心室から出ている大動脈が，右心室と左心室の両方にまたがって出ている状態……大動脈騎乗

　右心室の酸素含量の少ない静脈血が，肺動脈狭窄と心室中隔欠損のために，肺動脈に流れずに，左心室を経由して大動脈へ流れ込むために，動脈血中の酸素含量が低下して，チアノーゼが生じる．ファロー四徴症の多くは，1/3は生後1か月以内に，1/3は生後1か月～1年に，残りは生後1年以後にチアノーゼが出現する．

　乳児が泣いたときや運動時にだけみられていたチアノーゼが，しだいに安静時にもみられるようになる．1歳すぎに歩行をはじめるころ，走ったり歩いたりして息が切れると，座っているほうが，立っている姿勢よりも心臓に戻ってくる血流が減少して症状が軽くなるため，いわゆる相撲の蹲踞[*1]の姿勢でしゃがみこむ．

　ファロー四徴症患者の約30％は，特有の無酸素発作（スペル発作）が3か月から3歳で生じる．チアノーゼが出現して6か月以上たつと，手足の指先が丸く変形（ばち指）する．チアノーゼが高度になると，赤血球数が増加するために血液の粘稠度が増し，血栓症をきたすことがある．

　ファロー四徴症すべての患者において手術が必要である．チアノーゼ発作が薬物でおさまらないときは，乳児期早期に肺血流を増加させ，肺動脈や心室の発育を促す目的で，開胸してシャント手術を行い，通常は1歳前後，体重8～10kgで，人工心肺を使用して根治手術を行う．代表的なシャント手術として，人工血管を用いて鎖骨下動脈と肺動脈との間にシャントを作成するブラロック・タウシグ手術（BTシャント）や，上行大動脈と右肺動脈を側々吻合するウォーターストン手術，大動脈と肺動脈との間に短絡を作成するセントラルシャントなどがある．根治手術は，心室中隔欠損のパッチ閉鎖，肺動脈狭窄の解除（右室流出路再建）という2つの手術を同時に行う．

　根治手術が成功すれば，チアノーゼの消失，右心室圧の低下が得られ，

[*1] 蹲踞：つま先立ちで深く腰をおろし，上体を正した姿勢

自覚症状もほとんどなくなる．2000年の全国集計では，ファロー四徴症根治手術の死亡率は2.3%で，予後は比較的良好である．ファロー四徴症手術後30年間の死亡率は15%で，その原因は，心不全，不整脈，細菌性心内膜炎，心臓の再手術，心臓以外の病気などである．

(2) 完全大血管転位症

完全大血管転位症とは，心臓から出る大動脈と肺動脈が入れ替わって，左心室から肺動脈が，右心室から大動脈が出ているチアノーゼ性心疾患である．完全大血管転位症をまったく治療しない場合，数か月以内にその半数が死亡する．日本での完全大血管転位症の頻度は，先天性心疾患の約8%である．

完全大血管転位症では，全身から戻ってきた血液がまた全身へ，肺から戻ってきた血液がまた肺へと流れるため，生存できず，心房中隔欠損，心室中隔欠損，あるいは動脈管開存など，なんらかのシャントによって肺で酸素化された血液が混ざる必要がある．完全大血管転位症は，心室中隔欠損がないものをⅠ型（約50%），心室中隔欠損があって肺動脈狭窄がないものをⅡ型（約25%），心室中隔欠損と肺動脈狭窄があるものをⅢ型（約25%）と分類される[6]．

Ⅰ型：Ⅰ型が最も多く，心房中隔欠損孔あるいは卵円孔の開存が大きいほどチアノーゼは軽症である．シャントが小さいときは出生直後から重度のチアノーゼをきたし，肺血流の増加とともに心不全症状も現れる．

Ⅱ型：右室と左室で血液が混ざり合うためチアノーゼは軽症であるが，左心室から出る肺血流量が多く，肺うっ血と心不全を認める．

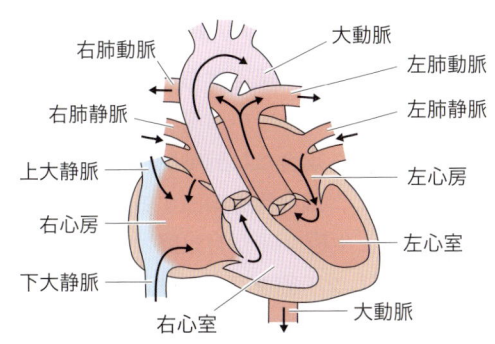

● 完全大血管転位症Ⅰ型 ●

（白石　公：公益財団法人循環器病研究振興財団発行「知っておきたい循環器病あれこれ」73号，子どもの心臓病　先天性心疾患の場合より一部加筆）

Ⅲ型：肺動脈狭窄があるため肺血流量は低下して，Ⅱ型よりも高度なチアノーゼとなるが，肺血流が低下するので，肺うっ血や肺高血圧はきたしにくい．

　一般的には，Ⅰ型，Ⅱ型の場合には，新生児期に大動脈と肺動脈を本来あるべき位置に入れかえ，冠動脈も移しかえる大動脈スイッチ手術（ジャテネ手術）を行う．肺動脈狭窄のあるⅢ型では，ブラロック・タウシグ手術などで肺血流を増やして成長を待ち，乳幼児期に，動脈血を人工血管でつくった心室内導管をとおして左心室から大動脈に，静脈血を心外導管をとおして右心室から肺動脈に流すラステリー手術が行われる．また肺動脈の弁が小さいなどで大血管を入れかえる手術ができない場合，心房内で血流路を交差させるついたてを作成して，酸素の少ない右心房の血流は左心室から肺動脈へ，酸素の豊富な左心房の血流は右心室から大動脈へ流れるようにするセニング手術，マスタード手術が行われることもある．

　ジャテネ手術の成功率は90％を超え，予後は比較的良好である．約10％の患者で再手術やカテーテル治療が必要になることがある．

(3) 単心室症

　単心室症とは，心室が1つになっており，体循環と肺循環を，2つの心室が分担するように修復する根治手術ができない疾患である．全身から戻ってくる酸素濃度の低い血液と，肺から戻ってくる酸素濃度の高い動脈血が1つの心室で混じるため，出生直後からチアノーゼを認める．

　治療は，静脈血と動脈血が混じらないように，静脈血が心臓に戻る上大静脈と下大静脈を，直接肺動脈につなぎ，心臓には肺からの動脈血だけが戻るようにする機能的根治手術（フォンタン手術）を目標に進める．

　フォンタン手術では，肺血流が適正であることが必要で，フォンタン手術を行う前に，肺血流が減少している場合にはブラロック・タウシグ手術，肺血流が増加している場合には肺動脈絞扼術（肺動脈バンディング）を準備手術として行い，肺血流を調節する．

　体重増加を待ったあと，生後3～6か月以降に上半身からの上大静脈を肺動脈につなぐ両方向グレン手術を行い，体重10 kg以上，2歳ころまでに，下半身からの下大静脈を肺動脈につなげてフォンタン手術を完了する．フォンタン手術は，一般的に2回に分けて行うが，合併する病変や肺の状態によっては3～4回の手術が必要になる場合もある．フォンタ

ン手術が完了すれば，チアノーゼは改善する．最近のフォンタン手術の成績はきわめて良好で，術後10年の生存率は94％で，84％が術後の合併症を発症していないと報告されている[7]．

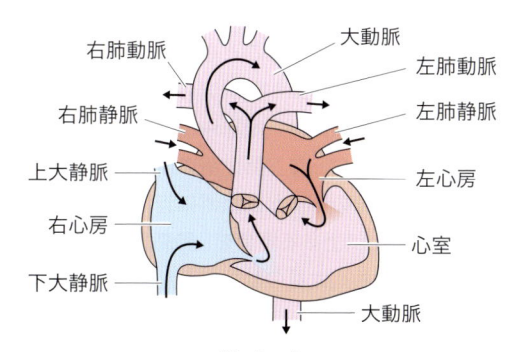

● 単 心 室 ●

（白石　公：公益財団法人循環器病研究振興財団発行「知っておきたい循環器病あれこれ」73号，子どもの心臓病　先天性心疾患の場合より一部加筆）

基礎知識

1 アイゼンメンガー症候群

　アイゼンメンガー症候群とは，1897年，チアノーゼがあり，喀血で亡くなった32歳の男性患者に，大きな心室中隔欠損があったことを，アイゼンメンガーが報告したことに由来し，肺高血圧があるために静脈血が動脈側に流れ込み，チアノーゼが出現した状態をいう．アイゼンメンガー症候群は，心房中隔欠損症，心室中隔欠損症，動脈管開存症などで，肺高血圧が高度となって，肺動脈の器質的閉塞性病変が進行し，次第に肺血管抵抗が増加して，静脈血の一部が動脈側に流れ込むようになって発症する．肺動脈の平均血圧が25 mmHg以上ある場合を，肺高血圧があると定義するが，軽度の肺高血圧や肺動脈圧が高くても，大量の動脈血が静脈側に流れ込んでいる状態は，アイゼンメンガー症候群とはよばない．
　アイゼンメンガー症候群では，肺血管抵抗上昇に対応して右室収縮力が増強し，代償性に右室肥大となるが，肺動脈弁閉鎖不全や三尖弁閉鎖不全の合併により右心不全となる．
　アイゼンメンガー症候群になることを「アイゼンメンガー化する」という．右心不全による労作性呼吸困難や，頭痛，喀血，失神がおもな症状で，右－左シャントによりチアノーゼやばち指がみられる．
　アイゼンメンガー症候群は，治療抵抗性，予後不良で，心不全などにより死亡する．対症療法としてプロスタサイクリン（PGI$_2$）などの肺動脈拡張薬や右心不全に対する治療，在宅酸素療法を行う．近年は心肺同時移植が行われることもある．

2 歯科処置のための抗菌薬の予防的投与に関するAHA勧告の改訂

　歯科処置のための抗菌薬の予防的投与は，感染性心内膜炎の多くの症例を予防する可能性が低く，人工弁や特定の先天性心疾患を有する患者など，感染リスクが最も高いと推測される患者に限定すべきであると，アメリカ心臓協会（AHA），アメリカ歯科学会，アメリカ感染症学会，アメリカ小児科学会によるガイドライン（2007）[8]が改訂された．
　食べ物の咀嚼や歯磨きのような通常の日常活動によって発生する「特別な理由のない菌血症」は，歯科処置に続発する菌血症よりも，感染性心内膜炎を引き起こす可能性がはるかに高いことから，抗菌薬の予防的投与は，歯肉組織もしくは歯根尖周囲部の操作，または口腔粘膜の穿孔を伴う処置を受けるハイリスク患者に対して推奨される（p106，歯科，口腔手技，処置に対する抗菌薬による予防法参照）．

ハイリスク患者とは
- 人工弁置換術を受けている患者
- 感染性心内膜炎の既往のある患者
- 先天性心疾患患者
- 姑息的なシャントおよび導管を含む未修復のチアノーゼ性先天性心疾患
- 6か月以内に，手術またはカテーテル治療で，人工材料または人工装置によって完全に修復された先天性心疾患
- 人工パッチまたは人工装置による修復部，あるいは隣接部位に欠損が残存している修復された先天性心疾患
- 心臓弁膜症が生じた心臓移植患者

　感染していない部位への浸潤麻酔，口腔内エックス線撮影，可撤性義歯や矯正装置の装着，交換期の乳歯の自然脱落，外傷による口唇や粘膜からの出血では，抗菌薬の予防的投与は必要ない．

　感染性心内膜炎になった場合に，最悪の転帰が予想されるリスクの高い心疾患を有する患者，および感染性心内膜炎になりやすい素因となる条件を有する患者では，歯科処置と抗菌薬の予防的投与から，歯科治療の利用状況の改善，および口腔衛生の改善をより重視する方向へと転換すべきである，としている．

参考文献

1) 2010年度合同研究班報告：成人先天性心疾患診療ガイドライン（2011年改訂版）
2) 白石　公：成人期を迎えた先天性心疾患患者の諸問題．京府医大誌 119：247-59, 2010
3) 丹羽公一郎，中澤　誠：成人先天性心疾患．メジカルビュー社，2005
4) 2007年度合同研究班報告：感染性心内膜炎の予防と治療に関するガイドライン（2008年改訂版）
5) Lockhart PB, Brennan MT, Kent ML, et al：Impact of amoxicillin prophylaxis on the incidence, nature, and duration of bacteremia in children after intubation and dental procedures. *Circulation* 109：2878-84, 2004
6) 2007-2008年度合同研究班報告：先天性心疾患の診断，病態把握，治療選択のための検査法の選択ガイドライン
7) 角　秀秋：フォンタン手術の過去，現在，未来．日本小児循環器学会雑誌 24：1-2, 2008
8) Wilson W, Taubert KA, Gewitz M, et al：American Heart Association Rheumatic Fever, Endocarditis, and Kawasaki Disease Committee；American Heart Association Council on Cardiovascular Disease in the Young；American Heart Association Council on Clinical Cardiology；American Heart Association Council on Cardiovascular Surgery and Anesthesia；Quality of Care and Outcomes Research Interdisciplinary Working Group. Prevention of infective endocarditis：guidelines from the American Heart Association：a guideline from the American Heart Association Rheumatic Fever, Endocarditis, and Kawasaki Disease Committee, Council on Cardiovascular Disease in the Young, and the Council on Clinical Cardiology, Council on Cardiovascular Surgery and Anesthesia, and the Quality of Care and Outcomes Research Interdisciplinary Working Group. *Circulation* 116：1736-54, 2007

3 代謝・内分泌疾患

糖尿病患者への対応

1. 糖尿病の状態，治療内容，関連疾患の有無について確認する．
2. 歯科治療は，午前中の早い時間，あるいは食後に行う．
3. 歯科治療前に，食事，経口糖尿病薬の服用，インスリン注射の確認を行う．
4. 歯科治療中の血圧を確認する．
5. 重症糖尿病患者には，血糖測定器，緊急薬を持参させる．

糖尿病は，インスリン不足，あるいはインスリン抵抗性による慢性の高血糖を特徴とする疾患群である．2010年，日本の糖尿病患者は1,080万人と推計され，40歳以上の10人に1人，60歳を超えると6人に1人が糖尿病といわれている[1,2]．

糖尿病は，意識障害や昏睡などの重大な急性合併症のほか，狭心症，心筋梗塞，脳梗塞など，全身の動脈硬化症に伴う慢性合併症の大きな危険因子である．糖尿病患者に対して歯科治療を行うときは，高血糖や低血糖による急性合併症をきたさないための対応が必要であるとともに，動脈硬化に伴う合併症に対する準備が必要である．

1 糖尿病の状態，治療内容，関連疾患の有無について確認する

歯科治療を安全に行うためには，糖尿病の状態，治療内容を知るとともに，動脈硬化に伴う合併症の有無を確認することが重要である．また高血糖や低血糖による，急性合併症への対応について検討する．

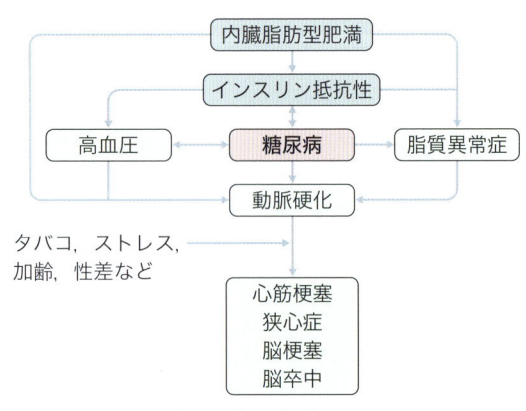

● 動脈硬化の危険因子 ●

糖尿病患者は，長期間の高血糖の結果，3大合併症として知られる糖尿病性腎症，糖尿病網膜症，糖尿病性神経障害のほか，狭心症，心筋梗塞，脳梗塞，糖尿病性壊疽など，全身の動脈硬化症に伴う慢性合併症をきたす可能性がある．また，高血糖や低血糖による意識障害や昏睡などの重大な急性合併症を引き起こすことがある．

動脈硬化は，糖尿病と診断されるほど血糖値が高くない「糖尿病予備群」の段階から急速に進行し，心筋梗塞や脳梗塞の発症リスクを高めることが明らかになっている．食事療法や運動療法による血糖コントロールは，動脈硬化の進行を抑制して，合併症の発症を防ぎ，進行を阻止することを目的とするもので，糖尿病を完治させるものではない．

初期の糖尿病患者では自覚症状がほとんどないことから，しばしば患者から十分な情報を得ることができない．内科主治医からの情報提供は，歯科治療における偶発症を予測するうえで重要である．

低血糖
→p.157

高血糖性昏睡
→p.160

2 歯科治療は，午前中の早い時間，あるいは食後に行う

血糖値は，1日のなかで常に変動している．通常，食後に血糖値が上がり，インスリンの働きによって少しずつブドウ糖が代謝されて，血糖値が下がる．糖尿病患者は，インスリンの働きが弱く，血糖値が下がりにくい状態にあるため，経口糖尿病薬や，インスリンによって正常な血糖値の日内変動を保つようにコントロールしている．すなわち経口糖尿病薬やインスリンによって血糖値を調節している糖尿病患者は，昼食前や夕食前の血糖値が下がっている．

低血糖状態はエネルギーが足りない状態で，中枢神経機能の低下をもたらすことから，糖尿病患者では最も注意しなければならない．低血糖は，空腹時や食事時間が遅れる，運動量や労働量が多いなどで起こりやすいため，昼食前や夕食前の歯科治療はさけることが必要である．また仕事の合間に受診したときは，食事の時間を確認することが重要である．

3 歯科治療前に，食事，経口糖尿病薬の服用，インスリン注射の確認を行う

歯科受診時，主治医によって指示された食事と，治療薬の使用が守られているかを確認する．

インスリンや経口糖尿病薬による治療を受けている患者で，緊急な対応を必要とする合併症として，低血糖や高血糖による意識障害や昏睡が

代謝・内分泌疾患

ある．ブドウ糖のみをエネルギー源とする脳は，低血糖に曝されると急速に機能低下をきたし，最終的に昏睡状態となる．糖尿病患者での高血糖は，インスリン不足によってブドウ糖をエネルギー源として利用できないために生じ，放置すると昏睡状態に陥る．

これらの重篤な急性症状は，不適切な食事摂取，不適切なインスリンや経口糖尿病薬の使用によって生じることが多い．

4 歯科治療中の血圧を確認する

歯科治療前は血圧の確認を，治療中は高血圧，虚血性心疾患患者の管理に準じた血圧管理を行う．

糖尿病患者の40〜60%が高血圧（糖尿病ではない人の2倍），動脈硬化を合併しており，冠動脈の狭窄に伴う狭心症や心筋梗塞を引き起こす可能性がある．

糖尿病患者の心臓病や脳血管疾患発症の危険性は，健康な人の危険度を1とした場合，冠動脈疾患で2倍，脳梗塞で2.27倍，脳出血で1.56倍，脳卒中で1.84倍と報告されている[3]．

狭心症
→p.47

心筋梗塞
→p.48

脳卒中
→p.349

5 重症糖尿病患者には，血糖測定器，緊急薬を持参させる

歯科受診時には血糖測定器，速効型インスリン，ブドウ糖，グルカゴンを持参させ，搬送できる専門医を事前に確保する．

低血糖性昏睡には，ブドウ糖や砂糖の投与，血糖上昇作用のあるグルカゴンの注射が推奨されている．また高血糖性昏睡には，速効型インスリンの注射と電解質・酸塩基平衡の補正，生理食塩水投与による脱水の補正を行う．いずれの場合も緊急な対応が必要となる．

糖尿病内服薬

種類	おもな薬物（商品名）	作用
スルホニル尿素 (SU) 薬	グリミクロン オイグルコン ダオニール アマリール ヘキストラスチノン ジメリン デアメリンS	膵臓のβ細胞に働き，インスリン分泌を促す． 服用後，食事をとらないと，低血糖を起こす可能性がある．
ビグアナイド (BG) 薬	グリコラン ジベトス	肝臓で糖をつくる働きを抑え，筋肉などでのブドウ糖の利用を促す． 低血糖を起こす可能性は少ない．
α-グルコシダーゼ 阻害薬	ベイスン グルコバイ	小腸でのブドウ糖の分解・吸収を遅らせ，食後の急激な血糖値の上昇を抑える． 低血糖を起こす可能性は少ないが，低血糖を起こしたときは，必ずブドウ糖をとる必要がある．
チアゾリジン薬	アクトス ピオグリタゾン	インスリン抵抗性改善薬ともいう．脂肪や筋肉などでインスリンの効きをよくして，血液中のブドウ糖の利用を高める． 低血糖を起こす可能性は低い．
速効型インスリン 分泌促進薬	ファスティック スターシス グルファスト	膵臓のβ細胞に働き，インスリン分泌を促す． 服用後30分以内に効果が現れるので，食事をとらないと低血糖を起こす可能性がある．
ジペプチジル ペプチダーゼ-4 (DPP-4) 阻害薬	ジャヌビア グラクティブ エクア ネシーナ トラゼンタ	血糖値の高いときだけ作用し，インスリンの分泌を促すホルモンであるGLP-1の働きを高める． DPP-4阻害薬のみの治療では，低血糖を起こしにくい．

代謝・内分泌疾患

糖尿病

　ヒトが生きるために最も重要なエネルギー源であるブドウ糖（グルコース）を，細胞に取り込んでエネルギーとして利用し，肝臓でグリコーゲンとして蓄えるためには，膵臓で産生されるインスリンが必須である．血液中に存在するブドウ糖は，インスリンの作用によって細胞に取り込まれ，その結果，血液中のブドウ糖濃度（血糖値）は正常に保たれる．しかしインスリン不足，あるいはインスリンが十分に働けないインスリン抵抗性では，ブドウ糖を細胞に取り込みにくいため，血糖値が上昇する．

1　糖尿病の種類

(1) 1型糖尿病

　自己免疫，または原因が明らかでない特発性に膵臓のβ細胞が破壊され，体内のインスリンの量が絶対的に不足することで現れる．以前は，小児糖尿病やインスリン依存型糖尿病とよばれていた．患者の多くは10代で発症する．食事療法と運動療法により過食や肥満を解消するだけでは治らず，毎日，インスリン注射によってインスリンを補充する必要がある．日本人の糖尿病患者の5〜10％がこのタイプである．

(2) 2型糖尿病

　膵臓のβ細胞の破壊は認めず，インスリン抵抗性と分泌低下の2つを原因とする．日本の糖尿病患者の95％以上がこのタイプである．
　インスリン抵抗性とは，インスリン拮抗物質の存在，インスリン受容体数が少ない場合をさし，高脂血症，高血圧，動脈硬化の原因となることが解明されている．肥満の場合，摂取した炭水化物による血糖値の上昇に対してインスリンが不足するとともに，脂肪細胞からインスリンの働きを抑えるホルモン（レジスチン）や遊離脂肪酸が分泌され，インスリン抵抗性になる．
　欧米ではインスリン抵抗性を示す患者が多いが，日本人ではインスリン抵抗性は軽度で，インスリン分泌が減少しやすいといわれている．2型糖尿病は，食事や運動などの生活習慣が関係している場合が多く，初期には症状もなく，数年の経過で徐々に進行し，ほとんどが40歳をすぎ

強化インスリン療法
→p.163

てから発症する．

(3) その他の糖尿病

糖尿病には，1型糖尿病，2型糖尿病のほかに，特定の遺伝子異常に伴うもの，ほかの内分泌疾患や膵疾患に伴うもの，妊娠中に発症するもの（妊娠糖尿病），感染症や薬物が原因となるものがある．

2 糖尿病の診断

空腹時血糖値の正常値は 110 mg/dl 未満，食後2時間の血糖値 140 mg/dl 未満である．空腹時血糖値が 126 mg/dl 以上，食後血糖値が 200 mg/dl 以上あれば糖尿病型と診断する．

しかし血糖検査の前日および当日の食事の内容，ストレス，風邪などの病気の有無により血糖値は大きく変動するため，血糖値は日常の血糖コントロールを反映しない．赤血球の中のヘモグロビンは，ブドウ糖と結びついてグリコヘモグロビン（糖化ヘモグロビン）となる．この糖化ヘモグロビン A1c（HbA1c）は赤血球の寿命がつきるまで血中に残るため，HbA1c は過去1〜2か月の血糖値の平均とよく相関する．

血糖値は，食事や運動の影響を受けやすく，検査前の一時的な節制や過食でも簡単に数値が変わるが，HbA1c を測定することで血糖コントロール状態を正確に知ることができる（正常値は 4.3〜5.8％）．血糖値による糖尿病の診断には複数回の検査が求められているが，血糖値が糖尿病型を示し，HbA1c（NGSP）≧6.5％であれば，1回の検査で糖尿病と診断できる[4,6]．

● 空腹時血糖値（静脈血漿値）●

正常域	正常高値	境界域	糖尿病域
	100　　110		126 (mg/dl)

空腹時血糖値 100〜109 mg/dl は正常域ではあるが，正常高値とする．
（日本糖尿病学会：糖尿病・糖代謝異常に関する診断基準検討委員会報告
―空腹時血糖値の正常域に関する新区分―，2008 より）

3 低血糖

正常なヒトでは，血糖値は 70 mg/dl 以上に保たれている．血糖値が 70 mg/dl 以下になると異常な空腹感，生あくびなどの症状が出てくる．普段高血糖状態にある糖尿病患者や，急に血糖値が下がったとき，100

mg/dl 程度でも低血糖の症状が出ることがある．血糖値が 50 mg/dl 以下になると，中枢神経機能が低下をはじめ，脱力感，手指のふるえ，冷汗，動悸などが出現する．さらに血糖値が 30 mg/dl 以下に低下すると，意識レベルが低下し，痙攣，昏睡状態から死に至ることもある．

　アルコール摂取，とくに空腹時の摂取は，健常者でも低血糖を生じる．また胃切除を受けた患者の 15〜30％ が，食事中や直後に，ダンピング症候群とよばれるインスリンの過剰分泌に伴う低血糖症状を起こす．

　低血糖は，糖尿病に対するインスリン治療や，経口血糖降下剤による薬物療法に伴うものが最も多い．また食事の量が少ない，食事時間が遅れる，決められた間食を食べなかったとき，運動量や労働量が多すぎるとき，空腹時やインスリンの効果の強い時間帯に激しい運動を行ったときに起こりやすい．経口血糖降下剤の量を間違えてたくさん飲む，処方されたインスリン量が多い，自己判断でインスリン量を増やしたときにも低血糖が生じる．

　インスリン注射をしている糖尿病患者では，アスピリンなどの解熱鎮痛薬，痛風治療薬，ワルファリン，抗不整脈薬であるリスモダン®，降圧薬である α 遮断薬や ACE 阻害薬，キノロン系，テトラサイクリン系，クラリスロマイシンなどの抗菌薬などが血糖降下作用を増強する．

　低血糖をしばしば起こすと，中枢で低血糖を認識する閾値が低下することや，糖尿病性自律神経障害のために，通常なら血糖値が 70 mg/dl 以下になると現れる空腹感・動悸などの交感神経系の警告症状を欠き，さ

低血糖の症状

血糖値 (mg/dl)	症　　状
70	**警告症状**　急激な空腹感，生あくび，不快感など
60	**交感神経症状**　発汗（冷汗），手足のふるえ，からだが熱く感じる，動悸，顔面蒼白，吐きけ，不安感，霧視
50	
40	**中枢神経症状**　集中力の低下，錯乱，脱力，眠気，めまい，疲労感，ろれつが回らない，物が二重に見える，空腹感，霧視
30	**意識障害**　意識消失，いつもと人柄の違ったような異常な行動
20	**低血糖昏睡**　痙攣，昏睡
10	

らに血糖値が低下して，いきなり意識障害に至る無自覚性低血糖が生じることがある．厳格な血糖コントロールを目指す強化インスリン療法の普及に伴い，無自覚性低血糖が問題になっている．低血糖を回避して，血糖をできるだけ正常化することで，低血糖に対する反応は回復するとされ，血糖自己測定により低血糖が起こっていないかを確認し，その結果からインスリン注射量を調節していくことが重要である．

　低血糖症状は，人によって異なるが，同じ人ではだいたい決まっている．意識障害がないとき低血糖症状を感じたら，すぐにブドウ糖 10 g または砂糖 10〜20 g，あるいはブドウ糖を多く含む清涼飲料水 200 m*l* を飲み，10〜15 分で回復しないときは，再度同量を摂取する．糖尿病薬として α グルコシダーゼ阻害剤（グルコバイ®，ベイスン®）をインスリンなどと併用している患者が低血糖になった場合，ショ糖である砂糖を飲んでも，すぐにブドウ糖に分解しないため，症状回復までに時間がかかる．このため低血糖時には，必ずブドウ糖，またはブドウ糖を多く含む清涼飲料水を摂取する．

　低血糖で意識障害が出ると，自分では何もできなくなるため，周囲の人の協力が必要になる．糖尿病患者の様子がふだんと違う，話しかけても返事をしない，などの異常を感じたら，まず低血糖を疑い，コップ半分の水にブドウ糖を入れて溶かしたものや，ジュースなどを飲ませる．ただし昏睡に陥っているときは，誤嚥のおそれがあるため，水に溶かしたものを口の中に流し込むことはさけ，医師に処方されたグルカゴン（血糖値を上げるホルモン）1 バイアルを注射する．

グルカゴン注射をしても 5 分以内に回復しないとき，あるいはグルカゴンの注射が行えないときは，すみやかに病院に搬送する．

ブドウ糖含量の多い市販清涼飲料水

商品名	1 ボトル中の含量（g）	1 ボトルの容量（m*l*）
ファンタグレープ	20.00	350
ファンタオレンジ	18.90	350
HI-C オレンジ	15.40	350
はちみつレモン	15.10	350
カルピスウォーター	15.10	350
HI-C アップル	13.90	350
コカコーラ	12.95	350

4　高血糖性昏睡

　血糖値が高くなっても，あまり「自覚症状がない」が，著しい口渇（脱水），全身倦怠感，悪心・嘔吐，下痢，腹痛などの消化器症状が現れるときは，高血糖を疑う．血液中のブドウ糖濃度が高くなると，希釈するために，血管の外から中に水が移動して血液量が増え，尿量が増す．このため脱水となり，著しい口渇が現れ，同時に電解質バランスの崩れから，全身倦怠感や消化器症状が生じる．

　さらに高度のインスリン不足により高血糖状態がひどくなると，短期間のうちに急激に著明な高血糖をきたし，意識障害・昏睡から死に至る．糖尿病患者が昏睡を起こす原因は，1型糖尿病と2型糖尿病では異なる．

　1型糖尿病：1型糖尿病の原因である自己免疫の異常が発症したとき，インスリンの量を急に減らしたり中止したとき，食事の不摂生や薬を飲み忘れたとき，重症感染症に罹患したり，手術を受けたとき，下痢や嘔吐，利尿剤などによって脱水になったときなどに 400 mg/dl を超える高血糖となり，昏睡に至る．インスリンが絶対的に欠乏すると，エネルギー産生に血液中のブドウ糖を利用できず，肝臓や脂肪組織に蓄えられている脂肪が利用される．このとき酸性のケトン体が産生される．ケトン体の過剰によって血液は酸性に傾き，ケトアシドーシスとなり，呼気のアセトン臭や，クスマウル呼吸とよばれる，異常に深く，規則正しい呼吸がみられる．この状態がつづくと，著明な高血糖とともに意識障害，昏睡に陥る．

　2型糖尿病：とくに高齢患者に多い昏睡は，脱水に伴って生じる．感染が誘因となることが多く，血糖値が 800 mg/dl 以上ときわめて高くなり，血液の浸透圧が高くなるため，利尿が亢進し，体液の喪失を招く．これを浸透圧性非ケトン性昏睡といい，アシドーシスは生じない．

〈高血糖性昏睡の治療〉

　インスリンの絶対的な欠乏を原因とする糖尿病性ケトアシドーシスでは，ただちに速効型インスリンの注射と，電解質・酸塩基平衡の補正が必要であり，一刻も早く糖尿病専門医のいる医療機関に連絡して適切な治療を受ける．浸透圧性非ケトン性昏睡に対しては，生理食塩水で脱水を補正するとともに，インスリンの補充を行う．

5　糖尿病の慢性合併症

　糖尿病によって長期間高血糖状態がつづくと，毛細血管を中心に生じる細小血管障害と，比較的太い血管に起こる大血管障害（動脈硬化性血管障害）などが生じる．細小血管障害の代表的なものが，糖尿病の3大合併症である「糖尿病網膜症」「糖尿病性腎症」「糖尿病性神経障害」で，糖尿病発症後10年前後の経過を経て出現する．糖尿病網膜症は，網膜の毛細血管からの出血や虚血，硝子体出血，網膜剥離，緑内障を起こし，視力の低下，ついには失明する．成人になってからの失明原因の第1位である．糖尿病性腎症は，腎糸球体の毛細血管が傷害されて腎機能障害をきたす．腎不全に対する血液透析の原因疾患の第1位が糖尿病性腎症である．糖尿病性神経障害は，高血糖による神経細胞の代謝障害，神経細胞周囲の毛細血管の循環障害などが原因となる．手足のしびれ，冷感，痛み，感覚鈍磨などの知覚神経障害，大腿部の筋萎縮や筋力低下，外眼筋麻痺，顔面神経麻痺などの運動障害，起立性低血圧，異常発汗，悪心・嘔吐，便秘，下痢，動悸，尿閉，勃起機能不全などの自律神経障害が生じる．糖尿病患者の約40％に糖尿病性神経障害があるといわれる．

　大血管障害は，糖尿病の罹病経過とは無関係に，糖尿病が高血圧，高脂血症，肥満，喫煙などの危険因子と組み合わさることで全身の動脈硬化を発症・進展させ，血管の閉塞を生じる．非糖尿病患者に比べて，糖尿病患者では脳梗塞や虚血性心疾患発症の危険が2〜4倍，閉塞性動脈硬化症は3倍である．

　このほかの慢性合併症には，高脂血症，足の壊疽，慢性感染症，胆石症，白内障などがある．

糖尿病性腎症
→p.336

メタボリックシンドローム
→p.162

基礎知識

1 メタボリックシンドローム

　心筋梗塞や脳梗塞など，動脈硬化性疾患の危険因子として，耐糖能異常（糖尿病），肥満，高血圧，脂質異常症があげられる．これらは死の四重奏，あるいはシンドロームXと表現されてきたが，現在はメタボリックシンドロームという名称に統一されている．これらの危険因子が，動脈硬化の進行にどの程度影響しているかを調べた調査研究の結果から，これらが単独で発症した場合，動脈硬化の発症率は5〜6倍になり，4つの条件が揃ったときの発症率は35倍にも高まることがわかっている．

　メタボリックシンドロームは，生活習慣と密接に関連しているため，生活習慣病とよばれ，平成19年の該当者・予備群は1,960万人と推計されている[1]．メタボリックシンドロームは，内臓脂肪が過剰にたまることで，血糖値，中性脂肪やコレステロール，血圧などが軽度の異常値を示す．また個々の病気の診断基準をみたさない予備軍の段階であっても，動脈硬化がはやく進行する．

　中性脂肪やコレステロール値の高い人は，動脈硬化とともに血栓を生じやすく，心筋梗塞や狭心症など，動脈硬化性疾患を起こしやすい．とくに糖尿病の人は，高血圧や脂質異常症にも注意しないと，動脈硬化が加速度的に進行して，心筋梗塞や狭心症，脳梗塞などの危険性がきわめて高くなる．

　これらの病態の中心的な役割を担っているのは，インスリンに対する反応性が低下するために生じる高インスリン血症（インスリン抵抗性）と考えられ，内臓脂肪の蓄積がその原因となる．近年，ホタミスリジル[7]らによって，肥満とインスリン抵抗性のあいだに炎症（TNF-α）が介在することが明らかにされ，TNF-αによる動脈硬化の発症，伸展への関連が指摘されている．

　エネルギー過剰環境は，細胞レベルのストレスをもたらし，それが脂肪組織の炎症とインスリン抵抗性をとおして全身に広がり，糖尿病と心臓血管病に至ることが解明されてきている．

2 強化インスリン療法

　強化インスリン療法とは，生理的なインスリン分泌動態[*1]に基づいたインスリン投与法である．インスリンを頻回（1日に3～4回）に注射する，あるいは携帯型のインスリンポンプを使用した持続皮下注入療法により厳格に血糖コントロールを行う．

　強化インスリン療法には，さまざまなインスリン投与の組み合わせがある．基本的なインスリンの投与法は，基礎インスリン分泌を再現する持効型インスリンに，食直前の超速効型インスリンを組み合わせるものである．

　1型糖尿病患者や，妊娠に伴うインスリン分泌不全，あるいはインスリン抵抗性の増大によって相対的なインスリン欠乏が生じる．母子ともに周産期合併症を増加させる妊娠糖尿病患者の場合には，食事療法では血糖値をコントロールできないため，強化インスリン療法が標準的な治療法として選択される．

　2型糖尿病では，高血糖の状態が長期間つづくと，インスリンの分泌がさらに低下して，糖毒性とよばれる悪循環に陥り，β細胞（インスリンをつくる）の機能不全を引き起こす．これまでβ細胞は，インスリンを分泌しなくなると回復しないと考えられていたが，初期の糖尿病の場合には，強化インスリン療法によってβ細胞を休ませることで悪循環を断ち切り，健常者と同じように再びインスリンを分泌できるようになることがわかっている．このことから食事療法，運動療法，内服薬治療を行っても血糖値が下がらない重症の2型糖尿病患者に対して，おもに入院治療によって強化インスリン療法が行われている．

　強化インスリン療法患者が低血糖を起こす頻度は，従来法（1日1～2回のインスリン注射によるコントロール）の患者よりも3.3倍多いという報告があり，低血糖発作に十分注意する．

[*1] 生理的なインスリン分泌動態：インスリンは，肝臓から糖の出しすぎを防ぐために，空腹時にもごく少量分泌されている（基礎分泌）．食事によりたくさんの栄養が摂取されると多量のインスリンが分泌される（追加分泌）．

3 改訂糖尿病診断基準と国際標準化 HbA1c

糖尿病の診断には，慢性高血糖の確認が不可欠である．
糖代謝の判定区分は，血糖値によって，次のようになっている．

糖尿病型：①空腹時血糖値≧126 mg/dl,
　　　　　または②75 g 経口糖負荷試験（OGTT）2時間値≧200 mg/dl,
　　　　　あるいは③随時血糖値≧200 mg/dl),

正常型：空腹時血糖値＜110 mg/dl, かつOGTT 2時間値＜140 mg/dl,

境 界 型：糖尿病型でも正常型でもないもの．

さらに④HbA1c（国際標準値，NGSP）≧6.5％の場合も糖尿病型と判定する．

①〜④のいずれかを認めたとき「糖尿病型」と判定し，別の日に再検査し，再び「糖尿病型」が確認されれば糖尿病と診断する．ただし血糖値とHbA1cが同一採血で糖尿病型を示すこと（①〜③のいずれかと④）が確認されたときは，初回検査だけでも糖尿病と診断する．また高血糖（①〜③）を示し，糖尿病の典型的症状（口渇，多飲，多尿，体重減少）の存在，または確実な糖尿病網膜症の存在が確認されたら，初回検査だけでも糖尿病と診断する[5]．

従来，HbA1cは，日本の基準（JDS）値で表記されていたが，2012年4月からは，国際標準化されたNGSP値に相当するHbA1c（NGSP）で表記が変更された．HbA1c（NGSP）は，従来のHbA1c（JDS）に0.4％を加えたもので，これに従って糖尿病型の診断も，従来のHbA1c（JDS）≧6.1％はHbA1c（NGSP）≧6.5％に改められた[4]．

4　血糖値とHbA1c

ヘモグロビンがブドウ糖と結びついた糖化ヘモグロビンA1c（HbA1c）は，赤血球寿命が終わるまで血中に残るため，全ヘモグロビンに占めるHbA1cの比率は，赤血球の寿命である過去1〜2か月の血糖値の変動を反映する．HbA1c値の平均血糖値への関与は，直近の1か月間では50％，過去2か月前から1か月前までは25％，それ以前の2か月間の平均血糖値の関与度は25％であるとされる．

HbA1cの1％ポイントは，血糖値の29 mg/dlに相当し，平均血糖値＝（HbA1c－1.7）×30の関係式が提唱されている．

HbA1cと平均血糖値との関係

HbA1c（％）	5	6	7	8	9	10	11	12
平均血糖値（mg/dl）	97	126	154	183	212	240	269	298

(Nathan DM, Kuenen J, Borg R, et al.: A1c-Derived Average Glucose Study Group. Translating the A1C assay into estimated average glucose values. *Diabetes Care* 31：1473-8, 2008 より)

参考文献

1) 厚生労働省：平成19年国民健康・栄養調査報告．2008
2) 厚生労働省：平成19年人口動態統計（確定数）の概況．2008
3) Emerging Risk Factors Collaboration, Sarwar N, Gao P, Seshasai SR, et al.: Diabetes mellitus, fasting blood glucose concentration, and risk of vascular disease: a collaborative meta-analysis of 102 prospective studies. *Lancet* 375：2215-22, 2010
4) 日本糖尿病学会：日常臨床及び特定健診・保険指導におけるHbA1c国際標準化の基本方針及びHbA1c表記の運用指針．2012
5) 清野 裕，南條輝志男，田嶼尚子 ほか：糖尿病の分類と診断基準に関する委員会報告．糖尿病 53：450-67, 2010
6) 日本糖尿病学会 編：糖尿病治療ガイド2010．文光堂，2010
7) Hotamisligil GS, Shargill NS, Spiegelman BM.: Adipose expression of tumor necrosis factor-α: Direct role in obesity-linked insulin resistance. *Science* 259：87-91, 1993

甲状腺疾患患者への対応

> 1 どのような甲状腺疾患にかかり，どのような治療を受けたか，また現在の症状について確認する．
> 2 これまでの治療経過と甲状腺機能検査の結果について，主治医から情報を得る．
> 3 甲状腺機能が正常なときに歯科治療を行う．

　甲状腺疾患には，機能亢進症と機能低下症とがある．甲状腺[*1]から甲状腺ホルモンが血中に過剰に分泌され，全身の代謝が高まる病気を，甲状腺機能亢進症といい，甲状腺ホルモン分泌の低下によって代謝が下がり，活動性が低下する病気を，甲状腺機能低下症という．バセドウ病と橋本病が，それぞれを代表する病気である．しかし，たとえばバセドウ病の治療のために行われた放射線治療によって甲状腺機能低下症をきたすなど，甲状腺疾患患者では，治療によっては，もともとの病態とはまったく反対の症状を呈することもまれではない．

　現在，甲状腺疾患は，治療法が確立しているが，患者数は多く，さまざまな病態の患者が歯科を受診している．なかには緊急を要する状態に陥ることもある．

1 どのような甲状腺疾患にかかり，どのような治療を受けたか，また現在の症状について確認する

　甲状腺ホルモンは，代謝に関与するため，機能亢進症では，頻脈，痩せ，疲労感，息切れなどの症状が現れ，機能低下症では，体重増加，徐脈，息切れ，無気力，脱力感などが生じる．甲状腺疾患の多くは進行が緩徐で，発症してから自覚するまで数週間から数か月以上を要する．

2 これまでの治療経過と甲状腺機能検査の結果について，主治医から情報を得る

安全な歯科治療を行うためには，歯科治療前の患者の状態を十分に把

[*1] 甲状腺：甲状軟骨（喉ぼとけ）下方で，気管の前面に位置し，甲状腺ホルモン（T_4：サイロキシン，T_3：トリヨードサイロニン），カルシトニンなどのホルモンを分泌する内分泌器官で，基礎代謝をコントロールする．
　甲状腺ホルモンは，脳下垂体から分泌される甲状腺刺激ホルモン（TSH）の作用によって分泌が促進される．
　甲状腺の左右両葉の側面には，上下2対4個，米粒大の，カルシウム代謝を調整する副甲状腺（上皮小体）が存在する．

握し，主治医とのあいだで緊密な連携を保つことが欠かせない．

　バセドウ病や橋本病では，甲状腺腫が特徴的な症状であるが，甲状腺腫が大きいからといって甲状腺機能の異常があるとはかぎらず，甲状腺腫が小さくても症状が現れることもある．甲状腺機能の評価には，甲状腺機能検査が必要である．患者がどのような状態であるか，また甲状腺機能異常の原因，付随する症状について，主治医から情報を得ることが必要である．

3　甲状腺機能が正常なときに歯科治療を行う

　歯科治療中の脈拍数の観察は，甲状腺機能亢進による頻脈や，甲状腺機能低下による徐脈を知るために有用であり，歯科治療中は，心電図や脈拍数が表示できるパルスオキシメーターによるモニタリングが望ましい．著しい頻脈や徐脈が生じたときは，患者の状態を観察するとともに，訴えをよくきき，甲状腺機能異常に伴う症状を認めるときは，主治医に相談する．

　バセドウ病や，甲状腺ホルモン投与によって甲状腺機能亢進症となっているときは，交感神経系の興奮によって，不整脈，めまい，震え，不安感などが現れる．甲状腺ホルモンが正常化されていない甲状腺機能亢進症患者への，局所麻酔などのエピネフリン投与は，交感神経を刺激して，頻脈と過度の不安を生じ，重篤な症状である甲状腺クリーゼを引き起こす可能性がある．しかし内科的にコントロールされている甲状腺疾患患者では，通常の局所麻酔薬による歯科治療で問題となることはほとんどない．

代謝・内分泌疾患

甲状腺疾患

1　甲状腺機能亢進症

　甲状腺ホルモンが血中に過剰に分泌される原因[*1]として，甲状腺ホルモン産生の亢進と，甲状腺組織から血中へのホルモンの漏出とがある．

　甲状腺ホルモン産生が過剰になる代表的な疾患が，1840年，ドイツ人バセドウによって報告されたバセドウ病である．バセドウ病は，1835年，イギリス人グレーブスによっても報告されており，グレーブス病ともよばれる．2008年の甲状腺機能亢進症患者数は12万人[1)]で，90％以上がバセドウ病である．バセドウ病患者数は，1,000人中2～6人で，30歳代に多く発症し，女性は男性の3～5倍多い．

(1) バセドウ病

　自己免疫疾患であり，甲状腺にある甲状腺刺激ホルモン受容体（TSHレセプター）に対する自己抗体ができ，この自己抗体が甲状腺刺激ホルモン受容体を無制限に刺激するため，甲状腺ホルモンが必要以上に産生され，甲状腺機能亢進症が生じると考えられている．甲状腺ホルモンには，代謝を亢進させる，交感神経を刺激する，成長や発達を促進させる働きがある．このためバセドウ病では，甲状腺の腫大，頻脈，外眼筋の

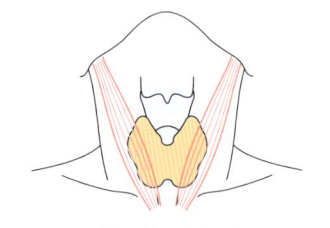

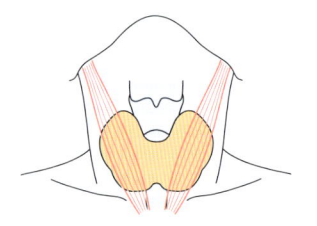

● 正常な甲状腺 ●　　　　● び漫性甲状腺腫 ●

[*1] 甲状腺ホルモンは，バセドウ病のほかに，甲状腺腫瘍によって甲状腺ホルモンが過剰に分泌されるプランマー病，何らかの原因によって甲状腺に蓄えられていた甲状腺ホルモンが血中に流れ出し，一時的に血中の甲状腺ホルモンが増加する無痛性甲状腺炎や，痛みを伴う亜急性甲状腺炎，甲状腺刺激ホルモンの分泌が増加して甲状腺ホルモン分泌が増加する脳下垂体の甲状腺刺激ホルモン産生腫瘍，妊娠初期である10週をピークに，胎盤から出るヒト絨毛性ゴナドトロピンというホルモンによって甲状腺ホルモンが増加する妊娠甲状腺中毒症などによっても増加する．

肥大による眼球突出の特徴的な症状（メルゼブルク三徴）とともに，甲状腺機能の亢進に伴う動悸，多汗，体重減少，疲労感，振戦，息切れなどの甲状腺中毒症状が現れる．

さらに強いストレスが加わると，甲状腺クリーゼとよばれる次のような症状が生じる．
- 不穏，せん妄，精神異常，傾眠，痙攣，昏睡などの中枢神経症状
- 38℃以上の発熱
- 130回/分以上の頻脈
- 肺水腫や心原性ショックなどの心不全症状
- 腹痛，嘔気・嘔吐，下痢，黄疸などの消化器症状　など．

甲状腺クリーゼは緊急治療を要し，治療が遅れると死に至る病態となることがある．赤水ら[2]は，国内での甲状腺クリーゼの発症数は，年間150人以上で，致死率は10%を超えると報告している．

〈治　療〉

薬物療法：甲状腺ホルモンの産生を抑える抗甲状腺薬（メルカゾール®，プロパジール®，チウラジール®）やβ遮断薬（インデラル®，ミケラン®，テノーミン®，セロケン®）が用いられる．

手術療法：甲状腺を切除して小さくする方法（甲状腺亜全摘術）が行われるが，切除する大きさによっては，機能低下や再発の可能性がある．

放射性ヨード療法：大量の放射性ヨウ素（^{131}I）の入ったカプセルを，1回だけ経口投与して甲状腺を破壊する．このため約半数の患者は，10年後に甲状腺機能低下症になり，不足した甲状腺ホルモンを，甲状腺ホルモン剤で補うことになる．

(2) 無痛性甲状腺炎

甲状腺機能亢進症の約10%を占め，自己免疫による甲状腺機能低下症である橋本病が軽症なとき，その初期に現れると考えられている．通常1〜3か月，甲状腺機能亢進状態が持続したあと，甲状腺機能低下症となり，その後回復する．無痛性甲状腺炎では抗甲状腺薬の必要はない．

2 甲状腺機能低下症

甲状腺機能低下症は，次の2つに分類される．
- 原発性甲状腺機能低下症：甲状腺そのものに異常が生じて機能低下が起こる．

・中枢性甲状腺機能低下症（続発性甲状腺機能低下症）：甲状腺の上位中枢である下垂体・視床下部の異常[*1]によって甲状腺ホルモンの産生・分泌が低下する．

(1) 原発性甲状腺機能低下症

原発性甲状腺機能低下症の原因で最も多いのは，1912年に橋本が報告した慢性甲状腺炎で，報告者の名にちなんで橋本病とよばれている．

原発性甲状腺機能低下症の原因には，橋本病のほかに，甲状腺切除術の術後，アイソトープ治療後，甲状腺ホルモン合成障害などがある．

橋本病：自己免疫疾患で，甲状腺に対する自己抗体（抗サイログロブリン抗体，抗甲状腺ペルオキシダーゼ）が甲状腺を破壊する．橋本病の患者は男性の20〜30倍と女性に多く，20歳代後半以降，とくに30〜40歳代に多く発症する．橋本病の発症頻度は，女性の25人に1人，中年女性では10人に1人とされ，そのうちの10％程度が甲状腺機能低下症を示し，20％は血液検査によって甲状腺ホルモンの不足が指摘され，残りの70％の患者の甲状腺機能は正常である．

橋本病患者では，甲状腺のかたい腫脹が認められ，甲状腺ホルモンが不足するにしたがって甲状腺の腫大が明らかとなる．しかし甲状腺の予備力は大きく，甲状腺全体に破壊が広がったときに機能低下症を示すため，甲状腺腫が大きくても機能低下は少ないこともある．また甲状腺腫は小さくても，著しい甲状腺機能低下がみられることもある．甲状腺機能が低下すると，全身の代謝が低下して熱産生が低下するため，低体温，寒がり，皮膚の乾燥，体重増加，徐脈，息切れ，心肥大，脱毛，無気力，脱力感，貧血，月経の異常や流産しやすくなる，などさまざまな症状が現れる．

甲状腺機能低下症に特徴的なむくみを，粘液水腫とよぶ．腎臓病などによるむくみでは，押さえると，しばらくその部分が凹んだ状態となるが，ムコ多糖類という物質が皮下にたまる甲状腺機能低下症のむくみは，水っぽい感じはなく，指などで押さえても，その部分がすぐにもとに戻るのが特徴である．

クレチン症：先天性の甲状腺機能低下症をクレチン症といい，約4,000

[*1] 脳下垂体は甲状腺刺激ホルモンを分泌して甲状腺を刺激しているが，脳下垂体は，さらに上位中枢である視床下部から分泌される甲状腺刺激ホルモン放出ホルモン（TRH）によって下垂体を刺激している．

人に1人の頻度で生まれている．胎児期または周産期の何らかの病因による甲状腺形成異常と甲状腺ホルモン合成異常を原因とする．無治療で放置された場合には，重度の知能障害をもたらすが，ほとんどは1979年からはじめられた新生児マススクリーニングで発見され，甲状腺ホルモンの補充療法によってまったく正常に成長できる．

(2) 中枢性甲状腺機能低下症

下垂体腫瘍などの脳腫瘍が原因でTRH，TSHが減少して生じることが多く，このほか下垂体手術後，放射線療法後などに生じる．平成13年度の厚生労働省の全国調査では，下垂体性TSH分泌低下症は，787名であると報告されている．

〈甲状腺機能低下症の治療〉

原因のいかんにかかわらず，不足した甲状腺ホルモンを補充する．合成T_4製剤（チラーヂンS®），合成T_3製剤（チロナミン®），ウシ，ブタなどの甲状腺の抽出物である乾燥甲状腺製剤（チラージン®）が用いられる．定期的な検査によって，甲状腺ホルモンが正常になるように投与量が決められ，ほとんどの患者は一生，甲状腺ホルモン剤を内服する必要がある．

基礎知識

1　甲状腺機能亢進症と甲状腺中毒症

　甲状腺機能亢進症と甲状腺中毒症のあいだには，若干の違いがある．甲状腺機能亢進症は，甲状腺での甲状腺ホルモンの合成と分泌が亢進した状態をいい，甲状腺中毒症とは，血中の甲状腺ホルモンが高くなることで，甲状腺ホルモンの作用が過剰に現れることをいう．

　甲状腺中毒症には，甲状腺機能亢進症を伴うものと，甲状腺機能亢進症を伴わないものとがある．通常，バセドウ病のように甲状腺機能が亢進すると，これに伴う症状（甲状腺中毒症）が生じる．しかし大量に甲状腺ホルモン（チラージン®）を投与すると，血中の甲状腺ホルモン濃度が高くなり，甲状腺中毒症が現れるが，身体は甲状腺ホルモン濃度を抑えようとして，脳下垂体からの甲状腺刺激ホルモンの放出を抑制するため，甲状腺自体の機能は抑制される．また甲状腺ホルモンの合成と分泌が増えなくても，甲状腺組織が破壊されて甲状腺ホルモンが血中に放出されたときは，血中の甲状腺ホルモン濃度が高くなって，甲状腺中毒症が現れる．

　抗甲状腺薬による治療は，甲状腺機能亢進症を伴う甲状腺中毒症では有効であるが，甲状腺機能亢進症を伴わないときは無効である．

2　甲状腺ホルモンとヨウ素

　ヨウ素（ヨード）は，甲状腺ホルモンの生成に必須の元素である．ヨウ素は体内に約 25 mg 存在し，そのほとんどが甲状腺に含まれる．甲状腺ホルモン 1 分子にヨウ素が 3 つあるか 4 つあるかで，T_3（トリヨードサイロニン）と T_4（サイロキシン）に分類される．

　ヨウ素が不足すると，甲状腺刺激ホルモンの分泌が亢進し，甲状腺が異常肥大または過形成を起こして甲状腺腫となり，甲状腺機能低下症を引き起こす．一方，過剰なヨウ素は甲状腺細胞の中に蓄積され，甲状腺ホルモンをつくる過程が妨害されるため，ヨウ素過剰でも甲状腺機能低下症を引き起こす（ウォルフ・チャイコフ効果）ことがある．

　成人が 1 日に必要とするヨウ素量は 250 μg（WHO 推奨）であるが，日本人は昆布などの海藻類を多くとるため，ヨウ素摂取量は平均約 1.5 mg で，必要量の 6 倍になると推定されている．過剰のヨウ素を日常的に摂取した場合，甲状腺へのヨウ素輸送が低下する「脱出」現象が起こり，甲状腺ホルモンの生成量は正常範囲に維持される．日本人では，おそらく脱出現象が成立していて，ヨウ素の過剰摂取の影響を受け

にくいと考えられ，成人の1日のヨウ素摂取の推奨量は 130 μg，上限量は 2.2 mg とされている[3]．

　原子力施設での臨界事故では，ヨウ素，キセノン，クリプトンなどの放射性物質が放出され，このなかで放射性ヨウ素（^{131}I，半減期8日）が最も多い．放射性ヨウ素が体内に吸収されると，甲状腺で甲状腺ホルモンに合成されて，甲状腺組織の中で放射能を放出しつづけ，放射能による障害として甲状腺腫や甲状腺機能低下症を引き起こす．放射能による甲状腺障害を防ぐためには，24 時間効果が持続する，放射能をもたない安定ヨウ素剤を，被曝する前に服用し，甲状腺をヨウ素で飽和しておく必要がある．

参考文献

1) 厚生労働省：平成 20 年患者調査報告（傷病分類編）―傷病別年次推移表
2) Akamizu T, Satoh T, Isozaki O, et al.: Diagnostic criteria and clinico-epidemiological features of thyroid storm based on a nationwide survey. Thyroid 2012 Apr 11.［Epub ahead of print］
3) 厚生労働省：日本人の食事摂取基準　2010 年版

4 血液疾患・凝固異常

血栓性疾患患者への対応

1. 抗血小板薬や抗凝固薬などが投与されているときは，疾患の種類，発症時期，治療内容について確認する．
2. 基礎疾患に心疾患があるときは，心機能について主治医に情報提供を求める．
3. 観血的処置を行うときは，抗血小板薬，抗凝固薬の中断，継続について主治医と協議する．
4. 心機能，肺機能に異常のある患者の歯科治療は，持続的な血圧，脈拍，経皮的酸素飽和度のモニター下に行う．
5. 観血的処置後の止血が確認できてから帰宅させる．

　高齢化や生活習慣の変化に伴って増加する虚血性心疾患や虚血性脳血管障害，深部静脈血栓症などの血栓性疾患の治療や予防を目的に，アスピリンなどの抗血小板薬やワルファリンなどの抗凝固薬を投与されている患者が，歯科診療所を受診する機会は多い．これらの薬物は，観血的な歯科治療で止血を困難にするが，薬物の中止は，重篤な血栓性合併症を引き起こす可能性がある．

　抗血小板薬や抗凝固薬を投与されている患者に対して，安全な歯科治療を行うためには，血栓性疾患について十分に理解し，歯科治療時，ガイドラインに沿った抗血小板薬や抗凝固薬の投与を行う．

1 抗血小板薬や抗凝固薬などが投与されているときは，疾患の種類，発症時期，治療内容について確認する

アスピリンガイドライン
→p.58

　抗血小板薬や抗凝固薬などを投与されている患者は，全身的な合併症を引き起こす可能性のある疾患に罹患している．どのような疾患に対する薬物投与であるか，いつから，どのような症状があり，どのような治療を受けてきたかを確認する．

心房細動
→p.79

　抗血小板薬は動脈血栓症に，抗凝固薬は静脈血栓症や心房細動，急性心筋梗塞，人工弁置換後などの心原性脳塞栓症の予防に用いられる[1]．

人工弁
→p.109

2 基礎疾患に心疾患があるときは，心機能について主治医に情報提供を求める

　心疾患について十分に把握しておくことは，安全に歯科治療を行ううえで重要である．

　脳梗塞や一過性脳虚血発作のような虚血性脳血管障害の大多数は，血

栓による脳動脈の閉塞により生じるため，抗血栓療法は最も本質的な治療法である．抗血小板薬や抗凝固薬は，狭心症や心筋梗塞などでの粥状動脈硬化に伴う血栓形成の予防，心房細動，心臓弁膜症，人工弁置換などでの左心房内血栓形成の予防に多く使用される．このため抗血栓療法を受けている患者は，何らかの心疾患を有している可能性がある．侵襲を伴う歯科治療を行う前に，心筋傷害の程度，心収縮力の状態，弁の障害の程度，心臓内での血栓形成などについて主治医から情報を得ることが大切である．

また繰り返す肺血栓塞栓症や，深部静脈血栓症に対する治療を受けている患者には，治療内容とともに肺機能の異常の有無について確認する．

3　観血的処置を行うときは，抗血小板薬，抗凝固薬の中断，継続について主治医と協議する

術後の出血リスクが高く，また外科的ストレスが大きく，心疾患などの原疾患にかかわる合併症を引き起こす可能性があるときは，主治医との協議，緊密な連携が必要である．

アスピリンなど抗血小板薬の継続投与下での抜歯時，術後出血の発生率は，ワルファリンの1/2以下である．抗血小板薬の中断により脳梗塞の発症が3.4倍増加[2]し，不安定狭心症，心筋梗塞，虚血性の心臓性突然死などの急性冠症候群の発症リスクも上がることが明らかになっている．このため抗血小板薬の継続投与下での抜歯が推奨されている．ワルファリンによる抗凝固療法の減量は，凝固能を著しく亢進させて，心血管系合併症が増加することから，抗凝固薬中止の危険性が指摘されている[3]．至適治療域にコントロールしたうえで，ワルファリン内服継続下での抜歯が推奨されている[1,4]．

ガイドラインでは，至適治療域にコントロールされた場合にのみ抗血小板薬，抗凝固薬の継続下での少数歯の抜去を推奨している．

4　心機能，肺機能に異常のある患者の歯科治療は，持続的な血圧，脈拍，経皮的酸素飽和度のモニター下に行う

脳梗塞全体のうち，心臓からの血栓による心原性脳塞栓症の割合は6〜23%とされている．心房細動では，頻脈による心腔内での血液のうっ滞により血栓が形成されやすい．歯科治療中の精神的ストレスや疼痛，局所麻酔薬に含有される血管収縮薬の過量投与は，頻脈をきたす原因となる．また弁膜症によりできた血栓は，強い心収縮によって血液ととも

脳梗塞
→p.349

安定狭心症と
急性冠症候群
→p.50

ワルファリン療
法の至適治療域
→p.59

口腔内の観血的
処置と抗凝固・
抗血栓療法
→p.60

に大動脈へ駆出される．

歯科治療中の血圧，脈拍の持続したモニタリングは，心疾患患者の循環状態を評価するとともに，心臓内血栓による塞栓症を監視するためにも欠かすことができない．

深部静脈血栓症
→p.181

肺塞栓を繰り返す患者や，深部静脈血栓が存在する患者では，血栓が肺動脈を閉塞する肺塞栓症をきたす可能性がある．血流の途絶えた領域の大きさによって重症度は異なるが，呼吸苦，胸痛などとともに低酸素血症が生じる．突然の酸素飽和度の低下は急性肺塞栓症の徴候の1つである．また肺塞栓を繰り返し，慢性化しているときは，低酸素血症の進行に伴いチアノーゼ，および過呼吸，頻脈がみられる．

パルスオキシメーターによる経皮的酸素飽和度の測定は，肺塞栓症の診断，低酸素状態の把握に有用である．

5 観血的処置後の止血が確認できてから帰宅させる

少数歯の抜去では，抗血小板薬の継続，至適治療域にコントロールされたワルファリンの継続が推奨されている．しかし，これらの薬物は止血までに時間を要し，不十分な局所止血処置は術後出血の原因となる．抜歯後，確実な止血が確認できたあとで患者を帰宅させることが重要である．

出血が持続するときは，主治医に連絡して対応を求めるか，歯科3次医療機関に相談または処置を依頼する．

血栓性疾患

血栓性疾患とは，血管障害，凝固制御因子の欠損，線溶異常によって血管内に血栓が形成される疾患である．血管が傷害されると，失血を防ぐために血小板とフィブリンによって凝血塊が形成される（外因性血液凝固）．一方，血管が傷害されていない場合でも，ある環境下では凝血塊が形成されることがある（内因性血液凝固）．

血栓性疾患は，大きく動脈血栓症と静脈血栓症とに大別される．動脈血栓と静脈血栓の発症機序は本質的に異なる．

動脈血栓：血小板を主体とする「血小板血栓（白色血栓）」であり，基礎疾患として，動脈硬化性疾患，脱水などによる血液粘稠度の亢進，不整脈，弁膜症，人工弁や血管置換術後，血管炎などの炎症性疾患などが存在する．

静脈血栓：フィブリンと赤血球を主体とする「フィブリン血栓（赤色血栓）」であり，遺伝的素因による凝固阻止因子活性の低下，妊娠や出産，長期臥床・下肢下垂による下肢静脈血のうっ滞，手術や悪性腫瘍による組織因子の産生・放出，凝固因子活性の上昇などが原因で生じる．

1 動脈血栓症

動脈の血管内で血液が凝固することを動脈血栓症といい，手足の動脈や脳動脈など末梢の動脈が血栓で閉塞することを，動脈塞栓症という．動脈を閉塞する血栓の90％は，心臓弁膜症，心房細動，心筋梗塞，心筋症，心不全など，心臓内で血液がうっ滞することで生じる．また血管の動脈硬化や動脈炎，動脈瘤，外からの圧迫などで血流が悪くなるときも血栓ができる．高脂血症や多血症，抗リン脂質抗体症候群などでは血液が粘稠になり，凝固しやすい．

心臓や血管の上流で凝固した小さな血栓は，血流とともに末梢に流れ，細い動脈を閉塞させる．これを急性動脈閉塞という．心臓内に血栓をつくる最も多い原因は，心房細動である．65歳以上の5～10％が罹患するとされる，代表的な不整脈である非弁膜症性心房細動は脳血栓塞栓症の発症リスクを増加させる[5]．心房細動や弁置換術後の心原性脳塞栓症の原因は，左心房内での乱流や異物（弁）による血栓形成である．

閉塞性動脈硬化症
→p.186

抗リン脂質抗体症候群
→p.185

心房細動
→p.79

内頸動脈狭窄症
→p.188

　動脈は，心臓から全身のあらゆるところに血液を供給している．このため心臓の中に血栓が形成されると，全身のあらゆる臓器・組織で動脈閉塞が生じる可能性がある．動脈塞栓症が四肢の動脈に生じると，突然手足がしびれ，痛みを感じ，冷たくなり，色が白く，あるいは紫色に変色し，動かせなくなる．脳の血管が閉塞すると，脳梗塞を引き起こし，意識障害や手足の麻痺が起こる危険性が高い．また腸や腎臓への血流が遮断されると，腸管壊死（上腸間膜動脈血栓症）や急性腎不全を起こす．

　動脈塞栓症は，重要な組織・臓器の壊死を生じさせ，死亡率も高いことから，迅速な診断と治療が求められる．

〈診　断〉
　臨床症状とともに超音波血流検査，CT検査，血管造影検査などによって行われる．動脈血栓症は突然生じるために側副血行路の形成がなく，虚血が重症化しやすい．発症6時間以内のゴールデンタイム内に治療に移行する必要性がある．

〈急性動脈塞栓症の治療〉
　血液凝固を抑える目的でヘパリンを投与し，血栓を溶かして血流を再開するために，フィブリンを分解する作用を有するウロキナーゼや組織プラスミノゲンアクチベーター（t-PA）を投与する．四肢に生じた新しい血栓は，先端に風船の付いたバルーンカテーテル（フォガティー・カテーテル）を血管内に入れて，閉塞部位でバルーンを膨らませて除去することができる．またカテーテルで取り除けない場合には，緊急にバイパス手術を行うこともある．

脳梗塞
→p.349

一過性脳虚血発作
→p.358

ワルファリン療法の至適治療域
→p.59

　脳梗塞や一過性脳虚血発作のような虚血性脳血管障害の大多数は，血栓による脳動脈の閉塞によって生じるので，抗血栓療法が最も本質的な治療法である．アテローム血栓性脳梗塞やラクナ梗塞などの非心原性脳塞栓症の再発予防にはアスピリン，チエノピリジン系抗血小板薬，ホスホジエステラーゼ5阻害薬などによる抗血小板療法が行われる．心房細動，急性心筋梗塞，人工弁置換などの心原性脳塞栓症の再発予防にはワルファリンによる抗凝固療法が適応される[6]．

四肢動脈の急性動脈閉塞症の主要徴候「5つのP」(6P)				
拍動消失	pulseless	知覚異常	paresthesia
疼　　痛	pain	運動麻痺	paralysis
蒼　　白	pallor	(虚　脱)	prostration

2 静脈血栓症

静脈内に血栓が発生するメカニズムとして,ウィルヒョーの三徴,すなわち血流の停滞,血管内皮傷害,血液凝固能の亢進が重要である.静脈の血栓が,皮膚の表面にある表在静脈で起こるものを血栓性静脈炎とよび,皮膚の深いところの深部静脈で起こるものを深部静脈血栓症とよぶ.

(1) 血栓性静脈炎

血栓性静脈炎は,下肢の表在静脈や骨盤静脈にできることが多く,静脈の上の皮膚の発赤,圧痛,疼痛,腫脹,発熱などの症状がみられる.静脈瘤,外傷,血管刺激性の強い点滴後などによる炎症に伴って現れることがあるが,原因が不明なことも多い.血栓性静脈炎の血栓は,血管壁から剥がれにくいため,血栓が遊離して,肺血栓塞栓症を引き起こすことはない.

〈治　療〉

患部の湿布,鎮痛薬の服用,安静が行われるが,症状が長引くときは,抗血小板薬や抗凝固薬などを使用する.外科的にはカテーテルによる血栓除去術が行われる.

(2) 深部静脈血栓症

深部静脈血栓症では,大腿静脈,膝窩静脈など,体の深部にある静脈に血栓ができる.下肢の太い深部静脈の血流が血栓によって遮断されると,足首,ふくらはぎ,あるいは太ももが腫れて,痛み,圧痛,熱感などの症状が現れることがあるが,患者の約半数は無症状である.

下肢や骨盤内に生じた深部静脈血栓症は,重篤な肺血栓塞栓症の原因となる.肺血栓塞栓症は,血栓が静脈血流にのって肺動脈,あるいはその分枝を閉塞し,呼吸循環障害をきたした病態である.急性肺血栓塞栓症は,致死性の疾患であり,その死亡率(11.9%)[7]は心筋梗塞(7.3%)[8]より高く,肺門部を新鮮血栓が閉塞する広範性肺血栓塞栓症患者では,その40〜90%が発症後1時間以内に死亡するといわれている[9,10].

腸骨静脈や大腿静脈にできた血栓は,下肢の発赤や腫脹などの臨床症状を呈しやすいが,末梢の足先に向かって進展するため肺血栓塞栓症を生じにくい.一方,下腿のヒラメ筋静脈に血栓ができると,中枢側に進展して静脈壁に固定されない二次性血栓(フリーフロート血栓)を形成し,さらに大腿静脈から腸骨静脈にわたる大塞栓子に進展し,これが遊

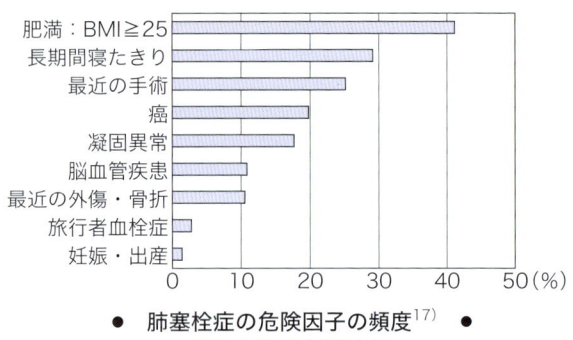

危険因子	頻度(%)
肥満：BMI≧25	約40
長期間寝たきり	約28
最近の手術	約25
癌	約20
凝固異常	約18
脳血管疾患	約10
最近の外傷・骨折	約10
旅行者血栓症	約3
妊娠・出産	約2

● 肺塞栓症の危険因子の頻度[17] ●
（肺塞栓症研究会調査より）

離することで重篤な肺血栓塞栓症をきたす[11]．

肺血栓塞栓症の原因となるフリーフロート血栓は静脈血流を妨げないため，下腿にできる深部静脈血栓は，無症候性で自覚症状に乏しく，突然に肺血栓塞栓症が生じる．

エコノミークラス症候群
→p.185

急性肺血栓塞栓症が，長時間の飛行機旅行の着陸後や，地震災害での車中泊中に発症したという報道は多い．また病院での長期臥床後，トイレなどに向かう第一歩行時や，下肢の整形外科手術，婦人科手術，帝王切開などの術後の離床時に突然，肺血栓塞栓症が生じることがあり，しばしば致命的である．

肺塞栓が生じると，肺毛細血管の血流が途絶えるため，血液の酸素化，炭酸ガスの放出ができなくなり，突然の低酸素血症と高炭酸ガス血症をきたす．急性肺血栓塞栓症の自覚症状は多彩であり，主要なものとして，呼吸困難，胸痛があげられる．重症の場合は突然，失神や心停止が生じる．しかし，これらの症状は，急性心筋梗塞，うっ血性心不全，急性大動脈解離，肺炎，胸膜炎などの胸部症状と類似しており，急性肺血栓塞栓症と診断できる特異的な症状はない．肺血栓塞栓症の90％以上は下肢や骨盤内の深在静脈血栓に起因することから，呼吸困難や胸痛とともに，深部静脈血栓症に特徴的な下腿浮腫，calf tenderness[*1]，ホマンズ徴候[*2]，レーヴェンベルク徴候[*3]などをみたときは，強く肺血栓塞栓症を疑う[12]．

[*1] calf tenderness：下腿部背側の圧痛
[*2] ホマンズ徴候：患肢を伸展した状態で，足関節を背屈させると，腓腹部に疼痛が生じる．
[*3] レーヴェンベルク徴候：患肢にマンシェットを巻いて加圧すると，低圧で腓腹部に疼痛が生じる．

手術別の静脈血栓塞栓症の危険度			
危険性の程度	一般外科（胸部外科を含む）手術	整形外科手術	産科領域
低リスク	非大手術：60歳未満 大 手 術：40歳未満	上肢の手術	正常分娩
中リスク	危険因子あり 非大手術：60歳以上 大 手 術：40歳以上	脊椎手術 骨盤・下肢手術 （股関節全置換術，膝関節全置換術，股関節骨折手術を除く）	帝王切開術：高リスク以外
高リスク	大 手 術：40歳以上 の癌	股関節全置換術 膝関節全置換術 股関節骨折手術	帝王切開術：高齢肥満妊婦：静脈血栓塞栓症の既往，あるいは血栓性素因 経腟分娩
最高リスク	大 手 術：静脈血栓塞栓症の既往，あるいは血栓性素因	高リスク＋静脈血栓塞栓症の既往，血栓性素因	帝王切開術：静脈血栓塞栓症の既往，あるいは血栓性素因

※血栓性素因：先天性素因としてアンチトロンビン欠損症，プロテインC欠損症，プロテインS欠損症など，後天性素因として，抗リン脂質抗体症候群など．
（肺血栓塞栓症/深部静脈血栓症（静脈血栓塞栓症）予防ガイドライン 第2版より一部改変）

静脈血栓塞栓症危険度による予防法の選択	
危険性の程度	推奨される予防法
低リスク	早期離床，および積極的な運動
中リスク	弾性ストッキング，あるいは間欠的空気圧迫法
高リスク	間欠的空気圧迫法，あるいは低用量未分画ヘパリン
最高リスク	低用量未分画ヘパリンと間欠的空気圧迫法の併用，あるいは低用量未分画ヘパリンと弾性ストッキングの併用

※「低用量未分画ヘパリンと間欠的空気圧迫法の併用」や「低用量未分画ヘパリンと弾性ストッキングの併用」の代わりに，用量調節未分画ヘパリンや用量調節ワルファリンを選択してもよい．
（肺血栓塞栓症/深部静脈血栓症ガイドライン 第2版より一部改変）

〈急性肺血栓塞栓症の治療〉

　ウロキナーゼとt-PA（アルテプラーゼ，パミテプラーゼ，モンテプラーゼ）による血栓溶解療法と，ヘパリンによる抗凝固療法を行う．広範囲肺血栓塞栓症によって循環虚脱や心肺停止に陥る可能性の高い症例や，薬物療法によっても呼吸循環不全を安定化できないときには，カテーテルを用いた血栓除去や，経皮的心肺補助（PCPS）下での手術によ

る血栓除去が行われる．

〈肺血栓塞栓症の予防〉

　肺血栓塞栓症は，再発例も多いことから，深部静脈血栓症の予防と，すでに存在する深部静脈血栓からの塞栓子が肺動脈，あるいはその分枝を閉塞させないことを目的に行われる．

　弾性ストッキングや間欠的空気圧迫法による理学的予防法と，ヘパリン，ワルファリン，血液凝固第 Xa 因子阻害薬（フォンダパリヌクス），低分子ヘパリン（エノキサパリン）などによる抗凝固療法が用いられる．

　また明らかな深部静脈血栓が存在するときは，肺血栓塞栓症の再発予防のために，血栓が遊離しても中枢側でこれを捕捉するために，下大静脈フィルターが挿入される[12]．

基礎知識

1 エコノミークラス症候群

　エコノミークラス症候群とは，飛行機旅行中に起こる深部静脈血栓症に伴った急性肺塞栓症のことをいい，1977年，海外の医学雑誌ではじめて報告された．日本医科大・成田国際空港クリニックの2008年の調査によると，エコノミークラス症候群による死亡数は，過去15年で計30人，重症116人，軽症は年間で約200人であったと報告されている[13]．飛行機の中では長時間座ったままになるため，下肢の圧迫による静脈のうっ滞と，水分不足による血液粘度の上昇が起こり，下肢の深部静脈に血栓ができる．目的地に着陸して席を立つとき，血栓が血管壁から遊離して急性肺塞栓症が起こる．ファーストクラスやビジネスクラスでも発症することから，エコノミークラス以外なら安全ということではなく，旅行者血栓症ともいわれる．列車やバスでの発生はまれであることから，日本旅行医学会はロングフライト血栓症に改称することを提唱している．

　地震災害時の車中泊避難生活中に急性肺塞栓症による死亡者が発生している．下肢打撲などの外傷による血管損傷，食料・飲料水の不足やトイレなどに困ることによる脱水，狭いところで縮こまって寝ることによる血液停滞が，深部静脈血栓症を引き起こす原因となる．

　早急に防災計画のなかに震災後の深部静脈血栓症予防対策を盛り込む必要があり，避難所における簡易ベッドの使用を検討すべきである．

　静脈血栓に対する治療は，凝固活性化を抑制する目的で，ワルファリンやヘパリン類などによる抗凝固療法が主体となる[14, 15]．エコノミークラス症候群の予防に，アスピリンなどの抗血小板薬が用いられることがあるが，本血栓症は静脈血栓症であり，抗血小板薬の有用性は証明されていない．

2 抗リン脂質抗体症候群

　抗リン脂質抗体症候群は，血液中に抗リン脂質抗体という自己抗体ができることで，全身の血液が固まりやすくなり，動脈塞栓・静脈塞栓を繰り返す疾患である．1997年の日本における抗リン脂質抗体症候群患者数は，約3,700人と報告されている．全身性エリテマトーデス（SLE, p.300参照）の約10％が抗リン脂質抗体症候群を合併している．日本でのSLE患者数は約5万人であることから，抗リン脂質抗体症候群患者数は約1万人と推定される．

　抗リン脂質抗体症候群は，多彩な症状を呈する．下肢の深部静脈血栓症の頻度が最

も多く，血栓が遊離して肺に達すると，肺血栓塞栓症や肺高血圧の原因となる．血栓による脳梗塞や一過性脳虚血発作をきたすことも比較的多く，脳血流障害による片頭痛，知能障害，意識障害，てんかんなど，さまざまな中枢神経症状もみられる．冠動脈内の血栓による心筋梗塞，末梢動脈閉塞による皮膚潰瘍，網膜動脈の血栓による失明，血小板減少，習慣性（2回以上）の流産などが生じることもある．

〈治　療〉

急性期の動静脈血栓症の症状に対しては，ウロキナーゼやヘパリンによる抗凝固療法が行われ，慢性期には，再発予防のために少量のアスピリンやワルファリンが使用される．

3　閉塞性動脈硬化症

閉塞性動脈硬化症，あるいは末梢動脈閉塞症とは，動脈硬化（粥状硬化）が原因で，四肢（おもに下肢）の血流障害をきたす疾患をいう．最近著明に増加してきた疾患の1つで，おもに50〜60歳以降の男性に発症し，慢性動脈閉塞症の第1位を占めている．

急性動脈閉塞症が，狭窄がない下肢の動脈が突然に血栓によって完全閉塞する病気であるのに対して，閉塞性動脈硬化症は，動脈の内側にアテローム性のプラーク（粥腫）が沈着して動脈の内腔を狭窄させ，またプラークが破れることで形成される血栓によって動脈閉塞をきたして循環障害を起こす病気である（p.188，内頸動脈狭窄症参照）．

閉塞性動脈硬化症の症状は，フォンテイン分類に示されるように血行障害が高度に

動脈硬化のしくみ

	正　常	動脈硬化 狭　窄	動脈硬化 閉　塞
血管横断面	内腔／外膜／中膜／内膜	粥腫	血栓
	血管は，「内膜」，「中膜」，「外膜」の3層からなる．	内膜にコレステロールなどがたまると，血管が狭くなり，血液の流れが悪くなる．原因として，加齢や生活習慣病などがある．	動脈硬化がさらに進み，狭くなった血管に血栓ができると，血管が完全に詰まる．

なるにしたがって進行する．多くの場合，間欠性跛行[*1]が，5分以内の安静により症状が消失し，再び歩行が可能になる，という症状で自覚される．間欠性跛行は，血行障害によって需要に応じた血液が筋に供給されないため，筋肉の酸素不足症状が足の痛みとして現れることで生じる．これは狭心症での胸痛の出現と同じ機序である．

〈治　療〉

閉塞性動脈硬化症の内科的治療には，運動療法や温熱療法などによる理学療法と，血行再建・血管内治療による開存率の向上を目的とした薬物療法がある．

薬物療法で軽快しない場合には，経皮的血管形成術，血栓内膜切除術，外科的バイパス手術，交感神経節切除術などを行う．しかし下肢の壊死が重症で，外科的バイパス手術が不可能な末梢性病変では，肢切断術を選択せざるをえない場合もある．

閉塞性動脈硬化症患者の半数近くが高血圧，約30％が糖尿病，約23％が脳血管障害，虚血性心疾患を合併している[16]．閉塞性動脈硬化症のリスクファクターには，「60歳以上」，「男性」，「喫煙習慣」，「虚血性心疾患の既往」，「脳血管障害の既往」，「ストレス」，また「糖尿病」，「高血圧」，「高脂血症」，「肥満」などの生活習慣病があげられ，食生活の欧米化と高齢化により，閉塞性動脈硬化症の患者数は年々増加している．

フォンテイン分類と治療

Ⅰ度 （軽度虚血）	無症状，冷感，しびれ感	・手足が冷たい． ・手足がしびれる． ・手足の指が青白い．	薬物治療
Ⅱ度 （中等度虚血）	間欠性跛行	・一定距離を歩くと，おもに下腿部が締め付けられるように痛くなり，休まなければならない（数分で回復）． ・階段をのぼるのが，とくに辛い．	薬物治療，運動療法，PTA，血行再建術
Ⅲ度 （高度虚血）	安静時疼痛	・じっとしていても手足が痛み，夜もよく眠れない． ・刺すような痛みが，常に持続している．	薬物治療，PTA，血行再建術，交感神経節切除術，局所療法，指・肢切断術
Ⅳ度 （重度虚血）	潰瘍，壊死	・手足に，治りにくい潰瘍ができる． ・壊死部は黒変する．	

PTA：経皮的血管形成術

[*1] 間欠性跛行：安静時には足の症状はなく，ある距離を歩行すると次第に痛み，だるさが出現し，ついには歩行ができなくなる．

4 内頸動脈狭窄症

　上行大動脈から分枝した総頸動脈は、大脳に血流を送る内頸動脈と、上下顎、頭皮などに血流を送る外頸動脈とに分かれる。内頸動脈狭窄症とは、内頸動脈と外頸動脈に分かれる分岐部に動脈硬化を起こし、内頸動脈の狭窄が生じた状態をさす。脳に向かう血管が狭いため、脳血流が低下するばかりでなく、狭窄部に血栓が形成され、血栓や血管壁から剝がれたプラーク（粥腫）が脳血管を閉塞させて、脳梗塞（p.349参照）が生じる危険性が高くなる。日本では脳梗塞の原因として、脳自体の血管が原因であることが多いとされてきたが、近年、内頸動脈狭窄症が原因で脳梗塞を起こすケースが増加している。

　高血圧、糖尿病、高脂血症、心筋梗塞や狭心症、下肢の閉塞性動脈硬化症、肥満、喫煙歴など、動脈硬化の危険因子が複数あり、次の症状がみられるときは、内頸動脈狭窄症が疑われる。

・すぐに（多くは数時間以内）改善する左右どちらかの半身の運動障害や知覚障害。
・すぐに（多くは数分以内）改善する片方の眼の視力低下
・急に現れ回復する言語障害
・一過性の顔面下半分の麻痺
・過去に何回か繰り返して、脳梗塞の発作を起こした。

　これらの症状が一過性（一時的）に出現することを、一過性脳虚血発作（p.358参照）とよぶ。

〈治　療〉

　抗血小板薬による内科的治療と外科的治療とがある。超音波検査または血管造影検査によって50％以上の狭窄が認められる場合、外科的治療（頸動脈ステント留置術や頸部内頸動脈内膜剝離術）の成績が優れる。

参考文献

1) 2008年度合同研究班報告：循環器疾患における抗凝固・抗血小板療法に関するガイドライン（2009年改訂版）
2) Maulaz AB, Bezerra DC, Michel P et al.: Effect of discontinuing aspirin therapy on the risk of brain ischemic stroke. *Arch Neurol* 62：1217-20, 2005
3) Marshall J.: Rebound phenomena after anticoagulant therapy in cerebrovascular disease. *Circulation* 28：329-32, 1963
4) 日本有病者歯科医療学会，日本口腔外科学会，日本老年歯科学会 編：科学的根拠に基づく抗血栓療法患者の抜歯に関するガイドライン 2010年版．学術社，2010
5) 後藤信哉：心疾患における抗血栓療法．血栓止血誌 19：8-11, 2008
6) 内山真一郎：脳血管障害と抗血栓療法．血栓止血誌 19：3-7, 2008
7) Sakuma M, Okada O, Nakamura M, et al.: Japanese Society of Pulmonary Embolism Research. Recent developments in diagnostic imaging techniques and management for acute pulmonary embolism：multicenter registry by the Japanese Society of Pulmonary

Embolism Research. *Intern Med* 42 : 470-6, 2003
8) Watanabe J, Iwabuchi K, Koseki Y, et al.: Declining trend in the in-hospital case-fatality rate from acute myocardial infarction in Miyagi Prefecture from 1980 to 1999. *Jpn Circ J* 65 : 941-6, 2001
9) Ota M, Nakamura M, Yamada N, et al.: Prognostic significance of early diagnosis in acute pulmonary thromboembolism with circulatory failure. *Heart Vessels* 17 : 7-11, 2002
10) Dalen JE, Alpert JS : Natural history of pulmonary embolism. *Prog Cardiovasc Dis* 17 : 259-70, 1975
11) 呂　彩子, 景山則正, 谷藤隆信 ほか : 急性広範性肺血栓塞栓症における下肢深部静脈血栓症の病理形態学的特徴. 静脈学 15 : 365-9, 2004
12) 高杉嘉弘, 保田知生, 梶川竜治 : 肺血栓塞栓症〔特集〕ICU における重症肺疾患の早期診断・治療および予防. ICU と CCU 34 : 69-77, 2010
13) 牧野俊郎, 浅野悦洋, 飯島勝利 ほか : 航空機に起因する肺血栓塞栓症(いわゆるエコノミークラス症候群). 日本救急医学会雑誌 17 : 549, 2008
14) 笠井宏樹, 池田宇一 : 経口抗凝固薬の適正使用. 血栓止血誌 19 : 183-186, 2008
15) 辻　肇 : ヘパリン類の適正使用. 血栓止血誌 19 : 187-90, 2008
16) 重松　宏, 安田秀秀, 田辺達三 : 日本の現状と診断基準―重症虚血肢をめぐる諸問題. *Therapeutic Research* 13 : 4099-4109, 1992
17) 佐久間聖仁 : 公益財団法人循環器病研究振興財団発行「知っておきたい循環器病あれこれ」(78), 肺塞栓症 その予防と治療, 2010

貧血患者への対応

1. 患者が貧血を訴えるときは，症状を詳しく聞き，治療を受けているか確認する．
2. 貧血の治療を受けているときは，投薬内容を確認し，必要であれば主治医から情報を得る．
3. 鉄剤を服用している患者に抗菌薬を処方するときは，服用方法を指導する．
4. 投薬後に貧血症状が現れたときは，内科医に紹介する．
5. 続発性の貧血があるときは，主治医から原因疾患についての情報を得る．

正常値と基準値
→p.205

貧血とは，血液中のヘモグロビン（血色素）量が基準値以下に減少した状態をいう．酸素運搬を担うヘモグロビンが減少することで，酸素運搬能力が低下し，臓器・組織が低酸素状態になり，倦怠感や蒼白，そのほかの症状が現れる症候，あるいは病態である．

急に立ち上がったり，立ちつづけることで，めまいや立ちくらみが起こる一過性の起立性低血圧，あるいは歯科治療で緊張したときなどに気が遠くなる副交感神経緊張による一過性の低血圧を脳貧血といったり，慢性の低血圧症による全身の倦怠感などを貧血ということがあるが，これらは低血圧によるもので，貧血とはいわない．

最も多い鉄欠乏性貧血患者に対しては，強い疲労感や倦怠感などを訴えないかぎり，通常の歯科治療を行ううえで問題はない．しかし貧血には多くの種類がある．貧血の原因を理解し，必要であれば主治医と連携しながら治療を進める．

1 患者が貧血を訴えるときは，症状を詳しく聞き，治療を受けているか確認する

貧血を訴える患者は多い．日本の成人女性の4人に1人は貧血状態にあるといわれている．しかし徐々に進行する，あるいは慢性の貧血では，症状を認めないことが多い．貧血の一般的な症状である動悸，息切れ，易疲労感，全身倦怠感，立ちくらみ，顔面蒼白などを訴えるときは，きわめて強い貧血である可能性があり，最も多い鉄欠乏性貧血以外の原因による可能性もある．どのような原因の貧血であるかを確認し，内科での治療を受けていないときは，受診を勧める．

どのようなときに，どのような症状が現れるかを聞き取り，鑑別する必要がある．強い貧血は，眼瞼粘膜や爪の色が白いことで確認できる．一過性の起立性低血圧や副交感神経緊張を貧血と訴える場合には，精神鎮静法などの併用が有用である．

2 貧血の治療を受けているときは，投薬内容を確認し，必要であれば主治医から情報を得る

鉄欠乏性貧血患者に対しては，強い疲労感や倦怠感などを訴えないかぎり，通常の歯科治療を行ううえで問題はない．しかし貧血には多くの種類があり，その原因を理解し，必要であれば主治医と連携しながら治療を進める．

貧血の治療を受けている場合には，処方されている薬を確認する．鉄欠乏性貧血患者の多くは，鉄剤（フェロミア®など）を処方されている．また貧血の原因疾患の治療に，葉酸（フォリアミン®），ステロイド薬，免疫抑制剤などが処方されていることがある．貧血の内容，治療状況などについて主治医から情報を得る．

3 鉄剤を服用している患者に抗菌薬を処方するときは，服用方法を指導する

抗菌薬を処方するときは，先に抗菌薬を服用し，2時間あけてから鉄剤を服用するように指導する．

鉄剤と一緒に，テトラサイクリン系やニューキノロン系抗菌薬を服用すると，抗菌薬の吸収が阻害され，効果が減弱する．

4 投薬後に貧血症状が現れたときは，内科医に紹介する

薬物による貧血の多くは，中止後1〜2週間で治癒するが，薬物によるものか，ほかの原因によるものかを診断するためには，内科医による検査が必要である．

さまざまな薬物の副作用として溶血性貧血が現れることがある．歯科領域で使用される薬物には，ペニシリン系，セフェム系などの抗菌薬や，インドメタシン，ロキソニン®，メフェナム酸などの鎮痛薬がある．これ以外の鎮痛薬，抗菌薬などを処方するときにも，副作用について確認する必要がある．薬物による貧血は，投与後比較的すぐに起こるときと，数か月後に起こるときがある．とくに長期にわたって投与するときは，異常がないか患者に確認する必要がある．

5 続発性の貧血があるときは,主治医から原因疾患についての情報を得る

　膠原病,腎疾患,悪性疾患,肝疾患,感染症,内分泌疾患など,さまざまな疾患の続発症として貧血が現れることがある.このようなときは原疾患に対する管理が重要である.

　主治医から情報を得たうえで歯科治療を行う.

貧　血

貧血は，いくつかの原因によって引き起こされる症状の1つであり，その原因として，赤血球産生の低下，赤血球破壊の亢進（溶血性貧血），出血や脾臓への貯留などがある．

ヘモグロビン値による国際的貧血判定基準（WHO，2001）	
15歳以上の男性	13 g/dl 以下
15歳以上の女性	12 g/dl 以下
妊　婦	11 g/dl 以下
12～14歳の小児	12 g/dl 以下

骨髄にある造血幹細胞は，分裂増殖を繰り返しながら成熟し，赤血球，白血球，血小板に分化（血球分化）する．造血幹細胞は，胎児のころは肝臓や脾臓にも存在しているが，成人になると胸骨や肋骨，脊椎骨，大腿骨の上部の骨髄に集中するようになる．

赤血球は，造血幹細胞から分化してできる細胞内に核をもつ赤芽球が

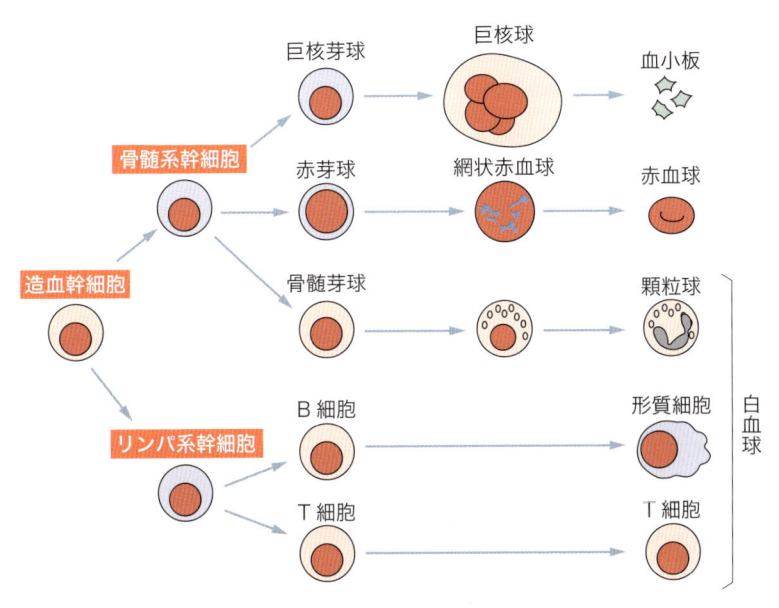

● 造血幹細胞と分化 ●

脱核して網状赤血球となり，骨髄から末梢血へと放出され，末梢血中で2日以内に成熟赤血球となる．この赤血球への分化で重要なのが，エリスロポエチン[*1]で，赤血球の増殖を促進する．

骨髄内の赤芽球の細胞質内には，豊富なミトコンドリアやポリリボソームが存在し，酸素と結びついて，全身の細胞に酸素を運搬するヘモグロビンの合成を行う．このヘモグロビンの合成において，鉄はヘモグロビンが酸素と結合するために必須な構成成分である．赤血球が成熟するためには，ビタミンB_{12}と葉酸の働きが必要である．赤血球が成熟するとミトコンドリアやポリリボソームが抜け落ち，赤血球の乾燥重量の約94％をヘモグロビンが占め，酸素運搬に特化した細胞となる．

1日に産生される赤血球数は，体重1 kgあたり約25億個，体重50 kgの人では1日に約1,250億個である．赤血球の寿命は約120日で，老化した赤血球は脾臓や肝臓でマクロファージによって処理され，これに見合った新たな赤血球が骨髄で産生されることで，赤血球の数は一定に保たれる．造血幹細胞は，栄養状態がよければ，出血や低酸素状態などに対して通常の6〜8倍の赤血球を産生する余裕をもっている．このため赤血球が破壊される速さが正常の6〜8倍，すなわち赤血球の寿命が15〜20日まで短くなっても貧血にはならない．溶血のスピードがさらに速くなり，赤血球の寿命が15〜20日より短くなってはじめて貧血が生じる．

1　鉄欠乏性貧血

全身に酸素を運搬し，細胞とのあいだで酸素の受け渡しという重要な役割をはたすヘモグロビンは，鉄を含むヘムという赤い色素と，グロビンというタンパク質からできている．このヘモグロビンの合成に不可欠な鉄が欠乏し，ヘモグロビンの合成が十分に行われないために生じる貧血を，鉄欠乏性貧血という．鉄欠乏性貧血は，貧血全体の70％を占め，最も頻度が高い．

鉄は，体内に3.5〜5 gあり，2/3が赤血球のヘモグロビンに存在し，1 gが不足したときの備え（貯蔵鉄：フェリチン）として肝臓に蓄えられている．1日に必要な鉄の量は，成人男性や閉経後の女性では1 mg，成長期の男性や有経の女性では2 mg，妊婦では3 mgとされている．

[*1] エリスロポエチン：腎臓で合成され，血液中に分泌される．

消化管からの鉄の吸収率は10％程度であるので，1 mgの鉄を体内に取り込むためには，食事から少なくとも10 mgの鉄をとる必要がある．一般的に1,000 kcalあたりの食事に6 mgの鉄分が含まれていることから，1日に2,000 kcalの食事をとると12 mgの鉄を摂取できることになる．生理による出血や妊娠に対する鉄の摂取量はどうしても不足し，日本の成人女性の4人に1人は貧血状態にある[1]．胃や十二指腸切除後などでの鉄の吸収不良，消化管出血，痔などによる慢性的な出血，無理なダイエットや，野菜だけの偏った食事なども鉄欠乏性貧血の原因となる．

　体内の鉄が欠乏すると，まず貯蔵鉄であるフェリチンが減少し，次いで血清鉄[*1]が低下して，ヘモグロビン量が減少する．このため骨髄では，ヘモグロビン量が少なくMCV[*2]の小さい小球性低色素性貧血となる．さらに進行すると，組織鉄の減少によって，爪の変形や粘膜の萎縮などが生じる．鉄欠乏性貧血の症状は，酸素欠乏によるものであるが，貧血の進行がゆっくりであるときは，ヘモグロビン値が6～7 g/dl程度まで減少しても自覚症状を欠く．

〈治　療〉

　鉄剤の服用による鉄の補給を行う．毎日1～2錠の鉄剤（鉄量として100～200 mg）を服用することで，通常，2週間ほどでヘモグロビンが増え，1～2か月で正常になるが，貯蔵鉄量を回復するためには，さらに1～2か月服用する必要がある．

　60～65歳以上の高齢者の鉄欠乏性貧血の約60％が，消化管悪性腫瘍などの悪性疾患によると報告されている．鉄欠乏の原因を治療しないかぎ

血液疾患・凝固異常

妊娠貧血 →p.204

鉄欠乏性貧血の症状
・一般的徴候： 　動悸，息切れ，易疲労感，全身倦怠感，浮腫，立ちくらみ，顔面蒼白など
・舌乳頭の萎縮，舌炎
・口角炎
・嚥下障害
・爪の変形
・不規則な月経，無月経
・かたいものを大量に食べたくなる，氷や土などを好んで口にする（異食症）

[*1] 血清鉄：基準値（男性：54～200 μg/dl　女性：48～154 μg/dl）
[*2] MCV（赤血球の大きさ）：平均赤血球容積
　　　　　　　（基準値　男性：83～101 fL　女性：80～101 fL）

り再発するため，原因疾患の治療が必要である．とくに婦人科疾患や消化管疾患などによる出血がないか，精査することが重要である．

2　巨赤芽球性貧血

巨赤芽球性貧血は，ビタミン B_{12} または葉酸の欠乏により起こる貧血で，骨髄像で特徴的な巨赤芽球の出現を認める．細胞が増えるためには，ビタミン B_{12} と葉酸が必要で，これらが欠乏すると細胞の増殖障害をきたす．このため造血組織である骨髄では，赤血球になる前の未熟な細胞である赤芽球の細胞分裂がうまく行われずに大きくなり（巨赤芽球），血液中に出てくる赤血球も大きくなる．骨髄では赤芽球が著しく増加するが，骨髄内で細胞破壊が起こり（無効造血），末梢血液には網状赤血球はさほど多く出ないため，大球性高色素性貧血が生じる．この機序は，白血球や血小板にも現れるため，すべての血球が少なくなる（汎血球減少症[*1]）．

ビタミン B_{12} は，回腸（小腸）で吸収され，胃の壁細胞から分泌される内因子と結合して肝臓に貯蔵される．葉酸は，十二指腸と空腸（小腸）の上部で吸収される．ビタミン B_{12} の欠乏は，胃全摘によって内因子が分泌されない（胃切除後症候群），自己免疫による胃粘膜萎縮による内因子の分泌低下（悪性貧血），小腸病変，アルコール中毒，菜食主義，寄生虫感染などによって生じる．葉酸の欠乏は，空腸の狭窄や吻合術後，抗癌剤，免疫抑制剤，抗リウマチ薬として使用される葉酸代謝拮抗薬，アルコール中毒，野菜の摂取不足，先天性酵素欠損症などによって生じる．

巨赤芽球性貧血では，一般的な全身倦怠感や脱力感などの貧血症状に加えて，味覚障害，舌の痛み，食欲不振などの消化器症状がみられ，症状が進むと白髪になることがある．またビタミン B_{12} の欠乏は，四肢のしびれなどの知覚障害，歩行障害などの運動失調や興奮，軽い意識混濁など，精神障害をきたすことがある．

〈治　療〉

ビタミン B_{12} または葉酸欠乏の原因疾患に対する治療を行う．同時に，ビタミン B_{12} や葉酸の注射，または経口薬による治療を行う．

[*1] 汎血球減少：ヘモグロビン：男 12.0 g/dl 未満，女 11.0 g/dl 未満，白血球：4000/mm^3 未満，血小板：10万/mm^3 未満をさす．

造血幹細胞と分化
→p.193

3　再生不良性貧血

　再生不良性貧血は，骨髄の低形成によって造血幹細胞の血液細胞生成機能の低下が生じ，赤血球，白血球，血小板のすべての血球が減少する疾患（汎血球減少症）である．何らかの原因によって造血幹細胞自体の異常や，造血幹細胞に対する免疫反応が誘導され，造血幹細胞が減少することで発症すると考えられている．

　再生不良性貧血の約80％が原因不明である特発性再生不良性貧血であり，一部は抗菌薬（クロラムフェニコール）や鎮痛薬，抗てんかん薬などの薬物投与，ウイルス感染，原因不明の肝炎，放射線被曝などによって生じる．またまれに造血幹細胞の遺伝子の異常によるファンコニー貧血や，ダイヤモンドブラックファン貧血など，遺伝性のものがある．

　赤血球系の赤芽球産生が選択的に低下する再生不良性貧血を，赤芽球癆という．

　再生不良性貧血の初期には血小板だけが減少したり，軽症，中等症例では貧血と血小板減少のみが現れることがある．赤血球減少による貧血症状として，動悸，息切れ，食欲不振，下肢浮腫，顔面蒼白，疲労感などが現れる．血小板の減少は出血傾向をきたし，月経や外傷時の止血困難，歯肉出血，鼻出血，紫斑，黒色便・下血などが生じる．また白血球の減少は易感染性をきたして，日和見感染などに伴う発熱や肺炎，敗血症などを生じる．

　初期症状として，体幹や四肢の出血斑，歯肉出血，鼻出血，発熱，咽頭痛，血尿と疲労感，動悸，息切れ，めまい，顔面蒼白などの貧血症状があげられるが，貧血症状は遅れて観察されることが多い[2]．

　再生不良性貧血は，貧血のなかで最も治りにくく，1972年，厚生労働省は再生不良性貧血を特定疾患，いわゆる難病に指定した．2008年の，日本の再生不良性貧血患者数は約15,000人と推定され[3]，年間新患者発生数は100万人あたり6人前後である．女性が男性より約1.5倍多く，男女ともに20歳代と60～70歳代にピークがある．

〈治　療〉

　免疫抑制療法とHLA（ヒト白血球抗原）が一致する，血縁ドナーからの同種骨髄移植によって行う．免疫抑制療法は，造血幹細胞の増殖を抑制するリンパ球の働きを抑えるシクロスポリン，抗胸腺細胞グロブリン（ATG），ステロイド薬を投与する．

血小板輸血
→p.218

　薬物性再生不良性貧血では，疑わしい薬物の服用をただちに中止し，同時に血球減少の程度に応じた支持療法を行う．貧血に対する赤血球輸血は，ヘモグロビン値を 7 g/dl 以上に保つことを目安に行い，血小板輸血は，血小板数が 50,000/mm³ 以下，または鼻出血などの粘膜出血がある場合に行う[4]．好中球数が 500/mm³ 以下で感染症を併発している場合には，顆粒球前駆細胞の分裂と分化を促進する顆粒球コロニー刺激因子（G-CSF）を投与する．

　再生不良性貧血は，治りにくい血液疾患の代表と考えられていたが，治療法の進歩によって，80％以上の患者は輸血が不要になるまで改善でき，最近では最も改善しやすい病気である．

4　骨髄異形成症候群

　骨髄異形成症候群は，すべての血液細胞のもとである骨髄にある造血幹細胞自体の異常によって，血液細胞に形態学的な異常（異型性）と，機能の異常をきたす後天性造血障害である．幹細胞は，健常な赤血球，白血球，血小板まで成熟することができず，芽球とよばれる未成熟な血

再生不良性貧血の重症度基準		
Stage 1	軽　症	下記以外
Stage 2	中等症	下記の 2 項目以上をみたす． 好中球 1,000/μl 未満 血小板 50,000/μl 未満 網赤血球 60,000/μl 未満
Stage 3	やや重症	下記の 2 項目以上をみたし，定期的な輸血を必要とする． 好中球 1,000/μl 未満 血小板 50,000/μl 未満 網赤血球 60,000/μl 未満
Stage 4	重　症	下記の 2 項目以上をみたす． 好中球 500/μl 未満 血小板 20,000/μl 未満 網赤血球 20,000/μl 未満
Stage 5	最重症	好中球 200/μl 未満に加えて，下記の 1 項目以上をみたす． 血小板 20,000/μl 未満 網赤血球 20,000/μl 未満

μl＝mm³
注 1）定期的な赤血球輸血とは，毎月 2 単位以上の輸血が必要なときをさす．
注 2）この基準は平成 10（1998）年度に設定された 5 段階基準を修正したものである．
（厚生労働省特発性造血障害に関する調査研究班　平成 16 年度修正より）

液細胞は，骨髄中または血液中に入るとすぐに死滅するため，赤血球の減少（貧血）や血小板の減少，白血球数の異常（減少や増加）などが現れる．骨髄異形成症候群は，さまざまな治療によっても貧血が改善しないことから，不応性貧血ともよばれる．

骨髄異形成症候群は，高率に急性骨髄性白血病を発症することから，前白血病状態と理解され，難治性で予後が悪い．急性白血病の形態分類として，広く世界中で用いられているFAB分類では，芽球の占める割合によって分類している．FAB分類では，骨髄での芽球（白血病細胞）の比率が30％を超えないとき骨髄異形成症候群とし，20％を超えるとき急性白血病と分類している．

日本での骨髄異形成症候群患者は，15歳以上の人口10万人あたり3人，約7,100人と推定され，2004年度に行われた調査では，男女比は2：1で，ピークは61歳から70歳にみられる[5]．

原因は，ほとんどの場合，不明である．放射線被曝，化学薬物ならびに発癌物質への曝露などとの関連が示唆され，老化現象や有害物質による造血幹細胞の遺伝子損傷の結果，異常な造血幹細胞が生まれるのでないかと考えられている．

骨髄異形成症候群では，末梢血中の1種類以上の血液細胞が減少することから，減少する血球の種類によって，次のような症状が現れる．

赤血球減少（貧血）：顔色不良，全身倦怠感，息切れ，動悸など．

白血球減少：病原体に対する抵抗力の低下による発熱，肺炎などの感染症，全身倦怠感など．

血小板減少：皮下出血，内出血，鼻血，歯肉からの出血，生理の量が増加．

抜歯後の止血困難によって骨髄異形成症候群が判明することもある．

骨髄異形成症候群におけるおもな死因は，血小板減少による出血や，白血球減少による感染である．不応性貧血や鉄芽球性貧血[*1]では，白血病へ移行するのは30％以下，5～10年生存率は30～40％である．芽球の多い不応性貧血は予後不良であり，2年生存率は約20％，5年生存率は10％以下である．骨髄異形成症候群から白血病化した場合，抗癌剤治療に対する治療の反応性が低く（治療抵抗性），予後は不良である．

〈治　療〉

急性骨髄性白血病に準じる抗癌剤治療，シクロスポリン，ステロイド

薬，ATGなどによる免疫抑制療法，ビタミン療法，赤血球輸血，血小板輸血などの支持療法が行われる．

造血幹細胞移植により完治が期待できる．

骨髄異形成症候群のFAB分類

病　型	末梢血中芽球	骨髄中芽球	日本での患者の割合[1]
不応性貧血	<1%	<5%	43%
鉄芽球性不応性貧血	<1%	<5%	5%
芽球増加を伴う不応性貧血（RAEB）	<5%	5〜20%	29%
移行期（RAEB）	≧5%	20〜30%	14%
慢性骨髄単球性白血病	<5%	<20%	6%

[1] 1997年度厚生労働省特発性造血障害調査研究班調査による．
（吉田弥太郎 ほか：1997年度不応性貧血全国実態調査，厚生科学研究・血液系疾患調査研究班特発性造血障害調査分科会 平成9年度研究業績報告書：29-30，1998より）

5　続発性貧血

血液疾患以外の基礎疾患が原因で起こる貧血を，続発性貧血，二次性貧血あるいは症候性貧血という．膠原病，腎疾患，悪性疾患，肝疾患，感染症，内分泌疾患など，さまざまな疾患の症状の1つとして貧血が現れる．一般に，原因となる疾患が改善されると，貧血の症状も改善する．

(1) 膠原病

関節リウマチ
→p.296

関節リウマチ患者の60％以上に，軽度から中程度までの貧血がみられるが，貧血症状はわずかである．関節リウマチでは，慢性炎症性貧血，鉄欠乏性貧血，腎性貧血，骨髄性貧血などが合併する．また消炎鎮痛薬の副作用としての胃潰瘍による出血は，鉄欠乏性貧血を引き起こす．

全身性エリテマトーデス (SLE)
→p.299

全身性エリテマトーデスなどの膠原病でも，しばしば関節リウマチ同様に貧血を示すことがある．全身性エリテマトーデスでは，溶血性貧血を発症することがあり，強い貧血症状が現れる．

(2) 腎性貧血

腎不全の症状
→p.325

造血幹細胞から赤血球がつくられる過程で必要なエリスロポエチンは，腎臓で産生される．このため慢性腎不全や血液透析を受けている患者では，エリスロポエチンが不足して貧血が生じる．このほか腎機能の

[1] 鉄芽球性貧血：ヘム合成障害による鉄欠乏を示さない低色素性貧血

低下により，体内にたまる尿毒症性物質によるヘム鉄合成の低下や溶血の亢進，透析に伴う鉄の損失なども貧血の原因となる．

(3) 悪性腫瘍

悪性腫瘍による貧血は，続発性貧血の50％以上を占める．胃癌や大腸癌などでの患部からの慢性的な出血は，鉄欠乏性貧血をきたす．骨髄転移による造血抑制，消化管での鉄吸収能力の低下，抗癌剤による骨髄抑制，二次感染など，多くの原因で貧血が生じる．

(4) 肝臓病

肝硬変患者の2/3に貧血が現れる．肝硬変では，赤血球を貪食・破壊する脾臓の機能亢進，赤血球膜の脂質の異常による溶血，消化管からの出血，鉄や葉酸の欠乏，循環血漿量の増大などが貧血の原因となる．また肝硬変の結果生じる食道静脈瘤の破裂による出血は大量になることが多く，緊急の輸血が必要になることがある．

(5) 感染症

結核，肺膿瘍，亜急性心内膜炎，慢性骨髄炎，慢性真菌感染症などでは常に貧血を伴い，その程度は原疾患の重症度に比例する[6]．感染症や慢性炎症では，単球・マクロファージが炎症性サイトカイン（炎症反応物質）を産生し，赤血球造血の抑制，鉄の利用障害，エリスロポエチン産生の抑制，網内系細胞の活性化による赤血球破壊の亢進などが生じる．

(6) 内分泌疾患

甲状腺ホルモンや副腎皮質ホルモンは，組織の代謝を亢進させ，酸素分圧を低下させるため，エリスロポエチンの分泌を促進する．このため甲状腺機能低下症や副腎皮質機能低下症では，エリスロポエチンの産生が低下し，赤血球産生が抑制される．副甲状腺機能亢進症では，副甲状腺ホルモンによる造血前駆細胞の抑制，骨髄の線維化によって貧血が現れる．下垂体前葉機能低下症では，下垂体前葉でつくられる副腎皮質刺激ホルモンの低下によって貧血が生じる．

6 溶血性貧血

赤血球は正常な寿命（約120日）が尽きると，脾臓や肝臓あるいは血管内でマクロファージによって破壊，処理される．何らかの原因で，赤血球の寿命が短くなり，次々と破壊されることを溶血という．骨髄での赤血球を生成するスピードが赤血球の破壊に追いつかないとき貧血が生

じ，これを溶血性貧血という．

溶血性貧血は，赤血球そのものの異常によって溶血が生じる先天性のものと，赤血球に対する抗体や血管壁の異常など，赤血球以外の異常によって起こる後天性のものとに大きく分けられる．

(1) 先天性溶血性貧血

ガス交換や栄養供給，老廃物の排泄などの場である毛細血管の太さは，10 μm 前後（8～20 μm）である．赤血球の直径は 8 μm で，縁の部分の厚さは約 2 μm，中央部分で約 1 μm の中央部が薄く凹んだ円盤状をしている．このため赤血球は柔軟に変形しやすく，血管の中を流れているときは，凹んだ部分で流れを受けてカップのような形になり，細い毛細血管ではつぶれた形に変形して通過する．古くなった赤血球は柔軟性を失って，脾臓の毛細血管を通過できず，破壊処理される．

古い赤血球でなくても，何らかの原因で赤血球が円盤状でなくなると，変形しにくくなり，毛細血管で詰まる．脾臓の毛細血管で詰まると古い赤血球と判断され，マクロファージによって破壊され，溶血が起こる．先天性溶血性貧血は，遺伝子の異常のために赤血球の円盤様構造が失われ，脾臓で破壊されることにより生じる貧血である．

遺伝性球状赤血球症：赤血球膜の骨格をなす物質（スペクトリン）の欠損によって膜の脆弱性が生じて，赤血球が球状になる遺伝性溶血性疾患である．遺伝性球状赤血球症は，遺伝性溶血性疾患のなかで最も頻度が高く，約70％を占め，人口5～10万人に1人の頻度とされる．

おもな症状は，貧血，黄疸，脾臓の腫大（脾腫）である．破壊された赤血球内のヘモグロビンが処理されて，黄色い色素であるビリルビンが大量につくられるために黄疸が生じ，さらにビリルビン結石の胆石が形成されやすい．新生児で黄疸が強いときは，光線療法や交換輸血が必要となる．伝染性紅斑（リンゴ病）やかぜなどのウイルス感染症に罹患すると，白血球，赤血球，血小板のすべてが激減する無形成発作を生じることがある．無形成発作や新生児期の重度貧血には，赤血球輸血が必要であるが，頻回の輸血が必要な場合には，脾臓の摘出が有効な治療法となる．

赤血球酵素異常症：赤血球内に存在するさまざまな酵素の異常に起因する遺伝性の溶血性貧血である．赤血球酵素異常症の種類は多く，赤血球膜が酸化によって破壊されて溶血を起こすグルコース6リン酸脱水素酵素欠損症（G6PD欠損症），解糖系酵素の異常によってエネルギー代謝

に破綻をきたして溶血を起こすピルビン酸キナーゼ異常症（PK欠損症）などがある．

ヘモグロビン異常症：赤血球に含まれるヘモグロビン遺伝子の異常によって発症する常染色体性優性遺伝疾患である．鎌状赤血球貧血，サラセミア，不安定ヘモグロビン症などがある．ヘモグロビン異常症はきわめてまれな疾患で，とくに日本では少ない．ヘモグロビンが異常でも，大部分はその働きに問題はないが，赤血球が変形することで溶血性貧血を起こしたり，ヘモグロビンの合成がうまくできなくなることもある．

(2) 後天性溶血性貧血

後天性溶血性貧血は，赤血球に対する抗体，血液壁の異常など，赤血球以外の異常によって起こり，免疫機序によるもの，機械的傷害によるもの，微生物，原虫，毒素，薬物，肝疾患に伴うものがある．

頻度は高くないが，抗菌薬，解熱消炎鎮痛薬，消化性潰瘍治療薬をはじめ，多くの薬物の副作用として貧血を起こす．薬物による貧血では，顔色が悪い，易疲労感，倦怠感，頭が重い，動悸，息切れなどの症状が，投与後，比較的すぐに起こる場合と，数か月後に起こる場合とがあり，多くの場合，中止後1〜2週間で治癒する．

自己免疫性溶血性貧血：赤血球膜状の抗原と反応する自己抗体が産生され，抗原抗体反応の結果，赤血球が傷害を受け，赤血球寿命が著しく短縮（溶血）し，貧血をきたす病態である[7]．感染，免疫不全，免疫系の失調，ホルモン環境，薬物，腫瘍などが関与すると考えられているが，原因は明らかではない．自己免疫性溶血性貧血は，全身性エリテマトーデス（10%以下），慢性リンパ性白血病（5〜10%），後天性免疫不全症候群（AIDS），胸腺腫，妊娠（5万人に1人），骨髄移植や腎移植などに続発することがある[7]．

発作性夜間血色素尿症：夜間に血管内で溶血が起こり，その結果，早朝のヘモグロビン尿（コーラ色）を特徴とする．原因は，後天的に血液細胞の遺伝子に異常が起こり，赤血球上の補体制御タンパクの欠損が生じるため，血液中の補体の攻撃を受けて溶血する．血液中の白血球，赤血球，血小板のすべてが減少する再生不良性貧血や，骨髄異形成と密接に関係している．患者数は，平成10年の調査では430人である．

貧血に伴い，症状のほか，造血不全症状が強いときは易感染性，出血症状を起こし，静脈血栓症を生じるのも特徴の1つである．

基礎知識

1 スポーツ貧血

　スポーツ貧血とは，スポーツが原因で起こる貧血である．日本代表クラスあるいは国体クラスの，比較的ハードで継続するスポーツの競技者には，一般人よりも多くの貧血がみられる．日本の男子358名，女子120名のオリンピック強化選手についての調査[8]によると，男子選手の7.5％，女子選手の22.5％に貧血を認め，とくに女子では，陸上競技で56％，新体操で50％，スキーで3％，バレーボールでは31％と，高率に貧血が発生している．

　スポーツ貧血では，溶血性貧血と鉄欠乏性貧血が生じる．マラソン，バレーボール，バスケットボールなどでは，足底を地面に強く踏みつけることで，毛細血管内の赤血球が破壊される．これは，かつて行軍血色素尿症とよばれた溶血で，マラソンや長距離歩行などではfootstrike hemolysisとよばれる．成長期の運動選手では，血液をつくる以外にも，鉄とタンパク質は筋肉や骨格などの身体を構成する組織づくりに大量に使われる．発汗，尿，便の排泄によって多くの鉄分を喪失するため，食事によって多くの鉄とタンパク質を摂取しないと相対的不足をきたす．

　スポーツ貧血に対しては，食生活の改善とともに鉄サプリメントの使用が有効である．溶血性貧血に対しては，ショックアブソーバー内蔵の靴を履く，また起床後には足底の毛細血管が拡張傾向にあることから，早朝は，足に負担がかかる運動をさけるなどの対策が有効である[9]．

2 妊娠貧血

　妊娠中，ヘモグロビン11 g/dl未満，ヘマトクリット33％未満のとき，妊娠貧血という．妊娠中の貧血は，母体にも胎児にも悪い影響を及ぼし，流産，早産，陣痛微弱，胎児の発育の遅れなどの誘因となる．妊婦の約30％に貧血が認められ，妊娠6～9か月に多い．妊娠中は胎盤への血液供給，胎児への栄養，酸素供給，分娩時の大量出血に備えるため血漿量が増加し，8～12週では10～20％増加，妊娠30週以降は約50％増加する．赤血球数も17％増加するが，血漿量の増加によって希釈され，見かけ上の貧血が認められるようになる．また造血のために大量の鉄を必要とするが，つわりで食欲がなくなるなど，さらに鉄不足に陥りやすくなる．

　貧血改善には，鉄分を含む食材を多くとり，バランスのよい食事を心がけることが必要で，食事だけで改善するのが困難なときは，鉄剤による治療を行う．

3 白血病

　白血病は，骨髄異形成症候群に属し，骨髄で造血幹細胞とは異なる癌化した白血病細胞（芽球）が増えつづける疾患で，「血液の癌」といわれる．急性白血病では，増えつづけた白血病細胞によって，幼弱な機能しない白血球が異常に増えて骨髄を占拠して，正常な血液が骨髄で造られなくなり，貧血や易感染性，出血などが起こる．

〈治　療〉

　数種類の抗癌剤を組み合わせた化学療法を行う．しかし抗癌剤は正常細胞も一緒に攻撃するため，さまざまな副作用が生じる．40歳未満の患者では，骨髄移植などの造血肝細胞移植が最良の治療である．

4 正常値と基準値

　血液学的検査の結果が正常なのか異常なのか，たいへん気になる．しかし正常とは何を示しているのであろうか．1992年，アメリカ臨床検査標準委員会が，基準範囲という用語を明確に定義した．基準範囲とは，厳密に性，年齢，生活習慣，検体採取条件を同じにした健康な人（基準個体）のグループを設定して，計測値の分布状態を調べ，そのなかの95％を含む下限値と上限値のあいだを「基準範囲」と定義している．この場合，健康な人の5％はこの範囲をはずれることになる．またこの定義には，病気の人は含まれていないため，病気の人でも基準範囲の値を示すことがある．実際には，施設ごとに健康と考えられるボランティアを集めて検査を行い，施設ごとの基準範囲を決めて用いている．しかし施設によって検査方法や測定機器，用いる試薬が異なるため，同じ検査値でも，ある施設では正常で，別の施設では要再検査と判断されることもある．これまで基準値あるいは基準範囲を正常値，正常範囲といっていたが，正常値，正常範囲が必ずしも正常であることと一致しないことから，現在は正常値とよぶことは少なくなり，基準値，基準範囲とよぶようになっている．

　基準範囲とは，医学的な健常者の95％が含まれることから，基準範囲内に検査値が入っていれば，とりあえず健康であると判断してもよいと考えられるが，正確な診断には基準値との比較だけではなく，医師による個別的な診察が必要である．

5　多血症

　貧血とは逆に，赤血球数が異常に多くなった状態を，多血症（赤血球増多症）といい，赤血球数が600万/mm³以上（基準値　男性430〜570万/mm³，女性390〜520万/mm³），ヘモグロビン濃度が18 g/dl以上（基準値　男性13.3〜17.4 g/dl，女性11.2〜14.9 g/dl），ヘマトクリット値が54％以上（基準値　男性39.0〜50.4％，女性34.0〜44.0％）に増加した状態である．

　赤血球数が異常に増加すると，血液の粘稠度が高まって，血行が悪くなる．頭痛やめまいなどの中枢神経症状や高血圧が現れるとともに，脳梗塞，心筋梗塞などの原因となる．

　赤血球数は1 mm³あたりの赤血球の数，すなわち濃度で表すため，多血症というとき，赤血球の数は変わらないが，水分を急激に失って濃度が高くなる場合（相対的多血症）と，赤血球が実際に増えている場合（絶対性多血症）とがある．

相対的多血症

　下痢，熱傷，発汗，嘔吐などに伴う脱水（血漿量の減少）によって赤血球濃度が高くなる場合が多いが，ストレス多血症とよばれる下痢などの脱水の原因がないにもかかわらず，水分が減少するときにも現れる．ストレス多血症は，小太りで，高血圧があり，喫煙習慣のある中年男性に多く，入院などで精神的に緊張したときによくみられる．退院などでストレスがなくなると治ることから，治療は，ストレスを減らすことである．

絶対性多血症

　赤血球造血が自律的に増殖する原因不明の疾患である真性多血症と，何らかの原因に反応して実際に赤血球数が増加する続発性赤血球増加症とがある．真性多血症は，骨髄の働きが病的に亢進し，赤血球，白血球，あるいは血小板が増加する慢性骨髄増殖症候群の1つである．赤血球，白血球，血小板のすべての増殖がみられるが，赤血球系の増殖が最も顕著で，中年の男性に多い．

参考文献

1) 厚生労働省：日本人の食事摂取基準2010年版
2) 厚生労働省：再生不良性貧血（汎血球減少症）重篤副作用疾患別対応マニュアル，2007
3) 厚生労働省：平成20年（2008）患者調査の概況
4) 厚生労働省医薬食品局血液対策課：「血液製剤の使用指針」（改訂版）平成17年9月
5) 通山　薫：骨髄異形成症候群―この難解な疾患へのアプローチ．臨床血液47：167-175, 2006
6) 三浦恭定：感染症と貧血．Clinician 364：39-43, 1987
7) 特発性造血障害に関する調査研究班：自己免疫性溶血性貧血診療の参照ガイド．2005
8) 河野一郎：女子スポーツ選手の貧血の状況．臨床スポーツ医学6：489-492, 1989
9) 北島晴夫：鉄欠乏性貧血とスポーツ活動．小児科診療62：1465-9, 1999

血小板減少症患者への対応

1. 歯周炎の治療を行っても歯肉出血が持続するときは，出血性疾患を考慮する．
2. 血小板減少症や血小板機能異常の治療を受けている患者が受診したときは，主治医から情報を得る．
3. 著しい血小板減少症患者やフォン・ヴィレブランド病患者への抜歯や観血的処置は，主治医と協議したうえで行う．

止血のメカニズム
→p.210

　血小板減少症や血小板機能の著しい異常は，手術などで血管が損傷したときの血小板の粘着，凝集による一次止血を障害する．このため抜歯などの観血的処置では，止血が困難であったり，止血を確認し帰宅させたあとで再出血をきたすことがある．

　血小板減少症や血小板機能異常は，さまざまな疾患で生じ，原因が不明な場合も少なくない．これらの異常は，歯科治療を契機に発見されることもある．観血的処置後に出血が持続するときは，専門医に紹介する．

1　歯周炎の治療を行っても歯肉出血が持続するときは，出血性疾患を考慮する

　特発性血小板減少性紫斑病やフォン・ヴィレブランド病は，歯科治療での易出血性からみつかることも多い．

　歯肉出血の最も多い原因は歯周炎であるが，白血病の初期症状，血小板減少症や血友病などの血液疾患，糖尿病や肝硬変などでもみられる．血小板や凝固因子の異常が存在すると，出血が止まらない，あるいは一時的に止血しても，少しこすっただけで再び出血するなどの症状が現れる．

　少しの打ち身などでも広い範囲に小さな青あざができる，歯磨きで出血する，歯周疾患が改善したあとも，歯肉からの出血あるいは抜歯後の出血が持続するときは，出血性疾患を疑い，日常生活での出血傾向の有無を確認する．

2　血小板減少症や血小板機能異常の治療を受けている患者が受診したときは，主治医から情報を得る

　血小板減少症や血小板機能異常の治療を受けている患者に，出血を伴う歯科治療を行うときは，主治医からの，疾患の状態と治療内容につい

ての情報が重要である．

　ヒトの止血機能には十分な余裕があり，血小板数（正常値：15万〜35万/mm^3）が多少低下しても出血傾向は現れない．血小板減少による歯肉出血などの症状は，血小板数が5万/mm^{3}以下になると出現する．このため血小板減少症による出血傾向が認められるときは，著しい血小板数の減少が存在すると考えられる．またフォン・ヴィレブランド病などの先天性の血小板機能異常症や，後天性の血小板機能異常症（多くは薬物による）でも出血傾向が認められる．

3 著しい血小板減少症患者やフォン・ヴィレブランド病患者への抜歯や観血的処置は，主治医と協議したうえで行う

　日常生活にほとんど支障のない血小板減少症や血小板機能異常では，ほとんどの場合，抜歯などの観血的な処置後に，十分な圧迫と縫合などによって止血が可能である．しかし血小板数が著しく減少していたり，フォン・ヴィレブランド因子が著しく欠乏する患者では，容易に止血できず，術後に再出血をきたす可能性が高い．

　フォン・ヴィレブランド病患者に対しては，多くの場合，観血的処置前のフォン・ヴィレブランド因子の補充やフォン・ヴィレブランド因子の放出を促進する作用をもつデスモプレシン投与[1,2]によって観血的処置が可能である．しかし著しい血小板減少症患者に対する観血的処置に際しては，血小板輸血などが可能な歯科大学や総合病院歯科などで行う必要がある．この判断は，歯科治療内容について主治医と協議したうえで決定する．

フォン・ヴィレブランド病
→p.219

血小板減少症

　ヒトの血管系は閉鎖系であり，血管が破綻して閉鎖循環系から血液が漏出しつづけると，生命を維持することができない．止血機構は，血管の破綻部位での血栓形成や血管修復によって閉鎖循環系を維持するための防御機構である．とくに血小板は，初期の止血反応できわめて重要な働きをするとともに，一連の止血線溶反応を誘導するために必須の血球である．このため血小板数の減少または血小板機能の異常は，一次止血に異常をきたし，出血傾向が現れる．

1　止血のメカニズム

　血管内皮は血液を凝固させないために，トロンボモジュリン，ヘパリン様物質（ヘパラン硫酸），プロスタサイクリン（PGI_2），一酸化窒素（NO），組織プラスミノゲンアクチベータ（t-PA）などの抗血栓性物質を産生している．このため通常，血管内を流れている血液は凝固しないが，血管が破綻して血液が血管外に流出すると，次に示す3段階の止血機構によって閉鎖循環系が維持される．

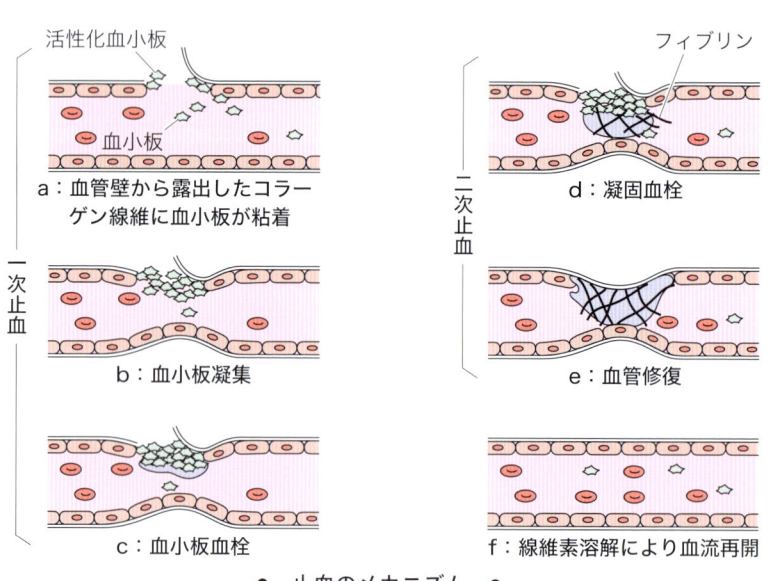

一次止血
- a：血管壁から露出したコラーゲン線維に血小板が粘着
- b：血小板凝集
- c：血小板血栓

二次止血
- d：凝固血栓
- e：血管修復
- f：線維素溶解により血流再開

● 止血のメカニズム ●

一次止血：血小板の凝集によって破綻した部位を塞ぐ．
二次止血：血液凝固因子が活性し，フィブリン（線維素）網を形成することで強固な血栓を形成する．
線維素溶解：線維素溶解系（線溶系）による血栓の除去と血管壁の修復によって血流を再開する．

血管内皮細胞が損傷されると，損傷部位に露出した血管外部の線維状のコラーゲンに，フォン・ヴィレブランド因子のマルチマー（多量体）が結合し，さらに血小板が粘着する．これを一次凝集という．粘着し活性化した血小板内の顆粒からはアデノシン 5′-二リン酸（ADP）やトロンボキサン A_2（TXA_2），セロトニンなどが放出され，血管を収縮させるとともに，血小板を凝集させる．さらに血液中を流れてきた多くの血小板が，フィブリノゲンを介して次々と結合し，血小板凝集塊（白色血栓）が形成される．これを二次凝集という．一次凝集での粘着による結合は可逆的で，凝集の解離が起こるが，二次凝集での結合は安定化し，凝集は解離しない．

血小板凝集塊は，血液凝固反応が効率的に進行するのに必要な場となり，血液凝固カスケードを促進して，最終的に，フィブリノゲン（第Ⅰ因子）からフィブリンポリマー（フィブリン網）が形成される．静脈の破綻や心房細動などの血流の遅い場所では，フィブリン網の間に赤血球が閉じ込められ，赤い凝血塊（赤色血栓）ができる．一方，血流の速い動脈では，血小板が活性化されやすいため，動脈の血栓は，血小板主体の白色血栓とよばれるものになる．

出血が止まり血管組織の修復が完了すると，タンパク分解酵素であるプラスミンがフィブリンを分解することで，凝血塊はすみやかに溶解して取り除かれる．これを線維素溶解（線溶）現象とよび，血管内に形成されていた血栓が取り除かれ，血流がもとに戻る．

このように血小板は，一次止血によって出血を止めるとともに，活性化して血小板凝集を起こし，さらに血液凝固カスケードの促進によって強固な血栓を形成する場をつくるために，欠かすことができない．

2　血小板の形成

血小板は，赤血球，白血球と同様に，骨髄の造血幹細胞から産生される．造血幹細胞が分化した巨核芽球は，おもに肝臓で産生されるトロン

造血幹細胞と分化
→p.193

ボポエチンによって前巨核球，巨核球へと分化成熟する．

　培養巨核球の詳細な観察によって，血小板は，従来いわれていたように成熟した巨核球の細胞質が数千個にちぎれて形成されるのではなく，多数の数珠状につらなった胞体突起を伸展させ，これが小さく分離することで形成されることが明らかになっている[3-5]．血小板は，循環血液中に8〜10日間存在したあと，脾臓で細網内皮系のマクロファージに貪食される．巨核球も，血小板を形成したあと，脾臓で破壊される．

3　血小板の異常

　血小板数（正常値：15万〜35万/mm^3）が著しく低下すると出血をきたし，著しく多くなると血が固まりやすくなって，血栓症を起こす危険性がある．血小板数が15万/mm^{3}以下の状態を血小板減少症とよび，40万/mm^{3}以上の状態を血小板増加症という．また血小板の機能異常によって，血小板数は十分であっても凝固異常が起こることがある．

(1) 血小板減少症

　一般的に出血傾向が明らかになるのは，血小板数が5万/mm^{3}以下になったときであるが，2〜3万/mm^{3}以下にならないかぎり，日常生活に支障をきたすことはほとんどない．血小板数が5万/mm^{3}未満になると，少しの打ち身などでも小さな青あざ（皮下溢血斑）が一面にできる，歯磨きで出血する，生理出血が止まりにくく，出血量が増えるなど，少量の出血が容易に起こるとともに，大量出血のリスクが高まる．血小板数が2万〜5万/mm^{3}になると，たとえ軽微な傷であっても出血を起こしやすくなる．血小板数が2万/mm^{3}未満になると，口腔内出血，鼻出血，下血，血尿，頭蓋内出血など，重篤な出血症状が出現し，5,000/mm^{3}未満では重度の自然出血の可能性が高まる．

〈血小板減少の原因〉
- 血小板産生障害
- 血小板の破壊や消費の亢進
- 血小板分布の異常（脾機能亢進症）
- 血小板の喪失または希釈

血小板産生障害：骨髄での血小板産生能は，造血幹細胞の障害，巨核球の成熟障害のほか，巨核球の分化成熟にかかわるトロンボポエチン欠損症，血小板減少・湿疹・易感染性を主徴とするウィスコット・アルド

血小板輸血
→p.218

リッチ症候群などによって生じる．

血小板の破壊や消費の亢進：血小板の過剰な消費や破壊のために，骨髄での血小板産生能が亢進しても，血小板の産生が追いつかずに血小板が減少する．

代表的な疾患には，特発性血小板減少性紫斑病，全身性エリテマトーデス，薬物などによる抗血小板抗体の産生などがある．また血小板の過剰な消費は，血栓形成に伴うもので，播種性血管内凝固症候群（DIC），血栓性血小板減少性紫斑病，溶血性尿毒症症候群，巨大血管腫（カサバッハ・メリット症候群）などで生じる．

特発性血小板減少性紫斑病（ITP）
→p.216

播種性血管内凝固症候群（DIC）
→p.220

血栓性血小板減少性紫斑病（TTP）
→p.217

血小板減少症の原因		
血小板産生障害	造血幹細胞の障害	白血病 再生不良性貧血 ファンコニ貧血（先天性再生不良性貧血） 骨髄線維症 薬物，放射線，化学物質による骨髄抑制 悪性リンパ腫，癌の骨髄転移など
	巨核球の成熟障害	ビタミン B_{12}・葉酸欠乏による巨赤芽球性貧血 HIV関連血小板減少症 アルコール誘発性血小板減少症
	その他	トロンボポエチン欠損症 ウィスコット・アルドリッチ症候群など
血小板の破壊や消費の亢進	免疫学的な血小板抗体による血小板の破壊	特発性血小板減少性紫斑病 新生児血小板減少症
	二次的な血小板抗体の産生	全身性エリテマトーデス エバンス症候群 悪性リンパ腫 薬物誘発性血小板減少症など
	血栓形成に伴う血小板の異常消費	播種性血管内凝固症候群（DIC） 血栓性血小板減少性紫斑病 溶血性尿毒症症候群 巨大血管腫（カサバッハ・メリット症候群）など
血小板分布の異常（脾機能亢進症）		肝硬変症 バンチ症候群（特発性門脈圧亢進症） 脾静脈血栓症 ゴーシェ病など
血小板の喪失または希釈		大量出血，大量輸液，保存血の大量輸血，体外循環など

血小板分布の異常（脾機能亢進症）：脾臓（正常時約 130 g）が肥大して触知できるようになると，脾臓に取り込まれる血球と血小板が増え，血液中の血球と血小板数が減少する．さらに脾腫が進むとともに，機能が亢進すると，古い血球，血小板だけでなく，正常な血球，血小板も破壊され，貧血と出血が生じるようになる．脾機能亢進症の原因として多いのは，肝硬変とバンチ症候群（特発性門脈圧亢進症）である．肝硬変が進行すると，消化管から流入する大量の門脈血液を処理できなくなり，門脈圧が上昇し，門脈につながっている脾静脈の血液がうっ滞して，脾臓内の血液量が増え，脾腫となる．

　血小板の喪失または希釈：大量出血，大量輸液，保存血の大量輸血，体外循環などにより血小板減少を認めることがある．

(2) 血小板機能異常

　血小板機能異常とは，血小板数は正常であるが，血小板機能（粘着機能，凝集機能，放出機能）が低下して，止血機構に破綻をきたした状態（血小板の質的異常）をいう．

　一次止血の異常があっても，血小板減少を認めない場合，血小板機能異常症を疑う．出血時間の測定が一次止血のスクリーニング検査として行われるが，穿刺部の状態（血管の分布や収縮）や穿刺などに影響を受けやすいため，精度が悪く，有用性は高くない[6]．血小板機能検査には，1962 年，ボーン[7]により開発された，全血から得た血小板多血漿に血小板刺激物質を加えて血小板凝集を定量化する透過度法を用いる[8]．

　先天性血小板機能異常症：生後すぐから現れる鼻出血，皮下出血などの症状で気づくことが多い．

- ・粘着障害をきたすフォン・ヴィレブランド病，ベルナール・スリエ症候群，エーラス・ダンロス症候群など．
- ・血小板内顆粒の放出障害をきたすストレージ・プール病，血小板放出機構異常症など．
- ・凝集障害をきたす無フィブリノゲン血症，血小板無力症など．

　後天性血小板機能異常症：しばしば臨床において，さまざまな疾患や薬物によって血小板機能が障害されることによる出血症状をみる．後天性血小板機能異常症は，尿毒症（慢性腎不全），肝疾患，膠原病，白血病，異常タンパク血症，本態性血小板血症などの疾患，体外循環，あるいは薬物投与に伴って生じる[6]．

最も多い後天性血小板機能異常症は，薬物性血小板機能異常症である．ヘパリンなどの抗凝固薬，アスピリン，イブプロフェン，インドメタシンなどの非ステロイド性抗炎症薬，チクロピジン，クロピドグレルなどのチエノピリジン系抗血小板薬，ペニシリン，セフェム系抗菌薬などの抗菌薬，カルシウム拮抗薬，β遮断薬，ニトログリセリンなどの循環治療薬，三環系抗うつ薬，フェノチアジン系薬物などの抗精神病薬，抗ヒスタミン薬をはじめ，多くの薬物が，薬物性血小板機能異常症の起因薬物として知られている．脳梗塞や心血管イベントを予防するために使用されているアスピリン，チクロピジン，クロピドグレルの血小板凝集抑制作用は不可逆的で，血小板の寿命までつづくため，止血処置が困難と予測される処置や手術では，手技による出血リスクと，休薬による血栓リスクを十分に考慮する必要がある．

(3) 血小板増加症

血小板数が著しく多くなると，血栓症を起こす危険性が高くなる．血小板増加症の原因には，骨髄機能自体の異常である一次性（本態性）増加症と，骨髄以外に原因のある二次性（反応性）増加症の2つがある．

一次性血小板増加症：本態性血小板血症，真性多血症，慢性骨髄性白血病，慢性骨髄増殖性疾患などがあり，慢性骨髄増殖性疾患として扱われる．これらの疾患での血小板数は一般に，100〜300万/mm^{3}であるが，ときに500万/mm^{3}に達することがある．60歳以上に多く，血栓症状や出血症状を呈し，肝脾腫を認める．骨髄の巨核球は顕著に増加し，血小板寿命の短縮，出血時間の延長，血小板機能異常を多く認める．

治療には，おもに抗血小板薬が用いられ，血小板数を抑制するために抗癌剤であるハイドロキシウレアやインターフェロンαが使用される．一次性血小板増加症に対して，欧米では，血小板凝集阻害や巨核球の成熟段階に作用し，血小板産生を低下させるアナグレライドが使用されているが，日本では未発売である．

二次性血小板増加症：運動，分娩，エピネフリンやサイトカインなどの薬物，血小板減少症からの回復期，脾臓摘出後，あるいは無脾症，鉄欠乏性貧血，慢性炎症，悪性腫瘍などに伴って生じることがある．

多血症
→p.206

基礎知識

1 特発性血小板減少性紫斑病（ITP）

　特発性血小板減少性紫斑病は，血小板減少をきたす明らかな病気や薬物の使用がないにもかかわらず，血小板数が10万/mm^{3}未満まで減少し，出血をきたす疾患である．特発性血小板減少性紫斑病では，血小板に対する自己抗体が血小板に結合し，マクロファージにより貪食，破壊されて，血小板が減少する．

　患者数は約2万人（2.16人/10万人）で，毎年約3,000人があらたに発症していると推定されている[9]．

　6か月以内に寛解したものを急性型，そうでないものを慢性型に分類し，急性型ではウイルス感染症，慢性型の一部はヘリコバクター・ピロリ菌感染が原因といわれている．

〈症　状〉

　血小板数が5万/mm^{3}以下になると，皮下出血（点状出血または紫斑），歯肉出血，鼻出血，下血，血尿，頭蓋内出血などの出血症状が明らかになる．頭蓋内出血や腹腔内出血など，重篤な出血症状の出現によって死亡することがある．

〈治　療〉

　現在作成中の，厚生労働省研究班による特発性血小板減少性紫斑病治療の参照ガイドによると，ヘリコバクター・ピロリ菌陽性患者では除菌療法を行うことが推奨され，2010（平成22）年に保険適用となった．除菌療法の効果のない場合や，ヘリコバクター・ピロリ菌陰性患者での第一選択薬はステロイド薬であり，ステロイド治療の効果がない，あるいは副作用があるときは，脾臓摘出術が行われる．このほか免疫抑制剤の大量療法，末梢血幹細胞移植などが行われ，トロンボポエチン受容体アゴニストによる治療も試みられている．

2　血栓性血小板減少性紫斑病（TTP）

　血栓性血小板減少性紫斑病とは，末梢の細血管が血小板血栓によって閉塞することで，血小板減少症，溶血性貧血，腎機能障害，発熱，動揺性精神神経症状をきたす疾患である．発症率は，人口100万人に4人と推計されているが，これよりはるかに多いと考えられている．血栓性血小板減少性紫斑病には，遺伝子異常による先天性のものと後天性のものとがあり，多くは後天的である．

　血管が損傷を受けたとき，重合してマルチマーとなったフォン・ヴィレブランド因子は，多くの血小板を損傷部位のコラーゲンに粘着させる．肝臓由来酵素であるADAMTS13はフォン・ヴィレブランド因子を切断して，正常な止血機能の維持に関与している．血栓性血小板減少性紫斑病では，この酵素が欠乏しているため，非常に大きく，活性の高いフォン・ヴィレブランド因子マルチマーができ，過剰な血小板凝集を引き起こし，血管内にフィブリン網を形成する．赤血球がここを通過する際に，破壊されて溶血性貧血をきたす．

　後天性血栓性血小板減少性紫斑病の1/3は，ADAMTS13に対する自己抗体が産生されて，ADAMTS13活性の低下を示す．また自己免疫疾患による血管炎や，病原性大腸菌O157による感染性腸炎で産生されるベロ毒素による細小血管の障害，チエノピリジン系薬物などの薬物によるADAMTS13活性の低下なども原因となる[10]．

〈後天性血栓性血小板減少性紫斑病の症状〉

　けん怠感，吐き気，食欲不振，発熱などにつづいて，貧血，血小板減少に伴う出血（手足の紫斑や口腔粘膜からの出血），脳に血栓ができることによる精神神経症状（頭痛，意識障害，錯乱，麻痺，痙攣など），腎障害などが急激に出現する．

〈治　療〉

　血小板輸血は禁忌である．血漿交換療法，抗血小板療法，ステロイド療法，免疫抑制剤（ビンクリスチン，リツキサン®）の投与などが行われる．

3　血小板輸血

著しい血小板減少症では，止血をはかり，出血を防止することを目的に，血小板成分の補充を行う．血小板製剤には，照射濃厚血小板-LR，照射濃厚血小板 HLA-LR があり，5 単位，10 単位，15 単位，20 単位の規格製剤がある（1 単位あたり $0.2×10^{11}$ 個以上の血小板を含む）．血小板製剤は，冷蔵庫ではなく，20～24℃で保存する．血小板輸血時，加温の必要はなく，有効期間は採血後 4 日間である．

〈血小板が減少すると〉

血小板数 2～5 万/mm^3：止血困難な場合には血小板輸血が必要となる．

血小板数 1～2 万/mm^3：ときに重篤な出血をみることがあり，血小板輸血が必要となる．

血小板数 1 万/mm^3 未満：しばしば重篤な出血をみるため，血小板輸血を必要とする．

一般に，血小板数が 5 万/mm^3 以上では，血小板輸血が必要となることはない．慢性に経過している血小板減少症（再生不良貧血など）では，出血傾向をきたす合併症がなく，血小板数が安定しているときは，血小板数が 5 千～1 万/mm^3 であっても，血小板輸血は極力さけるべきである．

血小板輸血を行うときは，予測血小板増加数を計算して投与する．血小板濃厚液 10 単位を循環血液量 5,000 ml（体重 65 kg）の患者に輸血すると，直後には輸血前の血小板数より 26,666/mm^3 以上増加することが見込まれる．実務的には，1 回投与量として通常 10 単位を使用する．

4　ヘパリン起因性血小板減少症（HIT）

出血に次いで重大な抗凝固薬であるヘパリンの副作用に，ヘパリン起因性血小板減少症がある．ヘパリン起因性血小板減少症は，ヘパリンと血小板第Ⅳ因子からなる複合体に対する抗体（HIT 抗体）が血小板に結合し，血小板を活性化することで，ヘパリン投与 2～3 日後，急激に血小板数が 10～30％減少する．重篤な場合には，血小板数が 2 万/mm^3 程度にまで急激に減少し，動静脈塞栓症をしばしば合併する．

〈治　療〉

血小板輸血は禁忌である．

ヘパリンのすみやかな中止と，代替の抗凝固薬として，選択的かつ直接的抗トロンビン剤であるアルガトロバンを用いる[11]．

5　フォン・ヴィレブランド病

　フォン・ヴィレブランド病は，1926年，フィンランドのフォン・ヴィレブランドによってはじめて報告された，遺伝性の血友病の類縁疾患である．出血したとき，血管壁に露出したコラーゲンと血液中の血小板を結び付け，止血に重要な働きを担うフォン・ヴィレブランド因子の低下・機能の異常によって，血小板が傷ついた血管壁に結合できず，血が止まりにくくなる．

　血友病は男性に生じるが，フォン・ヴィレブランド病は男女に同じ割合で生じる．患者数は，人口の0.1〜1％といわれ，日本国内では652人と報告されている[12]．フォン・ヴィレブランド病罹患者の約90％は診断されていないとの報告もあり，ほとんどは潜在化していると考えられている．

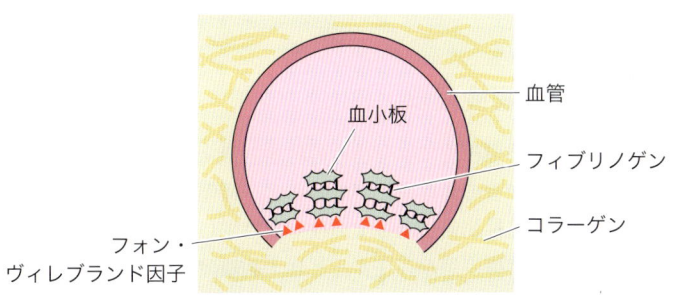

● 止血機構でのフォン・ヴィレブランド因子の役割 ●

型（頻度）	特徴	症状
Ⅰ型（60〜70％）	vWFの量的減少症（部分的欠乏）	鼻出血，口腔内出血，皮下出血，抜歯後・手術後止血困難，外傷後止血困難，血尿，性器出血（初潮時異常出血），流産，分娩時の異常出血，黄体出血など
Ⅱ型（20〜30％）	vWFの質的異常症	
Ⅲ型（　〜10％）	vWFの完全欠損症	上記に加え，関節出血，筋肉内出血

vWF：フォン・ヴィレブランド因子

〈症　状〉
　大半は軽症で，鼻出血などの粘膜出血，皮下出血，月経過多が多くみられる．フォン・ヴィレブランド病は，成人してからの抜歯や手術時に出血が多いことで，はじめて診断されるケースもある．
　フォン・ヴィレブランド病には，さまざまな病型があり，また類似した症状の病気があるため，診断がむずかしい．出血時間の延長，フォン・ヴィレブランド因子の低下，第Ⅷ因子低下などが特徴的な検査所見であるが，これらは変動しやすく，数回の

検査が必要となる．
　フォン・ヴィレブランド病は，通常，治療の必要はないとされるが，抜歯や手術時には適切な治療が必要である．

〈治　療〉
- フォン・ヴィレブランド因子量を増加させるデスモプレシンの投与
- フォン・ヴィレブランド因子を多く含む第Ⅷ因子製剤（コンコエイト HT®，コンファクト F®）の投与による補充療法
- 鼻出血，歯肉出血，抜歯時の止血には，止血剤であるトラネキサム酸（トランサミン®）の服用

　また近年，ヒト血漿を含まない遺伝子組換え型のフォン・ヴィレブランド病治療薬が開発され，臨床試験が行われている．

6　播種性血管内凝固症候群（DIC）

　血管損傷を受けたとき，損傷部位では血小板の粘着，フィブリン網の形成によって血栓が形成されて，止血と血管の修復機転が生じるが，損傷部位以外では，血管内皮から産生される多くの抗血栓性物質によって血栓形成は生じない．
　しかしさまざまな重症の基礎疾患が存在するとき，組織障害によって大量の血液凝固促進物質（組織因子）が血管内に流入することで，全身の細小血管内に微小血栓が形成され，重篤な病態をきたす．これを播種性血管内凝固症候群[*1]という．
　急性前骨髄球性白血病，悪性腫瘍，敗血症，早期胎盤剝離，外科手術，大動脈瘤，ショック，熱傷など，さまざまな重症の疾患が DIC の原因になり得る．
　DIC では，腎臓，肺，膵臓，消化管，脳をはじめ，全身の臓器での微小血栓によって循環不全が生じ，さらに血小板や凝固因子の消費（消費性凝固障害）と，線溶の活性化によって，皮膚の紫斑や点状出血，下血，血尿，脳出血，肺出血など，全身の出血傾向を引き起こす．この血栓形成と出血が，多臓器において同時進行的に生じることで多臓器不全となり，死に至ることもまれではない．
　厚生労働省（旧厚生省）研究班の疫学調査[13]によると，患者数は 73,000 人/年で，死亡率は 56.0%，DIC そのものが死因となった患者は 9,800 人/年と報告されており，きわめて予後不良である．

〈治　療〉
　DIC の治療で重要なのは，臓器不全が生じる前に診断することである．

[*1] 播種性血管内凝固症候群：播種（はしゅ）とは，畑に種をまくという意味で，播種性血管内凝固症候群とは，血栓が種をまくように広がる病態をいい，汎発性（はんぱつせい）血管内凝固症候群ともよばれる．

DICの治療は，原因となる基礎疾患の治療が最も重要であるが，容易でないことも多い．通常，過凝固状態を制御するためのヘパリンや活性化凝固因子の阻害作用をもつメシル酸ガベキサート（エフオーワイ®）やメシル酸ナファモスタット（フサン®）による抗凝固療法，減少した血小板や凝固因子を補う補充療法が行われる．新しいDIC治療薬として，血管内皮細胞において血液凝固制御の中心的役割を担うトロンボモジュリンが注目されており，日本において遺伝子組換えトロンボモジュリンが開発され，2008年，DICを効能効果とした承認が取得された[14]．現在，敗血症に伴うDICを対象疾患とした世界規模の臨床試験が進行中であり，その効果が期待されている．

参考文献

1) 高橋芳右：von Willebrand病の診断と治療．血栓止血誌 18：572, 2007
2) Franchini M, Zaffanello M, Lippi G.：The use of desmopressin in mild hemophilia. A. Blood Coagul Fibrinolysis 21：615-9, 2010.
3) 杉本充彦：血栓形成過程：オーバービュー．脈管学 51：275-282, 2011
4) 藤元貴啓：細胞から血小板を作る．人工血液 12：74-81, 2004
5) Junt T, Schulze H, Chen Z, et al.：Dynamic visualization of thrombopoiesis within bone marrow. Science 317：1767-70, 2007
6) 金子　誠，矢冨　裕：血小板機能異常症の診断と対応．血栓止血誌 20：487-94, 2009
7) Born GV.：Aggregation of blood platelets by adenosine diphosphate and its reversal. Nature 194：927-9, 1962
8) 大森　司：血小板と臨床検査．血栓止血誌 19：456, 2008
9) 難病情報センター：血栓性血小板減少性紫斑病（TTP）
10) 石西綾美，松本雅則，藤村吉博：血栓性血小板減少性紫斑病．脈管学 49：359-64, 2009
11) 厚生労働省：重篤副作用疾患別対応マニュアル　ヘパリン起因性血小板減少症（HIT）．2010
12) 2012年血液製剤調査機構：血液凝固因子製剤必要量調査の結果報告．血液製剤調査機構だより No.120, 2010
13) 中川雅夫：本邦における播種性血管内凝固（DIC）の発症頻度・原因疾患に関する調査報告，厚生省特定疾患血液系疾患調査研究班血液凝固異常症分科会平成10年度研究業績報告書 57-64, 1999
14) Saito H, Maruyama I, Shimazaki S, et al.：Efficacy and safety of recombinant human soluble thrombomodulin（ART-123）in disseminated intravascular coagulation：results of a phase III, randomized, double-blind chinical trial. J Thromb Haemost 5：31-41, 2007

5 精神疾患

精神疾患患者への対応

> 1 精神疾患に対する治療を受けている患者の歯科治療では，症状と内服薬，治療内容を確認する．
> 2 患者とのコミュニケーションが困難なときは，家族に，日常での生活について確認する．
> 3 抗精神病薬，抗うつ薬を投与されているときは，主治医に精神的，身体的状況について確認する．
> 4 歯科治療恐怖症の症状が強いときは，侵襲の少ない治療から愛護的に行う．
> 5 吸入鎮静法，静脈内鎮静法を併用して歯科治療を行う．

精神疾患患者の多くにとって，歯科治療は強い精神的緊張と身体的症状を誘発するストレスであり，慣れない環境である歯科医院への通院自体がストレスとなり得る．精神疾患患者への歯科治療では，精神的なケアを必要とする．問題なくコミュニケーションがとれて円滑に歯科治療を行える場合もあるが，脳の機能的障害あるいは器質的障害のために十分なコミュニケーションをとることがむずかしい，あるいは通常の方法では精神的安静を得ることがむずかしいこともある．歯科治療に際しては，専門医との十分な打ち合わせや，精神鎮静法などによる管理を必要とする患者までさまざまである．

日常気分が沈む，興味がわかない，眠れない，食欲がないなどを自覚していても，精神疾患に罹患しているとは考えていない患者が，「何を食べても味がしない」，「味がうすく感じる」などの症状を訴えることがある．味覚障害の原因は，21.7％が利尿薬，降圧薬，抗癌剤など，多くの薬物で認められる薬物性，14.5％が亜鉛欠乏性，約10％は，仮面うつ病，神経症，転換型ヒステリーなどでみられる心因性であるといわれる[1]．口腔粘膜の乾燥などの口腔疾患，三叉神経麻痺，インフルエンザなどの感染などがないときは，精神疾患を疑う必要がある．

歯科にかかることを極度におそれ，歯科治療中に吐き気を催したり，反射的な逃避行動をする歯科治療恐怖症患者は少なくない．このような患者の多くは，恐怖の原因を知り，適切な対応を行うことで，通法による歯科治療が可能になる．

1 | 精神疾患に対する治療を受けている患者の歯科治療では，症状と内服薬，治療内容を確認する

日常，いつごろ，どのようなときに症状が安定するかを聴取しておくと，予約時間を決めるときの参考となる．

精神科，心療内科，神経科などで治療を受けている患者に歯科治療を行うときは，疾患名とともに，ふだんどのような状況であるか，内服している薬の種類，またこれまでどのような治療を受けてきたかを確認する必要がある．また歯科治療の経験と，そのときの精神的な状態を確認し，歯科治療に対しての希望をきくとともに，治療内容の十分な説明を，納得できるまで行う．

うつ症状のある患者では，午前中に強い不快感，絶望感を感じるが，夕方になると気分が晴れるという日内変動をみることが多い．

メンタルヘルス科
→p.245

2 | 患者とのコミュニケーションが困難なときは，家族に，日常での生活について確認する

進行した精神疾患患者では，患者から十分な情報を得るのがむずかしいことがある．このようなときは日常生活を共にしている家族から，日ごろの様子や，精神疾患の治療についての情報を得る．とくに精神的に不安定になるきっかけについての情報は重要である．

3 | 抗精神病薬，抗うつ薬を投与されているときは，主治医に精神的，身体的状況について確認する

精神疾患の薬物治療には，アルツハイマー病に対するドネペジル（アリセプト®）のような疾患に特異的な薬物のほか，抗精神病薬，抗うつ薬，抗不安薬などが用いられ，精神疾患の種類，症状の程度に応じて処方される．主治医から患者の疾患の種類，現在の病状，歯科治療上注意すべき点などについての情報を得ることが必要である．

4 | 歯科治療恐怖症の症状が強いときは，侵襲の少ない治療から愛護的に行う

多くの恐怖症性不安障害には，馴化によって不安を徐々に緩和させる暴露療法が有効であり，歯科治療恐怖症の原因となった過去の経験を十分に理解しながら，侵襲の少ない治療から徐々に進めることで，恐怖を緩和させることができる．

歯科治療恐怖症は，歯科治療という特定のものに対する特定恐怖症であり，過去の歯科治療での痛みや恐怖の経験から，歯科治療に対して過

恐怖症性不安障害
→p.232

剰に反応する不安障害である．患者は，歯科治療がそれほど危険なものでなく，患者自身に必要な行為であることを自覚しているが，無意識のうちに恐怖感を覚え，強い不安や苦痛を感じ，それをさけようとする．最も大きな恐怖の対象は歯科治療であるが，歯科医院を受診する，待合室で周りの患者たちと診療を待つ，なども恐怖の対象となり得る．

5 吸入鎮静法，静脈内鎮静法を併用して歯科治療を行う

吸入鎮静法や静脈内鎮静法の応用は，過剰な恐怖を取り除き，自信をもたせるのに有効である．パニック障害患者に対しては，主治医と相談のうえ，抗うつ薬などの薬物療法を併用することでスムーズな歯科治療が期待できる．

パニック障害
→p.235

精神鎮静法は，ほとんどの精神疾患患者の歯科治療で有用である．とくに静脈内鎮静法は，患者の不安を緩和するのに有効である，鎮静法を適応する際，治療中に意識を保つことが，患者が歯科治療に自信をもつために重要である．歯科治療を受けることができたという記憶が自信につながることで，徐々に浅い鎮静下での治療が可能となり，さらに多くの患者が，鎮静法を使用しなくても歯科治療を受けることができるようになる．

精神疾患

　精神疾患は，外因性あるいは内因性のストレスなどによる脳・心の機能的障害によって引き起こされる疾患で，うつ病，躁うつ病，統合失調症，強迫性障害，パニック障害，認知症，適応障害など，多くの種類がある．精神疾患は，精神科，心療内科，神経科，内科などで扱われる．

　厚生労働省の調査によると，2008年に医療機関を受診しているおもな精神疾患患者数は，323万人にのぼり，うつ病104.1万人，統合失調症79.5万人，不安障害58.9万人，認知症（アルツハイマー病を含む）24万人であり，近年，うつ病や認知症が著しく増加している[2]．

1　うつ病

　「気分が沈む」，「憂うつである」，「興味がわかない」など，抑うつ気分が強い状態を，抑うつ状態という．このような状態がある程度以上，重症であるとき，うつ病という．うつ病は，誰もがかかる可能性のある心の病で，日本人のうつ病の12か月有病率（過去12か月に経験した者の割合）は1〜2％，生涯有病率（これまでにうつ病を経験した者の割合）は3〜7％である[3]．

　うつ病の症状には，大きく精神症状と身体症状の2つがある．

　精神症状：憂うつで寂しい，何の望みもない，好きなこともやりたくない，自信がない，悪いことをしたように感じて自分を責める，死にたくなるなどと思い悩む．このような感情の抑うつ状態は，本人の言葉や表情から見て取れ，周囲の人が気づく場合がある．

　身体症状：寝付きが悪く，夜中あるいは早朝に目が覚める（早朝覚醒）などの睡眠障害，極端に睡眠時間が長くなる，日中ずっと寝てしまう過眠症状，食欲がなく，おいしく感じないために体重が1か月で数キロも減少する食欲不振，味覚を感じない，過食，強い倦怠感などの症状が現れる．また動作が遅く，口数が減る，落ち着きがなく歩き回る（焦燥感）など，精神運動機能の障害を示すことがある．

　うつ病は，その原因から，次のように分類される（従来型分類・診断，キールホルツの分類法）．

　外因性あるいは身体因性うつ病：アルツハイマー病などの脳疾患，糖

軽症うつ病と
仮面うつ病
→p.244

尿病，更年期障害，甲状腺機能低下症の内分泌疾患，ステロイド薬やインターフェロンなど，身体の病気や服用している薬物の影響により起こる．

内因性うつ病：体質や遺伝など，先天的要因が関係していると考えられる典型的なうつ病である．

心因性あるいは性格環境因性うつ病：性格や環境が強く関係する心理的ストレス（いわゆるノイローゼ）や精神的ショックに起因し，抑うつ神経症（神経症性抑うつ）ともよばれる．

内因性うつ病は，典型的なうつ病であり，うつ状態のみが単独で一定期間繰り返される「単極性うつ病」と，うつ状態と躁状態が周期的に繰り返される「双極性うつ病」（いわゆる躁うつ病）とがある．心理的ストレスを起因として起こる心因性うつ病は，ストレスの多い現在，最も患者数が多く，さらに増加傾向にある．

最近，うつ病の分類として従来型分類とともに用いられているのが，アメリカ精神医学会が出しているDSM-Ⅳという診断基準である[4,5]．これは人の性格や発症誘因などは「誰にでもあり得る」もので，「うつ病を発症しやすい性格の人すべてがうつ病にかかるとはかぎらない」という考え方から，患者が訴える症状のみに焦点をあてて診断するもので，性格や発症誘因については考慮しない．症状の程度と持続期間によって，一定の症状の特徴や重症度をもつ「大うつ病」と，大うつ病の診断基準をみたすほどではないが，病的なうつ状態が長期間持続する「気分変調障害」とに分ける．

十分な休養と十分な睡眠を確保することは，うつ病の治療で重要であ

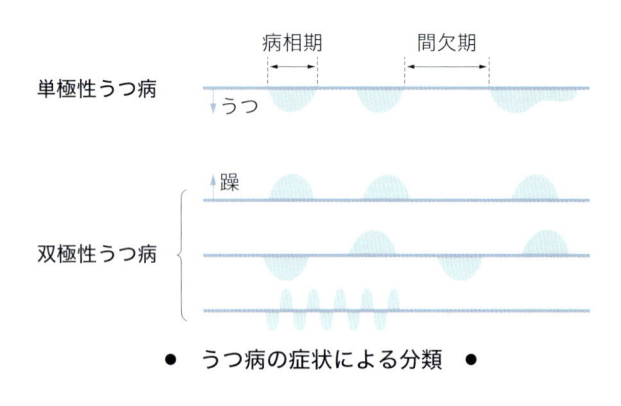

● うつ病の症状による分類 ●

り，積極的な休養または休職，不眠を解消するための睡眠薬の活用を必要とすることがある．

うつ病にはモノアミン（ノルアドレナリン，セロトニン，ドパミン）の不足や，モノアミンの受容体の減少などが関与すると考えられており，抗うつ薬療法が有効である．ノルアドレナリンは意欲に，セロトニンは不安に関係していると考えられており，三環系抗うつ薬，四環系抗うつ薬，セロトニン再取り込み阻害薬（SSRI），セロトニン・ノルアドレナリン再取り込み阻害薬（SNRI）など，脳内のセロトニンやノルアドレナリンを増やす薬物が用いられる．難治性うつ病や，抗うつ薬の効果が得られにくい患者には，比較的即効性がある修正型電気痙攣療法（無痙攣電気痙攣療法）による治療も行われる．

電気痙攣療法 →p.246

大うつ病エピソード

1. その人自身の言明（例：悲しみまたは，空虚感を感じる）か，他者の観察（例：涙を流しているように見える）によって示される，ほとんど1日中，ほとんど毎日の抑うつ気分．
   注：小児や青年ではいらだたしい気分もありうる．
2. ほとんど1日中，ほとんど毎日の，すべて，またはほとんどすべての活動における興味，喜びの著しい減退（その人の言明，または他者の観察によって示される）．
3. 食事療法をしていないのに，著しい体重減少，あるいは体重増加（例：1カ月で体重の5％以上の変化），またはほとんど毎日の，食欲の減退または増加．
   注：小児の場合，期待される体重増加がみられないことも考慮せよ．
4. ほとんど毎日の不眠または睡眠過多．
5. ほとんど毎日の精神運動性の焦燥または制止（他者によって観察可能で，ただ単に落ち着きがないとか，のろくなったという主観的感覚でないもの）．
6. ほとんど毎日の易疲労性，または気力の減退．
7. ほとんど毎日の無価値観，または過剰であるか不適切な罪責感（妄想的であることもある．単に自分をとがめたり，病気になったことに対する罪の意識ではない）．
8. 思考力や集中力の減退，または決断困難がほとんど毎日認められる（その人自身の言明による，または，他者によって観察される）．
9. 死についての反復思考（死の恐怖だけではない），特別な計画はないが反復的な自殺念慮，自殺企図，または自殺するためのはっきりとした計画．

上記症状のうち5つ（またはそれ以上）が同じ2週間の間に存在し，病前の機能からの変化を起こしている．これらの症状のうち少なくとも1つは，(1) 抑うつ気分または (2) 興味または喜びの喪失である．
注：明らかに，一般身体疾患，または気分に一致しない妄想または幻覚による症状は含まない．
(American Psychiatric Association : Diagnostic and statistical manual of mental disorders 4th ed. Text Revision, 2000／厚生労働省：みんなのメンタルヘルス総合サイトより)

おもな抗うつ薬			
分類		一般名（商品名）
第1世代	三環系抗うつ薬	イミプラミン（トフラニール，イミドール）
		クロミプラミン（アナフラニール）
		トリミプラミン（スルモンチール）
		アミトリプチリン（トリプタノール，アミプリン）
		ノルトリプチリン（ノリトレン）
		ロフェプラミン（アンプリット）
第2世代		アモキサピン（アモキサン）
		ドスレピン（プロチアデン）
	四環系抗うつ薬	マプロチリン（ルジオミール，クロンモリン，ノイオミール）
		ミアンセリン（テトラミド）
		セチプチリン（テシプール，ビソプール）
第3世代	SSRI	フルボキサミン（デプロメール，ルボックス）
		パロキセチン（パキシル）
		セルトラリン（ジェイゾロフト）
	その他	トラゾドン（レスリン，デジレル，アンデプレ）
		スルピリド（ドグマチール，アビリット，ミラドール）
第4世代	SNRI	ミルナシプラン（トレドミン）
		デュロキセチン（サインバルタ）
	NaSSA	ミルタザピン（リフレックス，レメロン）

SSRI：セロトニン再取り込み阻害薬
SNRI：セロトニン・ノルアドレナリン再取り込み阻害薬
NaSSA：ノルアドレナリン・セロトニン作動性抗うつ薬

2　統合失調症

　統合失調症 schizophrenia とは，思考や感情などの精神機能のネットワークがうまく働かなくなった状態，すなわち脳内の統合する機能が失調している状態をいう．schizophrenia の本来の意味は「連想の分裂」であるが，日本語訳としてこれまで用いられていた精神分裂病という病名からは，「精神が分裂する病気」すなわち「理性が崩壊する病気」と誤って解釈されることが多かった．このため2002年，日本精神神経学会総会において，schizophrenia に対する訳語が「統合失調症」に変更された．

　統合失調症は，まれな病気ではない．統合失調症の患者数は79.5万人（2008年)[6]である．全国癌罹患数（推計値）は70.4万人[7]で，癌患者数を上回る．統合失調症の生涯罹患率（生涯のうちに罹患する割合）は0.7％（0.3～2.0％），時点有病率（ある一時点で統合失調症にかかっている割合）は人口の0.46％（0.19～1.0％）とされている．統合失調症の70～80％が思春期から30歳までに発症し（平均発症年齢：男性27歳，女性30歳），男性に多いとされている[6]．

230

統合失調症には，遺伝（素因）と環境が関係しており，遺伝の影響が約2/3，環境の影響が約1/3とされる．

〈症　状〉

陽性症状，陰性症状，認知障害の3種類がある．しかし統合失調症でみられる症状は多彩で，すべての症状が出るとはかぎらない．

症状は，不安や緊張感，敏感さが極度に強まり，統合失調症の特徴的な陽性症状である幻聴（幻声），幻視などの幻覚，被害妄想，興奮などが現れる急性期，感情の起伏がなくなり，陰性症状である意欲の減退，思考の低下，引きこもりなどが中心の休息期（消耗期），症状が徐々に治まっていく回復期の順で経過する．しかし休息期は，わずかな刺激で再発しやすい．

認知機能とは，見たり（知覚），覚えたり（記憶），学んだり（学習），考えたり（思考），決めたり（判断）するなどの知的な機能をさす．統合失調症では，この認知機能が障害されるため，社会生活に多くの支障をきたす．

このほか幻覚や妄想が活発な時期には，統合失調症患者は，自身が病気であると認識できない（病識の障害）．

〈治　療〉

急性期の陽性症状は，神経伝達物質に作用することで脳内のバランス

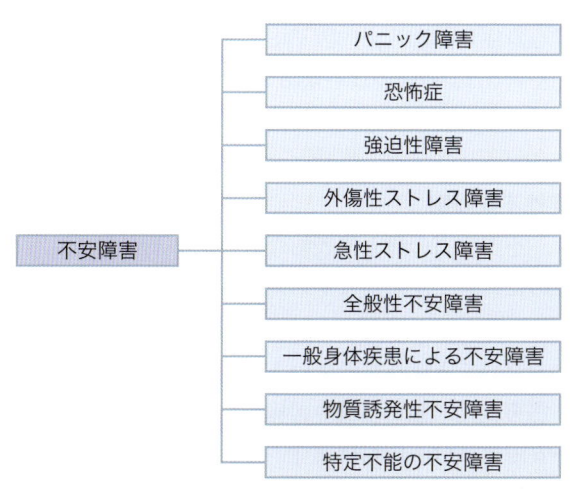

● 不安障害と下位分類（アメリカ精神医学会のDSM-IV分類）●

不安障害
- パニック障害
- 恐怖症
- 強迫性障害
- 外傷性ストレス障害
- 急性ストレス障害
- 全般性不安障害
- 一般身体疾患による不安障害
- 物質誘発性不安障害
- 特定不能の不安障害

を修正する抗精神病薬（メジャートランキライザー）によく反応する．できるだけ早期に症状に応じた抗精神病薬，抗不安薬，睡眠薬，抗うつ薬による治療を開始する．

かつて統合失調症は，いずれは人格が荒廃する予後のきわめて悪い病気と考えられていたが，薬物治療の進歩，早期発見，早期治療，リハビリテーションによって，患者の半数は，長期的には日常生活に支障をきたさない程度にまで回復する．

3 不安障害

不安とは，「漠然とした恐れの感情」と定義され，自己が対処できない脅威や精神的ストレスに対して発生する感情であり，正常な反応である．危険な状況に対する正常な不安は，危機に備え，危険を回避して生き延びるための大切な機能である．しかし危険でないものにまで不安が生じる，誰もが感じる程度をはるかに超える不安を感じる，あるいは日常生活に支障をきたすほど不安が強く長くつづくなど，不安感が症状の中心となる病気を，不安障害という．

不安障害は，以前は神経症（ノイローゼ）とよばれ，フロイトは，神経そのものには器質的病変がないのに，心理的原因によって起こるさまざまな症状の意味で用いた．フロイトの時代には，心身症のような身体症状も神経症に含まれていたが，現在では，神経症は心因による精神症状であり，心身症は心理社会的因子による身体症状であると区別されている．精神医学では，神経症は不安による精神的な障害であることから，心因性であることを強調するために，「不安障害」という名称が用いられている．

(1) 恐怖症性不安障害

恐怖症は，不安障害の最も代表的なもので，不安が「漠然とした恐れの感情」なのに対して，恐怖はその対象がはっきりしている．患者は自分の恐怖が不必要なほど過剰であり，恐怖を感じている対象がそれほど危険なものでないことは自覚しているが，無意識のうちに特定の事物や状況に恐怖感を覚え，強い不安や苦痛を感じ，それをさけようとする．恐怖症性不安障害には，広場恐怖症や社会恐怖症のように，一般的なものに対する恐怖症と，高所恐怖症や閉所恐怖症などのように，特定のものに対する恐怖症（特定恐怖症）とがある．過去の歯科治療での痛みや

恐怖の経験から，歯科治療に対して過剰に反応して，悪循環に陥る歯科治療恐怖症は，特定恐怖症に属する．

広場恐怖症：人が大勢集まる電車やバス，人混みや長い行列，デパート，映画館などで，もし強い不安が起こったら，簡単に逃げる方法がなく，助けが得られないのではないかという恐怖，およびまた発作が起こるのではと心配する（予期不安）ことで，激しい動悸，めまい，呼吸困難，大量の発汗，手足の震えを特徴とするパニック発作を引き起こす．広場恐怖が進行すると，恐怖や危険を感じる場所が増え，外出自体に強い恐怖感を感じて外出恐怖に進展することがある．

社会恐怖症：対人恐怖症とか，あがり症とかいわれているものをさし，社会不安障害ともいわれる．人前でのスピーチ，劇場での演技，楽器の演奏，人との食事，人前での署名，試験など，さまざまな社会的状況で，他者からの視線や評価を過剰に意識し，過剰な恐怖や羞恥を感じるものをいう．

代表的な症状には，顔が赤くほてる，脈が速くなり息苦しくなる，汗をかく，手足，全身，声が震える，吐き気がする，口が渇く，トイレが近くなる，めまいがする，パニック発作などがある．

社会恐怖症の生涯有病率は3〜13％で，日本国内に約300万人以上の患者がいると推定されている．10歳代半ば〜20歳代前半の比較的若い世代で発症しやすい．

特定恐怖症：単一の限定された事物，または状況を異常に怖がるもので，次のような症状がみられる．
- 蜘蛛，ムカデ，アリ，蛇，犬，猫など，動物への恐怖症（動物恐怖症）
- 高所，閉所，暗闇など，特定の状況に対する恐怖症
- 雷，嵐，地震，火事など，自然現象や環境に対する恐怖症
- 血液，注射，手術，外傷など，医療や血液に対する恐怖症
- ナイフの先端，鉛筆の先端，ドライバーの先端など，尖端恐怖症

血液や針などへの恐怖症では，ほかの恐怖症または不安障害で現れるパニックと異なり，実際に失神することがある．これは過剰な血管迷走神経反射が，徐脈および起立性低血圧を引き起こすことに

よる．

多くの恐怖症性不安障害では，馴化とよばれるプロセス，つまり不安が徐々に緩和される精神療法の一型である暴露療法によって，90％以上に効果がある．また抗不安薬やβ遮断薬が，短期的な治療に用いられることがあり，パニック障害に対しては，抗うつ薬であるSSRIによる薬物療法が奏効する．

(2) 全般性不安障害

全般性不安障害は，広場恐怖症や社会恐怖症，特定恐怖症と異なり，特定の状況が限定されない不安や心配が，少なくとも半年以上つづいて，心身の調子が悪くなり，夜も眠れなくなるなど，日常生活に支障をきたすもので，以前は不安神経症といわれた．全般性不安障害では，あらゆることが対象となり，学校，仕事，家庭生活，近所づきあい，健康や，自分ではどうすることもできない地震や大雨などの天災，外国での戦争などについても深刻に悩み，心や体の不調をきたして，日常生活に支障を生じる．全般性不安障害は，全人口の約5％にみられ，女性が男

全般性不安障害の診断基準（DSM-Ⅳ）

A．（仕事や学業などの）多数のできごとや活動についての過剰な不安と心配（予期憂慮）が，少なくとも6か月間，起こる日のほうが起こらない日より多い．

B．心配をコントロールすることがむずかしいと感じている．

C．不安と心配は，下記の6つの症状のうち3つ（またはそれ以上）を伴う（過去6か月間，少なくとも数個の症状が，ある日のほうがない日より多い）．（子どもでは1項目だけが必要）
　1．そわそわと落ち着かない，緊張する，イライラする．
　2．疲労しやすい．
　3．集中できない，心が空白になる．
　4．過敏に反応する．
　5．筋肉が緊張する．
　6．睡眠障害
　　（入眠または睡眠をつづけられない，または落ち着かず熟睡感がない）

D．不安と心配の対象が，ほかの障害（パニック障害，社会恐怖，強迫性障害，分離不安障害，神経性無食欲症，身体化障害，心気症など）の特徴にかぎられず，多様である．

E．不安，心配，または身体症状が，臨床的に明らかな苦痛，または社会的，職業的ほか重要な領域での障害を引き起こしている．

F．障害は，乱用薬物や投薬などの物質，または甲状腺機能亢進症などの疾患による直接的な生理学的作用によるものではなく，また気分障害，精神病性障害，または広汎性発達障害の期間中にのみ起こるものではない．

(American Psychiatric Association : Diagnostic and statistical manual of mental disorders 4th ed. Text Revision, 2000 より訳，一部改変)

性の2倍で，20歳前後で発病することが多い．

全般性不安障害は，発病すると，うつ病，パニック障害，社会不安障害を併発する可能性が高くなるといわれており，早めに精神科や心療内科の診断を受けることが必要である．

〈治　療〉

薬物療法と精神療法によって行われる．海外では，すでに全般性不安障害治療薬として，SSRIのパロキセチンなどが承認されているが，日本では承認された薬はなく，抗うつ薬や抗不安薬などが用いられている（現在，承認のための治験が行われている）．精神療法として，カウンセリング，認知行動療法，セルフコントロール法などが行われる．

4　パニック障害

パニック障害とは，突然，原因やきっかけもなしに，パニック発作といわれる10分くらいから，長くても1時間以内におさまる，突然起こる激しい動悸や発汗，頻脈，ふるえ，息苦しさ，胸部の不快感，めまいなどの自律神経系の異常による症状と，死ぬのではないかという強い不安感に襲われる病気をいう．

パニック障害は心の病と考えるより，脳機能障害として扱われるようになっている．1960年ころ，アメリカのクラインという精神科医が，パニック発作を起こす患者に，抗うつ薬であるイミプラミンを投与したところ，パニック発作が消えたのを観察した．パニック障害には，ある種の薬物が著効することから，ほかの病気から区別され，1980年，アメリカ精神医学会がパニック障害という病気としての概念を公表し，1992年，世界保健機関（WHO）の国際疾病分類（ICD-10）によって独立した病名として登録された．

日本でのパニック障害の生涯有病率は，0.8％と報告されている[8]．発症年齢は，男性では25～30歳くらいにピークがあり，女性では35歳前後の発病が多い．

〈3大症状〉パニック症状，予期不安[*1]，広場恐怖

予期しないパニック発作はパニック障害の必須症状である．突然の激

広場恐怖症
→p.233

[*1] 予期不安：発作を何回か繰り返すうちに，「また発作が起こるのではないか」「自分を失ってしまうのではないか」とパニック発作に対する強い恐怖感や不安感が生まれるようになることをいう．

しい動悸，胸苦しさ，息苦しさ，めまいなどの身体症状と，死ぬのではないかという強い不安感から，救急車で病院にかけつける．しかし病院に着いたころには症状はほとんどおさまり，検査でも異常はなく，帰宅するが，数日のうちにまた発作を繰り返す．恐怖症，強迫性障害，ほかの不安障害，うつ病，統合失調症などでも現れるパニック発作は，何かしらの原因やきっかけで生じる(状況依存性発作)．しかしパニック障害でのパニック発作は，突然，原因やきっかけもなしに起こることから，これを「予期しないパニック発作」という．

　パニック障害は，扁桃体を中心としたセロトニン神経によって制御されている「恐怖神経回路」が，すくみ，心拍数増加，呼吸促迫，交感神経症状などのパニック発作の症状を引き起こすと考えられている．また過去にあった何らかの発作のきっかけや，ストレス，小児期の体験などの心理的要因，人の目を気にして恥を重視する日本文化独特の社会的要因などもかかわると考えられている．

〈治　療〉

　抗うつ薬のSSRIと抗不安薬のベンゾジアゼピン誘導体を中心とした薬物療法と，精神療法である認知行動療法を基本に行う．パニック障害は，再発しやすい病気であり，症状がよくなっても，半年から1年くらいは治療を継続する必要がある．

5　強迫性障害（強迫神経症）

　強迫性障害とは，わかりやすくいうと，「わかっちゃいるけどやめられない症候群」[9)]で，強迫観念や強迫行為があり，それに強い不安や苦痛を感じ，これにとらわれて多くの時間を費やすために，日常生活や社会生活が障害された状態をいう．日本での強迫性障害の有病率は，おおむね1～2％程度で，約100万人の強迫性障害患者がいると推定される．

　強迫観念：不合理的と本人も思っているが，嫌な思考，想い出，イメージなどが本人の意志と無関係に何回も頭に思い浮かぶため，不快感や不安感を生じさせることである．「泥棒に入られたらどうしよう」，「車をぶつけたらどうしよう」，「フラレたらどうしよう」，「病気になったらどうしよう」，「服のサイズがあっているだろうか」など，強迫観念の内容の多くは普通の人にもみられ，むしろ安全を確保し，社会に適応するために有効である場合が多い．しかし普通の人はたいして気にしないでいら

れるのに対し，強迫性障害の場合は，それらを強く感じ，繰り返し長くつづくため，強い苦痛を感じる．

強迫行為：強迫観念による苦痛や不安を軽減する，あるいは回避するために行う確認行動である．強迫観念同様に不合理であると理解はしているが，それを止めると不安や不快感が伴うため，なかなか止めることができない．普通は1，2回確認すると安心できるが，強迫性障害では，安心できずに1時間も2時間も同じことを繰り返して次に進めなくなる．脅迫行為は，何度も手洗いや掃除をする，ドアの鍵やガスの元栓を閉めたか何回も確認する，回数や個数をやたらと数える，強迫観念を引き起こす場所や物をさける，強迫観念や嫌な考えを何とかしようと特定の言葉を唱えるなど，人によってさまざまである．強迫性障害患者のなかには，頭の中で強迫的な考えにとらわれ，行為に長い時間がかかり，他人からは緩慢であるとみられることがある．

強迫性障害患者では，ほかの精神障害の併存をしばしば認める．初診時には，約30％の患者にうつ病の併存を認め，生涯有病率は70％程度とされている．

現在，強迫性障害は，セロトニンやドパミンなど脳内の神経伝達物質がかかわる脳の機能障害であると考えられている．

〈治 療〉

SSRIを主とした薬物治療と，これまで恐れ回避していたことに直面化（曝露法）したときに，不安を軽減するための強迫行為をあえてしないこと（反応妨害法）を継続的に行う，認知行動療法が行われる．

6 外傷後ストレス障害（PTSD），急性ストレス障害

外傷後ストレス障害とは，生命の危険を伴うか，それに匹敵するよう

強迫症状の内容と頻度	
汚染の心配——掃除や洗浄	40〜45％
人や自分を傷つける心配（攻撃的—確認）	30％
正確性の追求——確認や儀式行為	30％
数字へのこだわり——数を数える	15％
対称性へのこだわり（魔術的思考）——儀式行為	10％
無用なものへのこだわり——保存	5〜10％
その他	20％

（厚生労働省：みんなのメンタルヘルス総合サイトより）

な強い恐怖をもたらす体験によって心的外傷（トラウマ）を負ったあとに起こる，さまざまなストレス障害，あるいは情緒障害である．ここでいう体験とは，事故，災害，戦闘，暴力，性的虐待などによって，自分が死にかけたり，親しい人が死んだり，死にかけるのを目撃することである．このような体験のあとで，反復する想起や悪夢，フラッシュバック[*1]，外傷の重要な側面の想起不能，外傷体験を想起する刺激の回避と引きこもり（回避と麻痺[*2]），不眠や集中困難（過覚醒[*3]），などの症状が表れる．これらの症状が外傷後ストレス障害の体験後1か月以上つづくとき外傷後ストレス障害，1か月未満のとき急性ストレス障害という．

児童期の身体的，性的虐待，子どもに必要なケアを与えない育児放棄（ネグレクト）による外傷後ストレス障害は，精神発達に大きな障害を残し，解離性障害，抑うつ，悪夢，不眠，パニック発作，食行動障害，薬物依存など，さまざまな精神障害をきたす可能性が高くなると指摘されている．

外傷後ストレス障害の80％以上でアルコール症，うつ病，薬物依存などを合併する．SSRI，抗アドレナリン作動薬，抗不安薬による薬物療法が症状改善に役立つが，外傷後ストレス障害の治療法は確立していない．現在，認知療法，家族療法，眼球運動による脱感作と再処理法（EMDR）という心理療法が行われている．

7 認知症

認知症とは，正常に発達した認知機能[*4]が，後天的な脳の器質的障害によって低下し，日常生活や社会生活が困難になった状態をいう．

認知症は，従来，「痴呆」として扱われていた病気であるが，「痴呆」という用語が侮蔑感を感じさせる，病気の実態を正確に表していない，

[*1] フラッシュバック（再体験，侵入症状）：体験の記憶を割り込むように思い起こしたり，再度体験しているように感じる（突然の悪夢，幻覚，錯覚）ことで，動悸，呼吸苦，吐き気，筋肉の硬直，冷汗などが生じる．
[*2] 回避と麻痺：体験の記憶を意識の奥深くに閉じ込めてしまおうとすることで，それまでもっていた普通の感情も閉じ込められ，無感情となり，引きこもりが生じる．
[*3] 過覚醒：体験のときに生じた強い交感神経の緊張がその後もずっとつづいて，常に危険がつづいているかのような張りつめた状態となり，入眠困難，いらだち，集中力の低下，警戒心，些細なことでの驚愕などが起こる．
[*4] 認知機能：外界を正しく認識し，正しく実行するための機能のことで，記憶力，注意力，言語機能，一連の動作を行う機能，まわりの状況を把握する機能，計画し順序立てて実行する遂行機能，自分のおかれた状況を判断する見当識などを含む．

早期発見・早期診断等の取り組みの支障になることから，2004年，「痴呆」に代わる用語として「認知症」が用いられるようになった．

認知症の多くは，アルツハイマー病，レビー小体病，パーキンソン病，ハンチントン病，前頭側頭型認知症（ピック病）などの変性疾患であるが，このほかクロイツフェルト・ヤコブ病，HIVウイルス感染などの感染症，脳梗塞，脳出血，脳動脈硬化などの脳血管障害なども認知症の原因となる．認知症の原因疾患としては，アルツハイマー病，脳血管性認知症，頭部外傷後遺症，前頭側頭葉変性症の順に多い．

18〜44歳までに発症する認知症を若年期認知症とよび，45〜64歳で発症するものを初老期認知症とよぶ．認知症の最大の危険因子は加齢であり，65〜69歳の有病率は1.5％である．以後5歳ごとに倍増し，85歳では27％である[6]．厚生労働省の推計では，2012年の認知症患者数は300万人を超え，65歳以上人口の9.5％（280万人）が認知症であり，2020年には410万人，2025年には470万人に達すると推定されている．アルツハイマー病は女性に多く，脳血管性は男性に多い．

脳の細胞が壊れることによって生じる記憶障害，見当識障害，理解・判断力の低下，実行機能の低下などで現実を正しく認識できなくなることを，中核症状という．環境や人間関係，性格などが関与して，周囲の人とのかかわりのなかで起こる幻覚，妄想，暴力，徘徊などを，周辺症状，あるいは行動障害という．この周辺症状という用語は，中核症状と対比するよび方であるが，最近，国際的に，BPSD（認知症の行動・心理状態 Behavioral and Psychological Symptoms of Dementia）という名称が使われるようになっている．周辺症状には，粗暴な行為（暴言や暴力），介護拒否，被害妄想，昼夜逆転，夜間せん妄，徘徊，帰宅願望，失

アルツハイマー病と脳血管性認知症の相違

アルツハイマー病	脳血管性認知症
発症は，70歳以上に多い．	60歳以降に起こりやすい．
男：女＝1：3	男性に多い．
緩徐に発症，進行性	急性発症，階段状に悪化，動揺性
全般的認知症	まだら認知症
失語，失行，失認	運動麻痺などの神経症状
病識は早期に喪失	病識は晩期まで残る．
画像診断で脳萎縮（とくに海馬）が顕著	梗塞巣の多発，大脳白質病変

禁，異食，蒐集癖，不潔行為，性的な言動，抑うつ状態などがあり，日常生活に大きな支障をきたすだけでなく，介護者にとって大きな負担となる．

本稿では，認知症の多くを占め，高齢化とともに増加しているアルツハイマー病について概説する．

アルツハイマー病

認知症の50％，老年期の認知症の約80％を占める．1906年，52歳で発症し，急速に記憶障害や認知障害が進行して，数年で亡くなった女性の症例を，ドイツの精神科医アルツハイマーが報告した．2010年，世界のアルツハイマー病患者数は約3,560万人と推定され，2050年には1億1,540万人と，3倍以上に増えることが予測されている[10]．

アルツハイマー病は，老人斑（βアミロイドタンパク）とよばれる異常なタンパク質の沈着と，神経細胞脱落による大脳皮質の広範な萎縮が進行することで痴呆を示すと考えられている．CT，MRIによる画像診断では，比較的早期から側頭葉内側部（海馬領域）の萎縮が目立ち，進行すると脳全体の萎縮が顕著になる．

65歳未満で発症する若年型，初老期発症型の脳病変の特徴を示す認知症のことをアルツハイマー病，65歳以上で発症する老年期発症型をアルツハイマー型老年期認知症と区別されていたが，両者には本質的な差異はないことから，最近では両者をアルツハイマー病とよんでいる．アルツハイマー病は脳の老化に関係する病気で，年をとれば誰でもかかる可能性があるが，遺伝子が関与する家族性にみられるアルツハイマー病も存在する．

アルツハイマー病は第1期から第3期に分類されるが，認知症と診断される6～7年前から，本人も自覚している「少し前の事を忘れる」という初期症状がはじまり，数時間前に電話で話したことを忘れる，あるいは，どこに置いたか忘れ，1日中，物を探しているという状態になることがある．また頑固になる，自己中心的な軽度の人格変化が現れ，不安，抑うつ，睡眠障害，幻視妄想などが起こりはじめる．

第1期：健忘期ともいわれる．健忘症状，空間的見当識障害（道に迷うこと），多動，徘徊などが認められる．細胞の変化としては，大脳皮質の全般の機能が衰えはじめる時期で，単なる物忘れの度を超えはじめる時期でもある．

アルツハイマー病を疑う10の症状
→p.244

第2期：混乱期ともいわれる．会話が困難になるなど，大脳皮質の萎縮が進行して初期の症状が一層深刻化する．高度の知的障害，失語，失行（方法はわかるのにできない），失認（目では見えているのに，見えていると認識できない）が現れる．

錐体外路症状（スムーズな体の動きが取れない）は，パーキンソン病と間違われることもある．

第3期：臥床期ともいわれる．高度な認知症の末期で，寝たきりとなり，しばしば失禁，拒食・過食，反復運動，痙攣などが起こり，言葉も失われる．身の周りのことができなくなるので，生活全般において介護が必要となる．

〈治　療〉

これまでアルツハイマー病に対する根本的治療薬はみつかっていない．アルツハイマー病では，脳内の神経伝達物質であるアセチルコリンの減少と興奮性神経伝達物質であるグルタミン酸が増加する．現在使用されているアルツハイマー病の治療薬には，コリンエステラーゼ阻害薬とNMDA阻害薬がある．アルツハイマー病では，アセチルコリンを増加させるコリンエステラーゼ阻害薬（ドネペジル：アリセプト®，ガランタミン：レミニール®，リバスチグミン：イクセロンパッチ®，リバスタッチパッチ®）が用いられている．NMDA阻害薬（メマンチン：メマリー®）は，グルタミン酸受容体であるNMDA受容体の働きを抑制する

認知症によるもの忘れと加齢によるもの忘れの違い	
加齢によるもの	認知症によるもの
・加齢によるもので，病的な状態ではない． ・行為や出来事の一部を忘れる． ・思い出すのに時間がかかる． ・自分が忘れやすくなったと自覚している． ・忘れたことを「忘れていた」と認められる． ・時間や場所がわかる． ・日常生活に支障をきたすほどではない． ・悪化のスピードはゆるやか．	・病的な状態 ・行為や出来事そのものを忘れる． ・新しいことがまったく覚えられない． ・自分が忘れていることに気づかない． ・作り話でつじつまを合わせようとする． ・時間や場所がわからなくなっている． ・日常生活に支障がある． ・悪化のスピードが速い．

（大友英一：認知症にならない、進ませない．講談社，2009．p12-13より改変）

ことにより脳神経細胞の過剰な興奮による細胞死を防ぐ効果がある．これらの薬物は，中程度までならある程度の効果が期待でき，無治療なら1～2年で進む症状悪化のスピードを，3年くらいに遅らせる程度の効果があるといわれている．

　近年，ラットによる実験で，咬合の異常によって，アルツハイマー病の原因といわれるβアミロイドタンパクが，脳の海馬で正常の3倍に増えることが報告されており，ヒトでも咬合異常によって認知症が悪化する可能性が高いことが示唆されている．

　アルツハイマー病の進行を遅らせる有効な方法は「情緒の安定」であり，決して誤りを責めたり怒ったりしてはいけない．認知症の介護現場では，笑顔で接すると，症状が劇的に改善することが確認されている．

8　適応障害

　適応障害とは，社会環境においてうまく適応することができず，さまざまな心身の症状を呈する症候群である．適応障害は，入学，就職，結婚，病気など，明らかなストレス要因によって，うつ状態や不安状態，攻撃的な行動などが引き起こされ，職場不適応，別居，離婚，子どもの登校拒否（不登校）などのかたちで現れる．新しい環境で，疲れの出るころに現れる「五月病」は，適応障害の別名である．

〈診断基準〉

　次のことが前提基準となる．

- はっきりとした心理社会的ストレスに対する反応で，3か月以内に発症する．
- ストレスに対する正常で予測されるものよりも過剰な症状を示す．
- 社会的または職業（学業）上の機能の障害がある．
- 不適応反応は，ストレスが解消されると6か月以上は持続しない．
- ほかの原因となる精神障害がない．

　適応障害の自覚症状には，頭痛や胃炎，不眠や吐き気，食欲不振や疲労感，倦怠感などが多いが，必要以上に神経過敏になったり，心配，不安感，混乱，涙もろくなるなど，情緒面の症状も現れる．さらに行動面では，時間や約束を守らないなど，規則を守れない，平気で会社を欠勤して嘘や言い訳をいうなどが現れる．周囲の人は「自分勝手やわがままな人」，「非常識な人」という印象を受けることから，人間関係は悪化し，

口論や喧嘩をしたり，逆に引きこもりになることもある．
　うつ病と似ているが，原因（ストレス要因）がはっきりしているという特徴がある．このためストレス要因となる人間関係や場所などから離れると，普通にすごすことができる．抗うつ薬による効果は期待できない．
　※うつ病では特定の原因を探すことはむずかしく，さらに脳の働きの不調がうつ病に関係しているため，ストレスを除去しても症状がよくならず，抗うつ薬などによる治療を必要とする．

〈治　療〉
　原因となったストレスを除去や軽減することで改善することから，しばらく休職，休学して休養し，心的エネルギーを回復することが必要である．またセラピーやカウンセリングによる心理的援助を受けることも重要である．

基 礎 知 識

1 軽症うつ病と仮面うつ病

　典型的なうつ病は，さまざまな精神症状や身体症状を呈するが，うつ病で特徴的な憂うつな気分などの精神的な症状よりも，胃痛，腹痛，下痢，頭痛，痺れ，めまい，肩こり，ため息，胸焼け，味覚障害，耳鳴り，目のかすみなど，身体的な症状が顕著に現れるうつ病を，一般的に仮面うつ病とよぶ．仮面うつ病という名称は，うつ病本来の精神症状が，身体症状という「仮面」の下に隠れていることから名づけられた．

　仮面うつ病の患者は，身体的な不調を自覚するが，不安や抑うつ気分が少ないため，うつ病とわかりにくいのが特徴である．内科を受診し，検査をしても，身体に異常は見つからず，うつ病が見逃されることが多い．この状態を放置すると，精神症状を伴う，「仮面」ではないうつ病に進行する．内科で検査を受けても異常がなく，薬を飲んでも改善しない，身体症状に日内変動がある（午前中は調子が悪いが，夕方から元気になる）などを自覚するときは，精神科や心療内科，メンタルヘルスを受診することで，うつ病とわかり，適切な治療を受けることができる．

　現代社会では，社会生活上のストレスが増えていることに関係して，軽症のうつ病が増えている．軽症うつ病の場合，本人はかなり苦しんでいるが，仕事などは一応こなせ，他人からはほとんど変化がないようにみえる．軽症うつ病と重いうつ病（大うつ病）は，基本的に同じもので，軽症うつ病を放置すると重いうつ病に移行する可能性が高い．仮面うつ病も軽症うつ病に含まれる．軽度の抑うつ気分，興味の消失や何事も楽しめないなど，軽症なうつ状態が2年以上にわたって持続するとき，気分変調症という．

　軽症うつ病，気分変調症に対しては，抗うつ薬がよく効くことが多い．いずれも，できるだけ早期に精神科や心療内科，メンタルヘルスを受診することで改善される．

2 アルツハイマー病を疑う10の症状

　アメリカのアルツハイマー病協会（2009）は，アルツハイマー病を疑う10の症状を提示して，次に示す症状が1つでもあると早期に診断を受けることを勧めている[11]．
・日常生活を混乱させるほどのもの忘れがある．
・計画を立てたり，問題を解決することが困難になる．
・家，仕事場，レジャーで馴れたことを，終わりまでできにくくなる．
・時間や場所について混乱する．
・視覚および空間的関係の理解がむずかしくなる．

- 話したり書いたりするうえでの、言葉の問題が生じる．
- 置き場所を間違えたり、来た道順を思い出せなくなる．
- 判断する力が低下したり衰える．
- 仕事や社会的活動から引きこもる．
- 気分や性格が変わる．

3　メンタルヘルス科

メンタルヘルスとは、心の健康、精神保健のことをいう．健康について世界保健機関（WHO）は、「肉体的、精神的および社会的に完全な状態であり、単に疾病または病弱の存在しないことではない」と定義している．

心の健康

次のことを意味する．
- 自分の感情に気づいて表現できる……情緒的健康
- 状況に応じて適切に考え、現実的な問題解決ができる……知的健康
- 他人や社会と建設的でよい関係を築ける……社会的健康
- 人生の目的や意義を見出し、主体的に人生を選択する……人間的健康

不安、抑うつ、不眠、幻覚、幻聴、妄想、各種依存症、うつ病、統合失調症、認知症など、幅広い精神的な症状を示す病気、精神疾患を専門とする診療科が、精神科である．心身症など、精神的な原因や精神的な影響で生じる身体的な症状を診るのが、心療内科である．メンタルヘルス科とは、精神科に対する誤解や偏見が多かったために、近年、少しでも受診しやすくするために標榜されるようになった心療内科、神経科、精神科という心の分野を扱う診療科目である．

精神病院という用語には、精神病者を収容する施設というイメージが残っており、精神科医療機関に対する国民の正しい理解や、患者の自発的な受診の妨げとなっていることから、平成18年、「精神病院の用語の整理等のための関係法律の一部を改正する法律」（法律94号）が制定され、現行法律の「精神病院」を「精神科病院」にするなど、関連用語が整理、改正された．

4　電気痙攣療法

　電気痙攣療法は，頭部に通電することで，人為的に痙攣発作を誘発する治療法であり，うつ病，躁うつ病，統合失調症などの精神疾患（まれにパーキンソン病などにも）の治療に用いられる．これらの疾患に対する抗精神病薬や抗うつ薬，気分安定薬などの開発により電気痙攣療法が使用される頻度は減少してきたが，薬物療法に対して比較的即効性などの電気痙攣療法の利点が明らかになり，電気痙攣療法自体の改良が行われ，現在では再び治療において重要な地位を占めるようになっている．

　電気痙攣療法は，四肢や体幹の筋に痙攣を実際に起こす有痙攣電気痙攣療法と，筋弛緩薬を用いて，筋の痙攣を起こさせない修正型電気痙攣療法（無痙攣電気痙攣療法）とに分類される．全国自治体病院協議会精神病院特別部会（2002）は，麻酔医の関与が必要であるが，修正型電気痙攣療法は，従来の有痙攣電気痙攣療法よりも安全性などの点で優っていることから，修正型電気痙攣療法への移行を提言している．

参考文献

1) Hamada N, Endo S, Tomita H. : Characteristics of 2278 patients visiting the Nihon University Hospital Taste Clinic over a 10-year period with special reference to age and sex distributions. *Acta Otolaryngol Suppl*（546）: 7-15, 2002
2) 厚生労働省：平成20年（2008）患者調査の概況
3) 川上憲人：世界のうつ病，日本のうつ病―疫学研究の現在．医学のあゆみ 219：925-929, 2006
4) American Psychiatric Association：Diagnostic and statistical manual of mental disorders 4th edition, Text Revision, 2000（高橋三郎，大野　裕，染矢俊幸訳：DSM-IV-TR　精神疾患の分類と診断の手引　新訂版，医学書院，2003）
5) DSM-IV-TR　精神疾患の分類と診断の手引　新訂版．医学書院，2003
6) 厚生労働省：みんなのメンタルヘルス総合サイト
7) 国立がん研究センターがん対策情報センター：全国がん罹患モニタリング集計　2007年罹患数・率報告 2012
8) 川上憲人：こころの健康についての疫学調査に関する研究．平成16年度厚生労働科学研究費補助金（こころの健康科学研究事業）総括研究報告書
9) 久保木富房，不安抑うつ臨床研究会 編：強迫性障害―わかっちゃいるけどやめられない症候群．日本評論社，1999
10) 国際アルツハイマー病協会：2009年世界アルツハイマーレポート概要版．2009
11) 米国アルツハイマー病協会：アルツハイマー病を疑う10の症状(10 Early Signs and Symptoms of Alzheimer's)．2009

てんかん患者への対応

> 1. てんかん患者が歯科医院を受診したときは，どのような症状が，いつごろからはじまったのか，治療薬は何か，について十分に聴取する．
> 2. てんかん発作が頻発するときは，病状，治療内容，対応について主治医から情報を得る．
> 3. 歯科治療中は，患者の意識，応答，痙攣などに十分な注意を払う．
> 4. てんかん発作が生じたときは，十分に観察し，主治医に，対応についての指示を受ける．

　てんかんは，出産前後の脳の傷害ばかりでなく，交通事故などによる頭部の外傷や脳腫瘍などを原因として，年齢を問わず発症する．てんかんの治療を受けている患者数は 21.9 千人 (2008)[1] であるが，頻回の発作によって，てんかんと診断される患者は，人口のおよそ 1％，約 100 万人と推定されている[2]．

　てんかんの発作は，傷害を受けた脳の領域によって，全身の痙攣，意識の消失を伴うものから，意識消失を伴わないごく短い，注意しなければわからない運動症状や知覚症状を示すものまで，きわめて多様である．てんかん患者に対して歯科治療を行うときは，病状を十分に把握し，発作時の対応について理解することが必要である．

1 てんかん患者が歯科医院を受診したときは，どのような症状が，いつごろからはじまったのか，治療薬は何か，について十分に聴取する

　てんかんの発作時の対応について知ることは，円滑な歯科治療を行うために重要である．問診を行うとき，発作中に意識のないタイプのてんかん患者では，家族などから聴取する必要がある．

　問診では，いつごろから発作があり，これまでどのような治療を受けてきたかについて確認する．さらに最近の発作について，次のことを聴取する[3]．

- ・発作が起こるときの様子はどうか，
  本人は，何か発作の予兆を感じたか．
- ・発作時のことを覚えているか．
- ・身体のどの部分に，どのような症状がみられたか，
  左右対称であったか．

- 行動の異常や精神症状がみられたか．
- どのような発作が，どれくらいつづいたか．
- 発作が落ち着いたときの状態はどうであったか．

　てんかん患者は，長期にわたって専門医の治療を受けている．患者が携帯している「緊急カード」から，かかりつけの病院，主治医について確認する．

2 てんかん発作が頻発するときは，病状，治療内容，対応について主治医から情報を得る

　てんかん発作が十分にコントロールされておらず，毎日あるいは週に何回か発作があるような患者では，歯科治療を開始する前に，主治医から病状，治療内容，発作時の対応について情報を得る．

3 歯科治療中は，患者の意識，応答，痙攣などに十分な注意を払う

　てんかん患者への歯科治療の内容に制限はない．しかし精神的な緊張は発作の誘因となるため，落ち着いた雰囲気のもと，愛護的な治療を心がける．治療中は，問診で得た発作の前兆がないか患者をよく観察し，発作が現れたときは，治療を中断して，患者の様子を注意深く観察する．必要であれば，前もって確認しておいた対応策を，ただちに実施する．

4 てんかん発作が生じたときは，十分に観察し，主治医に，対応についての指示を受ける

　強直発作，間代発作，強直間代発作（大発作）など，全身の痙攣を伴う発作が起きたときは，治療器具を患者から遠ざけ，転落などによってけがをしないように気を配る．また衣服の襟元やベルトをゆるめ，下顎挙上による気道の確保を行って，窒息や舌を嚙むのを防止する．また嘔吐に対してはバキュームで嘔吐物や唾液を吸引し，誤嚥しないように顔を横に向ける．発作中は，患者をゆすったり，叩いたり，大声をかけてはいけない．また発作が終わっても意識が混濁しているあいだは，観察をつづける．

　痙攣のあるなしにかかわらず，意識のくもる発作が短い間隔で繰り返す，発作がながくつづくなどの症状は，重積状態といわれ，10分以上持続するときは主治医に連絡し，発作の状況について詳細に伝え，対応についての指示を受け，必要であれば救急搬送する．

　全身的な痙攣発作には，ジアゼパムやミダゾラムの静注が有効であ

る．主治医から指示があるときは，ただちに静脈路を確保し，抗痙攣薬を投与できるように準備しておくことが望ましい．またこれらの抗痙攣薬は呼吸抑制を伴うことから，酸素吸入，人工呼吸のできる器具を用意しておく．

てんかん

　てんかんは,「さまざまな原因によってもたらされる慢性の脳疾患であり,大脳の神経細胞の過剰な活動に由来する反復性（2回以上）の発作（てんかん発作）を主徴とし,さまざまな臨床症状と検査所見を伴うもの」（WHO）と定義される．てんかんは,特徴的なてんかん発作以外にも,意識や運動機能の低下など,多種多様な症状を伴う．

　てんかんは,最も頻度が高い神経疾患の1つである．てんかん患者の50%は10歳以前に発症するが,近年,人口の高齢化に伴って,高齢者の脳血管障害などによる発病が増えている．

　大脳の神経細胞の細胞体が存在している灰白質の一部,もしくは全体が過剰に興奮（過剰放電）して起こる発作が,てんかん発作である．発作の症状は,脳のどの部分が興奮するかによって非常に多彩である．発作には,脳深部の過剰な興奮が,大脳の両側にまたがる広範な領域に一挙に拡がって起こる「全般発作」と,脳の過剰な興奮が,脳の一部分から起こり拡がっていく「部分発作」とがある．

　患者によって神経細胞の過剰放電が起こる部位は決まっており,症状は,過剰放電が起こる部位によって異なる．すなわち過剰放電が大脳の手を動かす部位に起こると,手の痙攣が生じ,大脳の広範な領域に起こると,全身の痙攣が生じる．

　部分発作によるてんかんを「局在関連性（焦点性）てんかん」,全般発作によるてんかんを「全般てんかん」といい,さらに,はっきりした脳の損傷がみつからないものを「特発性てんかん」,脳炎,外傷,腫瘍などによる脳の器質的障害が原因で発症するものを「症候性てんかん」という．

1　全般てんかん

　脳の両側にまたがる広範な領域に過剰な興奮が起こる全般発作では,一般に,発作のはじまりから「意識消失」を伴い,左右対称に痙攣が起こる．全般発作には,次のような種類がある．

　強直発作：突然意識を失い,全身を硬直（数秒〜数十秒間持続する）させて激しく倒れる．

間代発作：一般的に数十秒間，ときに1分以上にわたって，膝などを折り曲げる格好をとり，一定のリズムでガクガクと全身が痙攣する．

強直間代発作（大発作）：15～30秒間の強直発作と，30～90秒間の間代発作を起こし，発作後，30分～1時間くらいの眠りに移行することがある．

欠神発作：話をしたり，何かをしているときに，数十秒間，突然意識がなくなって話が途切れたり，動作が止まる．

ミオクロニー発作：自覚することが少なく，瞬間的に筋肉の一部が強く収縮することで，ほぼ対称性に手が一瞬もち上がったり，体全体が後屈して，よろめいたり，倒れたり，手に持っているものを落とすことがある．

脱力発作：発作の持続時間は数秒以内と短いが，全身の筋肉の緊張が低下・消失するため，くずれるように倒れる．

攣縮発作（てんかん性スパズム）：うなずくように頭を前屈し，同時に，からだ全体を折り曲げ，肩をすくめ，手足を屈曲，または伸展させる点頭発作を，数秒から十数秒の間隔をおいて何度も繰り返す．

これらの全般発作を主症状とするのが全般てんかんで，特発性，潜因性（何らかの脳の疾患が推定されるが明らかではないもの），年齢に関連して発症することが多いのが特徴である．

(1) 特発性全般てんかん

脳に器質的な障害のない特発性全般てんかんは，知的にも障害がなく，発達も正常であり，多くは成人までに治る．全般発作のため，脳の左右に同じ脳波異常が同時期に現れるなどの特徴がある．特発性全般てんかんには，小児欠神てんかん，若年性ミオクロニーてんかん，覚醒時大発作てんかんなどがあり，発症年齢はそれぞれ4～14歳（とくに5歳～7歳），8～30歳（とくに12歳～18歳），6～28歳（とくに10歳代）である[3]．特発性全般てんかんを放置し，発作を繰り返すと治りにくくなる．

小児欠神てんかん（ピクノレプシー）：男児より女児に多く，4～20秒の欠神発作が，1日に数十回以上頻発する．発作は過呼吸で誘発されやすい．通常12歳までに寛解するが，思春期に全般性強直間代発作を起こすことがある．

若年性ミオクロニーてんかん（衝撃小発作，ヤンツ症候群）：おもな原因は遺伝によると考えられている．若年性ミオクロニーてんかんは，全

てんかん患者の7〜9％，特発性てんかんの20〜25％を占める[4]．不規則なミオクロニー発作が両腕に強く現れる．発作により転倒することもあり，朝方，覚醒直後に多く，睡眠不足や過度のストレス，アルコール，光刺激などで誘発されやすい．薬物への反応は良好であるが，中止すると再発することが多い．

覚醒時大発作てんかん：思春期に発症する大発作（強直間代痙攣）で，多くは寝起き直後にみられ，欠神発作やミオクロニー発作を伴うこともある．不眠が発作を引き起こし，光過敏性を伴うことも多く，薬物治療を中止すると再発することが多いなど，若年性ミオクロニーてんかんと共通する特徴がある．

(2) 症候性（潜因性）全般てんかん

症候性全般てんかんは，脳に傷（傷害）のある全般てんかんをさす．脳のCT検査やMRI検査でみつかる傷もあるが，傷が小さいときは，脳磁図，SPECT，PETなどの，より詳しい検査で明らかになることがある．症候性全般てんかんは，頻回につづく全般発作，激しい脳波異常，高率な知的機能の低下が特徴で，きわめて治りにくいてんかんである．乳幼児期，小児期に発症することが多く，ウエスト症候群やレノックス・ガストー症候群などがある．

ウエスト症候群：数秒間隔で何回か繰り返す，両腕を上げると同時に頭部を前屈する強直発作（点頭てんかん）が，1日数回〜数十回生じる．発作の抑制が困難で，知能障害，運動障害を伴うことが多い，小児の代表的な難治てんかんである．多くは生後4か月から1歳ころまでの乳児に発症する．予後は悪く，発作が消退しても知的障害を残すことが多く，一部はレノックス・ガストー症候群に移行する．

レノックス・ガストー（レノックス）症候群：強直発作のほか，欠神発作やミオクロニー発作，脱力発作など，多様な発作のタイプを示す．2〜8歳（とくに3〜5歳）に発症し，一部はウエスト症候群など，ほかのてんかん性脳症や，脳炎，脳症などの後遺症として発症する難治性てんかんである．重篤な知的機能の低下を残すことが多いとされる．

早期ミオクロニー脳症：ミオクロニー発作と部分発作が中心で，脳波上，覚醒，睡眠時を問わず，サプレッションバースト[*1]という特徴的な

[*1] サプレッションバースト：持続的に振幅の小さい波と振幅の大きい波が交互に現れる．

脳波を認める．多くは新生児期に発症する難治性のてんかんである．脳の低酸素症，感染症，先天性代謝異常，脳損傷などが原因となり，一部は遺伝子の変異によって生じる．薬物に反応しないことが多く，予後は不良である．

サプレッションバーストを伴う早期乳児てんかん性脳症（大田原症候群）：強直発作を特徴として，脳波上，覚醒，睡眠を問わず，持続的にサプレッションバーストを認める．新生児期から生後3か月以前の乳児早期に発症する難治性てんかんである．脳の低酸素症，感染症，脳損傷などによって生じ，一部は遺伝子の異常によって生じる．生後4〜6か月のあいだにウエスト症候群，さらに1歳以降にレノックス・ガストー症候群に移行することが多い．薬物に反応しないことが多く，発作が消退しても心身の障害を残し，早期死亡の例も少なくない．

2 局在関連性てんかん

大脳の限局した部位での神経細胞の過剰な興奮による部分発作（焦点発作）では，通常，過剰興奮は脳の一部位だけにとどまり，その部位の働きに一致して，身体の一部の痙攣，恐怖感，腹部の不快感，奇妙な臭いや味，錯視，幻視，幻聴，感覚，感情の異常，以前にも体験したことがあるように感じる（デジャブー）などの症状が出現する．部分発作のうち，発作時に意識のあるものを単純部分発作といい，意識のないものを複雑部分発作という．部分発作が脳全体に拡がって強直間代発作，強直発作，間代発作など，全身の痙攣に至ることもあり，これを二次性全般化発作という．

単純部分発作では意識があるため，患者は発作のはじまりからおわりまで，症状をすべて覚えており，倒れることはあまりない．発作の前ぶれが自覚されるときを前兆といい，同じ症状が現れるとき，前兆も同じであることが多い．

複雑部分発作では意識消失を伴うが，これはあとで発作時のことを覚えていないということで，呼びかけには返事をしたりする．したがって意識はなくなっても倒れることは少ない．発作中は，動作が止まったり，噛む，嚥下する，衣類をなでる，体を奇妙に動かしたり，歩きつづける，食べつづけるなど，発作直前に行っていた行為をつづけるなど，無意識に自動的に行動する自動症を示す．

(1) 特発性局在関連性てんかん

代表的な特発性局在関連性てんかんに，大脳皮質にある脳溝の1つであるローランド裂（中心溝）や，シルビウス裂周辺に焦点を有する小児良性ローランドてんかんがある．ローランドてんかんは2～12歳ころに発症し，とくに4～9歳に多く，長期的な予後は良好で，15歳ころ自然に治癒する．シルビウス発作といわれる，意識があるのに口角が引きつる特徴的な単純部分発作が1～2分あり，発作の頻度も少ないのが特徴である．患児はしばしば，痙攣が起こるほうの口を押さえて異常を訴えようとするが，大量の唾液の分泌と舌の痙攣のために声が出ない．夜間(睡眠中)に二次性全般化発作がみられる患者も多い．

きわめてまれな特発性局在関連性てんかんに「読書てんかん」，「数学てんかん」とよばれるものがある．精神を集中するという精神活動が発作の引き金となり，本を読んでいるうちに，顎，舌にミオクロニー発作が出現し，短時間の意識喪失を繰り返しているうちに，ついに大発作を起こしたり，注意を集中して計算することで欠神発作を起こす．

(2) 症候性局在関連性てんかん

症候性局在関連性てんかんは，脳腫瘍，脳炎後遺症などの器質的な病変が存在することで発症し，しばしば脳外科治療の対象となる．焦点の部位によって，前頭葉てんかん，側頭葉てんかん，後頭葉てんかん，などとよぶことがある．一般に，症候性局在関連性てんかんの予後は不良で，なかでも側頭葉てんかんが最も難治である．

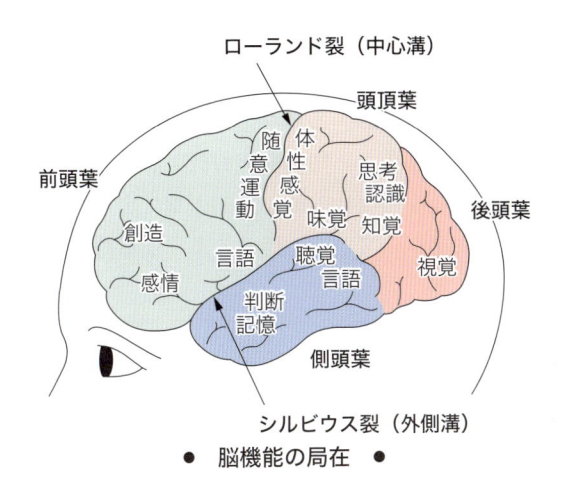

● 脳機能の局在 ●

側頭葉は，聴覚や記憶・言語・情動などの精神機能や自律神経機能，前頭葉はおもに運動性の機能，頭頂葉はおもに手足の知覚，後頭葉は視覚機能を担う．病巣の部位によって，その部位特有の発作症状（部分発作）を示すが，いずれの症候性局在関連性てんかんも，神経細胞の過剰な興奮が拡がると，痙攣や意識障害が現れる．

側頭葉てんかん：3歳半〜10歳に発症し，痙攣を伴わず，意識レベルの低下とともに，意識がないまま，いろいろな動作をする自動症が現れる複雑部分発作を特徴とする．自動症には，無目的に口を動かしたり，飲み込むようなしぐさをする口部自動症，衣類をまさぐったり，歩き回る行為自動症，他人の手を払いのけるなど，周囲の動きに反応する反応性自動症，同じ言葉を繰り返す言語自動症などがある．側頭葉てんかんの発作は，意識レベルの低下と動作の停止ではじまり，その後，自動症が現れる．薬物に反応しないことが多く，内側側頭葉てんかんでは外科治療が有効である．成人の難治性てんかんのなかで最も頻度が高い．

前頭葉てんかん：症候性局在関連性てんかんのなかでは，側頭葉てんかんに次いで多い．睡眠中に起こりやすく，単純部分発作，複雑部分発作，二次性全般化発作などがみられる．側頭葉てんかんに似ているが，数秒から十数秒の持続時間の短い発作が，日に数回以上繰り返す．自動症を伴う場合は，動作が停止せずに，突然激しい自動症がみられる．知的機能の低下がみられることがある．薬物に反応しないことが多く，前頭葉の切除手術は，一部分でも副作用があるため行うことはできない．

後頭葉てんかん：視野の一部に光る点が見える，という症状ではじまるのが典型的で，おもに視覚発作または眼球偏位（極端に目が上向きになるなど）を伴った単純部分発作を特徴とする．視覚発作は，閃光，光の点滅，さまざまな色の図形，多彩な色の虹などが見えることが多い．薬物に反応しないことが多く，知的機能の低下がみられることがある．

頭頂葉てんかん：発症頻度は前頭葉，側頭葉に比べて少ない．手を下に降ろしても，上にあがっていると感じるような感覚の発作がみられることがある．

3　てんかんの診断

発作がどのようなものであるかを知るための問診，睡眠時脳波記録と覚醒時脳波記録（完全脳波記録）による脳波検査，器質的な疾患がない

か調べるためのCTやMRIなどによる脳画像診断，熱性痙攣，失神，心因性非てんかん発作（偽発作：擬似発作）などとの鑑別診断，心理検査などにより行われる．

4 てんかんの治療

　てんかんの治療は，抗てんかん薬による薬物療法が基本である．

　ベンゾジアゼピン系薬物とバルプロ酸は，ほとんどのてんかんに有効であり，フェニトイン，カルバマゼピン，フェノバルビタール，プリミドンは強直・間代発作，部分発作に用いられ，トリメタジオン，エトスクシミドは欠神発作のみに用いられる．GABA誘導体のカルシウムチャネル遮断薬であるガバペンチンは，ほかの抗てんかん薬との多剤併用治療に用いられる．

　薬だけでてんかん発作を抑制できない難治性てんかんに対しては，外科手術が考慮される．発作が脳の局在領域からはじまる難治てんかんに対しては，てんかん原性焦点を切除する手術，局所病変が存在しない難治性全般てんかんに対しては脳梁離断術，半球離断術などによって，てんかん発作がほかの脳部位へ伝播するのを遮断する手術が行われる．

　近年，頸部の迷走神経に電気刺激を与え，てんかん発作を減少させる，

てんかんおよびてんかん症候群の国際分類（ILAE：1989）と頻度

1. 局在関連性（焦点性，局所性，部分性）てんかんおよびてんかん症候群
    1.1 特発性（年齢関連性に発症する）······························· 0.4%
    1.2 症候性 ··· 49.5%
    1.3 潜因性（症候性であるが病因不明のもの）······················· 0.4%
2. 全般てんかんおよびてんかん症候群
    2.1 特発性（年齢関連性に発症する）······························· 25.2%
    2.2 潜因性あるいは症候性 ·· 6.2%
    2.3 症候性 ··· 10.3%
3. 焦点性か全般性か決定できないてんかん，およびてんかん症候群 ········ 7.6%
4. 特殊症候群
    4.1 状況関連性発作（機会発作）
       ・熱性痙攣
       ・孤発性発作あるいは孤発性てんかん重積
       ・アルコール，薬物，子癇などの急性代謝性あるいは中毒性障害のある場合にのみみられる発作

※各分類の頻度は，厚生省精神・神経疾患委託研究，難治てんかんの病態と治療に関する研究，平成3年度研究報告書から引用　（日本神経学会：てんかん治療ガイドライン2002より）

迷走神経刺激法による難治性てんかんの治療も行われている．迷走神経刺激法は，難治性てんかん全般が対象で，成人だけではなく，小児の難治性てんかんにも治療可能である．迷走神経刺激法によって発作が完全になくなることはまれであるが，約2年間刺激療法をつづけると，約半数の患者の発作頻度が半分以下となり，5～7年間の刺激によって平均72%発作が減少したというデータがある．また約2/3の患者で，注意力，集中力，不安，記憶機能，言語機能などの改善が認められる[5]．

基礎知識

1　てんかん発作時の対応

　日本てんかん学会は，主治医の連絡先や投薬内容などを書き込むことのできる「緊急カード」をつくり，患者が持ち歩くことをすすめている．「緊急カード」には，てんかん発作が疑われ，意識を失って倒れた場合，発見した人，あるいは介助する人がどうしたらいいのかが記載されている（日本語/英語）．

てんかん発作の疑われるとき

① おそれず，あわてず，安全第一に考えて静かにそっとしておいてください
　・けがをしないように周囲の危険なものを取り除く．
　・移動はしない，隣の席を空けてゆっくり寝かせる．
　・呼吸が楽になるように首のきつい所をゆるめ，可能であればシートベルトをはずす．
　・発作の時間が長くチアノーゼのある時は酸素投与をする．

② 硬い物を歯の間に無理に入れることをしてはいけません
　・外傷の原因となりかえって危険です．
　・嘔気があるときや唾液が多いときには顔を横に向る．

③ 発作の様子を観察してください
　・けいれんの状態，顔色，目の位置，手足の動きや左右差，体温等をチェックする．
　・発作が起きたときに時計をみて持続時間を計ってください．

④ 発作が終わり意識が回復するまで必ず誰かが側にいてください
　・目覚めたときに特に訴えがなく麻痺もないことを確認すれば普通の活動が可能です．
　・頭痛があったりうつろで眠そうな場合にはそのままそっと休ませましょう．
　・発作後のもうろう状態には抑制したり刺激したりせずにそっと見守ってください．短時間で治まります．

⑤ 機内でできる発作時の治療として座薬の使用があります
　・本人や関係者（主治医）からの依頼と了解があれば，上記の対応をしてけいれん止めの座薬を速やかに挿入します．
　・発作が継続もしくは断続して10分以上つづく時，発作でひどい外傷のある時，全身状態が極端に悪いときには，医療関係者と協議のうえ緊急に継続処置を依頼してください．

（日本てんかん学会：緊急カードより）

2 てんかんの語源

　てんかんは，脳の神経細胞の過剰な興奮によって，全身の痙攣をはじめとする，さまざまな反復性の症状を示す．この病気は古くから知られていた．Epilepsy はギリシャ語でつかまえるという意味の epilambanem に由来し，神の手のような目に見えないものに捕まえられ動かされてしまうという意味である．紀元前3世紀ころに編纂されたヒポクラテス全集に，古代ギリシャの医師ヒポクラテス（紀元前460～370ころ）が，神か悪魔が乗り移ったときに発作を起こす神聖病であると考えられていたてんかんには，ほかの病気と同様に病因が存在し，その原因は脳にあると述べたと記されている．またソクラテス（紀元前469～399）やユリウス・カエサル（ジュリアス・シーザー，紀元前100～44）がてんかんを発病したという記録もある．

　ギリシャ語の epilambanem は，ラテン語のエピレプシア epilepsia，さらに古期フランス語（800～1400）の epilepsie と変化し，14世紀末にイギリスの医学書に epilensia あるいは epilence と記載されるようになったが，多くは falling sickness（てんかん）の用語が用いられた．1578年，イギリスの植物学者ライトが翻訳した薬学書「クリュードベック」（フランス，ドドエンス著，1554）に，epilepsy と記載されている．

　紀元前200年ころ，秦の始皇帝の時代に編纂された中国最古の医書「黄帝内経大素」に「癲疾」と記載され，てんかんの症状について詳細に述べている．「癲」は「倒れる病」という意味で，てんかんは癲疾とか癲病といわれていた．「癇」はひきつけ，痙攣を意味し，小児てんかんを意味していたが，中国では唐の時代（紀元618～907）以降，日本では9世紀後半に編纂された「千金方」以後，漢方医が癲癇という病名を用いた．すなわち，てんかん（癲癇）は，英語の falling sickness と同じ，てんかんの大発作を示す「倒れる病」という意味である[6]．

3 てんかん気質

　パーソナリティ心理学（性格心理学）において，人間の性格の基盤にある気質は，刺激に対する感受性の程度，反応の強度や速度に現れる個人の感情的反応の傾向を表すものである．ドイツの精神病理学者クレッチマー（1888～1964）は，多くの精神病患者との面接から，体型・気質・病前性格（精神病理を発症しやすい性格）とのあいだには一定の関係があることに気づき，体型性格理論（気質類型論）を提起した．

　クレッチマーは，分裂病者では細長型の体格の人，躁うつ病者には肥満型の体型をした人が多く，彼らの病前性格には一定の特徴があることを見出した．クレッチマーは，この傾向は健常者にも適用できると考え，それぞれ分裂気質，躁うつ気質と名づ

け，のちに，てんかん者には闘士型の体格が多く，これを粘着気質とした．

細長型の分裂気質：非社交的，孤立，内向的（自閉的），生真面目，奇妙な変わり者で，ときに臆病，恥ずかしがり，敏感，感じやすい，神経質，興奮しやすいなどの過敏性と，正直，落ち着き，鈍感，愚鈍などの鈍感性を示す．

肥満型の躁うつ気質：温厚で社交的であり，躁的な明るく快活で明朗，ユーモアがあるが，時にうつ的な，陰うつで寡黙，物静かで気分が落ち込むなどを示す．

闘士型の粘着気質：てんかんの病前性格として考えられ，几帳面で礼儀正しく，頑固で秩序を尊び，忍耐強い性格であるが，我慢の限界を超してしまったときは，爆発的な興奮や怒りをみせる．

これらの直感に基づいたクレッチマーの体型性格論に対して，現在の実証主義的な精神医学では，体型と気質，精神疾患のあいだには有意な相関関係はないとしている．

参考文献

1) 厚生労働省：平成20年患者調査（傷病分類編）
2) 辻　貞俊 編：てんかん．最新医学別冊 新しい診断と治療のABC．最新医学社，2012
3) ヤンセンファーマ：メンタルナビ，てんかん
4) 大塚製薬，ユーシービージャパン：てんかんinfo
5) 近畿大学医学部脳神経外科：迷走神経刺激（VNS）による難治性てんかんの治療
6) 秋元波留，てんかんを考える会 編：明るく生きるてんかんの時代．萌文社，2000

6 呼吸器疾患

慢性閉塞性肺疾患(COPD)患者への対応

1 息切れ，咳，痰の状態，診断時期，喫煙状況，治療内容を確認する．
2 心血管系疾患を合併していないか確認する．
3 歯科治療前に，経皮的酸素飽和度の測定を行う．
4 酸素飽和度の低下がみられたときは，酸素吸入下に歯科治療を行う．

慢性閉塞性肺疾患（COPD）とは,「タバコ煙を主とする有害物質を,長期に吸入曝露することで生じた，肺の炎症性疾患である」と定義されている[1]．COPDの原因の約90％は喫煙で，非喫煙者に比べて，喫煙者での発症リスクは6倍といわれている．

COPDは，症状が重くなると，運動能力が低下して寝たきりとなり，さらに慢性呼吸不全や心不全などの重篤な病気を併発する進行性の病変である．

日本でのCOPDの罹患者数は，2000～2001年に行われた疫学調査によると，40歳以上の成人の8.5％，530万人，70歳以上では約210万人である[2]．平成22年のCOPDによる死亡数は1万6,293人で，死亡総数に占める割合は1.4％であり，死因全体の9位であった[3]．

```
                慢性閉塞性肺疾患（COPD）
                   ／        ＼
        気腫性COPD              非気腫性COPD
      （肺気腫病変優位型）      （末梢気道病変優位型）
```

胸部単純エックス線および胸部CTで，気腫性陰影が優位に認められる．　　胸部単純エックス線および胸部CTで，気腫性陰影がないか，微細にとどまる．

● COPDの分類 ●

（日本呼吸器学会：COPD診断と治療のためのガイドライン 第3版，2009より改変）

1 | 息切れ，咳，痰の状態，診断時期，喫煙状況，治療内容を確認する

歯科治療では，呼吸の抑制を強いることがあるため，症状の進んだCOPD患者は，容易に低酸素状態に陥りやすい．血液の酸素化の状態を把握しながら酸素吸入を行うなどの対応が必要になる．

COPDのおもな症状は，労作性の息切れと慢性の咳，痰であるが，進行が緩徐なため，典型的な身体所見は，病状が進行してはじめて現れることが多く，早期に気づきにくい．進行するにしたがって低酸素症をきたすようになる．重症になると呼吸不全に至り，息苦しさのため日常生活ができなくなり，風邪などをきっかけに症状が急に悪化することを繰り返す．

呼吸不全
→p.274

運動時の息切れはあるものの，日常生活にはほとんど制限がない軽症な患者から，安静時にも息切れを認め，在宅酸素療法が必要な重症な患者までさまざまである．

病状の進行の程度を予測するためには，慢性肺気腫や慢性気管支炎と診断されている患者から，いつごろ診断されたか，いつごろから喫煙をはじめ，1日に何本くらい吸っているのか，現在の症状はどうか，どのような治療を受けているのかについて聴取する．

呼吸機能の総合的評価（ヒュー・ジョーンズの分類）	
Ⅰ度	同年齢の健康者と同様の労作ができ，歩行，階段の昇降も健康者なみにできる．
Ⅱ度	同年齢の健康者と同様の歩行ができるが，坂や階段の歩行は健康者なみにできない．
Ⅲ度	平地でさえ健康者なみに歩けないが，自分のペースなら1.6 km以上歩ける．
Ⅳ度	休み休みながらでないと50 m以上歩けない．
Ⅴ度	会話，衣服の着脱にも息切れする．息切れのため外出ができない．

(Hugh-Jones P, Lambert AV.: A simple standard exercise test and its use for measuring exertion dyspnoea. *Br Med J* 1 (4749) : 65-71, 1952 より)

2 | 心血管系疾患を合併していないか確認する

主治医に情報提供を求めるときは，肺機能の状態とともに，合併症の有無についても確認する．

COPDには慢性的な全身性炎症がかかわるため，骨粗鬆症，心血管系疾患，消化器疾患など多くの疾患が併存する．COPD患者が，狭心症や心筋梗塞，うっ血性心不全に罹患するリスクは，COPDではない人の1.5〜3倍である．

心血管系合併症の既往がないか，投与薬物にこれらの治療薬が含まれていないかを確認する．

3 歯科治療前に，経皮的酸素飽和度の測定を行う

パルスオキシメーターは，侵襲を加えることなく，連続した酸素飽和度のモニタリングが可能である．

歯科治療を開始する前の酸素飽和度の測定によって，患者の肺機能の予備力を評価することができる．健康なヒトの動脈血酸素分圧（PaO_2）は97〜98％であり，このときの動脈血酸素飽和度（SaO_2）は97〜99％である．在宅酸素療法（HOT）を受けている重症のCOPD患者は，空気吸入時のPaO_2が55〜60 mmHg以下（SaO_2 90％以下）と著しい低酸素血症を示す．重症でないCOPD患者でも軽度の酸素飽和度の低下が認められる．

4 酸素飽和度の低下がみられたときは，酸素吸入下に歯科治療を行う

COPD患者の歯科治療では，継続した酸素飽和度のモニタリングを行うとともに，鼻呼吸を促す必要がある．酸素飽和度が設定値以下になるとアラームが鳴るパルスオキシメーターの使用が望ましい．

歯科治療前の経皮的酸素飽和度（SpO_2）が，要注意レベルである95％未満のときは，吸入鎮静器や鼻腔カニューレなどで3〜4 l/分の酸素を吸入させ，SpO_2が，安全域である95％以上になることを確認する．歯牙切削時や印象採得時では，息こらえのため，容易にSpO_2が低下する．鎮静薬の投与は少量であっても呼吸抑制をきたす．

SpO_2が95％未満に低下するときは，治療を中断して深呼吸を促し，吸入酸素濃度，酸素流量を増す．さらにSpO_2が低下するときは，口腔内に綿花や印象材，血液などがないかを確認するとともに，マスクで100％酸素を吸入させ，深呼吸を促しながら呼吸状態，意識状態を確認する．

患者が著しい息切れと呼吸困難を訴え，チアノーゼを呈するときは肺性心を疑い，救急搬送する．

在宅酸素療法
→p.274

血液の酸素化のモニタリング
→p.8

パルスオキシメーター
→p.16

肺性心
→p.272

慢性閉塞性肺疾患（COPD）

　COPDは，進行性の病変であり，たばこ煙，大気汚染や粉じんなどの有毒物質を長期間吸入することによって，肺胞–末梢気道–中枢気道に至るすべての肺で生じる炎症に起因する．COPDは，気腫型の慢性肺気腫と非気腫型の慢性気管支炎を含む．

1　慢性肺気腫

　肺気腫は，「終末細気管支から末梢の肺胞が異常に拡張するか，あるいは肺胞壁が破れて隣り合う肺胞が融合し，容積を増した状態である」と定義される．炎症によって肺胞と肺胞の間の壁が壊れると，いくつもの肺胞が弾力性を失った1つの袋のようになる．このような肺胞がたくさんできた状態を肺気腫という．肺気腫になると，正常な肺胞が減少し，呼吸面積が減少するため，肺でのガス交換が障害される．また肺の弾力性が低下して十分に息を吐けないため，息を吸うことができず，呼吸困難が生じる．

　肺気腫のおもな症状は，労作時の呼吸困難（息切れ）である．初期には自覚症状も少なく，階段や坂道を上るときに息切れを感じる程度であるが，進行するにしたがって平地を歩行するときも息が切れるようになり，さらに家事などの軽い運動でも息切れ，呼吸困難が生じるようになる．

　咳や痰は，肺気腫の主症状ではない．しかし風邪をひいたりすると，気管支に慢性の炎症や浮腫が生じ，痰が過剰になり，この痰を取り除く

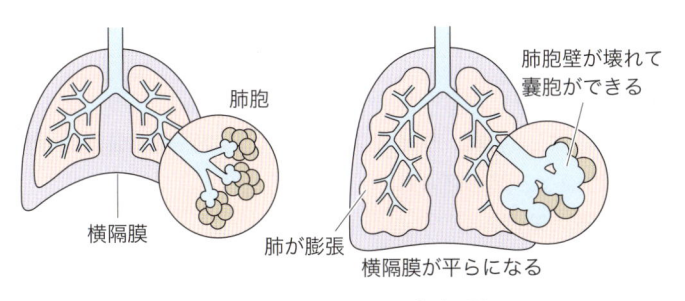

呼吸機能の総合的評価（ヒュー・ジョーンズの分類）
→p.265

● 肺気腫の病態 ●

ために咳が出る．痰の量が多くなると気管支が塞がれ，そこにウイルスや細菌が感染して，さらに炎症が広がり，その先の肺胞が壊れ，肺気腫が進行する．肺気腫では，肺胞の弾性が失われることで気道が収縮し，気管支喘息と同様の喘鳴がきこえることがある．しかし肺気腫患者の気管支の収縮は，気管支喘息とは異なり，可逆性ではないため，気管支拡張薬による効果は少ない．

肺気腫がさらに進行すると，肺の細小動脈，毛細血管が閉塞し，その結果，肺動脈の血圧が高くなり，右心室の慢性的な機能不全が生じる．これを慢性肺性心といい，安静時にも息切れが出現し，非常に重篤な状態となる．

肺性心
→p.272

2　慢性気管支炎

慢性気管支炎は，「肺や気管支，上気道に限局性病変がみられず，かつ慢性持続性の咳や痰が2年以上，少なくとも1年のうちに3か月以上つづくもの」と定義されている．

慢性気管支炎は，急性気管支炎[*1]が慢性になった病気ではなく，まったく別の病気である．気管や気管支が慢性的に炎症を起こし，過度の気管粘液が分泌され，咳や痰がつづく．気道の炎症，分泌物の増加は気管支内腔を狭めるため，進行すると，呼気時に喘鳴を伴う呼吸困難がみられるようになる．肺結核や気管支拡張症により長くつづく咳と痰など，原因が明らかな病気の場合は，慢性気管支炎とはよばない．

気管支拡張症
→p.276

気管支内面を覆う粘膜にある杯細胞は，空気とともに入ってくる異物から呼吸器を守るために，粘液や分泌物を出し，これが異物を捕らえて，痰として喉の方に押し出す．しかし長期の喫煙による気道炎症は，気道上皮の杯細胞を増加させ，粘性のある痰が増える．慢性気管支炎は，ほとんどの場合，肺気腫を伴う．

慢性気管支炎の最も大きな原因は，肺気腫と同様に喫煙である．そのほかの原因として，加齢，ウイルスや細菌などの感染，職業的な粉じん曝露，大気汚染などがあげられる．

〈慢性気管支炎の管理〉

痰への対処療法が中心であり，痰の除去，薬物による気道閉塞の改善，

[*1] 急性気管支炎：急性上気道炎（感冒）などに合併し，気管支粘膜の炎症によって一時的に咳や痰などの呼吸器症状が短期間に出る．

ウイルスや細菌などに感染したときの対処などが重要である．また風邪により急性増悪したときは，点滴や酸素療法による症状の改善，および入院治療が必要となる．

3 COPDの検査，診断，治療

〈検査と診断〉

咳，喀痰，労作性呼吸困難などの症状があり，喫煙歴などの危険因子をもつ中高年者でCOPDが疑われる．診断の確定にはスパイロメトリー（肺機能検査）が必須である．

気管支拡張薬を吸入したあとのスパイロメトリーで，1秒率（$FEV_1\%$）が70％未満であれば，COPDが存在すると判定する．画像診断や呼吸機能の精密検査によって，ほかの気流閉塞を起こす疾患が除外されれば，COPDと診断される．鑑別を要する疾患には，気管支喘息，び漫性汎細気管支炎，先天性副鼻腔気管支症候群，閉塞性細気管支炎，気管支拡張症，肺結核，じん肺症，肺リンパ脈管筋腫症，うっ血性心不全，間質性肺疾患，肺癌などがある．

COPDの病期分類は，1秒量（FEV_1）が正常値の何％であるかによって行い，重症度は，これらの病期に加えて，呼吸困難の強さ，運動能力や併存症，合併症の有無などから総合的に判断される．

〈治療〉

日本呼吸器学会は，「禁煙はCOPDの発症リスクを減らし，進行を止

COPDの病期分類	
病期	特徴
Ⅰ期　軽症COPD 軽度の気流閉塞	$FEV_1/FVC<70\%$ $FEV_1≧80\%$予測値
Ⅱ期　中等症COPD 中等度の気流閉塞	$FEV_1/FVC<70\%$ $50\%≦FEV_1<80\%$予測値
Ⅲ期　重症COPD 高度の気流閉塞	$FEV_1/FVC<70\%$ $30\%≦FEV_1<50\%$予測値
Ⅳ期　最重症COPD 極めて高度の気流閉塞	$FEV_1/FVC<70\%$ $FEV_1<30\%$予測値　あるいは $FEV_1<50\%$予測値かつ呼吸不全合併

※この分類は，気管支拡張薬吸入後のFEV_1値に基づく．
FEV_1：1秒量（正常値に対して何％であるかで評価する）

（日本呼吸器学会：COPD診断と治療のためのガイドライン　第3版，2009より）

呼吸器疾患

スパイロメトリー（肺機能検査）
→p.272

拘束性換気障害と閉塞性換気障害
→p.273

める唯一の最も効果的な介入法である」とし，禁煙に，病期や症状に応じた段階的な行動療法と薬物療法を組み合わせる治療を推奨している[1]．

軽　度：禁煙に加え，症状の軽減を目的に，必要に応じて短時間作用型気管支拡張薬の使用が推奨される．

中等度：症状の軽減に加え，QOLの改善，運動能力の改善などがおもな目標となり，長時間作用性の気管支拡張薬の定期的な服用と，運動療法を中心とした呼吸リハビリテーションが行われる．

高　度：長時間作用性の気管支拡張薬の定期服用に，効果に応じて複数の長時間作用性気管支拡張薬が併用される．

禁煙は，COPDの最も重要かつ基本的な治療である．増悪を繰り返すCOPD患者では，吸入ステロイド薬，吸入ステロイド薬と長時間作用性気管支拡張薬の配合薬，喀痰調整薬などを用いる．さらに呼吸リハビリテーションとしての口すぼめ呼吸や腹式呼吸などの呼吸訓練，高エネルギー，高タンパク食を基本とした栄養管理などによって改善効果を得ることができる．

呼吸不全を合併する場合，在宅酸素療法が行われ，生命予後が改善することが示されている．肺機能の低下が高度な場合，マスクなどを用い

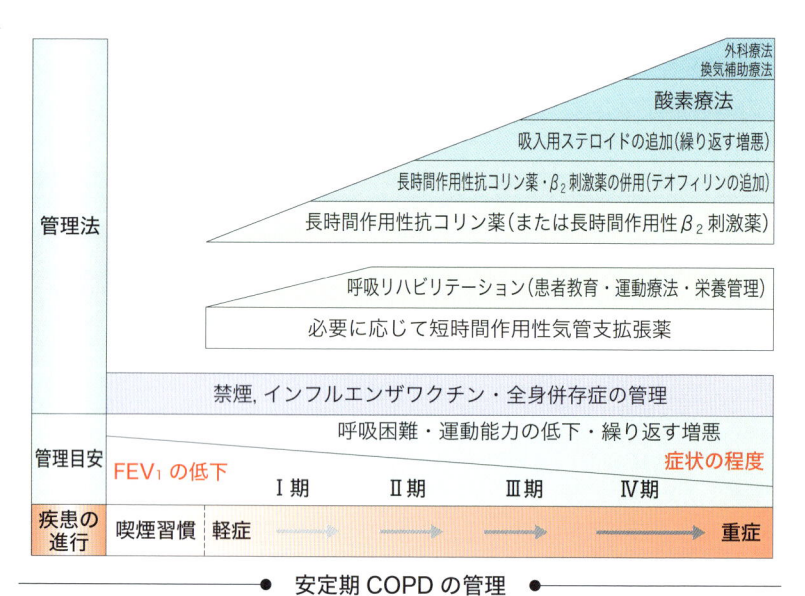

● 安定期COPDの管理 ●

（日本呼吸器学会：COPD診断と治療のためのガイドライン 第3版，2009より）

た非侵襲的陽圧換気療法（NPPV）や，誤嚥や喀痰などの分泌物の吐き出しが困難な患者への気管切開陽圧換気療法が，長期在宅人工呼吸器療法として行われる．最大限の包括的な内科治療にもかかわらず病気が進行した場合には，外科的治療（肺容量減少手術，肺移植）が考慮される．

COPDの進行に伴い予後は悪化する．

〈予後を左右する因子〉

年齢，性別，喫煙，呼吸困難の程度，FEV_1，気道過敏性，肺過膨張，低酸素血症，肺高血圧症，運動耐容能，肺合併症などがある．

インフルエンザワクチンは，COPDの憎悪による死亡率を50％低下させることが報告されており，すべてのCOPD患者に接種が望まれる．また肺炎球菌ワクチンは65歳以上のCOPD患者，および65歳未満で，FEV_1％が40％未満のCOPD患者に接種が勧められる．

在宅酸素療法（HOT）
→p.274

基礎知識

1 肺性心

　何らかの原因で肺の血液循環が悪くなり，肺動脈の血圧が高くなる（肺高血圧症）と，肺へ血液を送り出す心臓の右心室に大きな負担がかかり，右心室の機能不全が起こる．この肺高血圧症が原因で右心室の機能不全が生じることを肺性心という．肺性心は，慢性閉塞性肺疾患，肺線維症，肺血栓塞栓症，原発性肺高血圧などにつづいて起こる．

　COPDでは，肺胞の低酸素症が肺毛細血管を収縮させて，肺動脈圧が上昇し，徐々に肺性心を起こす．肺性心をきたすと，胸痛，呼吸困難，血痰，チアノーゼ，息切れ，むくみ，咳，痰がみられる．肺性心から右心不全に進展すると，浮腫，肝腫大，腹水，頸静脈怒張が出現する．右心不全が出現すると予後不良で，COPDの死因の1/4を占める．

　在宅酸素療法は予後を改善するといわれている．

2 スパイロメトリー（肺機能検査）

　スパイロメトリーにより，肺の容積や，空気を出し入れする換気機能のレベルを調べる．息切れがする，呼吸が苦しい，咳が出る，痰が出るなど，肺の病気が考えられるときに行われる．呼吸器疾患の診断，重症度などの評価に用いられ，治療効果の判定にも使用される．

　スパイロメーターを用いて，次のような項目（肺気量分画）について調べ，肺機能を診断する．

　肺活量（VC）：息を最大限吸い込んだあと，肺から吐き出せる空気量
　%肺活量（%VC）：年齢や性別から算出された予測肺活量（基準値）に対する，実測した肺活量の比率
　努力性肺活量（FVC）：胸いっぱいに息を吸い込み，一気に吐き出した空気量
　1秒量（FEV$_1$）：努力性肺活量のうち，最初の1秒間に吐き出された空気量
　1秒率（FEV$_1$%）：努力性肺活量に対する1秒量の比率
　残気量（RV）：息を吐ききったあと，なお肺内に残っている空気量

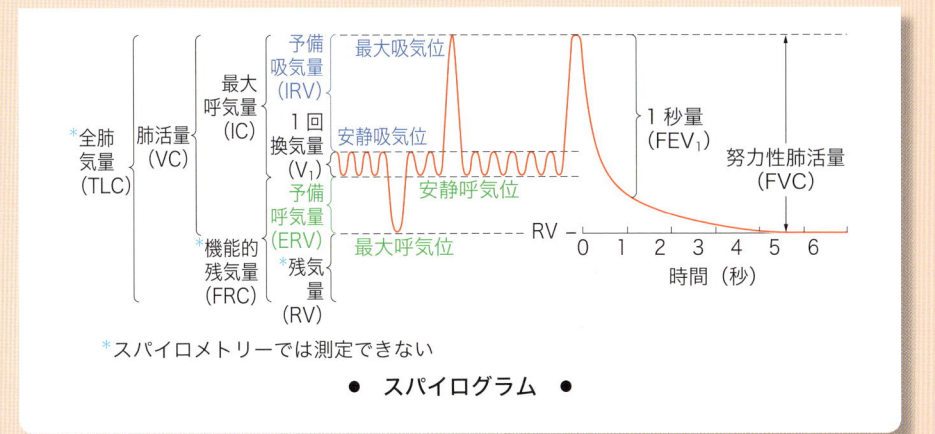

● スパイログラム ●

*スパイロメトリーでは測定できない

3 拘束性換気障害と閉塞性換気障害

呼吸機能の換気障害は，拘束性換気障害と閉塞性換気障害とに大きく分類される．

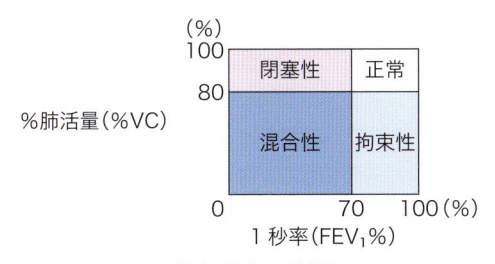

● 換気障害の分類 ●

拘束性換気障害

　拘束性換気障害とは，肺および胸郭系の正常の伸展が障害されたために生じる換気障害をいい，拘束性換気障害を主徴とする疾患群を一括して拘束性肺疾患という．拘束性換気障害は，肺線維症や肺切除術などによって肺自体の伸展性（膨らみやすさ）が低下するときと，胸水貯留や腫瘍による肺圧迫，胸郭の変形や呼吸筋障害などにより胸郭の伸展が障害されたときに生じる．拘束性換気障害では，肺活量の減少が生じるため，障害を受けている患者の肺活量が同性，同年齢の健常人の平均値（正常予測値）の何％に相当するかを評価する％肺活量を調べ，計測値が正常予測値の80％以下であるとき，拘束性換気障害があると評価する．

閉塞性換気障害

閉塞性換気障害とは，気道の狭窄あるいは閉塞のために起こる肺の換気障害をいい，慢性肺気腫，慢性気管支炎，気管支喘息，気管支拡張症などで生じる．閉塞性換気障害では，呼気障害が起こるため，深呼吸して一気に吐き出したとき，1秒間に何％を吐き出せるかを示す1秒率が低下する．1秒率が70％以下のとき，閉塞性換気障害と診断する．

混合性換気障害

％肺活量，1秒率がともに低い数値を示す場合をいう．肺気腫などで現れることがある．

4　呼吸不全

動脈血中の酸素分圧（PaO_2：正常値 97〜98 mmHg）が 60 mmHg 以下，あるいは炭酸ガス分圧（$PaCO_2$：正常値 40 mmHg）が 45 mmHg 以上の異常な値を示し，そのため生体が正常な機能を営むことができない状態をいう．この状態が1か月以上つづくものを慢性呼吸不全という．呼吸不全は，低酸素血症だけを示すⅠ型呼吸不全と，低酸素血症と炭酸ガス蓄積を示すⅡ型呼吸不全とに分類される．Ⅰ型呼吸不全には間質性肺疾患，肺線維症などが，Ⅱ型呼吸不全には肺気腫や肺結核後遺症などが含まれる．

Ⅰ型呼吸不全では，炭酸ガス蓄積がないため十分量の酸素の吸入が可能で，一般的に 2〜4l/分の吸入酸素流量が用いられる．一方，Ⅱ型呼吸不全では，不用意に高流量の酸素を吸入すると，さらに $PaCO_2$ が上昇して，頭痛や意識障害を起こす（炭酸ガスナルコーシス）ことがあるため，0.5〜1.5l/分の低流量の酸素吸入とする．

慢性呼吸不全患者，とくに間質性肺疾患，肺線維症や肺気腫患者では，歩行時に PaO_2 が大幅に低下することが多い．歩行時の酸素吸入流量は，安静時のおよそ 2〜3倍程度に設定するが，正確な流量は，パルスオキシメーターを用いて酸素飽和度を測定し，酸素飽和度が 90％以上に維持できるように酸素吸入流量を決定する．

5　在宅酸素療法（HOT）

在宅酸素療法が対象となる主要疾患は，COPD である．入院治療により安定していても，持続性の低酸素血症のため酸素投与を必要とする慢性呼吸不全患者が，退院後に家庭で酸素療法を行うことで，日常生活の拡大による QOL の向上，社会復帰が可能になる．2010 年に在宅酸素療法を行っている患者数は 143,158 名（JIMGA 在宅酸

素療法患者数調査）で，疾患別では，COPD 39％，肺結核後遺症 18％，間質性肺疾患 12％，肺癌 12％となっている．

日本での適応基準

病状が安定しており，空気吸入で安静時の動脈血酸素分圧（PaO$_2$）55 mmHg 以下，もしくは PaO$_2$ 60 mmHg 以下で，睡眠時または運動負荷時に著しい低酸素症をきたす．

適応症例

- 高度慢性呼吸不全
- 肺高血圧症
- 慢性心不全で，医師の診断によって NYHA 心機能分類（p.108 参照），Ⅲ度以上であると認められ，睡眠時のチェーンストークス呼吸（p.108 参照）がみられ，無呼吸低呼吸指数（1 時間あたりの無呼吸数および低呼吸数）が 20 以上であることが睡眠ポリグラフィー上確認された症例
- チアノーゼ性心疾患（p.141 参照）

6　酸素吸入器具と吸入酸素濃度

酸素吸入器具として，鼻腔カニューレ，単純なフェイスマスク，リザーバー付のフェイスマスクの 3 種が多用される．それぞれの器具を使用した場合の吸入酸素濃度（FiO$_2$）を表に示す．吸入酸素流量の決定は，パルスオキシメーターによる経皮的酸素飽和度（SpO$_2$）の測定，あるいは血液ガス分析装置による動脈血中酸素分圧（PaO$_2$）の測定結果に基づいて行う．

酸素吸入器具と吸入酸素濃度

鼻カニューレ		簡易酸素マスク		リザーバー付酸素マスク	
酸素流量 (l/min)	吸入酸素濃度の目安（％）	酸素流量 (l/min)	吸入酸素濃度の目安（％）	酸素流量 (l/min)	吸入酸素濃度の目安（％）
1	24				
2	28				
3	32				
4	36				
5	40	5〜6	40		
6	44	6〜7	50	6	60
		7〜8	60	7	70
				8	80
				9	90
				10	90〜

（COVIDIEN　http://www.covidien.co.jp/products services/respiratory/gakujutu/gakujutu13.html の表を改変）

7　気管支拡張症

　気管支拡張症とは，先天性もしくは後天性に，気管支が不可逆性に拡張した状態をいう．

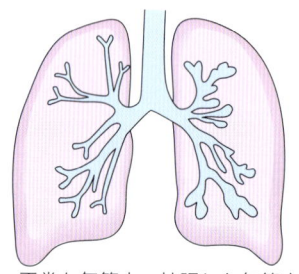

正常な気管支　拡張した気管支
● **気管支の拡張** ●

〈先天的原因〉
　気道の内部にある線毛に異常がみられる原発性線毛不動症候群があり，しばしば副鼻腔炎を伴う．

〈後天的原因〉
　幼児期の肺炎や気管支炎などの炎症，肺結核，肺化膿症，じん肺などの疾患に引きつづいて起こる．これらの原因によって，気管支の内部が線維化を起こして気管が薄くなり，気管支が円柱状や嚢状に拡張する．

　気管支拡張症のおもな症状は，多量の痰と，それに伴う激しい咳である．気管そのものが薄くなっているため，しばしば喀血を起こす．気管支拡張症は小児期に発症し，数年間かけて進行するため，風邪などの類似した症状をもつ病気と混同されることがあり，早期発見が困難なことが多い．感染症などをきっかけとした増悪期には，発熱や膿性痰が増加し，呼吸困難を伴うことがある．

　呼吸機能検査では，病変が広範囲の場合，閉塞性換気障害がみられることがある．胸部CT検査では，円柱状や嚢状に拡張した気管支像や，拡張した気管支の中に溜まった液体像などが認められる．

　気管支拡張症で問題となるのは，破壊された気管支の壁は再生されないことである．

〈治　療〉
　痰の喀出を促すために，去痰剤の投与，吸入療法，体位排痰法（体位ドレナージ）や吸引器による痰の排出を行う．持続する血痰や喀血に対して，内視鏡的止血法，気管支動脈塞栓術や外科的切除術を行う場合がある．さらに病状が進行していた場合には，肺の移植手術が行われることもある．

参考文献

1) 日本呼吸器学会COPDガイドライン第3版作成委員会：COPD（慢性閉塞性肺疾患）診断と治療のためのガイドライン第3版. メディカルレビュー, 2009
2) Fukuchi Y, Nishimura M, Ichinose M, et al.: COPD in Japan：the Nippon COPD Epidemiology study. *Respirology* 9：458-65, 2004
3) 厚生労働省：平成22年（2010）人口動態統計（確定数）の概況

気管支喘息患者への対応

1. 気管支喘息の既往について確認する．
2. 喘息発作の状況，誘発される原因，治療内容について確認する．
3. 風邪の症状がないか確認する．
4. 気管支拡張薬を持参させる．
5. 気管支喘息患者に非ステロイド性消炎鎮痛薬（NSAIDs）を処方するときは，注意が必要である．

気管支喘息とは，いろいろな吸入刺激に気管支が過敏に反応し，気管支が収縮して，発作性の咳，喘鳴および呼吸困難を示す病気である．平成23年の厚生労働省報告[1]によると，少なくとも約800万人が気管支喘息に罹患していると推定され，毎年，約2千人が喘息の発作によって死亡している．

喘息発作の誘因として，気道感染，ストレス，過労，治療薬の中止などが重要であるが，歯科治療で頻用される非ステロイド性消炎鎮痛薬（NSAIDs）の投与も誘因の1つである．

喘息は，死ぬ危険性のある病気である
→p.288

1 気管支喘息の既往について確認する

喘息の既往のある患者に対しては，現在の状態だけでなく，小児喘息の既往，治療内容についても聴取する．

喘息に罹患している小児は，6〜7歳で13.8%，13〜14歳で9.5%，16〜18歳で8.3%（2008）で，2002年までの20年で約3倍に増加し，以後，横ばいとなっている．成人の喘息有病率は，1960年代には1%程度であったが，2006年には5.4%，最近1年間の喘鳴症状のある喘息有症率は9.4%であったと報告されている[1]．

小児喘息の発病年齢は，2歳以下が全患者の約60%，6歳までが約90%である．小児患者の60〜70%は中学校を卒業するころに治癒するが，30〜40%の患者は成人以降まで持続する．また全成人患者の3〜4%は，小児喘息が治り，成人になって再発したものである．

2 喘息発作の状況，誘発される原因，治療内容について確認する

気管支喘息患者の多くは，長期にわたって吸入ステロイド薬などの薬

物治療を受けているが，喘息発作の状況を知ることによってコントロール状態を予測することが必要である．とくに週1回以上の喘息発作や，発作治療薬の使用があるときは，コントロールが不十分である．

　気管支喘息の原因の多くは，小児ではアレルギー，成人では外界からの刺激，風邪，疲労，運動，薬物などである．歯科治療を行うとき，患者が喘息の原因となる刺激や疲労などに曝されていないか確認する．

　最近，発作の頻度が多い，強い発作が起こる患者に歯科治療を行うときは，主治医から喘息の状態，発作時の対応について，情報を得る．

3 風邪の症状がないか確認する

　風邪は喘息発作を誘発し，悪化させる．また気道の過敏性を増し，喘息を誘発させる可能性のある薬物などに対する感受性を高める可能性がある．風邪をひいた喘息患者への歯科治療は，極力さけることが，重篤な喘息発作を引き起こさせないために重要である．また風邪をひいたあと，咳だけが1週間以上つづく場合には，喘息のコントロールができていない可能性があるので，専門医を受診させる．

4 気管支拡張薬を持参させる

　気管支喘息を有し，治療を受けている患者は，重症度に応じた内服薬や気管支拡張薬などの処方を受けている．歯科治療時には短時間作用性β_2刺激薬を持参させる．

　気管支喘息患者に対する歯科治療は，喘息発作がコントロールされている状態で行うことが望ましく，治療中は，患者の呼吸苦について監視する．

　歯科治療に使用する材料が喘息発作を誘発することは少ないと考えられるが，歯科治療に使用する材料の刺激臭，口腔内の乾燥，治療に対するストレスなどが，喘息発作の誘因となる可能性がある．一般的に，歯科治療によって誘発される喘息発作は即時性のものであり，治療時に発作が誘発されなければ問題ないと考えられる．しかし成人喘息の10％を占めるとされるアスピリン喘息とよばれる解熱鎮痛薬による喘息発作では，服用1時間以内に鼻閉，鼻汁が生じる．つづいて，多くは激烈で，ときに致死的である喘息発作が出現する．

　気管支喘息の発作は，細気管支の狭窄によって息を吐くことがむずか

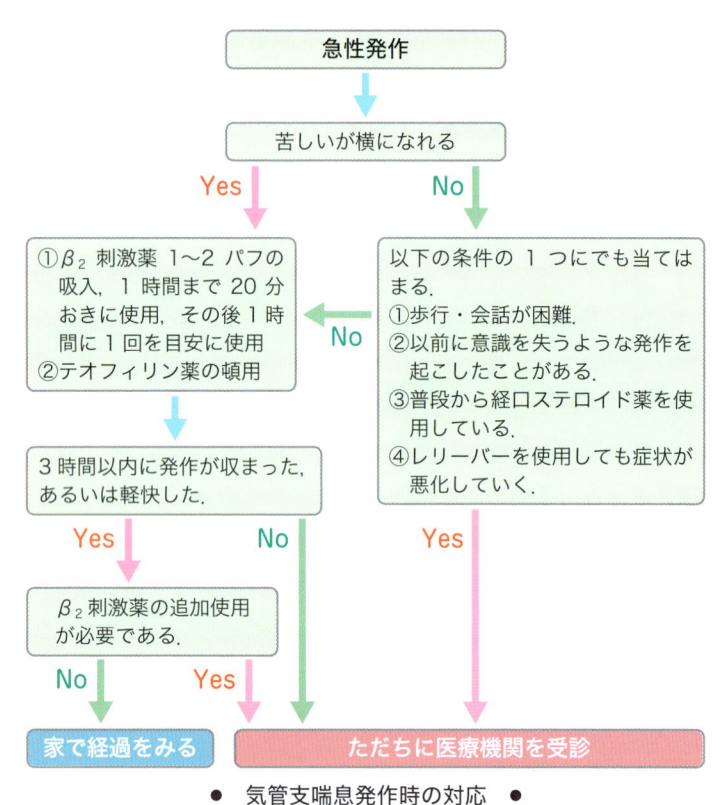

```
┌──────────┐
│  急性発作  │
└────┬─────┘
     ▼
┌──────────────┐
│ 苦しいが横になれる │
└──────────────┘
  Yes ↙     ↘ No
```

①β₂刺激薬 1〜2 パフの吸入，1時間まで 20 分おきに使用，その後 1 時間に 1 回を目安に使用
②テオフィリン薬の頓用

以下の条件の 1 つにでも当てはまる．
①歩行・会話が困難．
②以前に意識を失うような発作を起こしたことがある．
③普段から経口ステロイド薬を使用している．
④レリーバーを使用しても症状が悪化していく．

3 時間以内に発作が収まった，あるいは軽快した．

β₂刺激薬の追加使用が必要である．

家で経過をみる　　　ただちに医療機関を受診

● 気管支喘息発作時の対応 ●
（リウマチ・アレルギー情報センター：ガイドライン（成人気管支喘息）より）

しくなる換気障害であり，軽症な発作では血液の酸素化が障害されることは少ない．しかし重篤な喘息発作では，吸気，呼気ともに障害され，低酸素血症をきたして重篤なチアノーゼを呈する．このようなときは気管支拡張薬の吸入，あるいは静脈内投与とともに，酸素吸入が必要である．

5 気管支喘息患者に非ステロイド性消炎鎮痛薬（NSAIDs）を処方するときは，注意が必要である

　成人喘息の約 10% は，アスピリンのような非ステロイド性消炎鎮痛薬によって発作が誘発されることがあり，これをアスピリン喘息という．アスピリン以外にもインダシン®，ブルフェン®，ボルタレン®，ロキソニン® など多くの鎮痛薬がアスピリン喘息を誘発し，これらの鎮痛薬の使用後 1 時間以内に喘息発作が起こる．アスピリン喘息では，意識障害

を伴うほどの大発作になり，死亡することもある．これらの薬物は，内服や注射だけでなく，坐薬や湿布薬も発作を誘発するので注意が必要である．

アセトアミノフェン（カロナール®）や塩基性鎮痛薬（メブロン®，ソランタール® など）は比較的安全といわれているが，エモルファゾン（ペントイル®，セラピエース®）だけがアスピリン喘息禁忌ではない．

またアスピリン喘息の患者は，防腐剤の安息香酸ナトリウムやパラベン（パラオキシ安息香酸エステル）に対しても過敏性をもっていることがある．安息香酸ナトリウムやパラベンは，保存料，防腐剤，保湿剤として，化粧品，食品に多く使用されている．歯科用薬物や歯磨剤にパラベンが防腐剤として含有されていることがあるため，使用には注意を要する．

気管支喘息

　アレルギー反応や感染などで生じた気管支の炎症が慢性化して，気道過敏性の亢進，可逆性の気道狭窄を起こし，発作的な喘鳴，咳などの症状をきたす呼吸器疾患を，気管支喘息という．一般に喘息といわれるのは，気管支喘息のことである．

　気管支喘息は，発作時に気管支が細くなることで呼吸苦が生じるが，発作が治まると気管支の状態は正常に戻る．しかし軽症であっても，不十分な治療のまま10～30年の長期間軽い症状を繰り返すと，慢性的な気管支の炎症によって，気道の壁が厚くなり，気道粘膜の分泌腺が異常に発達して，発作を起こしていなくとも気道が狭くなったままの状態へ進行する．これをリモデリングといい，気管支拡張薬によっても気管支は広がりにくく，気道の過敏性が高くなり，慢性的な呼吸困難をきたす．もともと喘息は可逆性の変化であるが，リモデリングを起こすと非可逆的となり，死に至る重篤な状態を引き起こす．

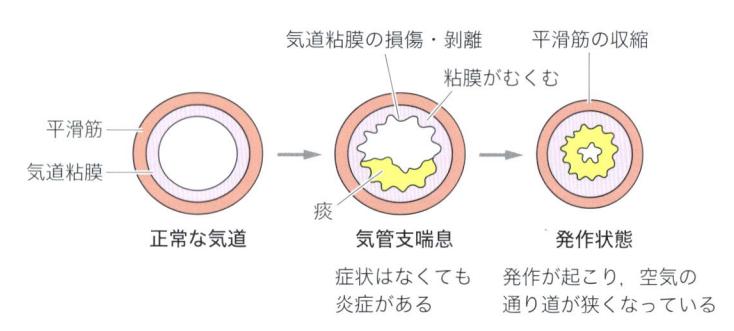

● 気管支喘息の病態 ●

1　気管支喘息の原因

　喘息には，花粉やハウスダストなどのアレルゲンを特定でき，遺伝的素因に基づいて発症する，生まれつきの過敏症（アレルギー）であるアトピー型喘息（アレルギー性喘息）と，アレルゲンを特定できない非アトピー型喘息（非アレルギー性喘息）の2つのタイプがある．小児患者の

タイプ	気管支喘息の原因	
	アトピー型喘息 （アレルギー性喘息）	非アトピー型喘息 （非アレルギー性喘息）
原因	・アレルゲン 　例：ハウスダスト，ダニ，花粉， 　　　動物の毛	・外界からの刺激 　例：タバコの煙，香水などの強い 　　　匂い，風邪などのウイルス， 　　　気温・湿度の急激な変化 ・解熱鎮痛薬，アルコール ・疲労，運動，ストレス
	小児喘息の90%がこのタイプ	成人喘息の半数以上がこのタイプ

90％はアトピー型喘息，成人喘息の半数以上が非アトピー型喘息である．

気管支喘息は，真夜中から朝方にかけて発作が起こりやすいといわれている．この理由として，次のようなことがあげられる．

- 夜間の冷たい空気が刺激となって発作を誘発する．
- 長時間寝ていることによる水分不足が痰をかたくし，乾燥が粘膜を弱めて，気管に刺激を与えやすくなる．
- 寝ているあいだに痰がたまり，横になった状態では痰が出しにくい．

発作の起こる時期は，患者によってさまざまであり，春先とか秋口に発作が現れて1～2か月つづく場合や，1年中発作がつづく場合もある．また運動した直後に喘息発作を起こすタイプや，運動後6時間以上経ってから発作を起こすタイプもある．

喘息発作の発症には，素因，原因因子（気道を感作し気管支喘息を発病させる因子），寄与因子，増悪因子の4つの因子がかかわる[2]．

遺伝的因子は，気管支喘息発症にかかわる重要な素因であるが，発病するためには原因因子，すなわちアレルゲンに曝露され，気道が感作される必要がある．最も重要な原因因子として，室内アレルゲン（室内塵ダニ，動物アレルゲン，真菌など），屋外アレルゲン（花粉，真菌など）などの吸入アレルゲンがあげられる．呼吸器感染症，屋外大気汚染，室内空気汚染，喫煙などは，寄与因子として原因因子への曝露後に気管支喘息を発病する可能性を高める，または気管支喘息の素因自体を増大させる．すでに喘息を発症した患者は，アレルゲンへの再曝露や運動および過換気，気象変化，食品・食品添加物，アルコール，薬物，心理的ストレス，月経などの増悪因子によって喘息発作が誘発され，症状が増悪

する．

　風邪は気道の粘膜を過敏にして，アレルギーを引き起こしやすくするため，喘息を悪化させる．

　小児喘息の最初のきっかけで圧倒的に多いのは，「感冒様症状」，つまり風邪に似た症状である．咳や鼻水が出て「風邪かな」と思っているうちに，突然喘息発作に襲われることが最も多い．風邪は，喘息の初回発作の原因となるだけでなく，発作を悪化させる重大な因子でもある．

　小児および成人喘息発作の60～80％以上にインフルエンザウイルス，乳児の細気管支炎や肺炎を引き起こすRSウイルス，風邪ウイルスの1つであるライノウイルスなどの気道ウイルス感染を認めたと報告されている．1歳未満でライノウイルス，RSウイルスによって重篤かつ繰り返される細気管支炎が起こった場合，5～7歳で喘息を発症する可能性がある．

　これらのウイルス感染では，ウイルス自体が喘息の誘因であるアレルゲンとなる可能性がある．また風邪や百日咳，風疹などの感染によって気道が過敏になり，喘息を悪化させる．気管粘膜が過敏な喘息患者は，風邪を引きやすく，風邪による気道の炎症は，さらに気管を過敏にして喘息発作を悪化させる．

2　気管支喘息の症状

　気管支喘息とは，ある状態に気管支が過敏に反応し，結果，気管支が収縮して息を吐くことができにくくなる，呼吸困難を主症状とする病気である．

　気管支が細くなる程度に従って，単なる喘鳴（ゼーゼー，ヒューヒュー）から大発作まで，重症度に応じた呼吸困難が起こり，多くは咳と痰を伴う．大発作が継続する状態を喘息の重積発作とよび，適切な治療が行われないと致死的状態となる．

　小発作：軽い喘鳴や咳，息苦しさはあるが，日常生活にはほとんど支障がない状態．急いで歩くと苦しいが，会話や食事，睡眠などは可能である．

　〈対　応〉

　処方されているβ_2刺激薬を内服・吸入し，安静にして経過をみることが基本で，改善しないときは病院を受診する．

中発作：喘鳴や咳がひどく，苦しさのために横になれず，日常生活がやや困難な状態．かろうじて歩いたり，会話，食事ができるが，寝ていてもときどき目が覚める．呼気の延長，呼吸数の増加があり，小児では，息を吸ったときに喉やみぞおちが凹む陥没呼吸がみられる．

〈対　応〉

安静にして，$β_2$ 刺激薬を内服・吸入しながら様子をみるが，症状が急激に悪化することがあるため，30分経っても症状が改善しないときは，すぐに病院を受診する．

大発作：激しい喘鳴・咳があり，息苦しさのために動けなくなる状態．呼吸困難のために横になれず，起坐呼吸になる．会話，食事，歩行，睡眠などの日常生活が困難である．明らかな呼気の延長，呼吸数の増加があり，小児では，はっきりした陥没呼吸，肩で呼吸をする肩呼吸，鼻をピクピクさせる鼻翼呼吸が現れる．症状が重篤になると，チアノーゼをきたし，痰の乾燥のために気道が閉塞し，喘鳴が聞こえなくなり，呼吸困難となる．興奮や錯乱，意識の消失，失禁などをきたす．

〈対　応〉

ただちに気管支拡張薬，ステロイド薬の内服・吸入，酸素吸入を行い，救急医療機関に連絡し，救急車で救急外来を受診する．

3　気管支喘息の治療

　気管支喘息は従来，自律神経の異常や平滑筋の異常に伴う気道平滑筋の攣縮による可逆性な気道閉塞と気道過敏性ととらえられ，気管支拡張薬によって気管支を広げることを主体に治療が行われていた．1970～1980年代にかけて $β_2$ 刺激薬の使用が普及したが，長期連用による気道過敏性の亢進や呼吸機能の低下が生じること，さらに $β_2$ 刺激薬の常用と喘息死の関連を示唆する報告がなされた．1990年後半，慢性のアレルギー性炎症の存在（気道のリモデリング）が，気道過敏性や気道閉塞に重要な役割をはたしていることが明らかになり，アレルギーの炎症を抑える吸入ステロイド薬を主体とする治療へと方針が大きく変わった．この気道炎症を標的とした抗炎症療法によって喘息コントロールは飛躍的に改善し，喘息死も急激に減少しつつある．現在の国際治療指針では，喘息発作予防薬として短時間作用型 $β_2$ 刺激薬をそれぞれ第一選択薬としており，慢性的症状には吸入ステロイドに加えて持続作用型 $β_2$ 刺激

薬あるいはテオフィリンの併用，重症例では経口ステロイドを選択薬物として位置づけている．

<table>
<tr><th colspan="4">コントロール状態の評価（JGL2009）</th></tr>
<tr><td></td><td>コントロール良好
（すべての項目が該当）</td><td>コントロール不十分
（いずれかの項目が該当）</td><td>コントロール不良</td></tr>
<tr><td>喘息症状
（日中および夜間）</td><td>なし</td><td>週1回以上</td><td rowspan="5">コントロール不十分の項目が3つ以上当てはまる．</td></tr>
<tr><td>発作治療薬の使用</td><td>なし</td><td>週1回以上</td></tr>
<tr><td>運動を含む活動制限</td><td>なし</td><td>あり</td></tr>
<tr><td>呼吸機能
（FEV$_1$およびPEF）</td><td>正常範囲内</td><td>予測値あるいは自己最高値の80%未満</td></tr>
<tr><td>PEFの日(週)内変動</td><td>20%未満</td><td>20%以上</td></tr>
<tr><td>増　悪</td><td>なし</td><td>年に1回以上</td><td>月に1回以上*</td></tr>
</table>

*増悪が月に1回以上あれば，ほかの項目が該当しなくてもコントロール不良と評価する．
FEV$_1$：1秒量．1秒量は，息を吸えるだけ深く吸い込んでから，できるだけ早く吐いたときの最初の1秒間に吐き出した息の量．健康な人では70%以上で，閉塞性換気障害があると低くなる．
PEF：ピークフロー（肺からの努力性最大呼気流量）．ピークフローメーターによるピークフロー値は1秒量とよく相関する．
(西間三馨 監，日本アレルギー学会作成：アレルギー疾患診断・治療ガイドライン2010．協和企画より抜粋，改変)

喘息予防のステップ					
		治療ステップ1	治療ステップ2	治療ステップ3	治療ステップ4
長期管理薬	基本治療	吸入ステロイド薬（低用量）	吸入ステロイド薬（低〜中用量）	吸入ステロイド薬（中〜高用量）	吸入ステロイド薬（高用量）
^	^	上記が使用できない場合に，以下のいずれかを用いる．LTRAテオフィリン徐放製剤（症状がまれであれば必要なし）	上記で不十分な場合に，以下のいずれか一剤を併用LABA（配合剤の使用可）LTRAテオフィリン徐放製剤	上記に下記のいずれか1剤，あるいは複数を併用LABA（配合剤の使用可）LTRAテオフィリン徐放製剤	上記に下記の複数を併用LABA（配合剤の使用可）LTRAテオフィリン徐放製剤上記のすべてでも管理不良の場合は，下記のいずれか，あるいは両方を追加抗IgE抗体[*2]経口ステロイド薬[*3]
^	追加治療	LTRA以外の抗アレルギー薬[*1]	LTRA以外の抗アレルギー薬[*1]	LTRA以外の抗アレルギー薬[*1]	LTRA以外の抗アレルギー薬[*1]
発作治療[*4]		吸入SABA	吸入SABA	吸入SABA	吸入SABA
未治療の状態で対象となる治療		（軽症間欠型相当）・症状が週1回未満・症状は軽度で短い．・夜間症状は月に2回未満	（軽症持続型相当）・症状が週1回以上，しかし毎日ではない．・月1回以上，日常生活や睡眠が妨げられる．・夜間症状は月2回以上	（中等症持続型相当）・症状が毎日ある・短時間作用性吸入β2刺激薬がほぼ毎日必要・週1回以上日常生活や睡眠が妨げられる．・夜間症状が週1回以上	（重症持続型相当）・治療下でも，しばしば増悪・症状が毎日ある・日常生活が制限される．・夜間症状がしばしば．

LTRA：ロイコトリエン受容体拮抗薬，LABA：長時間作用性β2刺激薬，
SABA：短時間作用性β2刺激薬

[*1] 抗アレルギー薬とは，メディエーター遊離抑制薬，ヒスタミンH1拮抗薬，トロンボキサンA2阻害薬，Th2サイトカイン阻害薬をさす．
[*2] 通年性吸入抗原に対して陽性かつ血清総IgE値が30〜700 IU/mlの場合に適用となる．
[*3] 経口ステロイド薬は短時間の間欠的投与を原則とする．ほかの薬物で治療内容を強化し，かつ短期間の間欠投与でもコントロールが得られない場合は，必要最小量を維持量とする．
[*4] 軽度の発作までの対応を示し，それ以上の発作については喘息予防・管理ガイドライン2009，7-2「急性増悪（発作）への対応（成人）」参照．

※予防・管理に用いる薬物には，長期管理薬（コントローラー）と急性発作の治療に用いる（リリーバー）があり，これらの薬剤をそれぞれのステップに応じて使用する．コントローラーは抗炎症薬と長時間作用性気管支拡張薬であり，リリーバーは短時間作用性気管支拡張薬と全身性ステロイド薬である．（日本アレルギー学会 監：喘息予防・管理ガイドライン2009．協和企画より抜粋，改変）

基礎知識

1 喘息は，死ぬ危険性のある病気である

　日本での喘息による年間死亡者数は，1990年代までは5千人以上であったが，2000年以降，徐々に減少し，現在は2千人程度である．喘息死のほとんどは，痰が詰まることによる窒息死である．死亡する患者は若い人が多く，重症な患者に限らず，比較的軽症な患者でも不慮の出来事が起こるのが特徴である．死に至る発作の誘因として，気道感染，ストレス，過労が3大誘因で，そのほかステロイド薬の中止，アスピリンなどの非ステロイド性消炎鎮痛薬の投与，$β_2$刺激薬の過剰使用，$β_2$遮断薬の投与などがある[3]．

　成人喘息死の13％は発作発症後1時間以内に，30％は3時間以内に発生している．しかし解剖による検討では，臨床的に「急死」であっても，気道には喘息による慢性的な炎症が存在し，それが悪化した結果であることが明らかにされている．すなわち日常の不十分な喘息の管理が，喘息死につながる発作を誘発する原因となり得ることを示している．

　喘息死患者の半数は，過去に重篤な発作を経験しており，26％は高度な致死的発作を経験している．また喘息死患者の20％に，肺気腫などの慢性閉塞性肺疾患（COPD，p.267参照）が認められている．

　喘息による死亡者数は，吸入ステロイド薬の普及とともに減少していることから，死亡者数を減らすには，吸入ステロイド薬の普及が必要とされている．

2 ピークフロー（PEF）値

　ピークフロー値とは，十分に息を吸い込んで，力いっぱい吐き出したときの息の速さの最大値（肺からの努力性最大呼気流量）をいう．ピークフローを測ることで，気管支の状態を客観的な数値（リットル/分）として知ることができる．測定にはピークフローメーターを用いる．

　気道が狭窄すると，ピークフロー値が低くなる．ピークフロー値は1秒量とよく相関し，患者自身で測定可能なため，日常の喘息の状態を把握する指標として有用である．ピークフローを1日に複数回測り，1日のうちの変動（日内変動）をみることで，気管支の状態を把握する手がかりとなる．日内変動が大きいときは，気管支の状態が不安定で，過敏性が高まっていると考えられる．健常者の日内変動率は10％以内であり，成人喘息患者では，日内変動率20％以内が管理目標に設定される．ピークフロー値によって，薬の効果や喘息管理の状態を知ることができる．

日内変動率（％）＝（最高値 － 最低値）÷ 最高値 × 100

　ピークフロー値を測定して喘息の状態を知り，それに応じた対応をすることを「喘息管理のためのゾーン・マネジメント」という．ピークフロー値には，性別，年齢，身長によって割り出した標準予測値があり，測定したピークフロー値を，標準予測値あるいは自己最良値と比較する．一般的に「自己最良値」が「標準予測値」よりも低いときは，「標準予測値」を基準とし，「自己最良値」が「標準予測値」よりも高いときは，「自己最良値」を基準とする．この基準値に基づいて3つに区分したものを「ゾーン管理システム」という．

ゾーン管理システム

　自覚症状とピークフロー値をもとに，発作の危険度を信号の色にならって，グリーン，イエロー，レッドの3つのゾーンで表し，どのゾーンにあてはまるかによって，薬物の使用や受診など対処の指針を与えるものである．

　発作が起こって息苦しさを感じたら，ピークフロー値を測定し，発作が起きていないときの値と比較し，80％以下のときは，何らかの治療が必要になる．

ゾーン管理システム

ゾーン	状　態	ピークフロー値 （最良値比）	症　状
グリーン （安全域）	喘息がコントロールされた，よい状態	80〜100％	ほとんどない．
イエロー （注意域）	注意が必要な段階	50〜80％	夜間苦しくて目が覚める． 日中の活動に支障がある． 長期的なコントロールが悪化
レッド （危険域）	警戒すべき段階	50％未満	安静時にも喘息症状があり，日常生活が妨げられる．

3　心臓喘息

　急性心筋梗塞などの虚血性心疾患，拡張型心筋症，心臓弁膜症，高血圧性心疾患，先天性心疾患，甲状腺機能亢進症などで，心臓のポンプ機能が低下して肺にうっ血が生じ，気管支が圧迫されることで生じる呼吸困難を，心臓喘息という．

　心臓喘息は，急性心不全の症状の1つであり，喘息に似た，ゼーゼーと咳き込む激しい呼吸困難にはじまり，同時に咳と泡のような痰が出るようになる．口唇や皮膚はチアノーゼ状態となり，手足は冷たく，全身に冷や汗をかき，適切に治療しないと生

命の維持がむずかしくなる．
　仰向けになると肺のうっ血が進むため，呼吸困難は半坐位で楽になり，仰向けの姿勢で悪化する．治療は一刻を争い，半坐位にして酸素吸入をはじめ，利尿薬，血管拡張薬，強心薬を投与する．呼吸の状態が非常に悪い場合には，気管挿管と人工呼吸が必要である．
　一刻も早く，専門医のいる救急病院へ搬送する．

4　咳喘息

　気管支喘息の前段階に位置づけられる，過剰な気管支平滑筋収縮を伴わない咳や呼吸困難を，咳喘息という．咳喘息の症状は，発熱や痰などは生じないが，乾性咳が慢性的（8週間以上）につづくのが典型的な特徴で，喘息の特徴である喘鳴を伴う呼吸困難は生じない．気管支喘息ほど症状はひどくないが，咳喘息の約30％が，気管支喘息に移行する．喘息以外の咳で気管支拡張薬が奏効するのは咳喘息だけであり，治療には気管支拡張薬，吸入ステロイド薬が有効である．

参考文献

1) 厚生科学審議会疾病対策部会，リウマチ・アレルギー対策委員会：リウマチ・アレルギー対策委員会報告書，平成23年8月
2) 厚生労働省医療技術評価総合研究喘息ガイドライン班（宮本昭正 監）：EBMに基づいた喘息治療ガイドライン2004，共和企画
3) 厚生労働省 喘息死ゼロ作戦評価委員会：喘息死ゼロ作戦の実行に関する指針2007

7 骨格・結合組織疾患

膠原病患者への対応

1 膠原病の種類と症状，投薬内容について確認する．
2 多臓器にわたる障害があるときは，主治医から機能障害の状態について情報提供を得る．
3 ステロイド薬の投与量，投与期間を確認する．
4 循環器，呼吸器に障害があるときは，循環・呼吸のモニタリング下に歯科治療を行う．
5 ビスホスホネート系薬物使用患者への観血的処置は，主治医と協議したうえで行う．

膠原病は，全身の関節・血管・皮膚・筋肉などの結合組織の変性をきたす慢性の自己免疫疾患である．膠原病には，関節リウマチ，全身性エリテマトーデス，ベーチェット病，シェーグレン症候群のほか，多くの疾患が含まれる．膠原病は，多彩な全身症状を呈し，口腔領域の異常を示す疾患も多い．

膠原病の治療には，ステロイド薬が多く用いられ，ステロイド薬による易感染，高血圧，糖尿病，骨粗鬆症などの副作用に対する管理が重要である．

1 膠原病の種類と症状，投薬内容について確認する

多くの膠原病は，共通する全身の症状とともに，障害を受ける臓器，器官によって多彩な症状を呈する．どのような臓器，器官に障害が起きているかを知ることは，膠原病患者に対する歯科治療を安全に行うために重要である．また，さまざまな障害に対する治療薬のおもな作用を理解するとともに，副作用による循環器系，内分泌系，消化器系などへの影響を知ることが必要である．

2 多臓器にわたる障害があるときは，主治医から機能障害の状態について情報提供を得る

主治医からの患者の状態についての情報，協議内容から歯科治療法を選択する．

とくに侵襲の大きい歯科治療を行う場合，さまざまな臓器，器官の機能障害についての情報は，患者の予備力を知り，合併症の発現を予測す

るために重要である．

　慢性の疾患である膠原病は，病状の再燃と寛解を繰り返す．膠原病ほどストレスが病状に反映する病気はなく，ストレスは病状を悪化させる．症状を悪化させないためには，症状が落ち着いているときに歯科治療を行うことが重要である．

3 ステロイド薬の投与量，投与期間を確認する

　多くの膠原病患者はステロイド薬を投与されている．投与量は，病状に応じて維持量から大量投与までさまざまである．ステロイド薬の長期投与は，ストレスに対するホルモンを産生する副腎機能に大きな影響を与えるとともに，易感染，高血圧，糖尿病，骨粗鬆症，骨壊死など，さまざまな副作用を引き起こす．

ステロイド薬の副作用
→p.306

4 循環器，呼吸器に障害があるときは，循環・呼吸のモニタリング下に歯科治療を行う

　血圧，酸素飽和度に異常がみられるときは，継続したモニタリングを行うとともに，必要に応じて酸素吸入を行いながら治療を行う．

　膠原病患者は，全身の血管病変によって高血圧や間質性肺炎，肺高血圧症など，循環・呼吸器障害をきたすことがある．初診時の血圧測定，パルスオキシメーターによる経皮的酸素飽和度の測定は，患者の循環・呼吸機能を評価するために重要である．

5 ビスホスホネート系薬物使用患者への観血的処置は，主治医と協議したうえで行う

　近年，ビスホスホネート系薬物（骨粗鬆症薬）投与患者への抜歯などの観血的処置後に，難治性の骨壊死が現れることが知られている．観血的処置を予定している膠原病患者に骨粗鬆症がないか，ビスホスホネート系薬物が投与されていないかを事前に確認し，歯科処置の時期などについて主治医に相談する．

ビスホスホネート系薬物関連顎骨壊死（BRONJ）
→p.310

骨格・結合組織疾患

膠原病

膠原病は，1つの病気をさすのではなく，全身の結合組織にフィブリノイド変性という病理組織学的変化が共通してみられる，一連の自己免疫疾患の総称である．全身の関節，血管，皮膚，筋肉，内臓などに障害を起こす．膠原病の原因は明らかでなく，「自己免疫疾患」「リウマチ性疾患」「結合組織疾患」の特徴をもっている．

リウマチ性疾患
→p.306

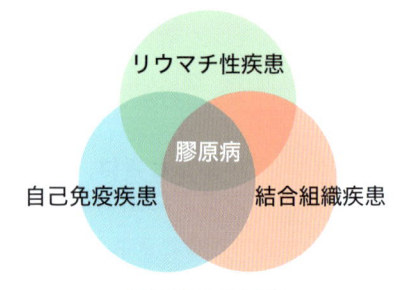

● 膠原病の3要素 ●

膠原病は，全身性の炎症性疾患，多臓器疾患，慢性疾患である．再燃と緩解を繰り返し，治療をしないと徐々に症状が進行して，最終的には，それぞれの疾患に特徴的な臓器症状が現れる．初期の症状として，発熱（持続する微熱），体重減少，全身倦怠感（疲れやすい），関節の痛みや腫れ，皮膚の発疹，レイノー現象などの全身症状が共通して認められる．

多くの膠原病は，妊娠可能な年齢の女性に発病しやすい特徴がある．このことから女性ホルモンが自己抗体の働きを活性化させていると考えられている．女性患者が多くを占める関節リウマチや全身性エリテマトーデスの症状は，妊娠中期，後期には安定し，出産後に悪化しやすい．妊娠中は，母体にとって異物である精子や胎児を，非自己として排除しないように免疫系が抑制されるが，出産によって免疫抑制が解除されると，一時的に免疫の働きが高まり，自己免疫疾患が起こりやすくなるといわれている．

〈種　類〉

リウマチ熱
→p.309

全身性エリテマトーデス，リウマチ熱，強皮症，皮膚筋炎および多発性筋炎，結節性多発性動脈周囲炎，関節リウマチの6疾患は，古典的膠

原病とよばれている．このなかでリウマチ熱は，その後の研究により，溶血性レンサ球菌感染によって起こることがわかったため，膠原病という概念からは外されている．

現在，これらに加えて，シェーグレン症候群，混合性結合組織病，ウェゲナー肉芽腫症，高安動脈炎，側頭動脈炎，好酸球性筋膜炎，成人スティル病，強直性脊椎炎，乾癬性関節炎，ベーチェット病，サルコイドーシスなども膠原病関連疾患に含む．

〈治　療〉

原因が特定されていないため，ステロイド薬や免疫抑制剤などによる対症療法が行われる．ステロイド薬は免疫を抑制し，炎症も抑えるため，膠原病治療に最も多く用いられている．

ステロイド薬が膠原病に効果があるということがわかったのは1950年代である．それまでの全身性エリテマトーデスの5年生存率は約50％にすぎなかったが，ステロイド薬や免疫抑制剤が使われるようになり，90年代以降，5年生存率は95％になった．

ステロイド薬の効果が十分でない場合，免疫にかかわる細胞の増殖や活性化を抑え，免疫反応を起こりにくくする免疫抑制剤が補助的に用いられる．このほか炎症のもとになる有害な物質を除去する血漿浄化法，ステロイド薬や免疫抑制剤に反応しない患者に対して行われるガンマグロブリン大量静注療法などが行われる．

本稿では，罹患患者数が多く，口腔領域の異常によって歯科診療室を受診することの多い関節リウマチ，全身性エリテマトーデス，ベーチェット病，シェーグレン症候群について概説する．

骨格・結合組織疾患

サルコイドーシス
→p.384

	膠原病の特徴
1	原因不明の疾患
2	全身性炎症性疾患 発熱，体重減少，倦怠感，易疲労感
3	多臓器疾患 皮膚，関節，腎臓，肺，心臓，神経，筋，消化器，眼，血液
4	慢性疾患 再燃と寛解を繰り返す
5	結合組織のフィブリノイド変性
6	自己免疫疾患

おもに障害を受ける組織・臓器	
内　　臓	全身性エリテマトーデス，混合性結合組織病など
関　　節	慢性関節リウマチ，スティル病
皮膚・筋肉	強皮症，多発性筋炎，皮膚筋炎，リウマチ性多発筋痛症
血　　管	結節性多発性動脈炎，血管炎症候群
唾 液 腺	シェーグレン症候群
粘　　膜	ベーチェット病

膠原病の発症年齢と性差		
	性	発症年齢
関節リウマチ	80％が女性	30〜50歳
全身性エリテマトーデス	90％が女性	20〜40歳
全身性進行性硬化症	70％が女性	30〜50歳
皮膚筋炎	70％が女性	10〜50歳
結節性多発動脈炎	60％が男性	全年齢

((株)メディックHP，検査案内疾患編より一部改変)

1　関節リウマチ（RA）

　リウマチは，筋，腱，靭帯，関節などの運動器に，痛みやこわばりを発症する病気の総称である．関節リウマチは，自己抗体によって手足の関節がおかされて関節炎，関節の変形を生じる膠原病の1つである．腕，指，脚などいくつもの関節が炎症を起こし，症状が進むと関節が機能しなくなる．軽症なものから，薬による治療もほとんど効果を示さない重症なものまで存在する．障害は，関節のみでなく，血管や心臓，皮膚など全身の臓器にも及ぶことがある．以前は，慢性関節リウマチとよばれていたが，急性発症するケースもあるため，現在では「慢性」という言葉は含まない．

　人口の0.4〜0.5％，60〜70万人が関節リウマチに罹患している．30〜50歳代での発病が多く，患者の70％が女性である．16歳以下で発病するものを若年性関節リウマチといい，全国で約1万人の子どもがこの病気に罹っているといわれ，女子に多い傾向がある．

〈関節痛，関節の腫れ〉

　中手指節関節（指の付け根），近位指節間関節（指先から二番目），足趾，手首の関節，肘や膝の関節の痛みと腫れが数週間から数か月のあいだに徐々に起こる．関節の痛みは，1つあるいは少数の関節からはじま

り，長いあいだには左右の同じ部位の関節に起こる．
〈朝のこわばり〉

　朝，目を覚ましたときに，体や手足がこわばって布団から出ることが困難になる．軽度の場合は手足を動かすことによって改善されるが，重度の場合には改善されるまでの時間が長くなる．この時間が長いほど病気が活動的であり，リウマチの進行状況を把握する基準ともなる．
〈関節の可動範囲の制限〉

　病気が進行すると，関節の骨や軟骨が破壊されて関節が変形することで，関節を動かせる範囲が狭くなる．初期には関節炎が収まると症状は改善するが，繰り返すうちに関節周辺の靱帯や組織が厚くかたくなるため，日常的に可動範囲が狭くなる．
〈関節の変形〉

　滑膜炎が長引き，悪化すると，関節付近の骨や軟骨が破壊されて，関節の変形が生じる．靱帯などにも炎症が波及すると，手指変形[*1]，足趾変形[*2]，膝や肘が十分に伸ばせなくなる屈曲拘縮など，特有の変形が起こる．悪化すると，骨同士が癒着して関節がなくなる．

　胸水の貯留や，肺の下部に肺線維症が現れることがある．またシェーグレン症候群がみられることもある．心臓，肺，消化管，皮膚などに血管炎が起こり，発熱や心筋梗塞，肺臓炎，腸梗塞などの症状を引き起こす悪性関節リウマチは，厚生労働省の特定疾患の1つに指定されている．

シェーグレン症候群
→p.303

悪性関節リウマチ
→p.308

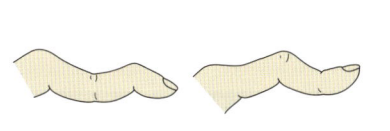

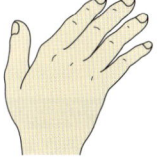

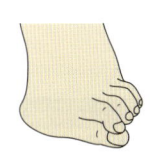

〈検査方法〉

　現在，関節リウマチを確実に診断できる簡単な検査方法はない．関節リウマチの診断基準には，アメリカリウマチ学会の関節リウマチ診断基

| スワンネック変形 | ボタン穴変形 | 尺側偏位 | 外反母趾と槌趾 |

● 関節リウマチでの関節の変形 ●

[*1] 手指変形：手の第二関節が外側に，第一関節が内側に反るスワンネック変形，第二関節が内側に，第一関節が外側に反るボタン穴変形，手指が小指側に曲がる尺側偏位．
[*2] 足趾変形：足の親指が外側に曲がる外反母趾．

準（1987年改訂），日本リウマチ学会の早期関節リウマチの診断基準（1994）などが用いられている．2009年に，関節リウマチの早期診断によって，すみやかな抗リウマチ薬による治療を開始するための，アメリカリウマチ学会（ACR）とヨーロッパリウマチ学会（EULAR）との合同による関節リウマチの診断基準が発表された．2010年ACR/EULAR新分類基準について，日本リウマチ学会もこの新基準を適応すべきであるとしている．いずれの診断基準も，上述した臨床症状とともに，血清のリウマチ反応，血沈，CRP，手のエックス線所見などによっている．

リウマチ反応（リウマトイド因子）は，関節リウマチ患者の80〜90%が陽性を示す．しかし関節リウマチ患者が陰性を示したり，関節リウマチ以外の病気の人や健康な人でも陽性となることもある．関節リウマチの診断，進行や関節症状の進み方の検査として，関節のエックス線写真，胸部のエックス線写真を定期的に撮影する．MRIは，エックス線写真ではわからない早期の変化を検出できる．このほか血沈，CRPも関節リウマチによる炎症の程度を知るうえで役に立つ．線維芽細胞や滑膜細胞，軟骨細胞から分泌されるタンパク分解酵素であるMMP3の測定は，軟

関節リウマチの診断基準（アメリカリウマチ学会，1987）

1	1時間以上持続する朝のこわばり（6週間以上持続）
2	3か所以上の関節の腫張（6週間以上持続）
3	手関節，中手指節関節，近位指節間関節の少なくとも1か所に腫張（6週間以上持続）
4	対称性の関節腫脹（6週間以上持続）
5	リウマトイド結節（皮下結節）
6	血清リウマトイド因子の異常高値
7	手指，手関節のエックス線異常所見

※以上の7項目のうち4項目以上をみたすものを関節リウマチとする．

早期関節リウマチの診断基準（日本リウマチ学会，1994）

1	3つ以上の関節で，指で押さえたり動かしたりすると痛みを感じる．
2	2つ以上の関節に，炎症による腫れがみられる．
3	朝のこわばりがみられる．
4	皮下結節（リウマトイド結節）が，ひじやひざなどにみられる．
5	血液検査で赤沈に異常がみられる，またはCRPが陽性である．
6	血液検査で，リウマトイド因子が陽性である．

※上記6項目のうち，3項目以上あてはまる場合を，早期関節リウマチとする．

骨の破壊の程度を知る指標になる．

〈治　療〉

　治療の目的は，関節リウマチの症状・兆候が消失した状態（寛解）を目指すことである．ほかのリウマチ性疾患と同じく，関節リウマチの原因そのものを治す治療法は存在しない．症状や進み具合に合わせて，薬物療法，手術療法，リハビリテーションなどが行われる．

　関節リウマチの治療に用いられる薬には，非ステロイド性消炎鎮痛薬（NSAIDs），抗リウマチ薬（DMARDs），ステロイド薬，生物学的製剤がある[1]．

　非ステロイド性消炎鎮痛薬は，関節の腫れや痛みを和らげ，速効性があるが，関節リウマチの炎症を根底から取り除くことはできない．現在の関節リウマチ治療の第一選択薬は，免疫の異常に作用して病気の進行を抑える抗リウマチ薬（シオゾール®，アザルフィジンEN®，リマチル®，リウマトレックス®，プログラフ®，プレディニン®，アラバ®など）である．消炎鎮痛薬や抗リウマチ薬を用いても炎症が十分に抑制できない場合には，炎症を抑える作用が強力なステロイド薬（プレドニン®，プレドニゾロン®，デカドロン®など）が用いられる．

　生物学的製剤は，最近，関節リウマチの治療に用いられるようになった新しい治療薬で，炎症を引き起こすサイトカインである$TNF\text{-}\alpha$や$IL\text{-}6$の働きを妨げ，関節破壊が進行するのを抑える．抗$TNF\text{-}\alpha$薬にはエタネルセプト（エンブレル®），インフリキシマブ（レミケード®），アダリムマブ（ヒュミラ®），抗$IL\text{-}6$薬にはトシリズマブ（アクテムラ®）がある．生物学的製剤は，抗リウマチ薬の効果が不十分な場合に使用されるが，免疫を抑制するため，肺炎や結核などの感染症が起こることがある．

　手術療法は，失われた関節の機能を外科的手法で再建してQOLの改善をはかることを目的に行われる．炎症を起こしている滑膜を取り除いて，関節の痛みや破壊を防止する滑膜切除術，破壊された関節を人工関節と置き換える人工関節置換術，関節を固定して安定させ，痛みをとる関節固定術，頸椎の亜脱臼や脱臼により神経が圧迫されて生じる麻痺に対して，頸椎を固定する頸椎固定術などが行われる．

2　全身性エリテマトーデス（SLE）

　全身性エリテマトーデスとは，全身の皮膚，血管，関節，内臓がおか

される膠原病である．鼻から頬にかけて現れる蝶が羽を広げたような蝶形紅斑が特徴であるが，発熱，全身倦怠感などの症状と，関節，皮膚，内臓などでのさまざまな症状が生じる．膠原病のなかでは関節リウマチに次いで多く，日本での患者数は約2～4万人，男女比は1：9で女性に多く，10代後半から30歳くらいまでの女性に多く発症する．

　全身の症状として，発熱，全身倦怠感，易疲労感，食欲不振，体重減少などが，ほとんどの患者に現れる．

　皮膚，粘膜の症状として，蝶形紅斑が特徴的で，顔面，耳，首のまわりなどにできる円形の紅斑（ディスコイド疹），手のひら，手指，足の裏などの発疹もみられる．そのほか大量の脱毛，口腔内や鼻咽腔での無痛性の浅い潰瘍が現れることがある．また日光過敏を認めることが多く，強い紫外線を受けたあとに，皮膚に発疹，水疱ができる．

　関節炎で発病するときは，手指にはれや痛みがあるため関節リウマチと間違えられることもあるが，全身性エリテマトーデスでは，関節リウマチと異なり骨の破壊を伴うことはほとんどない．

　腎臓，心臓，肺，肝臓，腸間膜，膀胱など多くの臓器に症状が現れることがある．患者の約半数に急性期のタンパク尿がみられ，尿沈渣に赤血球，白血球，円柱などが多数出現する糸球体腎炎（ループス腎炎）が現れる．進行するとネフローゼ症候群や腎不全となり，透析が必要になる場合がある．患者の約20%に心外膜炎や胸膜炎の合併が起こる．頻度は少ないが，間質性肺炎，肺胞出血，肺塞栓症などの肺症状は難治性である．

　中枢神経症状（CNSループス）は，ループス腎炎とならんで全身性エリテマトーデスの重篤な症状である．多彩な精神神経症状を示し，うつ状態，失見当識，妄想などの精神症状と痙攣，脳血管障害が多くみられる．

　そのほか貧血，白血球減少，リンパ球減少，血小板減少など，血液の異常，抗リン脂質抗体症候群などがみられる．自己抗体のために動脈血栓や静脈血栓をつくる抗リン脂質抗体症候群では，習慣性流産や脳梗塞，脊髄への血管の梗塞による横断性脊髄炎を引き起こす．

〈治　療〉

　免疫の働きを抑えることと，炎症を止めることを目的に行われる．第一選択薬はステロイド薬で，効果が不十分なときは，ステロイド薬によ

るパルス療法や免疫抑制剤の併用が行われる．このような治療によって現在，全身性エリテマトーデスの5年生存率は90％を超えている．

3 ベーチェット病

ベーチェット病は，1937年，トルコの医師ベーチェットにより報告された．口腔粘膜のアフタ性潰瘍，皮膚症状，眼のぶどう膜炎，外陰部潰瘍を主症状とし，急性炎症性発作を繰り返すことを特徴とする．局所症状に加え，しばしば発熱や関節炎など全身症状を伴うことから，膠原病類縁疾患に分類されている．日本での患者数は約15,000人で，患者数に男女差はなく，30歳前後に発病しやすいといわれている．

初期症状として，口唇粘膜，頬粘膜，舌，さらに歯肉などの口腔粘膜に境界鮮明な，浅い有痛性潰瘍（アフタ性潰瘍）ができる．再発性アフタ性潰瘍の頻度は95％以上であり，10日以内に瘢痕を残さずに治癒することが多いが，再発を繰り返すのが特徴的である．

ベーチェット病の皮膚症状として，膝から足首にかけての前面に好発する結節性紅斑，皮下の血栓性静脈炎，顔面，頸部，背部などにみられる毛嚢炎様皮疹または痤瘡様皮疹などがある．また男性では陰嚢，女性では陰唇に痛みを伴う潰瘍（外陰部潰瘍）がみられる．

症状が進むと，眼にも症状が現れる．ぶどう膜に炎症が起こるぶどう膜炎が主体で，両眼性におかされることが多い．霧がかかったように見えるなどの視力低下がおもな初期症状で，症状は発作性に生じる．自然に，あるいは治療により回復することもあるが，症状を繰り返すうちに，しだいに視力が低下し，失明することもある．

膝や肩などの大きな関節に痛みや腫れなどの炎症が起こるが，関節リウマチのような手指の小関節病変はまれで，変形や硬直は生じない．

消化器症状として，腹痛，下血，下痢などがみられることがある．回盲部末端から盲腸にかけての打ち抜き型の潰瘍性病変が特徴で，多発することが多い．潰瘍性病変は，食道から直腸まで，どこにでも病変が生じ，腸管穿孔，腸管出血，腹膜炎など緊急の外科的対応を要することもある．このような重症型を腸管型ベーチェット病とよぶ．

血管病変は，静脈系，動脈系のいずれにも生じる．静脈の場合，皮下の血栓性静脈炎が多いが，深部静脈血栓による上大静脈の閉塞によって頭や腕のうっ血，浮腫が生じる上大静脈症候群や，肝静脈や肝部下大静

骨格・結合組織疾患

ベーチェット病
→p.383

脈の閉塞によって門脈圧亢進症などの症状をきたすバット・キアリ症候群が現れることがある．動脈病変としては，大動脈やその枝の中小の動脈に血栓性閉塞や動脈瘤を形成する．この重症型を血管型ベーチェット病とよぶ．脳，胸部，腹部などの動脈瘤の破裂は致命的となり得る．

精神神経症状がある場合は，神経型ベーチェット病とよばれ，ベーチェット病の症状のなかで最も遅発性で，男性に多い．急性型の髄膜炎，脳幹脳炎と，慢性進行型の片麻痺，小脳症状，錐体路症状などのほか，認知症などの精神症状がある．

〈治　療〉

眼症状には，炎症を抑える目的でステロイド点眼薬が用いられ，炎症が治まってからは，再発予防のために痛風の特効薬でもあるコルヒチンが使われる．難治例には免疫抑制剤であるシクロスポリンや，抗TNF-α抗体製剤であるインフリキシマブ（レミケード®）が用いられる．口腔内アフタ性潰瘍，陰部潰瘍などの皮膚粘膜症状に対してステロイド軟膏の局所塗布，コルヒチン，末梢血管を拡張・末梢循環障害を改善し円形脱毛症の治療に使われるセファランチン，不飽和脂肪酸の一種エイコサペンタエン酸などの内服が用いられる．ベーチェット病の関節炎にはコルヒチンが有効とされる．血管型ベーチェット病に対しては，ステロイド薬とアザチオプリン，シクロホスファミド，シクロスポリンなどの免疫抑制剤の併用を主体に治療が行われる．腸管型ベーチェット病にはステロイド薬と慢性の腸疾患（クローン病，潰瘍性大腸炎）に使用されるスルファサラジンとメサラジン，免疫抑制剤であるアザチオプリンなどが用いられる．脳炎や髄膜炎などには，ステロイドパルス療法が行われる．

眼症状がなく，血管型ベーチェット病，腸管型ベーチェット病，神経型ベーチェット病の症状がないときは，口内炎や陰部潰瘍を繰り返すものの，予後は悪くない．眼症状のある場合は，とくに眼底型の網膜ぶどう膜炎の視力予後は悪く，かつては眼症状発現後2年で視力0.1以下になる率は約40％とされていた．しかしシクロスポリン導入以後，20％程度にまで改善している．血管型ベーチェット病，腸管型ベーチェット病，神経型ベーチェット病の場合は，経過も長く，治療に難渋する．

4 シェーグレン症候群

　シェーグレン症候群は，1933年，スウェーデンの眼科医シェーグレンの発表した論文にちなんでつけられた疾患名で，涙腺や唾液腺を標的とする慢性炎症による外分泌腺障害を起こし，全身性の臓器病変を伴う全身性自己免疫疾患である．シェーグレン症候群の患者数は10～30万人と推定され，女性に多い．関節リウマチ患者の約1/4にシェーグレン症候群がみられ，全身性エリテマトーデスをはじめ，そのほかの膠原病にも合併しやすい．

　全身に分布するさまざまな腺細胞からの分泌低下によって，シェーグレン症候群では多くの症状が現れる．

　シェーグレン症候群の最も重要な症状は，涙の分泌の減少である．患者は，「涙が出ない」「目がゴロゴロする」「目がかゆい」「目が痛い」「目が疲れる」「物がよくみえない」「まぶしい」「目やにがたまる」「悲しい時でも涙が出ない」などと訴える．しかし失明など重い状態にはならない．

　涙の分泌には，常時目を潤ませるための分泌である基礎分泌と，感情に伴った涙や異物や刺激を感じて涙が出る反射性分泌の2種類がある．シェーグレン症候群ではないドライアイでは，基礎分泌が減っていても反射性分泌は正常である．一方，シェーグレン症候群の場合は，基礎分泌と反射性分泌の両分泌が障害されており，悲しいときや痛いときでも涙が出ず，角結膜上皮は乾燥と炎症によってび漫性に障害され，視力が低下する．

　次に重要な症状は，口内乾燥（ドライマウス）である．唾液腺からの唾液分泌量の減少は，「口が乾く」「のどが渇く」「口がネバネバする」などの口腔乾燥感，口腔内の痛み，味覚がない，口唇や口角のひび割れ，口内炎ができやすいなどの症状が現れる．分泌量がさらに低下すると，会話や嚥下が困難になる口腔機能障害や，義歯の装着障害が現れる．また唾液中の抗菌物質が減少するため，口腔カンジダ症や齲蝕，歯周病を発症することがある．

　原発性シェーグレン症候群患者の約半数に全身性の症状がみられる．約60％の患者は関節痛や関節炎を呈する．シェーグレン症候群では関節リウマチのように関節の変形を起こすことはほとんどないが，関節リウマチとシェーグレン症候群が合併することもある．腟のバルトリン腺か

らの分泌の減少は腟乾燥症を生じ，性交時の痛みの原因となったり，腟炎の原因となる．上気道（口，喉，鼻），下気道（気管，気管支，肺）の粘液腺の分泌障害によって気道の乾燥が生じ，患者の約10％に間質性肺炎がみられる．皮膚の異常として，乾燥皮膚（ドライスキン），顔，上肢（肩から指），背部などに認められる中心部の色があせる環状の紅斑，血管炎，高ガンマグロブリン血症性紫斑病などが現れる．

シェーグレン症候群患者の25〜40％に慢性甲状腺炎（橋本病）が，約30％に寒冷時にレイノー現象[*1]が認められる．このほか間質性腎炎，腎尿細管性アシドーシス，萎縮性胃炎，自己免疫性肝炎，原発性胆汁性肝硬変，筋炎，貧血，白血球減少症，血小板減少症，再生不良性貧血，三叉神経，眼神経，下肢神経障害など，多くの臓器，器官に多彩な病変が現れる．

原発性甲状腺機能低下症
→p.170

〈治　療〉

現状では，シェーグレン症候群の根本的な治療法はない．乾燥症状を軽快させることと，疾患の活動性を抑えて進展を防ぐことを目的に行わ

シェーグレン症候群の診断基準（1999年厚生省改訂基準）

1　生検病理組織検査で次のいずれかの陽性所見を認めること
　　A）口唇腺組織で4 mm^{2}あたり1 focus[*]以上
　　B）涙腺組織で4 mm^{2}あたり1 focus[*]以上
2　口腔検査で次のいずれかの陽性所見を認めること
　　A）唾液腺造影でStage 1（直径1 mm未満の小点状陰影）以上の異常所見
　　B）唾液分泌量低下（ガム試験にて10分間10 m*l*以下またはサクソンテストにて2分間2 g以下）があり，かつ唾液腺シンチグラフィーにて機能低下の所見
3　眼科検査で次のいずれかの陽性所見を認めること
　　A）Schirmer試験で5 mm/5分以下で，かつローズベンガル試験（van Bijsterveldスコア）で3以上
　　B）Schirmer試験で5 mm/5分以下で，かつ蛍光色素試験で陽性
4　血清検査で次のいずれかの陽性所見を認めること
　　A）抗Ro/SS-A抗体陽性
　　B）抗La/SS-B抗体陽性

［診断基準］上の4項目のうち，いずれか2項目以上を満たせばシェーグレン症候群と診断する．

[*] 1 focus：導管周囲に50個以上のリンパ球浸潤

（日本シェーグレン症候群診断基準改訂小委員会より）

[*1] レイノー現象：手の指先が白くなり，痺れるが，温めるともとに戻る．

れる．目の角膜を保護するために人工涙液として点眼薬を1日3～4回点眼し，外出するときはサングラスを着用する．口腔内乾燥に対しては，歯をよくみがいて齲蝕を予防し，1日3～4回のうがい，人工唾液の口腔内噴霧を行い，食事のとき固形物と一緒に十分に水分をとる．乾燥症状の強いときは，少量のステロイド軟膏の使用などが行われる．

基礎知識

1　リウマチ性疾患

　膠原病は，1942年，アメリカの病理学者ポール・フレンペラーによって提唱された，病気の成り立ちについての考え方である．しかし現在，欧米では，膠原病という名称は用いず，結合組織疾患やリウマチ性疾患の名称が多く用いられている．

　日本では，単にリウマチという場合，関節リウマチという特定の病気のことをさす場合がほとんどであるが，リウマチという言葉は，もともとはギリシャ語で「流れ」を意味し，痛みの原因となる物質が体の中を流れると考えたことから，関節，筋肉，骨などの運動器官の痛みを伴う病気を，すべてリウマチ性疾患という．

　膠原病全般に共通する症状の1つとして，全身の関節の痛みが高頻度にみられることから，膠原病のほとんどはリウマチ性疾患である．

2　ステロイド薬の副作用

　抗炎症作用および免疫抑制作用の強力なステロイド薬の大量投与，長期投与などによって重い副作用が生じる．また，急に使用を止めると，症状を悪化させる「リバウンド」が生じることがある．このため関節リウマチ患者でも，血管炎や胸膜炎など重い全身症状がある場合に限ってステロイド薬を使い，抗リウマチ薬の使いはじめや，効果が現れないとき，炎症を抑えることを目的に，ステロイド薬を少量，短期間だけ使用（ステロイドパルス療法）することが多くなっている．

　長期にわたるステロイド薬の投与では，病状が改善されれば，深刻な副作用の少ない維持量とよばれる少量が用いられる．

感染症

　ステロイド薬が白血球の機能を低下させ，感染症を起こしやすくなる．これを「易感染」とよぶ．ステロイド薬の量が多くなるほど，感染症が生じやすくなる．

糖尿病

　ステロイド薬は血糖値を下げるインスリンの作用を阻害するため，血糖値が高くなる．ステロイド薬を大量に投与してから2〜3か月後に現れることがあり，ステロイド糖尿病という．日中の血糖値が高く，夕食後はあまり上がらず，空腹時には正常という特徴がある．予防や対処法として，食事療法や運動療法が有効で，インスリン治療も行われる．

高血圧

　ステロイド薬は，血液中のナトリウムを増やす作用があり，ステロイド薬の投与後，

数日から数週間で高血圧がみられる場合がある．

精神症状
　長期間の多量服用によって，幻覚や妄想など精神状態に変化が起こることがある．これをステロイド・サイコーシスといい，全身性エリテマトーデスで多くみられる．一過性の症状であるが，向精神病薬などを使用することもある．

白内障
　高齢者では，ステロイド薬の長期間，大量服用によって，水晶体の濁るステロイド白内障が起こることがある．視力障害を起こすほどではないため，白内障の発症を理由にステロイド薬の使用を中止することはない．

緑内障
　アレルギー性結膜炎や角膜炎などの治療のために，ステロイド点眼薬を1か月以上長期にわたって連用すると，眼圧が上昇することがある．ステロイド緑内障の多くは可逆性で，中止により治癒するが，中止後も不可逆性の眼圧上昇をきたすことがある．
　ステロイド緑内障は，ステロイド薬の吸入や経口投与，静脈投与によっても生じることがある．

胃腸障害
　ステロイド薬の長期服用によって，胃や十二指腸に潰瘍の発生や再発がみられる．

骨粗鬆症，圧迫骨折
　日本におけるステロイド性骨粗鬆症の患者数は，約200万人といわれ，ステロイド長期服用患者の4人に1人が骨折を経験しているとされる．

〈ステロイド性骨粗鬆症の特徴〉
- ・骨密度は，ステロイド開始後，短期間で減少し，骨脆弱性が生じる．
- ・高い骨密度でも骨折を起こしやすい．
- ・少量ステロイド（プレドニゾロン 2.5 mg/日未満）でも脊椎椎体骨折のリスクファクターになる．
- ・既存の骨折がある患者では，新規骨折リスクが非常に高い．

　治療には，活性型ビタミンD_3製剤，カルシウム製剤，骨吸収抑制剤，ビタミンK製剤などが用いられる．またビスホスホネート系薬物を中心とした骨粗鬆症薬が，ステロイド性骨粗鬆症患者の骨折頻度を著明に減少させるエビデンスも蓄積されてきている．

無菌性骨壊死
　全身性エリテマトーデスの患者の約10％に骨の末端部の壊死が認められ，多発性筋炎，皮膚筋炎や関節リウマチなどでもみられる．ステロイド薬を使用してから約1か月以降に起こりはじめ，治療期間が長いほど起こりやすい．無菌性骨壊死の起こりやすい部位は，全身の重みを受ける，栄養血管の少ない大腿骨頭や膝である．
　壊死を早期に発見して，体重の負荷がかからないように工夫することが大切であ

り，予防には，スタチンとよばれる一連の高脂血症治療薬を用いる．歩行が困難になった場合には外科的手術を行う．

ステロイド離脱症候群

　ステロイド薬による治療中，急な中止や減量をすると，副腎皮質のホルモン分泌機能低下や副腎萎縮が起こり，ステロイド離脱症候群とよばれる強い倦怠感，関節痛，吐き気，頭痛，血圧低下など，副腎不全と似たような症状が現れる．さらに原疾患の悪化（リバウンド）をきたすこともある．ステロイド薬から離脱するときは，症状を考慮しながら，少しずつ段階的に減量する治療計画が必要となる．

満月顔貌（ムーンフェイス），野牛肩

　ステロイド薬は，体の脂質代謝に影響し，顔，首まわり，肩，胴体などの脂肪が多くなり，逆に，手足などの四肢の脂肪は少なくなる．これを「中心性肥満」という．肩甲骨の間に脂肪がたまると「野牛肩」とよばれる症状が起こり，腫瘤と間違えることがある．これは一時的なもので，ステロイド薬の減量に伴い改善する．

ステロイド筋症

　ステロイド薬のタンパク異化作用によって，筋肉の細胞成分が分解され，筋肉細胞が線維化する病態を，ステロイド筋症（ステロイドミオパチー）とよぶ（p.393, 筋原性疾患と神経原性疾患参照）．脱力と筋委縮がおもな臨床症状で，手足がしびれる，痛い，全身・とくに足がだるい，低い椅子から立てなくなる，足がふらつく，転びやすくなる，腕が上げづらくなるなどの症状が現れる．ステロイド減量後，徐々に回復するが，以前の筋量に戻るには，数か月から数年かかるといわれている．

3　悪性関節リウマチ

　既存の関節リウマチに，血管炎をはじめとする関節外症状を認め，難治性もしくは重篤な臨床病態を伴う場合，悪性関節リウマチという．悪性関節リウマチは，内臓を系統的におかし，発熱，胸の痛み，呼吸困難，激しい腹痛などの症状が出て重症化する全身性動脈炎型と，皮膚に紫斑が出たり，指が壊疽する末梢性動脈炎型の2つに分類される．激しい関節炎の症状とともに，肺，腎臓，心臓，神経，目などに，血管炎に伴うさまざまな症状が現れる．間質性肺炎を生じると予後不良である．

　悪性関節リウマチの患者数は4千人と推定される．悪性関節リウマチと診断される年齢のピークは60歳代で，男女比は1：2である．

〈薬物治療〉

　ステロイド薬，抗リウマチ薬が用いられ，血漿交換療法，ステロイドパルス療法や抗癌剤であるシクロホスファミドパルス療法を実施することもある．

〈転　帰〉
　軽快 21%，不変 26%，悪化 31%，死亡 14%，不明・その他 8%と報告されている．死因は，呼吸不全が最も多く，次いで感染症の合併，心不全，腎不全などがあげられる[2]．

悪性関節リウマチの改訂診断基準（厚生労働省研究班，1989）

■臨床症状
1　多発性神経炎
2　皮膚潰瘍または梗塞または指趾壊疽
3　皮下結節
4　上強膜炎または虹彩炎
5　滲出性胸膜炎または心嚢炎
6　心筋炎
7　間質性肺炎または肺線維症
8　臓器梗塞
9　リウマトイド因子高値
　2回以上の検査で，RAHA ないし RAPA テスト 2,560 倍以上の高値を示すこと
10　血清低補体価または血中免疫複合体陽性

■組織所見
　皮膚，筋，神経，その他の臓器の生検により小ないし中動脈壊死性血管炎，肉芽腫性血管炎ないし閉塞性血管炎を認めること．

※判定基準：臨床症状 3 項目をみたすもの，
　　　　　または臨床症状 1 項目以上と組織所見の項目があるもの．

4　リウマチ熱

　リウマチ熱は，咽頭炎や扁桃腺炎など喉の炎症や，猩紅熱などレンサ球菌による感染が原因で発生する．リウマチ熱の発症初期の症状は関節炎であるが，リウマチ熱と関節リウマチとは別の病気である．リウマチ熱では，心臓弁膜の障害や，ほかの心臓疾患が発生し，長い年数をかけて心臓弁膜症が進行する．初発年齢は 8〜12 歳が全体の約 2/3 を占める．3 歳以下ではレンサ球菌の感染があってもリウマチ熱になることは少なく，また成人の初発例も非常に少ない．レンサ球菌感染が多い晩秋から早春が，リウマチ熱の好発時期である．

　典型的なリウマチ熱は，突発的な発熱と関節痛ではじまる．小児では腹痛ではじまることがある．レンサ球菌感染からリウマチ熱が発症するまでは，約 2 週間の無症状期がある．

〈特徴的な臨床症状〉
　・多発性・移動性関節炎
　・心内膜炎，心筋炎，心膜炎
　・輪状紅斑
　・皮下小結節
　・神経症状

　多発性・移動性関節炎は，疼痛を伴うが，無治療でも3週間以内でほとんど治り，障害を残さない．初期の1～2週間は発熱を伴って，急性に発症した関節リウマチと鑑別不能なことがあるが，リウマチ熱では，2週間をすぎると，一般に軽快する．
　心内膜炎，心筋炎，心膜炎などが生じると，動悸，呼吸困難，易疲労性などの症状や，強い心不全症状を呈することがある．リウマチ熱によって最もおかされやすいのは弁膜で，僧帽弁＞僧帽弁と大動脈弁＞大動脈弁の順に多い．リウマチ熱患者の1/3は心臓弁膜症を残すといわれ，とくに女性に多くみられる．
　このほか胴体や四肢の屈側に出現する一過性かつ移動性のピンク色の紅斑や肘，手，足などの四肢伸側の骨隆起部によくできる皮下結節が現れることがある．
　中枢神経病変として，手足や顔に不随運動（舞踏病）が生じることがある．

〈治　療〉
　レンサ球菌感染後5日以内に抗菌薬（ペニシリンなど）を投与すると，リウマチ熱は発症しない．また治癒するまでは，無理をせず療養することが勧められている．

5　ビスホスホネート系薬物関連顎骨壊死（BRONJ）

　ビスホスホネート系薬物は，骨粗鬆症，変形性骨炎（骨ページェット病），腫瘍の骨転移，多発性骨髄腫，骨形成不全症，そのほか骨の脆弱症を特徴とする疾患の予防と治療に用いられる．
　ビスホスホネート系薬物関連顎骨壊死は，ビスホスホネート系薬物を注射，あるいは内服している患者に発生する顎骨壊死あるいは顎骨髄炎であり，最も問題となる副作用である．ビスホスホネート系薬物関連顎骨壊死の発生機序は明らかではないが，次のことが考えられている．
　・ビスホスホネート系薬物の投与により骨代謝回転が過度に抑制され，顎骨において微小骨折が蓄積し，また血管新生も抑えられて，骨細胞の壊死，アポトーシスに至る．
　・ビスホスホネート系薬物の抗血管新生作用が，顎骨壊死の病態に関与している．
　ビスホスホネート系薬物関連顎骨壊死の報告は，2003年，ビスホスホネートの静脈注射を行っている患者に，骨壊死のリスクが増大すると報告されたのが最初であ

る[3]．その後，多くの報告がなされ，2005年，アメリカ食品医薬品局（FDA）は，すべてのビスホスホネート系薬物の合併症について警告を発表した．2006年，厚生労働省医薬食品局安全対策課も添付文書改訂を指示し，2008年には，「重要な基本的注意」・「重要な副作用」に本疾患が記載された．日本においても日本口腔外科学会，製薬会社によってビスホスホネート系薬物関連顎骨壊死の調査が行われ，近年，患者の急増が示されている[4]．

　骨粗鬆症領域において，ビスホスホネート系薬物は長期の大規模臨床試験によりその有用性が検証され，国内外のガイドラインにて骨粗鬆症治療薬の第一選択薬となっている．近年，日本国内では，骨折予防などの目的で，関連各科より同薬が大量に投与されている．それに伴い近い将来，この疾患の爆発的増大が懸念されている．

　ビスホスホネート系薬物関連顎骨壊死は，歯科処置のなかでも，観血的処置に関連して生じる場合が多い．すなわち抜歯，歯周外科処置，インプラント埋入手術，歯根尖切除術などに関連して発症したとの報告が多い．

　以下にあげるリスク因子のある患者に観血的処置を行うとき，ビスホスホネート系薬物関連顎骨壊死が発症する危険性が高まる．

〈薬物に関連する因子〉
　・ゾレドロン酸＞パミドロン酸の順で発生しやすい．
　・長期間投与を受けている患者で発生しやすい．

〈局所的因子〉
　・上顎と比較して下顎に多く，下顎では下顎隆起ならびに顎舌骨筋線，上顎では口蓋隆起に発生しやすい．
　・抜歯，歯科インプラントの埋入，根尖外科手術，骨への侵襲を伴う歯周外科処置が多い．
　・口腔内の不衛生
　・局所への放射線治療など．

〈全身的因子〉
　・癌の化学療法，ホルモン療法，ステロイド薬の投与
　・糖尿病
　・アルコール摂取，喫煙，高齢者など．

　注射用ビスホスホネート系薬物と比較して，経口ビスホスホネート系薬物服用の患者は，抜歯に関連したビスホスホネート系薬物関連顎骨壊死の発生リスクが低いとされているが，経口ビスホスホネート系薬物による治療期間が3年を超えると上昇する．ただしステロイド薬を長期併用している場合には，経口ビスホスホネート系薬物による治療期間が3年未満でも，ビスホスホネート系薬物関連顎骨壊死発生のリスクは上昇すると考えられる．

　抜歯などの侵襲的な歯科処置を行ったあと，顎骨壊死が生じるまでの期間は7か月

侵襲的な歯科処置での経口ビスホスホネート系薬物投与についての提言 (アメリカ口腔外科学会)
1 経口ビスホスホネート系薬物投与期間が3年未満で，ステロイド薬を併用している場合，あるいは経口ビスホスホネート系薬物投与期間が3年以上の場合，患者の全身状態から経口ビスホスホネート系薬物の投与を中止しても差し支えないのであれば，歯科処置前，少なくとも3か月間は経口ビスホスホネート系薬物の投与を中止し，処置部位の治癒傾向を認めるまでは，経口ビスホスホネート系薬物を再開すべきではない．
2 経口ビスホスホネート系薬物の投与期間が3年未満で，ほかに危険因子がない場合，予定された侵襲的な歯科処置の延期・中止や，経口ビスホスホネート系薬物の投与を中止する必要はない．
3 経口ビスホスホネート系薬物の投与期間が3年未満で，ほかに危険因子（ステロイド薬以外）がある場合，1に準じて対処することが望ましい． また注射用ビスホスホネート系薬物を使用中の患者への侵襲的歯科治療については，直接骨損傷を伴う抜歯などの侵襲的歯科処置はさけ，できれば非外科的な歯科治療が推奨される．
4 回復不能な歯は，歯冠の削除（削合）と残存歯根の歯内処置により治療する．
5 強力な注射用ビスホスホネート系薬物（ゾレドロン酸，パミドロン酸）を頻回な投与スケジュール（年4～12回）で使用している癌患者には，歯科インプラント治療は行うべきではない．
6 糖尿病やステロイド薬の使用などの危険因子がある場合には，観察を十分に行い，抗菌薬や口内洗浄剤の使用を考慮する．

(American Dental Association Council on Scientific Affairss. Dental management of patients receiving oral bisphosphonate therapy Expert panel recommendations. JADA 137：1144-1150, 2006/Advisory Task Force on Bisphosphonate-Related Osteonecrosis of the Jaws, American Association of Oral and Maxillofacial Surgeons. American Association of Oral and Maxillofacial Surgeons position paper on bisphosphonate-related osteonecrosis of the jaws. J Oral Maxillofac Surg 65：369-76, 2007 より)

(3～12か月) と報告されており，ビスホスホネート系薬物の投与患者では長期間の観察が必要であり，早期発見と早期対応が重要である．

〈顎骨壊死の早期発見と早期対応のポイント〉

・初期症状を見逃さないこと．
・顎骨壊死，骨髄炎を引き起こすリスク因子に注意する．

　口腔内の状態をチェックするために，年に2回程度の歯科検診を行うことが望ましい．

〈初期症状〉

　局所的には，歯肉腫脹など歯周組織の変化，原因が不明な歯肉の感染，治癒傾向が認められない口腔粘膜潰瘍，膿瘍または瘻孔形成，義歯性潰瘍，周囲軟組織の炎症を伴った骨露出，歯の動揺，歯肉の修復機能低下，顎骨の知覚異常などがあり，全身的には倦怠感，発熱などが認められる．これらの症状は一般的な歯性感染症においても観察されるが，本病態の場合には，口腔内における骨露出が特徴的で，治療に対して

抵抗性であり，まったく治癒傾向が認められないことが多い．

〈治　療〉

　現在のところ，ビスホスホネート系薬物関連顎骨壊死に対して同薬物投与をさける以外に有効な予防法はない．またいったん発症すると，症状は進行性で，きわめて難治である．

　本病態に対して，十分なエビデンスが得られている治療法はなく，経験に基づいた治療がなされているのが現状である．治療の原則は，保存的なアプローチであり，①長期間の抗菌薬投与，②ビスホスホネート系薬物の中止，③デブリードマンであるが，治癒はきわめて困難である．顎骨壊死が認められた場合（疑われる場合）は，処方医に連絡し，ビスホスホネート系薬物の継続に関して検討する必要がある．

　ビスホスホネート系薬物の投与患者に抜歯の必要があるときは，処方医に相談し，顎骨の状態，原疾患の状態を併せて考え，薬物の一時中止，または継続下に行うかを慎重に決定する．

現在国内で販売されているビスホスホネート系薬物

	一般名	商品名	適応症
注射剤	パミドロン酸二ナトリウム水和物	アレディア	悪性腫瘍による高カリウム血症 乳癌の溶骨性骨転移
注射剤	アレンドロン酸ナトリウム水和物	テイロック	悪性腫瘍による高カリウム血症
注射剤	ゾレドロン酸水和物	ゾメタ	悪性腫瘍による高カリウム血症 多発性骨髄腫による骨病変および固形癌による骨病変
経口剤	エチドロン酸二ナトリウム	ダイドロネル	骨粗鬆症，骨ベーチェット病 脊髄損傷後，股関節形成術後
経口剤	アレンドロン酸ナトリウム水和物	フォサマック ボナロン	骨粗鬆症
経口剤	リセドロン酸ナトリウム水和物	アクトネル ベネット	骨粗鬆症

顎骨壊死と顎骨髄炎に関する副作用報告
（薬事法第77条の4の2の規定に基づく報告）

年　度	副作用名	医薬品名	件　数
平成18年度	顎骨壊死	パミドロン酸二ナトリウム	13
		ゾレドロン酸水和物	8
		インカドロン酸二ナトリウム	3
		アレンドロン酸ナトリウム水和物	2
		その他	2
		合計	28
	顎骨髄炎	ゾレドロン酸水和物	5
		アレンドロン酸ナトリウム水和物	4
		リセドロン酸ナトリウム水和物	3
		その他	5
		合計	17
平成19年度	顎骨壊死	ゾレドロン酸水和物	42
		アレンドロン酸ナトリウム水和物	38
		パミドロン酸二ナトリウム	31
		リセドロン酸ナトリウム水和物	11
		エチドロン酸二ナトリウム	3
		インカドロン酸二ナトリウム	2
		その他	5
		合計	132
	顎骨髄炎	アレンドロン酸ナトリウム水和物	41
		ゾレドロン酸水和物	20
		リセドロン酸ナトリウム水和物	12
		パミドロン酸二ナトリウム	8
		メトトレキサート	3
		その他	4
		合計	88

（日本医薬情報センター発行：重篤副作用疾患別対応マニュアル第3集, ビスホスホネート系薬剤による顎骨壊死（平成21年5月））

ビスホスホネート系薬物関連顎骨壊死（BRONJ）の病期と治療方針

BRONJの病期		治療方針
潜在的リスクを有する患者	顎骨の露出，壊死を認めないが，経口または経静脈的にビスホスホネート系薬物の投与を受けている患者	・治療の必要はない． ・顎骨壊死発生に関する患者教育（顎骨壊死を発生する可能性があること，ならびに顎骨壊死の徴候，症状）と歯科検診・歯科予防処置
ステージ1	無症状で感染を伴わない骨露出，骨壊死	・含嗽（含嗽剤の使用が望ましい）． ・外科的治療の適応にはならない． ・年4回程度の歯科検診・経過観察． ・患者教育とビスホスホネート系薬物投与の適応についての再評価．
ステージ2	感染を伴う骨露出，骨壊死．疼痛，発赤を伴い，排膿がある場合とない場合がある．	・広域抗菌薬（βラクタム剤が第一選択で，ペニシリン系薬物にアレルギーの既往がある患者には，クリンダマイシン，ニューキノロン剤の投与）の投与と含嗽（含嗽剤の使用が望ましい）を推奨する． ・鎮痛 ・軟組織への刺激を軽減させるための表層組織に限局したデブリードマン
ステージ3	疼痛，感染を伴う骨露出，骨壊死で，次のいずれかを伴うもの． ・病的骨折，外歯瘻，下顎下縁にいたる骨吸収と破壊	・含嗽（含嗽剤の使用が望ましい） ・抗菌薬の投与と鎮痛 ・感染ならびに疼痛を長期的に軽減させるためのデブリードマンまたは区域切除

(Advisory Task Force on Bisphosphonate-Related Ostenonecrosis of the Jaws, American Association of Oral and Maxillofacial Surgeons. American Association of Oral and Maxillofacial Surgeons position paper on bisphosphonate-related osteonecrosis of the jaws. J Oral Maxillofac Surg 65：369-76, 2007 より)

参考文献

1) 越智隆弘，山本一彦，龍 順之助 編：関節リウマチの診療マニュアル（改訂版）診断のマニュアルとEBMに基づく治療ガイドライン．財団法人日本リウマチ財団，2004
2) 厚生労働省難治性疾患克服研究事業：難治性血管炎に関する調査研究
3) Ruggiero SL, Mehrotra B, Rosenberg TJ, et al.：Osteonecrosis of the jaws associated with the use of bisphosphonates：a review of 63 cases. J Oral Maxillofac Surg 62：527-34, 2004
4) 日本口腔外科学会 監修：ビスホスホネート系薬剤と顎骨壊死～理解を深めていただくために～

8 腎疾患

腎不全患者への対応

> 1　腎不全の症状，治療内容，投薬内容を確認する．
> 2　合併症，腎機能，貧血の有無について，主治医から情報提供を得る．
> 3　継続した血圧測定を行いながら歯科治療を行う．
> 4　透析日を確認する．
> 5　血液透析患者の観血的処置では，確実な止血確認を行う．
> 6　抗菌薬，鎮痛薬を投与するときは，腎機能を障害しない薬物を選択する．
> 7　ステロイド薬，免疫抑制剤を処方されている患者では，主治医と協議のうえで抗菌薬の投与を行う．
> 8　血液透析患者への歯科治療では，シャントを保護する．

腎臓は，①尿の生成によって体液・電解質の恒常性を維持する，②老廃物を排泄する，③血圧を調節する，④造血ホルモン（エリスロポエチン）を分泌する，⑤骨生成に必要な活性型ビタミンDをつくるなど，生命維持に不可欠な機能を担う．慢性的な腎機能不全は，高血圧，心機能の低下，貧血など，さまざまな症状を示す．

慢性腎臓病
→p.333

現在，慢性的な腎機能障害を示す患者は約1,330万人にのぼり，29万人が慢性腎不全により血液透析を受けている[1]．腎不全患者に対する歯科治療では，腎機能を悪化させないための配慮，糖尿病や動脈硬化などの基礎疾患に対する対応，血液透析に伴う易出血性，易感染性，薬物排泄障害などへの対応が必要である．

1　腎不全の症状，治療内容，投薬内容を確認する

腎不全患者が歯科を受診したときは，処方された薬物により腎不全に合併する疾患の有無を予測することができる．

腎不全症状は，腎機能が正常の30%以下になってはじめて現れる．腎不全と診断されたときは，すでに腎不全に伴う高血圧，心機能の低下，貧血などさまざまな症状が進行している．腎不全がさらに進行し，透析や腎臓移植による治療が行われるようになると，歯科治療にもさまざまな制約が生じる．

2 | 合併症，腎機能，貧血の有無について，主治医から情報提供を得る

腎不全の状態，治療内容，合併症などについての情報は，とくに疼痛を伴う歯科処置や観血的処置を行うときの患者管理に欠かすことができない．

慢性腎不全は，非可逆性の進行性の疾患である．腎不全患者に対する治療は，腎不全の程度によって，腎不全の原因となる高血圧や糖尿病などに対する薬物治療，食事療法，貧血に対する治療，透析療法，腎移植などが選択される．腎不全の状態，治療内容，合併症などについての情報は，とくに疼痛を伴う歯科処置や観血的処置を行うときの患者管理に欠かすことができない．

腎不全の進行と治療
→p.324

3 | 継続した血圧測定を行いながら歯科治療を行う

血圧変動が生じたときは，その原因となった処置を中断して経過を観察する．笑気吸入鎮静法や静脈内鎮静法は，精神的ストレスによる血圧変動を予防するために有用である．

透析の重要な目的の1つが過剰な体液の除去であり，透析直後は比較的脱水の状態にある．また精神的緊張や疼痛によって血圧低下が生じる可能性があることから，透析直後の歯科治療はできるだけさけるべきである．

腎疾患患者は腎性高血圧を呈している場合が多い．また腎疾患の原因の1つに高血圧や虚血性心疾患など，心血管系合併症の重要な要因である動脈硬化がある．腎不全患者の歯科治療中，精神的ストレスや疼痛を伴うと，大きな血圧変動を生じることが多い．

透析療法
→p.327

4 | 透析日を確認する

透析直後は出血のリスクが高く，脱水状態による血圧低下などをきたす可能性があることから，抜歯などの外科的処置は，透析日の翌日に行うと安全である．一般の歯科治療であっても，血圧変動に注意し，十分な循環モニターのもとで行う．

通常，血液透析は，1日おきに週3回行われる．血液透析で用いられる体外血液循環では，血液凝固を防ぐためにヘパリンが多く用いられる．使用されるヘパリンは，成人で1時間に500〜1,000単位（0.5〜1

mℓ），1回4〜5時間の透析には4,000〜5,000単位（4〜5 mℓ）使用される．ヘパリンの半減期は60分程度であるが，腎不全患者では代謝・排泄機能の低下によって90〜120分に延長するので，臨床的に問題とならない程度まで血中のヘパリン量が減少するには長時間を要し，出血のリスクが高い．

定期的に人工透析を行い，状態が安定している患者では，①出血しやすい，②感染を起こしやすい，③傷の治りが悪い，および④薬物排泄障害に注意することで，通常の歯科治療を行うことは可能である．

5 血液透析患者の観血的処置では，確実な止血確認を行う

抜歯創部は縫合し，ガーゼによる圧迫，あるいは止血シーネを用いることで，ほとんどの場合，止血が可能である．確実な止血を確認したあとで患者を帰宅させる．帰宅後，出血したときは，ただちに連絡するように指示する．

血液透析に用いられるヘパリンの抗凝固作用は，透析の翌日には消失している．しかし腎不全末期に，血小板機能を阻害するさまざまな代謝産物の蓄積があると，出血傾向が現れる．歯肉出血はまれではなく，鼻出血，消化管出血はしばしば救急医療の対象となる．

血液透析を受けている患者は，透析治療を行うために人工的に作成した動静脈瘻（内シャント）の閉塞を防止する目的や，狭心症，脳血栓症，末梢循環不全などの治療のためにワルファリン，アスピリン，パナルジン®，アンプラーグ®などの抗血栓薬を処方されていることが多い．これらの薬物の作用によっても出血傾向がみられる．

観血的歯科治療を行うとき，血栓性合併症の予防のための抗凝固薬や抗血小板薬は，効果が治療域にコントロールされているときには，中断することなく歯科治療を行うことが推奨されている[2,3]．しかし観血的歯科治療前の凝固機能の評価が必須であり，主治医と協議のうえで治療を行う．

6 抗菌薬，鎮痛薬を投与するときは，腎機能を障害しない薬物を選択する

抗菌薬，鎮痛薬のなかには，程度の違いはあるが，腎毒性を有するものがあり，腎不全患者，透析患者への投与には十分注意する．歯科治療前には，主治医とのあいだで感染予防，鎮痛薬の使用について十分に相

抗菌薬・鎮痛薬と腎毒性
→p.341

談し，主治医から抗菌薬，鎮痛薬などを処方してもらうこともある．

　透析患者の死因では，感染症が2位となっており，近年，感染症による死亡の割合が増加している．原因として，高齢化や糖尿病患者の増加に加え，腎不全による免疫力低下，さらに低栄養や腎性貧血などが関係する．また血液透析そのものに起因するT細胞機能の抑制，抗体産生能の抑制，活性酸素の増大なども免疫異常の原因となっている．

　腎不全患者，透析患者に観血的歯科処置を行う場合には，抗菌薬の予防投与などにより感染症を防ぐ必要がある．一方，腎不全による排泄の低下により薬物が体内に蓄積し，重い副作用や中毒症状の原因となる．また，直接的な腎毒性をもつ薬物も存在する．一般的に，腎機能を評価して抗菌薬の減量，もしくは使用間隔の延長をはかり，場合によっては使用を控える．また透析療法においては，投与された薬物が透析により除去されるかどうか考慮する必要がある．

7　ステロイド薬，免疫抑制剤を処方されている患者では，主治医と協議のうえで抗菌薬の投与を行う

　慢性糸球体腎炎やネフローゼ症候群患者では，ステロイド薬を長期連用していることが多く，副腎不全を起こしている可能性がある．ストレスの強い歯科治療では，術前に主治医と相談して，ステロイド薬の増量投与が必要な場合がある．

慢性糸球体腎炎
→p.337

ネフローゼ症候群
→p.338

　ネフローゼ症候群患者は易感染性であり，免疫抑制剤が用いられていることが多く，いっそう感染に対する抵抗力が減弱している．外科的処置を行うときは，無菌的操作で行い，十分な抗菌薬の使用によって感染を防ぐ必要がある．

8　血液透析患者への歯科治療では，シャントを保護する

　血液透析では，体外で透析膜を介して血液を浄化するため，腕の橈骨動脈と橈側皮静脈の間で内シャントが造設されている．シャントが詰まると，血液流量が不足し，血液透析ができなくなる．そこで日常生活上，次のような注意が必要である．

血液透析
→p.328

・シャントの腕に重いものをぶら下げない．
・シャントの腕で腕枕をしない．
・シャントの腕には，できるだけ腕時計をしない．
・シャントの腕で血圧の測定をしない．

歯科治療においても，次に示すような，シャントを守るための十分な注意が必要である．
- チェアーに座るとき，シャント部分がアームレストと体の間に挟まれないように，手を体の上に置く．
- 血圧はシャントのない手で測る．
- 点滴はシャントのない腕で行う．
- 治療の前後でシャントの部分に聴診器を当てるか，触れることで，ザーザーいう血液の流れ（スリル）を聴取，あるいは感じて，シャントが閉塞していないことを確認する．

万一，スリルが十分に確認できないときは，血栓を除去，あるいはシャントをつくり替えなければならないため，透析施設，主治医に連絡をとり，指示を受ける．

腎不全

　腎不全とは，1つの病気ではなく，腎臓が本来の機能をはたせなくなった状態を示し，臨床的には「血中の尿素窒素やクレアチニンが持続的に上昇する状態」と定義される．数時間から数日の経過で腎機能が可逆性に低下した状態を急性腎不全といい，数か月から数十年かけて形成されるネフロンの喪失により腎機能が非可逆性に低下した状態を慢性腎不全という．

　急性腎不全：急激な腎機能の低下をきたす症候群で，1日400 cc以下の尿量しかない乏尿が数日間つづいたときに診断される．急性腎不全の原因には，次の3つがある．
- 脱水や心不全による全身的な循環不全による糸球体濾過率の低下
  →腎前性急性腎不全
- 急性尿細管壊死や急性間質性腎炎などの腎実質病変
  →腎性急性腎不全
- 腎臓結石，尿路結石，悪性腫瘍などによる尿路閉塞や，外部からの圧迫
  →腎後性急性腎不全

　急性腎不全のほとんどは乏尿または無尿を伴うが，乏尿を伴わず腎機能障害が進行する非乏尿性急性腎不全もある．急性腎不全は，10日前後の乏尿期と利尿期を経て，通常3～4週間で回復期に至ることが多い．

　慢性腎不全：慢性腎不全は，慢性糸球体腎炎や糖尿病性腎症，間質性腎炎，高血圧など，さまざまな原因によって徐々に腎機能が低下する病態である．進行することはあっても，回復することはほとんどない．

　1998年までは慢性糸球体腎炎が第1位，糖尿病性腎症が第2位であった．しかし1999年からは順位が入れ替わり，2010年には糖尿病性腎症が最も多く43.5％，次いで慢性糸球体腎炎が21.2％となっている．第3位は透析導入患者の高齢化を反映して腎硬化症の11.6％で，腎硬化症の割合は年々増加している[4]．

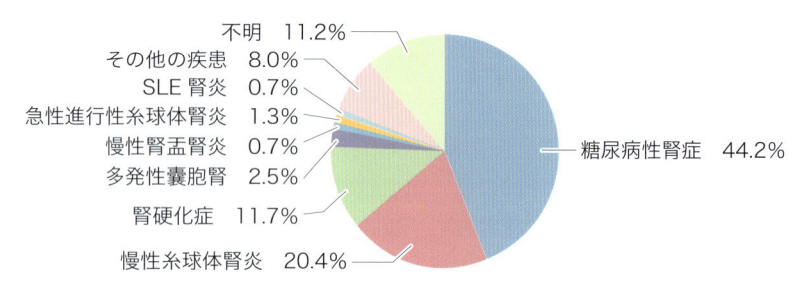

● **透析導入患者の主要原疾患（2011）** ●

糖尿病性腎症　44.2%
慢性糸球体腎炎　20.4%
腎硬化症　11.7%
不明　11.2%
その他の疾患　8.0%
多発性囊胞腎　2.5%
急性進行性糸球体腎炎　1.3%
慢性腎盂腎炎　0.7%
SLE 腎炎　0.7%

（日本透析医学会 統計調査委員会：Ⅰ．2011 年末の慢性透析患者に関する基礎集計，図説 わが国の慢性透析療法の現況（2011 年 12 月 31 日現在）データより作図）

腎不全の進行と治療			
腎機能(目安)	症　状	検査所見	必要な処置
90%以上	ほとんどなし	タンパク尿，血尿，高血圧	定期的検査
60〜90%			一度は腎臓専門医受診
30〜60%	むくみ	上記＋ クレアチニン上昇	腎専門医によるフォロー 腎不全進行抑制の治療
15〜30%	上記＋ 易疲労感	上記＋ 貧血，カルシウム低下	透析・移植の知識取得 腎不全合併症の治療
15%未満 (末期腎不全)	上記＋ 吐気，食欲低下，息切れ	上記＋ カリウム/リン上昇，アシドーシス，心不全	透析・移植の準備 10％以下の腎機能では 透析開始・移植施行

（日本腎臓学会，日本透析医学会，日本移植学会，日本臨床腎移植学会：腎不全　治療選択とその実際，2012 年版より）

1　腎 機 能

・尿生成を通じて，体液中の水分，電解質組成，pH を正常に保つ．
・体液から不要な代謝老廃物を排泄する．
・ビタミン D 活性化，エリスロポエチン産生，レニン産生などにかかわる内分泌と代謝調整を行う．

　腎臓の基本単位をネフロンといい，濾過を行う腎小体（糸球体とボウマン囊）と，再吸収を行う尿細管より構成されている．腎動脈から腎臓に流れ込む血液は，糸球体で濾過されて老廃物を含んだ大量の原尿となり，尿細管と集合管で原尿中にある必要な成分（アミノ酸，ブドウ糖，電解質，タンパクなど）が再び血液中に再吸収され，最終的な尿になる．1 日に約 150 l の原尿から約 1.5 l の尿ができる．

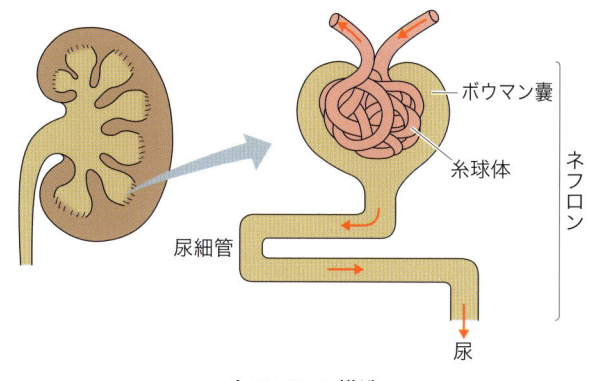

● ネフロンの構造 ●

　糸球体がさまざまな原因によって障害を受けると，次第に硬化して，ついには血流が停止し，糸球体につながる尿細管は線維化する．いったん糸球体の構造が破壊されると，糸球体が回復することはなく，血液を濾過できなくなる．

　糸球体は，腎臓1個あたり約100万個存在する．ある程度の糸球体が機能しなくても，残りの糸球体がカバーするため，全体としての腎臓の働きは維持される．たとえば腎臓癌や生体腎移植などの目的で2個ある腎臓の片方を摘出しても腎機能はほとんど低下しない．逆に腎機能が正常の半分くらいしかない場合には，働いているネフロンの数は，すでに約1/6程度に減少していることになる．

　慢性腎不全では，糸球体の濾過圧が上昇し，糸球体が減少しても，糸球体濾過量（腎機能）は保たれる．しかし糸球体内の血圧が上昇している（糸球体内高血圧）ため，糸球体毛細血管の動脈硬化が進行し，糸球体が破壊されるスピードは速まり，腎不全が進行する．

　末期腎不全の段階では，老廃物が蓄積されて尿毒症状が起こり，透析によって腎機能を代替するか腎移植を行わないと，生命維持ができない．

2　腎不全の症状

　腎不全の初期には，血清尿素窒素やクレアチニンが上昇するだけで，自覚症状は現れない．しかし腎機能の低下に伴い，さまざまな症状が現れる．

　腎機能が30％以下になると水・電解質代謝，酸塩基平衡の調節にも障

害を生じる．腎機能が正常の10％以下の末期腎不全になると，尿毒症や高カリウム血症，心不全などの重大な症状が現れる．

尿量は，初期には異常ないが，次の病期には尿濃縮力が低下して多尿（1日 2,000 m*l* 以上），夜間尿が現れる．さらに進行すると，尿量が減少して乏尿（1日 500 m*l* 以下），無尿（1日 100 m*l* 以下）となる．

糸球体は，血液を濾過する際に，血液などの体液を尿へ排泄しないようにフィルターとして働いている．腎不全では，この機能が破綻して血尿やタンパク尿が現れる．

尿毒症状が現れると，初期には疲労感などの症状が現れ，腎不全の進行に伴って尿毒素の蓄積が進むと，食欲不振，吐き気などの消化器症状，頭痛，注意力散漫などの神経系の症状が現れる．さらに進行すると，痙攣や意識障害を起こす．

尿量が減少し，循環血液量が増加すると，体重の増加，むくみが生じる．心臓が肥大して，動悸，息切れ，咳，痰，胸痛，起坐呼吸などの心不全症状が生じる．

腎臓が障害されると，レニン・アンギオテンシン系の亢進による血管収縮，過剰な水分の体内貯留，交感神経の活性化など，多くの因子によって血圧が上昇する．

(1) 腎臓からの電解質の排泄障害

ナトリウムの排泄低下：むくみ，口渇，血圧の上昇

カリウムの排泄低下：手指のしびれ，だるさ，胸苦しさ

リンの排泄低下：関節の痛み，かゆみ

マグネシウムの排泄低下：悪心，嘔吐

とくに血中のカリウムの排泄低下は，高カリウム血症を起こし，不整脈，心停止を起こす可能性がある．酸の排泄能力の低下は，代謝性アシドーシスをきたす．

腎臓から分泌される造血ホルモンであるエリスロポエチンが不足すると，造血機能が低下し，貧血（腎性貧血）を生じる．さらに尿毒素による赤血球の破壊，出血，食欲不振なども貧血に拍車をかける．

ビタミンDの活性化が阻害され，腸からのカルシウムの吸収が妨げられると，血中カルシウム濃度が低下する．その結果，骨からカルシウムが放出され，骨がもろくなり，骨折を起こしやすくなる．

3　腎不全の治療

腎不全の治療には，保存療法，透析療法，腎移植の3つがある．

(1) 保存療法

現在の医療では，慢性腎不全は非可逆性で，そのほとんどが末期腎不全に進行する．このため腎不全に対する治療は，透析や腎移植の時期をできるだけ遅らせ，合併症を防ぐことを目的に行われる．具体的には，腎不全の原因となった疾患の治療，腎不全に伴う症状に対する治療とともに，高血圧，糖尿病などの生活習慣病や，肥満，高コレステロール血症などのメタボリックシンドロームなどに対して生活指導による是正，食事療法が基本になる．

高血圧は，腎不全進行の最も重要な増悪因子であるとともに，さまざまな合併症の原因ともなる．高血圧に対する治療は，慢性腎不全の薬物療法のなかで最も重要である．アンギオテンシン変換酵素（ACE）阻害薬と，アンギオテンシンⅡ受容体拮抗薬（ARB）は，降圧作用と腎保護作用にすぐれる．

腎不全による貧血では，一般にはヘマトクリット値が30％以下（基準値：40〜45％）に低下した場合，ヒトのエリスロポエチン遺伝子を導入した細胞を用いてつくられるエリスロポエチンと鉄剤が投与される．

ビタミンDの活性化の阻害に対しては，活性型ビタミンD_3製剤が投与される．このほか，むくみに対しては利尿剤が，尿毒症に対しては毒素を吸着するための経口吸着炭薬が，リンの排泄低下による高リン血症から生じる副甲状腺ホルモンの過剰分泌（副甲状腺機能亢進症）の予防のためにはリン吸着薬が，重篤な不整脈，突然死の原因となる高カリウム血症に対してはカリウム吸着薬などが用いられる．

(2) 透析療法

血液の「老廃物除去」「電解質維持」「水分量維持」を腎臓に代わって行う人工的な方法が，透析である．透析療法の適応は，年齢や社会的環境によって若干異なるが，血清クレアチニン値が8 mg/dl 以上，腎機能が10％未満になったときが目安となる．

透析療法には，体外で透析器（ダイアライザー）を通して血液を浄化する血液透析と，腹膜を透析膜として用いて血液を浄化する腹膜透析の2つがある．日本では血液透析が主流で，腹膜透析の普及率は5％未満と低い．近年，残存腎機能のある透析初期には，腹膜透析で透析を導入し

> メタボリックシンドローム
> →p.162

腎不全の治療選択

治療方法	具体例
原疾患の治療	糖尿病のコントロール，腎炎の治療など
生活指導	適切な運動，禁煙 鎮痛薬，造影剤など腎毒性物質の制限，禁止 定期的な外来受診，服薬
食事療法	低塩分食，低タンパク食
薬物療法	高血圧の治療 タンパク尿を減らす治療（ACE阻害薬，アンジオテンシン受容体拮抗薬） 尿毒素を除去する療法（活性炭など）
腎不全による症状に対する治療	貧血の治療（エリスロポエチン投与） 骨病変の治療（ビタミンD投与など） 高カリウム血症の治療（陽イオン交換樹脂） 酸血症（アシドーシス）の治療（重曹など）

（日本腎臓学会，日本透析医学会，日本移植学会，日本臨床腎移植学会：腎不全　治療選択とその実際，2012年版より）

腹膜透析ファースト
→p.336

ようという腹膜透析ファーストという考え方をもとに，透析方法を選択することが増えつつある．

血液透析：体外で透析膜を介して血液を浄化するため，短時間にたくさんの血液を採取（脱血・返血）するための血液の取り出し口（ブラッドアクセス）が必要である．一般に腕の橈骨動脈と橈側皮静脈の間で直接吻合して，動脈血を静脈に還流させる動静脈瘻（内シャント）を造設する．内シャントに穿刺し，動脈側血液回路からポンプを用いて1分間に150～200 mLの血液を透析器に循環させ，老廃物や不要な水分，塩分などを除去したあと，静脈側血液回路を介して再び内シャントから体に戻す．血液透析は，週2～3回，1回3～5時間かけて行われる．

血液透析の合併症には，不均衡症候群，血圧低下，筋攣縮，不整脈などがある．不均衡症候群は透析導入期に多い合併症で，透析によって生じる脳脊髄液と血液のあいだの浸透圧の不均衡によって脳浮腫，脳圧亢進が生じ，頭痛，吐気・嘔吐などの症状が現れる．水分を除去した透析後には血圧低下が生じ，とくに高齢，糖尿病，低栄養，貧血，心機能障害患者で血圧低下をきたしやすい．

透析中，急激な水分除去によって筋肉の痙攣が起こることがある．透析による循環血液量の減少や電解質の変化によって不整脈が発生しやす

くなる．

腹膜透析：腹腔内に埋め込んだ専用のカテーテルをとおして透析液を腹腔内に注入して一定時間腹腔内に貯め，腹膜を透析膜として利用して，血液中の老廃物や不要な水分，塩分などを透析液に移行させ，カテーテルから体外に排出する方法である．腹膜透析液の交換時間は約30分で，通常，1日4回（朝食前，昼食前，夕食前，就寝前）行われる．自動腹膜灌流装置（サイクラー）を使って，就寝中に自動的に透析を行う自動腹膜透析では，就寝中に透析が自動的に行われ，日中は比較的自由にすごすことができる．

腹膜透析の合併症として，バッグ交換時の不潔操作などによるカテーテル出口部や皮下トンネルの感染や腹膜炎，カテーテルの位置異常，大網やフィブリンによるカテーテルの閉塞が生じることがある．

腹膜炎は重要な合併症であり，繰り返す腹膜炎は，腹膜透析の合併症のなかで最も重篤な被嚢性腹膜硬化症の原因となる．被嚢性腹膜硬化症

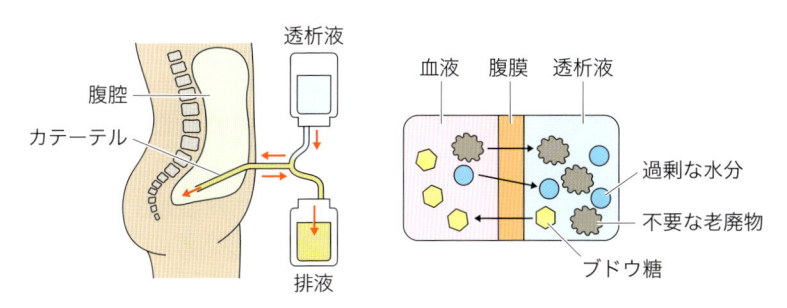

● 腹膜透析 ●

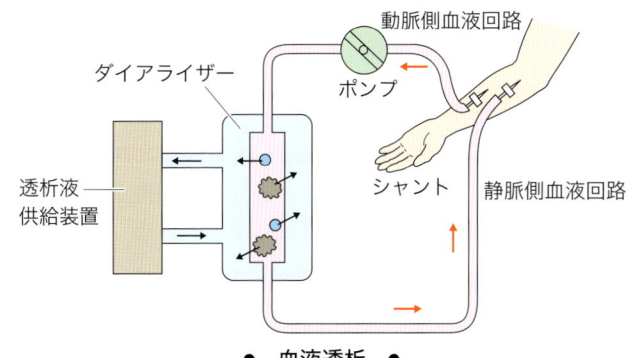

● 血液透析 ●

は，腹膜全体が厚くなり，腸閉塞（イレウス）を起こす，命にかかわる合併症である．腹膜透析期間5〜8年以内での被嚢性腹膜硬化症の発症率は，2.1％と低率である．現時点では，8年以上は腹膜透析をつづけず，血液透析に移行することが勧められている．

4　腎移植

　腎移植は，機能を失った腎臓を提供された健康な腎臓と取り替える治療法である．末期の腎臓病（腎不全）の唯一の根本的治療法といえるもので，免疫抑制剤を服用する以外は，普通の人と同じように生活できる．

　腎移植は，1954年，アメリカのボストンで一卵性双生児間で行われたものが最初の成功例であるが，その後，拒絶反応によって失敗が相次いだ．60年代に入り，免疫抑制剤が開発されてからは成功率も上昇し，現在では角膜移植に次いで多い臓器移植となっている．

　日本での腎移植は1956年にはじまり，徐々に件数を伸ばし，2009年には，生体腎移植1,123例，心停止下献腎移植175例，脳死下献腎移植14例が行われている．日本の生体腎移植での1年生着率は93.4％以上，5年生着率は81.7％，献腎移植での5年生着率は65.8％であり，世界水準を上回る成績である（1982〜2004年実施症例，日本移植学会）．

　腎移植によって腎機能はほとんど健康な人と同じようになり，全身の状態も安定する．また透析治療から解放され，食事制限もほとんどなくなり，QOLは大きく改善する．生命予後の改善も認められ，女性では，妊娠，出産が可能になる．

　腎移植には，肉親や配偶者からの腎臓提供による生体腎移植と，亡くなった人からの腎臓提供による献腎移植（死体腎移植）とがある．日本での献腎移植の数はきわめて少なく，生体腎移植の比率が高いのが特徴である．

　原則として生体腎移植は血縁者6親等以内，非血縁者では配偶者と姻族3親等以内の人がドナー（腎臓提供者）になることができる．ドナーの血液型はレシピエント（臓器移植者）と同じ血液型が望ましいが，血漿交換などにより拒絶反応のリスクを低くすることで，血液型が同じでなくても腎移植は可能である．

　腎移植の場合には，HLAとよばれる白血球の型が合っているほど移植の成績がよいとされている．献腎移植は臓器移植法のもとで，（社）日

透析療法と腎移植の比較

	血液透析	腹膜透析	腎移植
腎機能	悪いまま（貧血，骨代謝異常，アミロイド沈着，動脈硬化，低栄養などの問題は十分な解決ができない）		かなり正常に近い
必要な薬剤	慢性腎不全の諸問題に対する薬剤（貧血，骨代謝異常，高血圧など）		免疫抑制薬と，その副作用に対する薬剤
生命予後	移植に比べ悪い		すぐれている
心筋梗塞，心不全，脳梗塞の合併	多 い		透析に比べ少ない
生活の質	移植に比べ悪い		すぐれている
生活の制約	多 い（週3回，1回4時間程度の通院治療）	やや多い（透析液交換，装置のセットアップの手間）	ほとんどない
社会復帰率	低 い		高 い
食事，飲水の制限	多い（タンパク，水，塩分，カリウム，リン）	やや多い（水，塩分，リン）	少ない
手術の内容	バスキュラーアクセス（シャント）（小手術，局所麻酔）	腹膜透析カテーテル挿入（中規模手術）	腎移植術（大規模手術，全身麻酔）
通院回数	週に3回	月に1～2回程度	移植後1年以降は月に1回
旅行，出張	制限あり（通院透析施設の確保）	制限あり（透析液，装置の準備）	自 由
スポーツ	自 由	腹圧がかからないように	移植部保護以外自由
妊娠，出産	困難を伴う	困難を伴う	腎機能良好なら可能
感染の注意	必 要	やや必要	重 要
入 浴	透析後はシャワーが望ましい	腹膜カテーテルの保護必要	問題ない
その他のメリット	医学的ケアが常に提供される 最も日本で実績のある治療方法	血液透析に比べて自由度が高い	透析による束縛からの精神的・肉体的解放
その他のデメリット	バスキュラーアクセスの問題（閉塞，感染，出血，穿刺痛，ブラッドアクセス作成困難）除水による血圧低下	腹部症状（腹が張るなど）カテーテル感染，異常腹膜炎の可能性タンパクの透析液への喪失腹膜の透析膜としての寿命がある（10年くらい）	免疫抑制薬の副作用拒絶反応などによる腎機能障害，透析再導入の可能性移植腎喪失への不安

（日本腎臓学会，日本透析医学会，日本移植学会，日本臨床腎移植学会：腎不全 治療選択とその実際，2012年版より）

腎疾患

生体腎移植ガイドライン
I　腎移植希望者（レシピエント）適応基準 　　1　末期腎不全患者であること． 　　　　透析をつづけなければ生命維持が困難であるか，または近い将来に透析に導入する必要に迫られている保存期慢性腎不全である． 　　2　全身感染症がないこと． 　　3　活動性肝炎がないこと． 　　4　悪性腫瘍がないこと． II　腎臓提供者（ドナー）適応基準 　　1　以下の疾患または状態を伴わないこととする． 　　　a　全身性の活動性感染症 　　　b　HIV抗体陽性 　　　c　クロイツフェルト・ヤコブ病 　　　d　悪性腫瘍（原発性脳腫瘍および治癒したと考えられるものを除く） 　　2　以下の疾患または状態が存在する場合は，慎重に適応を決定する． 　　　a　器質的腎疾患の存在 　　　　（疾患の治療上の必要から摘出されたものは移植の対象から除く） 　　　b　70歳以上 　　3　腎機能が良好であること．

（日本移植学会：生体腎移植ガイドラインより）

本臓器移植ネットワークが厳密に管理している．臓器の提供があった場合，登録者の中から，血液型一致などの条件をみたしたうえで，このHLAの型の適合度と，ネットワークに登録してからの長さをポイント化し，ポイントの高い人がレシピエントに選ばれる[6]．

レシピエントに移植されたドナーの腎臓は，免疫学的に完全に一致している一卵性双生児間の移植以外は，レシピエントの免疫力を低下させない限り，すぐに拒絶される．拒絶反応を防ぐため，レシピエントは免疫抑制剤を毎日服用しなければならない．

移植後，3か月をすぎると安定期に入り，免疫抑制剤の使用量は減少し，さらに年月がたつと，より少量ですむようになる．免疫抑制剤は，退院後も量が減ったり種類が変わることはあるが，移植された腎臓が機能している限り飲みつづける必要がある．

免疫抑制剤は免疫反応を抑えるため，感染症にかかる危険がある．とくに肺炎が問題となる．また免疫抑制剤自体の副作用もある．

基礎知識

1 慢性腎臓病

　最近，慢性腎臓病（CKD）という，新しい病気の概念が注目されている．これは2002年，アメリカの腎臓財団によって提唱された．また世界中で人工透析や腎移植を必要とする末期腎不全の患者数が増えている．軽度の腎機能障害やタンパク尿も，メタボリック・シンドロームと同様に，心血管疾患の危険因子であることがわかって

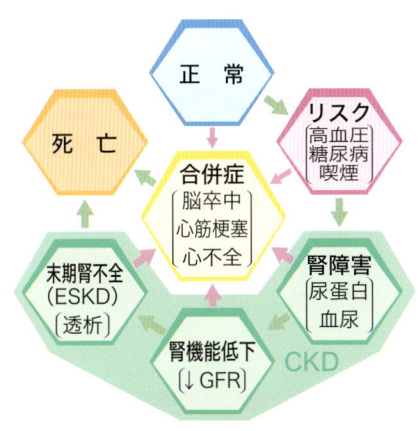

● CKDの発症と進行の概念 ●
（日本腎臓学会 編：CKD診療ガイド 2009より）

慢性腎臓病のハイリスク群
・高齢
・慢性腎臓病の家族歴がある
・過去の検診における尿異常，腎機能異常，腎形態異常
・脂質異常症
・高尿酸血症
・非ステロイド性消炎鎮痛薬などの常用
・急性腎不全の既往
・高血圧
・耐糖能異常や糖尿病
・肥満およびメタボリック・シンドローム
・膠原病
・感染症
・尿路結石

（日本腎臓学会 編：CKD診療ガイド 2009より）

きた．腎不全症状を示さない状態であっても，腎障害を示す所見や腎機能低下が慢性的につづく状態であれば，心血管疾患を併発するリスクが高く，また容易に腎不全に発展することから，より大きな概念として提唱されたのが慢性腎臓病である．日本でも，2006年に「日本慢性腎臓病対策協議会」が設立され，本格的に慢性腎臓病対策に取り組むようになった．

日本の慢性腎臓病患者数は，約1,330万人で，20歳以上の成人の8人に1人にも相当することから，新たな国民病ともいわれる．末期腎不全患者は増加をつづけており，現在，29万人が透析を受け，さらに毎年3.8万人が新たに透析を開始している．

〈診断基準〉

もともとの疾患が何かにかかわらず，次に示す2つの所見のうちのいずれか，また

慢性腎臓病（CKD）のステージと診療計画

ステージ（病期）	重症度の説明	推算GFR値 (ml/分/1.73 m^2)	推計患者数	診療計画
0	ハイリスク群（慢性腎疾患には至っていないが，リスクが増大した状態）	≧90（CKDのリスクファクターを有する状態で）		CKDスクリーニングの実施（アルブミン尿など），CKD危険因子を軽減させる治療
1	腎障害はあるが，GFRは正常，または亢進	≧90	60.5万人	上記に加えて，CKD進展を遅延させる治療，併発疾患の治療，心血管疾患のリスクを軽減する治療
2	腎障害が存在し，GFR軽度低下	60〜89	170.9万人	上記に加えて，腎障害の進行度の評価
3	GFR中等度低下	30〜59	1074.3万人 50〜59　780.9万人 40〜49　236.4万人 30〜39　57.0万人	上記に加えて，腎不全合併症を把握し，治療する（血圧上昇，貧血，二次性副甲状腺機能亢進症など）
4	GFR高度低下	15〜29	19.1万人	上記に加えて，透析または移植の準備
5	腎不全・透析期	<15	4.6万人	もし尿毒症の症状があれば，透析または移植の導入

（日本腎臓学会 編：エビデンスに基づくCKD診療ガイドライン2009，CKD診療ガイド2009より引用，改変）

は両方が3か月以上つづいた場合に，慢性腎臓病とされる．
- 尿検査，血液検査，画像診断などで腎障害が明らかである（とくにタンパク尿が出ている）．
- 糸球体濾過量（GFR）が 60 ml/分/1.73 m² 未満である．

腎機能低下の最も大きな要因は加齢であるが，それ以外にもさまざまなリスクファクターがある．慢性腎臓病は，生活習慣病（高血圧，糖尿病など）やメタボリックシンドロームとの関連が深く，表に示すような疾患をもつ人がハイリスク群に含まれる．慢性腎臓病は，初期には自覚症状がほとんどない．一度悪くなった腎臓が自然に治ることはなく，治療を怠ると，最終的には透析療法や腎移植が必要な末期腎不全へと進行する．

慢性腎臓病は，ステージ分類され，診療計画が立てられる．2012年のガイドライン（CKD診療ガイド 2012）では，慢性腎臓病の重症度を，原因（Cause：C），腎機能（GFR：G），タンパク尿（アルブミン尿：A）による CGA 分類で評価し，ステージ分類では，従来のステージ3（推算 GFR 30〜59 ml/分/1.73m²）を，ステージ G3a（59〜45 ml/分/1.73m²）と G3b（44〜30 ml/分/1.73m²）に分けるように改訂された．

以前は，慢性腎臓病は「軽度腎機能異常」として比較的軽く扱われていたが，放置すると腎不全に進行し，透析を要することから，最近は「慢性腎臓病はしっかりと治療していくべきである」と考えられている．

2 尿毒素

腎不全の進行とともに窒素代謝物などの代謝物質が蓄積する．これらの物質のうち，単独または組み合わされて尿毒症症状を引き起こすと考えられている物質を尿毒素とよぶ．尿毒素は，分子量によって次のように分類される．

小分子量物質：分子量 300 以下；尿素，尿酸，クレアチニンなど．
中分子量物質：分子量 300〜12,000；ポリアミン類，副甲状腺ホルモン，β_2-ミクログロブリンなど．
高分子量物質：分子量 12,000 以上；ミオグロブリンなど．

数多くの物質が尿毒素としてあげられているが，どの尿毒素がどの尿毒症症状を表すのかについては明らかではない．

3　腹膜透析ファースト[5]

　これまでは透析導入前の保存期の患者が透析が必要となった場合，腹膜透析か血液透析のどちらかを選択する，というのが一般的であった．2009年の腹膜透析の導入基準では，残存腎機能の保護の効果をいかすため，腹膜透析から透析の導入を行う腹膜透析ファーストという考え方が取り上げられている．

　残存腎機能とは，患者自身に残っている腎機能のことである．腎不全になり，腎機能が10％以下に低下しても，腎臓は老廃物や水分の調整，ホルモンの働きなど，生体を維持するための機能をわずかながらも継続して保っている．透析導入後の生命予後は，残存腎機能に関連があり，残存腎機能の保持は重要である．

　残存腎機能を残しやすい透析導入期には，残存腎機能に留意した緩徐な透析を行うことが最善と考えられている．腹膜透析ファーストは，残存腎機能のある透析初期には，腹膜透析で透析を導入し，残存腎機能が低下してきた場合には，血液透析との併用や，血液透析への移行を考慮するという考え方である．

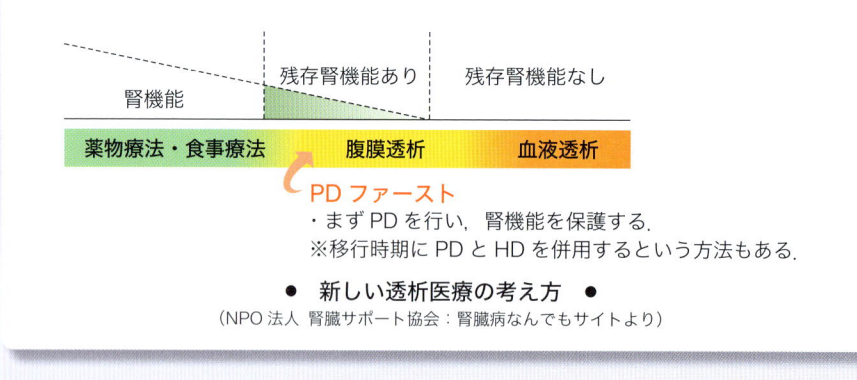

PD ファースト
・まず PD を行い，腎機能を保護する．
※移行時期に PD と HD を併用するという方法もある．

● 新しい透析医療の考え方 ●
（NPO法人　腎臓サポート協会：腎臓病なんでもサイトより）

4　糖尿病性腎症

　糖尿病性腎症は，糖尿病性末梢神経障害および糖尿病網膜症とともに，糖尿病の3大合併症の1つである（p.161，糖尿病の慢性合併症参照）．糖尿病を発病してから血糖値が適切にコントロールされず，高血糖の状態が10年以上つづくと，腎臓の糸球体の毛細血管が硬化して濾過機能が低下してくる．タンパク尿が現れ，やがてネフローゼ症候群となって浮腫をきたし，腎機能が悪化するというのが典型的な経過である．

　糖尿病性腎症は，かなり進行してからでないと自覚症状が現れないため，むくみなどの自覚症状が出現したときは，病態はかなり進行している．

5 慢性糸球体腎炎

　慢性糸球体腎炎とは，腎臓の糸球体に慢性的な炎症が起こっているもの全般をさし，「慢性腎炎症候群」ともよばれる．慢性糸球体腎炎の多くは明らかな症状がなく，職場の健康診断などで偶然に発見されることが多い．タンパク尿もしくは血尿が偶然発見され，少なくとも1年以上にわたり持続する．

　慢性糸球体腎炎の原因疾患としては，原発性糸球体腎炎が最も多く，発生頻度はIgA腎症，非IgA型糸球体腎炎，膜性腎症，巣状糸球体硬化症，膜性増殖性糸球体腎炎の順である．

IgA腎症

　慢性糸球体腎炎の原因のなかで最も頻度の高いのは，腎臓の糸球体に免疫グロブリンのIgAというタンパクが沈着するIgA腎症で，ベルジェ病ともいわれる．慢性糸球体腎炎のうち成人では30％以上，小児でも20％以上を占め，10歳代と40歳代に多い傾向がある．細胞免疫異常が報告されているが，原因は不明である．

膜性腎症

　免疫複合体が糸球体の基底膜に沈着して腎臓の濾過機能を障害する病気である．軽微な血尿と高度のタンパク尿を認め，成人のネフローゼ症候群の25％は膜性腎症といわれている．膜性腎症によるネフローゼ症候群は難治性のことが多く，長期的に腎機能が低下することがある．

巣状糸球体硬化症

　いくつかの糸球体の一部（巣状），また個々の糸球体の一部（分節状）が硬化する病気である．全身の浮腫などの症状が急に現れ，しばしば大量のタンパク尿や高脂血症を伴う．巣状糸球体硬化症では，腎機能がしだいに失われ，一般的に，10年後には透析療法が必要になることが多い．

膜性増殖性糸球体腎炎

　糸球体の基底膜の肥厚と，メサンギウム細胞の増殖を示す糸球体腎炎である．少年期から青年期にかけて多く，緩慢な経過をとり，血尿，タンパク尿，浮腫，高血圧，しばしばネフローゼ症候群を伴う．二次性では，ループス腎炎，B型肝炎，C型肝炎などにみられる．

　慢性糸球体腎炎は，完治できないが，適切な治療をつづけることによって腎機能を維持し，腎不全へ移行するのを食い止めることは可能である．

　治療には，抗血小板薬，抗凝固薬，アンギオテンシンⅡ受容体拮抗薬（ARB），アンギオテンシン変換酵素（ACE）阻害薬，ステロイド薬，免疫抑制剤などが用いられる．

6 腎硬化症

　腎硬化症は，糖尿病性腎症，慢性糸球体腎炎につづき，透析療法を必要とする頻度の高い疾患である．腎硬化症の多くは，長年の高血圧のため腎臓の細動脈の動脈硬化が起こり，血液の流れが悪くなり，徐々に濾過機能が低下する良性疾患である．しかし悪性高血圧に合併する悪性腎硬化症では，急激に悪化する腎障害や心不全，脳血管障害などを呈する．

〈治　療〉

　良性腎硬化症：高血圧の治療が中心となる．『2009年高血圧治療ガイドライン』では，130/80 mmHg 未満の厳格なコントロールが推奨されている．腎機能低下は慢性に進行し，その度合いに応じた腎不全に対する治療を行い，尿毒症を呈した場合には，透析療法が必要となる．

　悪性腎硬化症：血圧コントロールとともに全身管理が必要で，一般に入院安静を必要とする．

7 ネフローゼ症候群

　高度のタンパク尿により低タンパク血症と高度の浮腫をきたす腎疾患群を，ネフローゼ症候群とよぶ．

　アルブミンなどの血中タンパクが尿中に排泄されるため，血中タンパクが減少し，血管内に水を保持する血漿膠質浸透圧が低下して，血管外に水が漏出する．このため全身に浮腫を形成する．浮腫の程度は，下肢を押すと凹む程度の軽いものから，全身性のむくみを示すものまでみられ，呼吸が困難になることもある．ネフローゼから腎不全に移行することも少なくない．

　ネフローゼ症候群は，原発性糸球体疾患，糖尿病性腎症，エリテマトーデス（p.299参照）を原因とするものが多く，成人ネフローゼ症候群では，糸球体疾患によるものが80％を占める．

〈治　療〉

　入院安静を原則とする．食事療法では，浮腫に対して水分と塩分の制限を行う．またタンパク摂取量の制限が推奨される．

　腎臓の機能に異常はないが，タンパク尿と低タンパク血症を呈し，強いむくみが出る微小変化型ネフローゼ症候群は，ステロイド薬により，小児では90％以上，成人では約75％が完全寛解（尿タンパクの消失）するが，約60％には再発が認められる．ほかのネフローゼ症候群は，一般的にはステロイド抵抗性（あまり効かない）である．ネフローゼ状態がつづくと，徐々に腎機能障害が認められるようになる．

薬物や食事療法だけではなかなか改善されない難治性の場合には，血液透析や血漿交換療法，LDL 吸着療法などが行われる．

8 レニン・アンギオテンシン系

　1898 年，ウサギの腎臓から血圧を上げる作用のある物質が抽出され，「レニン」と名づけられた．1956 年，レニンは単独で血圧を上げるのではなく，いくつかの物質の相互作用を起こし，その結果，血圧が上昇することが明らかになった．

　アンギオテンシノーゲンは，おもに肝臓で合成される．腎血流量が減少すると，これが刺激となって腎臓の傍糸球体装置からレニンが分泌される．プロテアーゼであるレニンは血中のアンギオテンシノーゲンをアンギオテンシン I という物質に変換する．さらに血流とともに肺に達したアンギオテンシン I は，肺毛細血管に存在するアンギオテンシン変換酵素（ACE）によってアンギオテンシン II に変換される．このアンギオテンシン II は，強力な血圧上昇作用のある物質であると同時に，副腎皮質にあるアンギオテンシン II 受容体に結合して，アルドステロンというホルモンを放出させる．アルドステロンは，尿細管に作用して，体内にナトリウムの再吸収を促進させることで水分を貯留させるため，血液量を増やし，血圧を上昇させる．一方，血液循環量の増加，血圧上昇は，レニンの分泌を抑制して，この系の働きを低下させる．この系を「レニン・アンギオテンシン系」または「レニン・アンギオテンシン・アルドステロン系」といい，血液量の保持と血圧上昇作用によって血液の循環調節機構を形成している．

　レニン・アンギオテンシン系は，本来，塩分が不足して脱水にならないように調節するシステムであるが，食塩が慢性的に過剰になると，レニン・アンギオテンシン系の調節能が低下し，食塩の蓄積に伴い塩分を排泄することができなくなり，血圧は常に上昇し，それが臓器障害の原因ともなる．

　血圧は，血管抵抗と血液量で決まる．アンギオテンシン II の増加は，血管抵抗と血液量のいずれも増加させることから，高血圧を引き起こす最も大きな要因である．今日，高血圧治療薬として，アンギオテンシン II の生成を抑制する ACE 阻害薬（カプトリル®，コバシル®，レニベース®，ロンゲス®，タナトリル® など）やアンギオテンシン II 受容体拮抗薬（ARB）（ディオバン®，ブロプレス®，ニューロタン®，アバプロ® など）が多く用いられている．

9 腎機能を評価するための重要な指標：クレアチニン値

　筋肉中で産生されるクレアチニンは，筋肉の量が変わらない限り産生量は変化せず，食事の影響もほとんど受けず，尿細管での再吸収もあまり受けない．腎機能が正常であれば，老廃物の1つであるクレアチニンは腎臓で濾過されて，ほとんどが尿中に排出され，血中のクレアチニン濃度はごく少ない値（正常値：0.5～1.2 mg/d*l*）となる．一方，腎機能低下によって糸球体から濾過される血液量（糸球体濾過値：正常では約100 m*l*/分）が低下すると，クレアチニンは尿中に排出されずに，血液中に蓄積されて血中濃度は上昇する．

　クレアチニンの産生量は筋肉量によって大きく左右されるため，クレアチニン値の個人差は大きい．クレアチニン濃度は，筋肉の多い若い男性では高く，筋肉の少ない高齢の女性では低い．

　腎臓は大きな予備力をもっているため，片方を摘出しても，機能はほとんど正常に保たれ，クレアチニンの血中濃度はほとんど上昇しない．このことからネフロンの数は半分以下であってもクレアチニン濃度は正常ということがあり，血液検査が正常であっても腎臓が正常であるという保障はない．クレアチニン濃度が正常範囲以上に上昇しているときは，ネフロンの数が1/3以下に減少した状態であると考えられ，腎不全はかなり進行していると判断できる．

10 抗菌薬・鎮痛薬と腎毒性

慢性腎臓病患者の腎機能障害の進行に関しては，安全性が確立された消炎鎮痛薬はなく，いずれの薬物もできるだけ少量短期間の投与とする[7]．

<table>
<tr><th colspan="4">抗菌薬，鎮痛薬と腎毒性</th></tr>
<tr><th colspan="2">分類および一般名</th><th>商品名</th><th>障害程度</th></tr>
<tr><td rowspan="7">抗菌薬</td><td>セフェム系</td><td>オラセフ，ケフラール，ケフレックス，セファメジンα，セフスパン，セフゾン，パンスポリン，バナン，フロモックス，メイアクト</td><td>+</td></tr>
<tr><td>ペニシリン系</td><td>サワシリン，ペントシリン，ビクシリン，ユナシン，アセオシリン</td><td>+</td></tr>
<tr><td>ニューキノロン系</td><td>オゼックス，クラビット，シプロキサン，タリビッド</td><td>±</td></tr>
<tr><td>マクロライド系</td><td>エリスロシン，クラリシッド，クラリス，ジョサマイシン，ジスロマック，ミオカマイシン，リカマイシン</td><td>±</td></tr>
<tr><td>テトラサイクリン系</td><td>アクロマイシン，ビブラマイシン，ミノマイシン</td><td>±</td></tr>
<tr><td>アミノグリコシド系</td><td>アミカシン，エクサシン，カナマイシン，ゲンタマイシン</td><td>+++</td></tr>
<tr><td>カルバペネム系</td><td>イミペネム・シラスタチン，カルベニン</td><td>+</td></tr>
<tr><td rowspan="6">NSAIDs</td><td>フェナセチン</td><td>2001年に使用中止</td><td>+++</td></tr>
<tr><td>アセチルサリチル酸</td><td>アスピリン，バイアスピリン，バファリン</td><td>+</td></tr>
<tr><td>イブプロフェン</td><td>イブプロフェン，サブヘロン，ブルフェン，ランデールン</td><td>±</td></tr>
<tr><td>ジクロフェナクナトリウム</td><td>ボルタレン</td><td>±</td></tr>
<tr><td>ロキソプロフェンナトリウム</td><td>ロキソニン</td><td>±</td></tr>
<tr><td>アセトアミノフェン</td><td>カロナール，サールツー，アセトアミノフェン，カルジール，アニルーメ，アトミフェン</td><td>±</td></tr>
</table>

参考文献

1) 日本腎臓学会 編：CKD 診療ガイドライン 2009
2) 2008 年度合同研究班報告：循環器疾患における抗凝固・抗血小板療法に関するガイドライン（2009 年改訂版）
3) 日本有病者歯科医療学会，日本口腔外科学会，日本老年歯科学会 編：科学的根拠に基づく抗血栓療法患者の抜歯に関するガイドライン 2010 年版．学術社，2010
4) 日本透析医学会 統計調査委員会：図説 わが国の慢性透析療法の現況（2010 年 12 月 31 日現在）．
5) NPO 法人腎臓サポート協会：腎臓病なんでもサイト〈腎臓病の治療〉透析と移植 新しい透析医療の考え方―残存腎機能―．
6) NPO 法人腎臓サポート協会：腎臓病なんでもサイト〈腎臓病の治療〉透析と移植 腎臓移植―二つの腎臓移植―．

9 脳血管障害・神経疾患

脳卒中患者への対応

1. 脳卒中の種類，時期，症状，治療，投薬内容を確認する．
2. 血圧を測定し，不整脈の有無，脳卒中の症状を確認する．
3. 主治医から脳卒中の治療内容，合併症の有無について情報を得る．
4. 歯科治療中は，継続して血圧，脈拍を測定する．
5. 抗血栓治療を受けている患者に対する観血的処置は，主治医と投薬方法について協議のうえで行う．
6. 歯科治療中，脳卒中発作を発症したときは，ただちに主治医に連絡し，治療を依頼する．

無症候性脳梗塞
→p.359

　一般的に用いられる脳卒中という言葉は，医学用語ではなく，正式には脳血管障害という．ただし脳血管障害には，突然生じる発作を伴わない無症候性脳血管障害も含む．

　脳卒中の卒中とは，「卒（突然）として中（あた）る」という意味であり，脳卒中は，脳の血管の閉塞や破綻（出血）が突然生じ，麻痺や意識障害などの症状が現れる病気の総称である．欧米ではstrokeとよばれてきたが，最近は，日本語の表現と同様，brain attachとよばれるようになった．本稿では，卒中発作を伴う脳血管障害に対して，一般的なよび名である「脳卒中」という用語をおもに用いる．

　脳卒中の死亡総数は，昭和26年，結核に代わり第1位となったが，昭和45年をピークに低下をはじめ，昭和56年，癌に代わって第2位，昭和60年以降は心疾患にかわって第3位となり，平成23年の死亡総数は123,867人であった．平成23年の脳卒中による死亡原因では，脳梗塞が58%と圧倒的に多く，次に脳出血27%，クモ膜下出血11%の順であった[1]．

　脳血管疾患（脳出血や脳梗塞など）の総患者数（継続的な治療を受けていると推測される患者数）は133.9万人であり，癌の総患者数151.8万人に比べて決して少なくない[2]．脳卒中の発症率は，心筋梗塞の3～10倍で[3,4]，毎年25万人以上が新たに脳卒中を発症していると推測される．脳卒中は，高血圧治療の普及や食生活の改善などによって死亡率は減少しているものの，寝たきりになる疾患の第1位であり，依然として最も注意しなければならない疾患の1つである．

　脳卒中は再発しやすい疾患である．脳卒中患者への歯科治療では，治

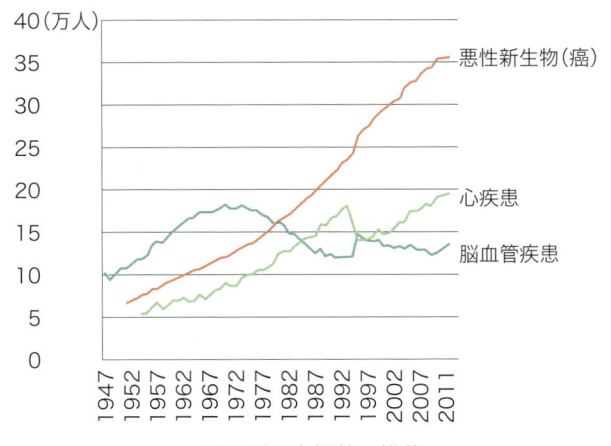

● 死因別死亡総数の推移 ●
（厚生労働省：平成23年人口動態統計（確定数）の概況より）

療中の再発を防ぐための管理とともに，高血圧や糖尿病などの基礎疾患に対する対応が必要である．

1 脳卒中の種類，時期，症状，治療，投薬内容を確認する

脳卒中の多くは，動脈硬化，高血圧，糖尿病，心臓病など，さまざまな基礎疾患を背景に発症し，それぞれに特徴的な症状，経過を示す．

脳卒中患者に対して歯科治療を行う前に，どのような種類の発作がいつごろ起きたか，発作時の症状はどのようであったか，どのような治療が行われ，これまでの経過はどうであったかを知る必要がある．

また背景となる基礎疾患に対して，どのような治療が行われ，コントロールされているかを知ることは，脳卒中の再発の可能性とともに，歯科治療中の基礎疾患にかかわる合併症への対策を立てる手掛りとなる．

2 血圧を測定し，不整脈の有無，脳卒中の症状を確認する

脳卒中は再発をきたす頻度の高い疾患であり，ときにきわめて重篤な結果を招きかねない．脳卒中の既往のある患者の歯科治療においては，十分な既往の聴取と現症の把握を行い，脳卒中と基礎疾患についての詳細な情報が得られない限り，保存的治療のみにとどめるべきである．

脳卒中発症後6か月以内は症状が安定しないため，原則として，6か月を経過するまでは歯科治療は延期すべきである．緊急を要する場合で

も，発症後3か月を経過していることが望ましい．

高血圧は，脳梗塞，脳出血，クモ膜下出血を引き起こす原因であり，コントロールされていない高血圧は，脳卒中再発の大きな要因となる．歯科治療中の血圧上昇は脳卒中の誘因となり得る．心臓内で形成された血栓が原因の多くを占める心原性脳塞栓症の約半分は，心房細動に由来する．とくに頻脈を示す心房細動では血栓が形成されている可能性が高く，血圧の上昇は，心臓からの血液の拍出量が増加して，頸動脈をとおして血栓を脳血管に運び，脳梗塞を再発させる原因となる．

収縮期血圧が180 mmHg以上の高血圧になると脳出血を起こしやすく，高血圧自体が脳出血の前ぶれと考えられている．脳卒中患者での血圧レベルは140/90 mmHg未満に維持されていることが重要である．

一過性脳虚血発作を起こしてから時間があまりたたない患者は，脳梗塞を起こす可能性が高い．高齢，動脈硬化，高血圧，糖尿病，心房細動などをもつ患者に対しては，これまでに，ろれつが回らなくなったり，手足に力が入らなくなったことがないか聴取する．

3 主治医から脳卒中の治療内容，合併症の有無について情報を得る

脳卒中再発の危険性，基礎疾患の重症度の評価は，歯科治療の可否を決定する重要な情報である．また基礎疾患の治療に多く用いられている降圧薬，抗凝固薬，抗血小板薬についての情報は，とくに観血的歯科治療の方針を決定するために重要である．

脳卒中に対しては，障害された脳の機能障害を最小限にして脳の障害を拡大させないことと，再発を予防することを主眼に，内科的治療と外科的治療が行われる．治療法は，脳卒中の原因疾患，出血の起こった部位，大きさ，年齢，合併症の有無などによって選択される．また脳卒中患者は発作を誘発する何らかの基礎疾患を有しており，再発予防のために基礎疾患に対する治療が並行して行われる．

4 歯科治療中は，継続して血圧，脈拍を測定する

血圧，脈拍数の上昇がみられたときは治療を中断し，痛みに対しては局所麻酔の追加を行う．ただし局所麻酔薬に含有される血管収縮薬自体が血圧を上げるため，局所麻酔薬の使用量には注意を要する．

ストレスのかかる歯科治療は循環に大きな影響を及ぼす．脳出血やク

モ膜下出血では急激な血圧上昇が発作の直接的な原因となり，心原性脳塞栓症では，血圧上昇，頻脈が誘因となる．また脳梗塞の前ぶれである一過性脳虚血発作は，歯科治療椅子の背板を急に起こしたときの，めまい，ふらつき，頭痛などを呈する起立性低血圧によって誘発されることがある．

歯科治療時に循環変動を生じさせる原因のほとんどが，疼痛や精神的なストレスである．

脳卒中発作を引き起こさないためには，十分な局所麻酔による無痛的な治療，精神鎮静法の応用などによって循環変動を抑制することが最も重要である．

5 抗血栓治療を受けている患者に対する観血的処置は，主治医と投薬方法について協議のうえで行う

ワルファリンを投与されている患者に血液凝固検査を行うと，しばしば抗凝固効果が不十分であったり，逆に過剰であることがある．血栓形成による脳梗塞の再発を防ぎ，また止血困難による出血性合併症を防ぐためには，観血的歯科治療の前に，主治医に血液凝固検査を依頼し，投薬方法，止血方法などについて十分に協議する．

脳卒中患者のなかで圧倒的に多い脳梗塞の患者数は，約100万人であり，狭心症患者の約60万人，心筋梗塞患者の約5万人と比べても，圧倒的に多い．脳梗塞は再発しやすい病気である．再発率は年間およそ2〜3％程度といわれ，発症後1年間程度は十分に気をつける必要がある．

脳梗塞の再発予防のために，抗血小板薬であるアスピリンや，抗凝固薬であるワルファリンが処方される．これらの薬物は，血管内で血栓をつくらないようにする働きがあるため，出血を伴う歯科治療では止血機能を抑制することになる．

アスピリンやワルファリンを内服している患者の少数歯の抜去では，投薬を中止しないことが推奨されているが，多数歯の抜去や歯周外科，インプラント手術などでのガイドラインは示されていない[5,6]．

6 歯科治療中，脳卒中発作を発症したときは，ただちに主治医に連絡し，治療を依頼する

血圧上昇に伴って何らかの症状が現れたときは，ただちに主治医に連絡し，専門病院にて治療を行う．

脳卒中発作は突然生じる．脳梗塞と脳出血はどちらも片麻痺，構音障

害が多く，知覚障害，複視，ふらつき，失語などが現れるが，臨床症状で区別することはむずかしい．クモ膜下出血では，突然の，頭全体が割れるような激しい頭痛，吐気・嘔吐などに注意を払う必要がある．

頭痛は，脳卒中発症直後18〜37％に生じ，とくにクモ膜下出血で頻度が高い[7]．頭痛の程度については，脳梗塞による頭痛の多くは軽症で，クモ膜下出血では耐えがたい痛みが長時間にわたって持続する．

急激な血圧上昇による重大な中枢神経系の合併症には，脳卒中のほかに高血圧性脳症がある．高血圧性脳症では，急激または著しい血圧上昇により脳浮腫を生じ，頭痛，悪心・嘔吐，意識障害，痙攣などを伴い，クモ膜下出血の症状に酷似する．

鑑別診断は，CTやMRIの画像により行われる．

高血圧性脳症では，25％程度の降圧を行う必要があるが，脳卒中（脳出血や脳梗塞による脳血管障害）では，原則として緊急降圧は禁忌である．

脳卒中

　脳の重さは，体重のわずか2％程度（男性約1,400 g，女性約1,350 g）しかないが，循環血液の15〜16％が流れており，全身で消費される酸素の20％，ブドウ糖の25％を消費する．このように脳が活動を維持するためには多量のブドウ糖や酸素を必要とするが，これらを脳に蓄えておくことはできない．このため，わずか5分程度の脳血流の途絶によって脳細胞は死滅し，機能を失う．障害を受けた部位，範囲に応じたさまざまな症状が現れ，さらに広範囲の障害では生命を維持できなくなる．

　脳卒中は，脳の血管が詰まる「脳梗塞」，脳の細い血管が裂けて脳内に出血する「脳出血」，さらに脳の太い血管にできた脳動脈瘤が破裂して脳の表面に出血する「クモ膜下出血」に分類できる．

1　脳梗塞

　脳梗塞は，脳内小動脈病変が原因の「ラクナ梗塞」，比較的大きな動脈の粥状（アテローム）硬化性病変が原因の「アテローム血栓性脳梗塞」，心疾患による「心原性脳塞栓症」，および「その他」に大別される．従来は，脳梗塞の約半数をラクナ梗塞が占めていたが，ラクナ梗塞の減少とアテローム血栓性脳梗塞，心原性脳塞栓症の増加が顕著で，現在，とくに大都市圏ではアテローム血栓性脳梗塞が多くを占めている．

(1) ラクナ梗塞

　ラクナとは，「小空洞」の意味である．高血圧などによって脳の細い血管が変性や壊死を起こし，脳内に直径1.5 cm未満の小さな梗塞が多数生じる．ラクナ梗塞は再発を繰り返し，全般的な脳神経機能の低下をきたす．日本では，認知症（脳血管性痴呆）の大きな原因の1つである．ラクナ梗塞は，ほかの種類の脳梗塞と違い，大きな発作が起こることはなく，「ラクナ症候群」とよばれる運動麻痺や，しびれなどの感覚障害が段階的に現れる．脳のいろいろなところに発生し，少しずつ症状が進行する場合には，多発性脳梗塞といい，言語障害，歩行障害，嚥下障害や，認知症の症状が現れることもある．また直径5 mm以下の小さな梗塞では症状が出ないことがあり，これを無症候性脳梗塞という．

認知症
→p.238

無症候性脳梗塞
→p.359

脳血管障害・神経疾患

脳卒中の分類（厚生省循環器病委託研究班，1990）

明らかな血管性の器質的脳病変を有するもの
 虚血群＝脳梗塞（症）*
  脳血栓症
  脳塞栓症
  分類不能の脳梗塞
 出血群＝頭蓋内出血
  脳出血
  クモ膜下出血
  その他の頭蓋内出血
 その他
  臨床的に脳出血，脳梗塞（症）などの鑑別が困難なもの
その他
 一過性脳虚血発作
 慢性脳循環不全症
 高血圧性脳症
 その他

*脳血管性発作を欠き，神経症候も認められないが，偶然CTなどで見いだされた脳梗塞は，無症候性脳梗塞とよぶ．そのほかの症候を有する脳梗塞は，脳梗塞症とよぶことが望ましい．

(2) アテローム血栓性脳梗塞

　頸部から頭蓋内の大きな脳動脈に粥状動脈硬化が起こり，血栓が発生して血流が停止することで生じる．粥状動脈硬化は，糖尿病，高血圧，脂質異常症などの生活習慣病や，肥満，喫煙などが危険因子となる．通常，病変の進行は遅く，血流の低下を補うため，頭蓋内外の側副血行路が発達する．

内頸動脈狭窄症
→p.188

　アテローム血栓性脳梗塞の症状は，血管が詰まる場所によりさまざまで，一時的に片側の目が見えなくなる，片側の顔面や手足の感覚・機能がなくなる，言語障害，意識障害，思うように話せず，話の内容を理解できない「失語」，目的に合った動作や行動が的確にできない「失行」，見たり聞いたり触ったりしても対象を認知できない「失認」，めまい，吐気・嘔吐，嚥下障害などがある．これらの症状は，睡眠中に発症することが多い．

(3) 心原性脳塞栓症

　心臓内にできた血栓が，頸動脈を通って脳の太い動脈に詰まることで起こる脳梗塞である．心原性脳塞栓症の原因の40〜50％が心房細動で，

心房細動
→p.79

このほか心臓弁膜症，洞不全症候群，急性心筋梗塞などが原因となる．心臓内で発生する血栓は大きく，脳の太い動脈を閉塞させるため梗塞範囲が大きく，心原性脳塞栓症は脳梗塞のなかで最も重症である．日中の活動時に，突然，片麻痺，感覚障害，失語，失行，失認，視野の半分しか見えなくなる「半盲」，両目が左右のどちらかに向いたままになる「共同偏視」などの症状が起こる．さらに意識障害などの重篤な神経症状を発症する．

病状が落ち着いたころ，血栓が溶けて脳の動脈に血流が再開通することで梗塞部分が出血する「出血性脳梗塞」がみられることも，心原性脳塞栓症の特徴である．脳梗塞の症状は，はじめは軽症であっても，何度も再発を繰り返して，後遺症が重くなる．脳梗塞後，約20％は完治するが，73％は何らかの後遺症を残し，7％は死亡すると報告されている[8]．

脳梗塞が発症してから数時間のあいだに詰まった血管を再開通できれば，脳梗塞を最小限に食い止めることができるが，半日以上経過すると脳細胞が完全に死滅し，回復させることは不可能である．このようなときは，完全梗塞によってすでに死滅した脳組織の周囲にある，ペナンブラ*を保護する薬の投与や，再発を防ぐ治療が中心となる．

脳梗塞が発症してから3〜6時間くらいまでを「超急性期」，発症してから1〜2週間までを「急性期」という．脳梗塞では，この急性期の治療が重要である．早く適切な治療を行うことで，ペナンブラを救い，後遺症を軽くすることができる．急性期の脳梗塞では，血栓に対処する薬物療法として血栓溶解療法，抗血小板療法，抗凝固療法などが行われ，脳梗塞に伴う症状に対して抗浮腫療法，脳保護療法などが行われる．

1995年，アメリカで，発症3時間以内の脳梗塞患者に組織プラスミノゲンアクチベーター（t-PA）を投与すると，発症3か月後の機能回復がよいことが示され，翌1996年から血栓溶解療法が開始された．日本では，欧米に10年遅れて2005年10月から遺伝子組み換え t-PA（アルテプラーゼ）の静注療法が承認され，発症から3時間以内の脳梗塞患者に対するアルテプラーゼの静脈内全身投与が推奨されている．脳梗塞の発症後3時間以内に t-PA 治療を行うと，37％の患者が，3か月後，ほとんど後遺症なく社会復帰できたと報告されている[9]．発症から長時間経

＊ペナンブラ：虚血に陥り機能は停止しているが死滅していない脳細胞

過したあとの使用は，脳出血の恐れを高め，効果も乏しくなる．

発症 48 時間以内で，病変が 1.5 cm を超すような脳梗塞（心原性脳塞栓症を除く）には，抗凝固薬（選択的トロンビン阻害薬）であるアルガトロバンが推奨されている．再発予防には，急性期の抗血小板薬の投与が，転帰改善に有効であるとされている．

脳梗塞急性期の脳保護作用が期待される薬物として，日本で開発された抗酸化薬であるエダラボンの使用が推奨されている．また急性期での脳浮腫に対しては，高張グリセロールやマンニトールの静脈内投与が行われる[10]．

「脳梗塞を起こしたら，3時間以内に病院で治療を受ける」ことが重要である．しかし発症後3時間以内に受診した患者は 37％ しかいないのが現状である[9]．

2 脳 出 血

脳出血とは，脳内の血管が何らかの原因で破れ，脳の中（大脳，小脳および脳幹の脳実質内）に出血した状態をいう．血腫が大きくなると脳浮腫によって頭蓋内圧が高くなり，脳組織の一部が正常な位置からはみ出して，周囲の脳組織を圧迫する脳ヘルニアを起こし，重篤な場合には，脳幹部が圧迫されて死に至る．

日本では脳出血死亡率が劇的に低下し，1965 年から脳卒中による死亡率が減少しているが，脳出血の発症率は諸外国の 2〜3 倍と，依然として高い．高血圧が原因で起こる脳出血が最も多く，血圧値が高いほど脳出血の発症率は上昇する．また脳出血は，至適血圧者（120 mmHg 以下）に比べると，正常血圧者（最高血圧 140 mmHg 以下）の発症頻度は有意に高い[11]．

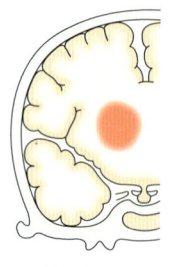

● 脳 出 血 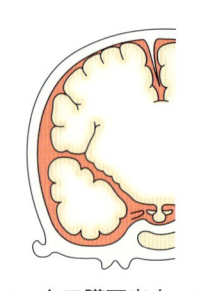 ●　　● クモ膜下出血 ●

脳出血の原因のなかで最も多いのは，0.1～0.3 mm の細い小動脈の動脈硬化や血管壊死部の破綻，小動脈瘤の破裂である．このほか老人に多いアミロイド血管症（アミロイドアンギオパシー），脳動脈瘤，脳動静脈奇形の破綻や腫瘍内出血，脳の外傷などが原因となる．また抗血小板薬や抗凝固薬の投与が原因で脳出血が起こることがある．

脳出血の80％は，大脳深部の基底核，視床とよばれる部分に生じ，小脳や脳幹に起こることもある．

(1) 被殻出血

脳の中央にある被殻から出血する脳出血を被殻出血といい，脳出血のなかで最も頻度が高い(40％)．出血が被殻の部分だけであれば症状は軽いが，出血が基底核部の内包にまで及ぶと，出血部位の反対側に麻痺や感覚障害が起こる．被殻出血によるおもな症状は，片麻痺，感覚障害，片側の視野障害などで，さらに進行すると意識障害が現れる．

(2) 視床出血

脳出血で2番目に多くみられる（35％）のは，間脳の一部を占める視床出血である．症状は，しびれ，片麻痺，感覚障害などで，出血したあとに「視床痛」とよばれる半身の激しい痛みが起こることがある．

(3) 皮質下出血

大脳半球の表面を覆う大脳皮質のすぐ下で出血する皮質下出血は，脳出血のなかで3番目に多い（10％）．症状は，軽度から中等度の片麻痺，失語，半盲などで，痙攣を起こすことがある．

(4) 脳幹出血

脳と脊髄を結ぶ部分である脳幹での出血を脳幹出血という．脳幹は，体温中枢，呼吸中枢，循環中枢などの生命維持にかかわるため，呼吸障害，意識障害，眼球運動障害，四肢麻痺，縮瞳，高熱などの症状が起こる．脳幹出血は，命にかかわることが多く，数分で昏睡状態になり，数時間のうちに死亡することもある．

(5) 小脳出血

運動をつかさどる小脳での出血を小脳出血という．症状は，突然の回転性のめまい，吐気・嘔吐，頭痛，歩行障害，意識障害，起立障害などで，片麻痺は起こらない．

脳出血で脳内に生じた血腫が大きくなると，脳を圧迫して，頭蓋内圧亢進が起こり，脳の障害が大きくなるため，手術により血腫を取り除く

必要がある．しかし出血量が10 ml未満の小出血，または神経学的所見が軽度な場合には，部位に関係なく手術適応はなく，意識レベルが深昏睡の症例も手術適応はない．

脳出血を起こす最も危険な季節は真夏と真冬で，危険な時間帯は朝の7時ころと夕方の5時ころとされている．正常な血圧は，夜低く，朝目覚める前から上昇し，昼高いという基本的な日内変動を毎日繰り返す．しかし朝方，急激に血圧が上昇（早朝サージ）し，早朝の血圧値と夜の血圧値の差が大きくなることがあり，これを「早朝高血圧」という．脳卒中や心筋梗塞は，早朝高血圧の時間帯に起こることが多い．早朝サージが起こると，脳卒中発症の危険性が約3倍高くなるといわれている．

降圧療法によって脳卒中既往患者の脳出血発症率が半減することが報告されている．このことから脳出血の予防には24時間にわたる厳格な降圧療法が推奨される．

脳出血発作が起こってから2週間くらいまでの急性期の血圧は，降圧薬を使う前の血圧の80％くらい，収縮期血圧が180 mmHg未満または平均血圧が130 mmHg未満を維持することを目標に管理する．脳出血の合併症には，痙攣発作，発熱，消化管出血，電解質異常，高血糖，下肢静脈血栓症などがあり，それぞれに対する治療も行う必要がある．

3　クモ膜下出血

脳はクモ膜という薄い膜で覆われ，脳とクモ膜の間のクモ膜下腔には脳脊髄液が常に循環しており，脳に酸素と栄養を与えるための太い栄養動脈がある．この栄養血管の一部が切れることをクモ膜下出血という．

日本では年間2万人程度が発症し，女性に多く，発症率は男性の約2倍である．クモ膜下出血の80〜90％は，脳底部の血管の枝分かれの部分によくみられる脳動脈瘤とよばれる動脈のコブからの出血によるものである．また先天性の脳動静脈奇形の破裂によっても生じる．

クモ膜下出血の危険因子には，喫煙，高血圧，女性の経口避妊薬などがあり，高血圧の人に起こるとは限らない．クモ膜下出血は，高齢者だけでなく，20代，30代の比較的若い人にも起こり，極度のストレスや排便中，過度の仕事をしたときなど，急に血圧が変動したときに発症することが多い．

一般に，クモ膜下出血は「3分の1」ルールが支配するとされている．

はじめて発作を起こした患者の1/3が死亡し，1/3は命をとりとめるものの重い後遺症が残り，残りの1/3が回復して社会復帰ができる．

クモ膜下出血が起こると，血液がクモ膜下腔に広がり，急激に頭蓋内圧が亢進して，突然の頭全体が割れるような激しい頭痛，吐気・嘔吐を引き起こし，意識が混濁する．脳内出血と違い，クモ膜下出血では片麻痺などの脳局所症状が起こることは少ない．クモ膜下出血を起こした患者の約15％が重症で，呼吸停止や循環停止を起こして急死する．軽症な場合には，症状は一時的で，頭痛がつづく程度であるが，約20％が24時間以内に再破裂する．再破裂は最初の6時間が最も多く，その後徐々に破裂率は下がる．再破裂は，クモ膜下出血の死因の大きな原因となっている．

破裂脳動脈瘤を保存的に治療すると，最初の1か月で20〜30％が再出血して転帰を悪化させるため，治療の第一の目的は，再破裂の防止である．内科的治療だけでは，動脈瘤の再破裂を完全に防ぐには不十分で，ほとんどの場合，外科的治療である脳動脈瘤頸部クリッピング（ネッククリッピング）という開頭手術や，コイルを動脈瘤に入れる血管内治療（コイル塞栓術）を行う．

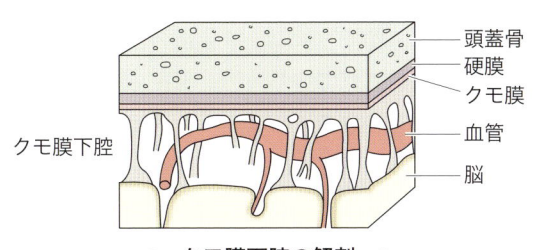

● **クモ膜下腔の解剖** ●

(1) 脳動脈瘤頸部クリッピング

破裂脳動脈瘤に対して通常行われている方法である．1937年，アメリカのジョンズホプキンス病院で導入された手術で，全身麻酔下に頭蓋骨の一部をあけ，脳と脳の隙間を分けて動脈瘤を露出し，動脈瘤の根元にクリップをかける方法である．クリッピングでは動脈瘤を確実に処理することができ，確実な再出血予防効果が得られる．クリッピングが困難な場合には，動脈瘤の前後2か所で親動脈を閉塞する動脈瘤トラッピン

動脈瘤　　　　動脈瘤　　コイル

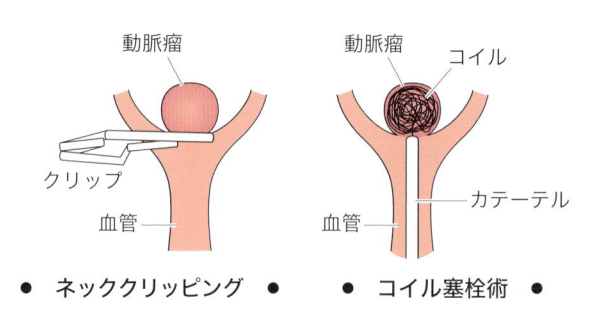

クリップ　　　　　　　　　カテーテル
血管　　　　　血管

● ネッククリッピング ●　　● コイル塞栓術 ●

グ術や，動脈瘤壁を補強する動脈瘤被包術を行う場合もある．

(2) コイル塞栓術

1991年に，はじめてUCLAで導入された．高齢者や合併症のため全身麻酔が困難な患者，クリッピングが困難な脳底動脈瘤などが適応となる．エックス線透視下に，カテーテルを大腿動脈から挿入して頭部の脳動脈瘤まで誘導し，カテーテルをとおして直径0.6～0.8 mmのきわめて細いプラチナ製コイルを脳動脈瘤の中に詰め，脳動脈瘤内に血液が流れ込むのを遮断して破裂を予防する方法である．

血管内治療は，全身麻酔または軽い鎮静剤投与のもとに，局所麻酔下でも行われる．2002年に欧州で行われた大規模臨床試験では，破裂脳動脈瘤の場合，コイル塞栓術のほうが，開頭術よりも1年後の治療成績がよいことが発表され[12]，2005年には，5年後の生存率が，血管内治療群で有意に高いことが報告されている[13,14]．現在，日本では20％程度の患者に，アメリカでは50％の患者に，ヨーロッパでは70％の患者に対してコイル塞栓術が行われている．コイル塞栓術は新しい方法のため，10年，20年の長期的な信頼性はまだ確立されていない．

(3) 脳血管攣縮

クリッピングやコイル塞栓術によって再破裂を予防できても，クモ膜下出血から第4～14病日に，しばしば脳血管攣縮（遅発性脳血管攣縮）が発生し，状態を悪化させる．脳血管攣縮はクモ膜下腔に広がった血液が血管に作用して生じると考えられており，脳梗塞を起こして片麻痺や失語をきたす．脳血管攣縮が強く，脳梗塞の領域が広範囲になると，命にかかわることもある．

脳血管攣縮の発生頻度は，脳血管撮影によると約70％，虚血症状を起こすのは約30％といわれている．さらに20～30％の患者で，クモ膜下出

血から3週間経ち、脳血管攣縮の時期がすぎたころ、脳の中に脳脊髄液が貯留して脳室が拡大する水頭症が徐々に起こり、認知症症状、歩行障害、尿失禁などの症状を呈する。

脳血管攣縮は、クモ膜下出血の予後を左右する重要な因子である。脳血管攣縮の予防には、血腫の除去や、塩酸ファスジル（エリル®）、オザグレルナトリウム（カタクロット®、キサンボン®）、カルシウム拮抗薬などによる薬物療法が行われる。水頭症の治療には、脳室と腹腔内を管で結ぶ脳室-腹腔シャント（V-Pシャント）が行われる。

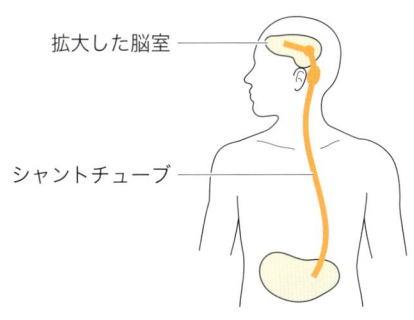

● 脳室－腹腔シャント（V-Pシャント） ●

クモ膜下出血の重症度の判定基準（ハントとコスニックの分類，1974）

重傷度	症　状
Grade 0	非破裂動脈瘤
Grade Ⅰ	無症状、または軽い頭痛や項部硬直（うなじ、首の部分の硬直）がある状態 （手術後の生存率：約90～100％）
Grade Ⅱ	意識がはっきりしていて、中等度・強度の頭痛、項部硬直はあるが、脳神経麻痺以外の神経症状がない状態 （手術後の生存率：約90％）
Grade Ⅲ	意識状態は傾眠（放置しておくと眠り込んでしまうが、叩いたり声をかけたりすることで目を覚ます状態）、錯乱、軽度の片麻痺などの局所神経障害をもつことがある状態 （手術後の生存率：約80％）
Grade Ⅳ	意識状態は昏迷、中等度から強度の片麻痺、ときに早期の徐脳硬直（四肢の伸展など）、自律神経症状の初期症状のある状態 （手術後の生存率：約50％）
Grade Ⅴ	意識状態は昏睡、徐脳硬直、瀕死の状態 （手術後の生存率：約20％）

基 礎 知 識

1 脳卒中の前ぶれ

　脳卒中は，突然発作が起こることが多いが，それ以前に危険因子や発症原因となる何らかの「前ぶれ」がみられることがある．

　脳出血では，ほとんど前ぶれはない．脳出血の原因である「高血圧」が前ぶれ症状といえる．とくに収縮期血圧が 180 mmHg 以上の高血圧になると，男性では脳出血の発症率が急増し，脳梗塞の発症率も高くなる．女性では脳出血の発症率は低いが，脳梗塞の発症率が増加する．

　本格的なクモ膜下出血の発作を起こす前に，30〜40％の人が前ぶれの小発作として，今まで経験したことがないような頭痛を経験するといわれている．これは破裂する前の動脈瘤（未破裂動脈瘤）から小さな出血が起こるためで，この出血を警告出血という．警告出血に伴う頭痛は，数回にわたって繰り返されることがある．出血がなくても，未破裂動脈瘤が周囲の脳神経を刺激することによっても頭痛が生じる．

　脳梗塞の前ぶれの特徴として，一時的に脳卒中の軽い発作を起こすことがあり，これを一過性脳虚血発作という．

　次のような症状に気づいたときは，専門医の診断を受けるべきである．

- 突然，身体の片側の顔や手足がしびれたり，手足に力が入らない．
- 激しい頭痛がして，吐気・嘔吐がある．
- 突然，足がもつれてうまく歩けず，立っていてもバランスが取れない．
- 話したいと思っているのに言葉が出ない．
- 舌がもつれて，うまく話せない．
- 言葉が理解できない．
- 物が二重にダブって見える．
- 片目が見えなくなったり，視野が半分になる．
- 一時的に食べ物が飲み込めなくなる．
- 食事のとき，よく箸を落とす．

2 一過性脳虚血発作

　一過性脳虚血発作とは，脳の細小動脈が一過性に詰まったり，細くなって血液の流れが減少して，突然片方の手・足がしびれたり，ろれつが回らなくなるなどの症状が現れ，24時間以内，多くは数分以内にその症状が完全に消失するものをいう．一過性脳虚血発作は，動脈硬化のある血管にできた血栓が剥がれ，一時的に脳内の細血管

を閉塞することで起こるが，血栓が溶解されると血行が正常になり，症状は改善する．

〈一過性脳虚血のおもな原因〉
- 高血圧や糖尿病のために，細い動脈の動脈硬化が進んで血管が狭くなり，低血圧や心臓障害などで脳の細小動脈の血流が滞る．
- 心臓弁膜症や心房細動によって心臓内に血栓ができる．
- 血圧が急激に低下して，動脈硬化がすすんだ脳の血液循環が悪くなり，頭位や体位を変換したときにろれつが回らなくなったり，手足の力が入らなくなったりする脳循環不全症状が生じる．

一過性脳虚血発作を放置しておくと，3か月以内に4〜20％が脳梗塞を起こす．その半数は48時間以内であるといわれている．つまり一過性脳虚血発作は，脳梗塞が起こりかけている警告サイン，「脳梗塞の前兆」である．

3　無症候性脳梗塞

近年，CTやMRI検査機器の性能向上によって，直径2〜15 mm程度の小さな脳梗塞が起こっているにもかかわらず，それに応じた神経症状や病歴のない無症候性脳梗塞と診断されるケースが増加している．無症候性脳梗塞の約80％はラクナ梗塞である．

無症候性脳梗塞は加齢とともに増加し，年代別にみると50歳代で5.3％，60歳代で18％，70歳代で18％であったと報告されている[15]．この報告によると，無症候性脳梗塞を認めた人の脳卒中発症率は，梗塞のない場合の約8.8倍であり，無症候性脳梗塞は，将来，再び脳梗塞を発病する危険因子であることを示している．

最近，コロンビア大学医学部ブリックマン博士らの研究によって，無症候性脳梗塞は，高齢になってからの記憶障害，認知症（p.238参照），アルツハイマー病などのリスクを高めることが明らかにされた[16]．加齢と高血圧が，無症候性脳梗塞に最も関連の深い危険因子である．無症候性脳梗塞の大半を占めるラクナ梗塞の原因は，高血圧が長くつづくことによる細動脈の変化であると考えられており，血圧の管理は，その後の脳梗塞の再発を防ぐために重要である．

4　高血圧と脳卒中

　高血圧は，脳出血と脳梗塞に共通の最大の危険因子である．血圧値と脳卒中発症率との関係は，直線的な正の相関関係にあり，血圧が高いほど脳卒中の発症率は高くなる．脳卒中の発症率は，3〜5年間の5〜6 mmHgの拡張期血圧の下降により42％減少し，高齢者の収縮期高血圧の治療により30％減少する．2009年に改訂された『高血圧治療ガイドライン』には，脳血管障害患者での降圧目標レベルとして，140/90 mmHg未満と明記されている[10,17]．

5　心房細動と脳梗塞

　非弁膜症性心房細動は脳梗塞の危険因子である．非弁膜症性心房細動患者の脳梗塞発症率は平均5％/年であり，心房細動のない人の2〜7倍高い．発症後7日以内に入院した脳梗塞患者の20.8％に心房細動を合併していた[8]．非弁膜症性心房細動患者における脳卒中の危険因子は，脳卒中または一過性脳虚血発作の既往，高血圧，うっ血性心不全，加齢，糖尿病，冠動脈疾患の合併である．

　ワルファリン療法は脳卒中の予防効果があり，INR 2.0〜3.0の範囲でコントロールされたワルファリン療法が推奨される．しかし高齢者（70歳以上）では，ワルファリンによる重篤な出血合併症（頭蓋内出血と頭蓋外の大出血）のリスクが大きいので，ワルファリンの強度をINR 1.6〜2.6に下げたほうがよい[10]．

　最近，非弁膜症性心房細動患者の脳卒中リスクの評価と，抗血栓療法の選択基準にCHADS$_2$スコア（表参照）が推奨されるようになった．CHADS$_2$とは，うっ血性心不全（congestive heart failure），高血圧（hypertension），75歳以上（age），糖尿病（diabetes），脳卒中または一過性脳虚血発作の既往（history of stroke）の頭文

CHADS$_2$スコアによる脳卒中リスクの評価

CHADS$_2$スコア	脳卒中リスク	脳卒中発症
0	低	1.0％/年
1	低〜中	1.5％/年
2	中	2.5％/年
3	高	5.0％/年
≧4	非常に高	＞7.0％/年

CHADS$_2$：心不全，高血圧，75歳以上，糖尿病は，それぞれ1点，脳卒中または一過性脳虚血発作は2点に計算される．
（脳卒中合同ガイドライン委員会：脳卒中治療ガイドライン 2009，篠原幸人ほか編，協和企画，2009，p33 より）

字である.心不全,高血圧,75歳以上,糖尿病はそれぞれ1点,脳卒中または一過性脳虚血発作は2点とされ,その合計点がCHADS$_2$スコアとなる.スコア0の脳卒中発症率は1％/年,スコア1の脳卒中発症率は1.5％/年,スコア2の脳卒中発症率は2.5％/年,スコア3以上の脳卒中発症率は≧5％/年である[10].

6 慢性硬膜下血腫

　頭蓋骨の内側で,脳を包んでいる硬膜と脳の間に出血がたまって血腫になったものを,硬膜下血腫という.急性の硬膜下血腫のほとんどは転落,交通外傷,殴打などの頭部外傷によるものであり,脳の損傷が強く,通常,受傷直後から意識障害がみられる.慢性硬膜下血腫も頭部外傷が契機となるが,無症状か頭痛程度の症状しかないため,ほとんどの人は病院を受診しない.しかし3週間～数か月かけて,徐々に液体のさらさらした薄い血液が溜まり,脳を圧迫することで,頭痛,嘔吐,片側の麻痺やしびれ,痙攣,失語症,精神障害など,さまざまな神経症状が現れる.

　若年者ではおもに頭痛,嘔吐などの頭蓋内圧亢進症状と,片麻痺や失語症を中心とした局所神経症状がみられる.一方,高齢者では,認知症,失禁,片麻痺(歩行障害)などがおもな症状である.また急激な意識障害,片麻痺が発症し,脳ヘルニアを生じて生命に危険を及ぼす急性増悪型慢性硬膜下血腫を起こすことがあり,このとき脳卒中ときわめて似た症状を示す.

　慢性硬膜下血腫の診断は,CTあるいはMRI検査によって行われ,頭部外傷の直後には異常が認められず,症状が現れたとき,血腫によって脳が圧迫された像が得られる.通常,慢性硬膜下血腫の治療は,局所麻酔下に頭蓋骨に小さな孔を開けて,さらさらした血腫を取り除く穿頭血腫除去術,あるいは穿頭血腫ドレナージ術が行われる.片麻痺,言語障害や認知症症状などの軽い後遺症が残ることがあるが,予後は良好で,完治できる.

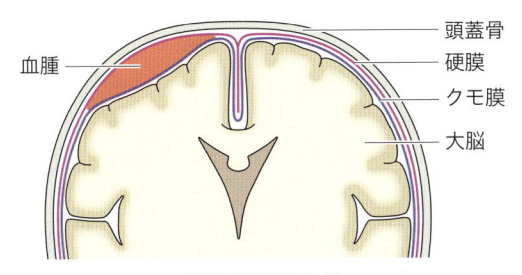

● **慢性硬膜下血腫** ●
頭部外傷後3週間から2～3か月で発症する.頭蓋骨の下にある硬膜と脳の隙間に血が溜まり,血腫が脳を圧迫して,さまざまな症状が発現する.

認知症だけを発症する慢性硬膜下血腫もある．この認知症は，治療可能な認知症として注目されている．比較的急に認知症の症状がみられたときは，慢性硬膜下血腫を疑うことも必要である．

7　もやもや病（ウィリス動脈輪閉塞症）

　もやもや病は，ウィリス動脈輪閉塞症ともいい，鈴木と高久により「もやもや病」と命名された[18]．左右の内頸動脈と椎骨動脈は，頭蓋内に入ると，それぞれが交通する動脈の輪（ウィリス動脈輪）をつくる．もやもや病は，このウィリス動脈輪が徐々に閉塞する疾患である．脳深部の血流不足を解消するために無数の網目状の側副血管がつくられ，脳血管撮影で，この側副血管が「タバコの煙のような，もやもやとした血管」にみえるため，もやもや病と名づけられた．厚生労働省の正式な疾患呼称は，ウィリス動脈輪閉塞症であったが，2003年から厚生省難病研究班の正式名称も，もやもや病となり，正式な病名として認証された．もやもや病は原因不明の病気で，厚生労働省の特定疾患（難病）に指定されている．

　もやもや病は，東アジア，なかでも圧倒的に日本に多い．2004年度の全国調査での推定患者数は7,492人で，年間約400人のあらたな患者が発生していると考えられている．男女比は1：2で，女性に多い．

　もやもや病には，血流が不足して起こる虚血型と，負担がかかった血管が破れる出血型とがある．

　小児患者では側副血管の発達が十分ではないため，ほとんどが虚血症状を示し，短い時間に深呼吸を繰り返すと，言語障害や手足に力が入らないなどの一過性の脱力発作，痙攣，視力障害，頭痛，意識障害などが起こる．

　5歳以下の乳幼児では脳梗塞発症が多く，重症が多い．起床時から午前中にかけて吐気・嘔吐を伴う強い頭痛があり，昼ごろまでに治まり，午後は改善するのが典型的である．

　成人では，2/3が出血型で，残りの1/3は虚血型として発症する．成人型の場合，死亡率は15％に達する．

　もやもや病の発作を繰り返すうちに，突然の頭痛，嘔吐に襲われ，脳内出血，クモ膜下出血を起こす．現時点で無症候性な患者（無症候性もやもや病）であっても，年間2〜3％の脳卒中を生じる．

　現在まで，もやもや病に対して明確に有効性が示された治療はほとんどない．脳の血流不足を改善して脳虚血発作，とくに一過性脳虚血発作を予防するために，①頭皮の動脈を脳表の動脈に直接吻合する直接血行再建術（頭蓋外・頭蓋内バイパス手術），②血流が足りている頭蓋外の組織や側頭の筋肉を脳表に置いて接触させることで，血

流が足りない脳の血管新生を期待する間接血行再建術が行われる．良好な血行再建ができれば1年前後で症状は軽快する．もやもや病の内科的治療として，アスピリンやチエノピリジン系薬物のクロピドグレルなど抗血小板薬の服用が勧められる．出血した場合，緊急手術が必要で，血液を脳の中から排除する外科治療が行われるが，再出血が18～40％にみられる．

もやもや病の症状誘発は，過呼吸による場合が多いため，熱い食事（めん類，スープなど），激しい運動，笛などの楽器吹奏，風船を膨らませるなどを控えるようにする．幼小児では啼泣により症状を誘発するため，啼泣をさけるようにすることが望ましい[8]．

参考文献

1) 厚生労働省：平成23年（2011）人口動態統計（確定数）の概況
2) 厚生労働省：平成20年（2008）患者調査の概況
3) Shinohara Y.: Regional differences in incidence and management of stroke-is there any difference between Western and Japanese guidelines on antiplatelet therapy? Cerebrovasc Dis 21：17-24, 2006
4) 篠原幸人：インターベンション時代の脳卒中学 超急性期から再発予防まで．日本臨床 64：1-5.5, 2006
5) 2008年度合同研究班報告：循環器疾患における抗凝固・抗血小板療法に関するガイドライン（2009年改訂版）
6) 日本有病者歯科医療学会，日本口腔外科学会，日本老年歯科医学会：科学的根拠に基づく抗血栓療法患者の抜歯に関するガイドライン2010年版）
7) Jorgensen HS, Jespersen HF, Nakayama H, et al.: Headache in stroke：the Copenhagen Stroke Study. Neurology 44：1793-1797, 1994
8) 山口武央：脳梗塞急性期医療の実態に関する研究．平成12年度厚生科学研究費補助金 健康科学総合研究事業研究報告書
9) Yamaguchi T, Mori E, Minematsu K, et al.; Japan Alteplase Clinical Trial (J-ACT) Group. Alteplase at 0.6 mg/kg for acute ischemic stroke within 3 hours of onset：Japan Alteplase Clinical Trial (J-ACT). Stroke 37：1810-5, 2006
10) 脳卒中合同ガイドライン委員会：脳卒中治療ガイドライン2009
11) 鈴木一夫，坂本哲也：脳内出血（高血圧性脳出血）総論 脳内出血の臨床疫学的研究．日本臨床 64：315-319, 2006
12) Kassell NF, Torner JC, Jane JA, et al.: The International Cooperative Study on the Timing of Aneurysm Surgery. Part 2：Surgical results. J Neurosurg 73：37-47, 1990
13) Molyneux A, Kerr R, Stratton I, et al.: International Subarachnoid Aneurysm Trial (ISAT) of neurosurgical clipping versus endovascular coiling in 2143 patients with ruptured intracranial aneurysms：a randomised trial. Lancet 360：1267-74, 2002
14) Molyneux AJ, Kerr RS, Yu LM, et al.: International Subarachnoid Aneurysm Trial (ISAT) Collaborative Group. International subarachnoid aneurysm trial (ISAT) of neurosurgical clipping versus endovascular coiling in 2143 patients with ruptured intracranial aneurysms：a randomised comparison of effects on survival, dependency, seizures, rebleeding, subgroups, and aneurysm occlusion. Lancet 366：809-17, 2005
15) 山下一也，小林祥泰，小黒浩明：高齢者における無症候性脳血管障害．日老医誌 39：261-263, 2002
16) Blum S, Luchsinger JA, Manly JJ, et al.: Memory after silent stroke：hippocampus and infarcts both matter. Neurology 78：38-46, 2012
17) 日本高血圧学会，高血圧治療ガイドライン作成委員会 編：高血圧治療ガイドライン2009．ライフサイエンス出版，2009
18) Suzuki J, Takaku A.: Cerebrovascular "moyamoya" disease. Disease showing abnormal net-like vessels in base of brain. Arch Neurol 20：288-99, 1969

神経・筋疾患患者への対応

1. 手や足が震える，ろれつが回らないなどの症状のある患者が受診したときは，脳や脊髄，神経，筋肉の病気がないか確認する．
2. これまで症状のなかった患者に，手や足が震える，ろれつが回らないなどの症状が現れたときは，いつから，どのような症状が出たのか，脳神経外科や神経内科を受診したか確認する．
3. 脳神経外科や神経内科などを受診しているときは，主治医から情報を得る．
4. 神経・筋疾患患者に対する歯科治療では，意志と関係なく動く不随意運動や嚥下障害に注意する．

中枢神経・末梢神経や筋肉の疾患には，パーキンソン病，多発性硬化症，重症筋無力症，筋ジストロフィーをはじめ，多くの難病が含まれる．これらの疾患の多くは，進行に伴って嚥下障害や運動障害，認知障害を生じるなど，日常生活活動（ADL）に著しく支障をきたし，歯科治療においてもさまざまな困難を伴う．

1 手や足が震える，ろれつが回らないなどの症状のある患者が受診したときは，脳や脊髄，神経，筋肉の病気がないか確認する

神経・筋疾患は慢性の経過をたどり，その時期によって症状の重篤度も異なるため，疾患と症状について十分理解したうえで歯科治療を行う．

手や足が震える，ろれつが回らないなどの症状は，脳梗塞やクモ膜下出血などが原因で現れるほかに，慢性の経過をたどるさまざまな中枢神経・末梢神経の病気や，筋肉の病気によっても生じる．神経・筋疾患では，障害を受ける神経や筋によってさまざまな随伴症状があり，精神症状を伴うことがある．

2 これまで症状のなかった患者に，手や足が震える，ろれつが回らないなどの症状が現れたときは，いつから，どのような症状が出たのか，脳神経外科や神経内科を受診したか確認する

神経・筋疾患の発症時期は，疾患によって幼児期から高齢までさまざまである．多くは軽度の障害から徐々に進行するが，なかには発症から数日で手足が動かなくなるギラン・バレー症候群や，発病から数か月で急速に認知症が進行するクロイツフェルト・ヤコブ病などもある．

ギラン・バレー症候群
→p.379

プリオン病
→p.390

364

3 | 脳神経外科や神経内科などを受診しているときは，主治医から情報を得る

とくに不随意運動や嚥下障害，認知障害についての情報は，歯科治療を行ううえで重要である．

神経・筋疾患の治療を受けている患者の歯科治療では，病状，治療内容，合併症の有無などについて，主治医から情報を得るとともに，歯科治療の内容を伝え，治療中に注意すべきことを聞いておくことが重要である．

4 | 神経・筋疾患患者に対する歯科治療では，意志と関係なく動く不随意運動や嚥下障害に注意する

歯科治療に対して神経・筋疾患が禁忌となることはほとんどない．しかし神経・筋疾患患者の多くは，運動失調，ふるえ，筋力低下，嚥下障害などの症状を示し，これに伴って誤嚥から肺炎を引き起こす危険性が増すため，十分な注意が必要である．

とくに歯牙切削時などでの不随意運動や運動失調，振戦は，粘膜などの損傷につながることから，介助者による頭部の抑制が必要になることがある．抑制下で治療を行うときは，抑制の必要性について十分に説明し，患者から同意を得る必要がある．疼痛自体が逃避反応を引き起こすことから，これを疾患による不随意運動と誤ってはならない．疼痛を伴う歯科治療では，十分な局所麻酔を行い，無痛下で治療を行う．

異物が気管内に落下することを誤嚥，食道内に落下することを誤飲という．歯科治療時の誤嚥発生時の治療体位は，水平位での発生が最も多く，坐位診療では少ない．物を飲み込む嚥下反射や，喉への刺激に対して吐こうとする咽頭反射が正常な患者の場合には，歯科治療時に誤嚥を起こす頻度は，誤飲の約10％といわれている．誤嚥・誤飲異物の種類は，インレー，金属冠など歯科関連の金属物がほとんどを占める．しかし運動失調や，さまざまな反射が減弱している神経・筋疾患患者では，日常の生活のなかでも飲食物を誤嚥することが多い．

誤嚥の予防のためには，さまざまな反射が減弱している神経・筋疾患患者の歯科治療では，できるだけ頭部をあげた体位で治療する．また歯牙切削時の水や唾液，血液なども容易に気管に流れ込む可能性があることから，口腔内に溜めることのないように，確実に吸引しながら歯科治療を行う．

気管内に異物が入ると咳反射によって吐き出そうとするが，反射が減弱している神経・筋疾患患者では，咳反射も弱く，吐き出せないことがある．金属などの誤嚥が疑われるときは，すみやかに胸部エックス線撮影によって確認する．ただし液体やレジンなどの誤嚥はエックス線撮影では確かめられない．誤嚥によって呼吸苦やチアノーゼなどの症状がみられるときは，症状を観察するとともに，酸素飽和度を調べることで呼吸状態を観察し，主治医に連絡して指示を仰ぐ．

頻度の高い疾患	
神経変性疾患	パーキンソン病，パーキンソン症候群，ハンチントン病，アルツハイマー病，脊髄小脳変性症，筋萎縮性側索硬化症，進行性核上性麻痺，脊髄性筋萎縮症など
免疫性神経疾患	多発性硬化症，重症筋無力症，多発性筋炎，ギラン・バレー症候群など
その他	筋ジストロフィー，ミトコンドリア脳筋症，プリオン病など

神経・筋疾患

次のような症状が，徐々にではあるが進行性に現れるとき，脳や脊髄，神経，筋肉の病気を疑う必要がある．
- 手足の動きが悪い，力が入らない，手足が痩せてきた．
- 手足・口などが意志とは関係なく動く，震える．
- ふらつく，足が突っ張り歩きにくい，よく転倒する．
- 手足がしびれる，感覚が鈍い．
- 物が二重に見える，瞼が重い．
- 物忘れが強い，計算ができない，字が読めなかったり書けない．
- ろれつが回らない，飲み込むときにむせる．
- 意識がなくなる，痙攣を起こすことがある．
- 頭痛がする．

これらの症状は，脳・脊髄腫瘍，クモ膜下出血の原因となる脳動脈瘤，慢性硬膜下血腫など，脳や脊髄の手術を必要とする疾患のほかに，パーキンソン病やアルツハイマー病，クロイツフェルト・ヤコブ病などの神経変性疾患，多発性硬化症や重症筋無力症などの免疫性神経疾患，てんかんなどの機能的疾患などのほか，筋ジストロフィー，ミトコンドリア脳筋症など，治療がむずかしく，慢性の経過をたどる難病とよばれる疾患によることがある．多くは神経内科で扱われる疾患である．

1　神経変性疾患

神経変性疾患とは，脳や脊髄にある神経細胞の中の，認知機能に関係する神経細胞群や運動機能に関係する神経細胞群などが，徐々に障害を受けて脱落する脳神経疾患の1つである．脱落する細胞は病気によって異なり，それぞれに特有な認知障害，運動失調，ふるえ，筋力低下などの症状を示す．

神経変性疾患を大きく分けると，次のようになる．
- スムーズな運動ができなくなるパーキンソン病，パーキンソン症候群，ハンチントン病など．
- 体のバランスがとりにくくなる脊髄小脳変性症や，一部の痙性対麻痺など．

- 筋力が低下する筋萎縮性側索硬化症など．
- 認知能力が低下するアルツハイマー病，レヴィ小体型認知症，皮質基底核変性症など．

　これまで神経変性疾患の原因は不明で，根治させる治療法はないとされてきたが，最近の研究により，これら神経変性疾患の共通の病態として，異常な構造をもつタンパク質凝集体（封入体）が，神経細胞に蓄積することが突き止められた[1]．すなわち神経変性疾患では，異常タンパク質を見分けて壊す働きが減衰しており，異常タンパク質を管理されている状態に保つことができれば治療につながるのではないかとの考えから，現在，盛んに研究が行われている．

(1) パーキンソン病

　1817年，イギリスのパーキンソンが，寡動，安静時振戦，姿勢保持障害，前傾姿勢，小字症などの症状を示す状態を振戦麻痺として紹介し，1888年，フランスのシャルコーが筋固縮についても記載して，本疾患をパーキンソン病とよぶように提唱した．

　パーキンソン病は，おもに40～50歳以降に発症し，ゆっくりと進行する原因不明のふるえ，動作緩慢，小刻み歩行などを主症状とする神経変性疾患である．40歳以下で発症した場合を，若年性パーキンソン病とよぶ．日本では，人口10万人あたり100～150人のパーキンソン病患者がいるといわれ，2008年の患者数は13万9千人と報告されている[2]．パーキンソン病は年齢とともに多くなっており，近年，ますます頻度の高い疾患となってきている．一般的には遺伝する病気とは考えられていないが，若年性パーキンソン病患者の5～10%が家族性に起こる（家族性パーキンソン病）といわれ，環境要因，遺伝的要素が関与していると考えられている．

　パーキンソン病は，脳内神経伝達物質の一種であるドパミンが正常に働かなくなり，分泌量が少なくなることで起こる．中脳黒質のドパミン神経細胞の減少により，ドパミン不足と，相対的なアセチルコリンの増加が起こり，機能がアンバランスになることが原因と考えられている．

　運動神経の経路は，延髄の錐体とよばれる部分をとおって脳から筋肉へ直接命令を伝える経路（錐体路）のほかに，運動が円滑に行えるよう，無意識のうちに筋肉の緊張を調節する錐体路以外の経路（錐体外路）がある．錐体路が障害されると，脳からの命令が筋肉に伝わらないために

麻痺が生じ，錐体外路が障害されると，麻痺はなくても運動が円滑に行えなくなる．パーキンソン病は錐体外路症状を主徴とする疾患である．

〈症　状〉

大きく運動症状と非運動症状の2つに分けられる．代表的な運動症状として，次のようなことがあげられる．

- 安静時のふるえ
- 筋固縮
- 動作緩慢
- 姿勢反射障害

症状は，片側からはじまり，ほかの部分へ進行する特徴がある．初発症状は振戦が最も多く，次に動作の拙劣さがつづく．振戦の特徴は，頻度が4〜5 Hzで，意識しないときに出現しやすく，動作時には減少・消失するが，一定の姿勢を取りつづけると再び出現する．筋固縮は頸部や四肢の筋にみられる．とくに手関節がかたく，引っかかりをもつ歯車様固縮が特徴的で，目を大きく見開いた状態で，まばたきが異常に少ない，上唇が突き出ている，顔の表情に変化がないなどの仮面様顔貌は，顔面筋の筋固縮によるものとされている．動作緩慢は典型的な症状の1つで，

	ヤールの重症度分類
1度	身体の片側（片方の手足）のみに症状があるが，軽微で，日常生活にほとんど差し支えない．
2度	身体の両側（両方の手足）に症状があるが，障害は軽く，日常生活に対して多少の不自由さを感じても従来どおり可能で，歩行障害はないか，あっても軽微である．
3度	身体の両側に症状があり，前屈み姿勢・すり足歩行など典型的な姿勢反射障害がある． 日常生活は自立しているが，職業によってはかなりの制約がみられる．
4度	両方の手足に強い症状ががあり，転びやすい，小走りで止まらない，なかなか足が前に出ないなどの症状が現れる． 補助があれば歩行できるが，自力歩行は不可能で，介護者がいないと生活に支障をきたす．
5度	一人で起立，歩行ができず，ほとんど寝たきりで，全面的な介助を要する状態である． 移動には車椅子が必要である．

動作が遅いだけでなく，動きそのものが少なくなる．パーキンソン病患者は前屈姿勢になり，足を引きずって，ゆっくり歩くようになる．進行すると，歩行時に足が地面に張り付いて離れなくなり，いわゆるすくみ足がみられる．さらに経過すると，無動または「フリーズ」するようになり，まったく動けなくなる．姿勢が不安定になると猫背になり，頭部は下を向き，肩はだらりと垂れる．姿勢反射障害は，初期にはみられないが，ある程度進行するとともに出現し，足がすぐに出ないためバランスを崩して倒れることが多くなる．パーキンソン病の初期には症状の左右差が認められることが多いが，1年から数年すると両側に症状が現れて，左右差がなくなることが多い．

　パーキンソン病では，運動機能障害とともに，精神症状や自律神経症状などが現れる．パーキンソン病の精神症状として，快感喪失，感情鈍麻，強い不安症状，幻視などの精神症候，認知障害を引き起こす．この

種　類	薬　物	副作用
パーキンソン病治療薬		
ドパミン作動薬	レボドパ・ベンセラジド	嘔吐，ウェアリング・オフ現象，不随意運動（ジスキネジア）
ドパミン受容体作用薬	カベルゴリン，ペルゴリド，ブロモクリプチン，プラミペキソール，ロピニロール，タリペキソール	心臓弁膜症や間質性肺炎，内服の中止による悪性症候群，突発的睡眠
ドパミン放出薬	アマンタジン	幻覚，妄想
MAO-B 阻害薬	セレギリン	高用量でMAO-AおよびMAO-Bに対して非選択的に阻害，ジスキネジア，幻覚・妄想，夜間不眠など
COMT 阻害薬	エンタカポン	ジスキネジア，精神症状の増悪
抗コリン薬	トリヘキシフェニジル，ビペリデン，プロフェナミン，メチキセン	幻覚，妄想，せん妄，認知症の悪化
ノルエピネフリン系作用薬	ドロキシドパ	血圧上昇，頭痛，幻覚，妄想，まれに悪性症候群など
抗ヒスタミン薬	プロメタジン	眠気，けん怠感，排尿困難など
非運動症状に対する治療薬	クロザピン，クエチアピン，オランザピン，リスペリドン	眠気，遅発性ジスキネジア，血糖値の変動，悪性症候群など

ほか睡眠障害（昼間の過眠，REM 睡眠行動異常など），自律神経障害（便秘，頻尿，発汗異常，起立性低血圧），嗅覚の低下，痛みやしびれ，浮腫などの症状を伴う．パーキンソン病患者の約 50％に嚥下障害がみられる[3]．

パーキンソン病を根治する治療法はまだないが，薬物療法と手術療法が行われている．パーキンソン病の薬物治療では，原因である不足したドパミンを補い，症状を緩和する補充療法が行われる．したがって服薬中は症状がよくなるが，服薬を中止すると，もとに戻る．

〈薬物療法〉
- 不足するドパミンを補うドパミン作動薬（レボドパを含む）
- レボドパと併用する脱炭酸酵素阻害薬
- ドパミン受容体を刺激するドパミン受容体作用薬
- ドパミンの減少に伴って，相対的に過剰となる神経伝達物質アセチルコリンを抑制する抗コリン薬
- ドパミンを分解する酵素を遮断して，ドパミンが受容体に長く留まるようにする MAO-B 阻害薬
- レボドパ，ドパミンを代謝する酵素（COMT）による L-ドーパの分解を防ぐ COMT 阻害薬

このほか進行期パーキンソン病の「すくみ足」や，「姿勢維持障害」に効果があるとされるノルアドレナリン作動薬，パーキンソン病のふるえの緩和，不安などからくる不眠改善に効果のある抗ヒスタミン薬などが使用される．

〈外科療法〉

外科療法は，20 世紀前半から行われ，1950 年代に視床下核部の定位脳手術が確立されたが，現在，最も一般的に行われているのは，頭部に電極を埋め込む深部脳刺激術である．ペースメーカーに似た植込み装置を使って脳の対象エリアに電気刺激を正確に送ることで，動きをコントロールすると，脳の回路がより機能するようになる．

〈運動療法〉

運動症状がおもなパーキンソン病では，病状に合わせたリハビリテーションを行うことで，症状の軽減や苦痛を緩和する．パーキンソン病は進行が進むにつれ，筋力低下や関節拘縮をきたす可能性があるため，運動療法が行われる．

〈音楽療法〉

運動療法と音楽療法を併用することで，歩行障害が改善したという検証データも出ている．

〈低タンパク食療法〉

L-ドーパと競合するタンパク質の量を減らすことにより改善を目指す，低タンパク食療法も用いられる．

(2) パーキンソン症候群

パーキンソン症候群とは，パーキンソン症状を呈するパーキンソン病，およびパーキンソン症状を呈する疾患の総称であり，パーキンソニズムともよばれる．パーキンソン症候群は，おもに中枢神経系にある錐体外路系の障害で起こり，原因が明らかでないものを本態性パーキンソニズム，原因が明らかなものを症候性パーキンソニズムという．

〈症候性パーキンソニズム〉

- 脳血管障害性パーキンソニズム：多発性ラクナ梗塞や脳卒中の後遺症として発症する．
- 脳炎後パーキンソニズム：日本脳炎などの脳炎やクロイツフェルト・ヤコブ病，神経梅毒などの感染症に合併する．
- 薬物性パーキンソニズム：パーキンソン病と異なり，左右対称性に症状が発現する傾向があり，薬物服用後数日から数週間で発症する．
- 中毒性パーキンソニズム：一酸化炭素，マンガン，水銀などの中毒によって引き起こされる．

パーキンソン病をはじめとして，これに属する疾患はいずれも完治は困難である．唯一治療可能なものは薬物性パーキンソニズムであり，原因となった薬物の投与を中止する．ほかのパーキンソニズムに対しては対症療法を行う．

(3) ハンチントン病

1872年，アメリカのハンチントンによって遺伝的な舞踏病として報告されたハンチントン病は，遺伝性の神経変性疾患で，大脳基底核や前頭葉が萎縮して，舞踏運動などの不随意運動，精神症状，行動異常，認知障害などを呈する疾患である．以前は全身の進行性の不随意運動（舞踏様運動，ヒョレア）が特徴的であったため，ハンチントン舞踏病とよばれたが，不随意運動はこの病気の特徴の一部にすぎないため，現在はハンチントン病の名称が用いられている．ハンチントン病は，特定疾患に

認定された指定難病である．

　日本人でのハンチントン病の発症頻度は，100万人に1～4人で，2010年の国内の患者数は798人と報告されている[4]．まれな疾患である．

　ハンチントン病でみられる舞踏様運動とは，自分の意志とは無関係に，手指や足趾をそらすような動き，口とがらし，しかめ面，肩すくめ，不規則な頸の動きなど，四肢末端や顔面での比較的速い不規則な運動が生じる．

　ハンチントン病は，1983年，異常遺伝子が発見され，1993年，ハンチントン病研究グループにより原因となる遺伝子座が同定された．このハンチントン遺伝子と命名された4番染色体上の異常遺伝子によって，グルタミンが異常に長く，繰り返し発現する疾患（ポリグルタミン病）の1つである．長いポリグルタミンが神経細胞死を引き起こすと推定されている．

　30～50歳代で発症した場合，意欲の低下や易刺激性，易興奮性，易怒性などの性格変化や，知能障害などの精神症状と，舞踏様不随意運動が特徴である．経過は，慢性進行性で，最終的には寝たきりとなり，10～20年の経過で感染症，誤嚥，窒息，そのほかの合併症で死亡する．20歳以下の若年型ハンチントン病では，初期から筋固縮を示すものが約半数にみられる．知能低下が著しく，ジストニア，ミオクローヌス，痙攣発作を伴い，進行が速く，そのほとんどが5～6年で寝たきりの状態になる．若年型ハンチントン病の90％が父親からの遺伝であるといわれ，世代を経るにしたがって発症年齢が若年化する表現促進現象によって，子どものほうが親より早く発症することが多い．

〈治　療〉

　現在，ハンチントン病そのものを治したり，予防する治療法はない．症状を軽減する対症療法として，舞踏様運動や興奮・幻覚妄想などに対して抗精神病薬を使用する．

　2004年，シイタケなどキノコに多く含まれる天然糖類のトレハロースに，ハンチントン病の進行を抑える効果があることを，理化学研究所の貫名信行らのグループがマウスで確かめた[5]．現在治療法がないハンチントン病の治療薬開発につながる可能性があるという．

(4) 筋萎縮性側索硬化症（ALS）

　脊髄，脳幹や大脳皮質の運動ニューロンのみが選択的に障害される病

気を，運動ニューロン病といい，このなかで最も多いのが筋萎縮性側索硬化症である．筋萎縮性側索硬化症は，1869 年，フランスの脳神経内科医のシャルコーによってはじめて報告されたことから，フランスではシャルコー病とよばれる．また有名な大リーガーのルー・ゲーリックが筋萎縮性側索硬化症だったことから，アメリカではルー・ゲーリック病ともよばれている．

筋萎縮性側索硬化症は，1974 年，特定疾患に認定された．40～60 歳代を中心に，10 万人に 1～2 人の割合で発症し，90％以上が遺伝とは無関係な孤発性の病気である．日本での患者数は 8,406 人（2010）である[4]．

脊髄の両側にある側索には，大脳の運動皮質にある運動神経細胞（上位運動ニューロン）からの情報を，橋と延髄の脳運動神経や脊髄の前角運動神経（下位運動ニューロン）に伝える錐体路がある．運動神経系の障害が「上位運動ニューロンだけか，下位運動ニューロンだけか，またはその両方か」，「下位運動ニューロン障害については，それが脊髄だけか，延髄だけか」によって，次のように分類されている．

- 筋萎縮性側索硬化症（ALS）：上位と下位運動ニューロンの両方が障害される．
- 原発性側索硬化症（PLS）：上位運動ニューロンだけが障害される．
- 脊髄性進行性筋萎縮症（SPMA）：下位運動ニューロンの障害が脊髄運動神経細胞のみ．
- 進行性球麻痺（PBP）：下位運動ニューロンの障害が延髄の脳運動神経細胞のみ．

欧米では，これらを総称して運動ニューロン病（MND）としており，日本でも，運動ニューロン病の意味で ALS の名称が多く用いられている．国際的には，ALS/MND のように，並列した名称が使われる．

筋萎縮性側索硬化症は，筋肉そのものの病気ではなく，筋肉を動かす神経（運動ニューロン）だけが障害を受けるが，体の感覚や知能，視力や聴力，内臓機能などはすべて保たれることが普通である．上位運動ニューロンの障害では，深部腱反射の亢進やバビンスキー反射など，異常反射などの錐体路徴候，下位運動ニューロンの障害では筋萎縮，筋力低下，線維束性攣縮[*1]などが認められる．

[*1] 線維束性攣縮：筋肉が，ピクピクと自然に攣縮する．

患者の3/4は，手指の使いにくさや，肘から先の力が弱くなり，筋肉がやせることではじまり，約1/4は，話しにくい，食べ物が飲み込みにくいという症状ではじまる．いずれの場合も，やがて呼吸筋を含めて全身の筋肉がやせて力が入らなくなり，歩けなくなる．さらに進行すると，呼吸が困難になり，人工呼吸器をつけるのが一般的な経過である．一方，筋萎縮性側索硬化症では，一般的に感覚障害，眼球運動障害，膀胱直腸障害，褥瘡などの徴候は現れない．

〈治　療〉

　進行を遅らせるために，神経細胞保護作用のあるリルゾールが用いられるが，基本的には対症療法が行われ，嚥下障害に対しては経管栄養，呼吸筋麻痺に対しては鼻マスクや気管切開を行い，人工呼吸器で呼吸を補助する方法が用いられる．

　筋萎縮性側索硬化症は，やがて全身の筋肉が動かなくなって寝たきりになり，最後は呼吸筋麻痺で死亡する．発症から死亡までの期間は2～4年であるが，10年以上にわたり，ゆっくり経過することもある．イギリスの世界的な理論物理学者として知られるスティーヴン・ホーキング（1942～）は，21歳で筋萎縮性側索硬化症を発症したが，発症以来50年近くも健在である．

(5) 進行性核上性麻痺

　進行性核上性麻痺は，1964年，当時カナダ・トロント大学の医学生であったスティールが，はじめて報告した，進行性の神経変性疾患である．進行性核上性麻痺は，脳の一部（脳幹，小脳）の神経細胞が障害されて減少するため，眼球運動障害，パーキンソン症候群，認知症などを主徴とする原因不明の疾患である．

　（運動）核とは，大脳皮質運動野（運動皮質）から下行する上位運動ニューロンからの信号を，末梢運動性神経（下位運動ニューロン）へ中継する神経細胞群があるところをいい，運動性脊髄神経では脊髄前角，運動性脳神経では脳幹に存在する．上位運動ニューロンは下位運動ニューロンを支配しているため，上位運動ニューロンに障害が生じると，下位運動ニューロンは，その支配から解放されて勝手に働くようになり，痙縮，深部反射亢進，病的反射など，錐体路徴候とよばれる症状が出現する．

　進行性核上性麻痺は，40歳以降，平均60歳代で発症する．進行性核

上性麻痺の有病率は，10万人に4～5人程度と推測されているが，実際にはさらに多い可能性がある．パーキンソン症状を示す患者の約5％が進行性核上性麻痺といわれ，男性に多く発症する．ADL（日常生活動作）の低下は速く，平均して発病2.7年で車椅子生活，4.6年で寝たきり状態となる．罹病期間は5～9年で，50％生存期間は5～6年である．死因は肺炎が多い[6]．

臨床症状の最大の特徴は，初期からよく転ぶことで，パーキンソン病と比べても，はるかに転倒しやすい．半数以上の人は，発症して1年以内に転倒を繰り返す．上肢で防御するという反応が起こらないため，しばしば顔面直撃による外傷や挫創・骨折などの外傷を負う．

注視麻痺は本症の特徴である．眼球の運動障害は，垂直性核上性注視障害とよばれ，特徴的な下方視の障害が平均3年目に出現し，その後水平方向も障害され，進行すると80～100％の高率で，一点を見つめる固視という状態になる．

固縮・動作緩慢・姿勢反射障害などのパーキンソン症候群は，パーキンソン病のものとは少し異なる．パーキンソン病では固縮が四肢にみられるが，進行性核上性麻痺では四肢より頸部，体幹に強く，体軸性固縮とよばれ，姿勢がよく，頸部から下はまっすぐである場合が多い．進行

核上性麻痺（上位運動ニューロン障害）と核下性麻痺（下位運動ニューロン障害）の違い

	核上性麻痺	核下性麻痺
	大脳皮質から内包，脳幹，脊髄を経て，脊髄前角細胞に至る経路の障害	脊髄前角細胞から末梢部で，筋に至るまでの経路の障害
筋緊張	亢　進	低　下
腱反射	痙　縮	弛　緩
	亢　進	減衰ないし消失
筋萎縮	な　い（あっても廃用性）	あ　る（著明）
反　射	バビンスキー反射陽性	バビンスキー反射を含む足底筋反射正常，あるいは消失
線維束収縮	陰　性	陽　性
おかされる筋	広範囲	孤立した筋のみおかされる
連合運動	あ　り	な　し

バビンスキー反射：足底をこすると母趾背屈（錐体路障害）
足底筋反射：足底を伸展させる（ハンマーで叩く）と，足趾が屈曲
線維束収縮：筋腹にみられる，肉眼ではわからない，筋線維束の小さな，速い，非律動的な収縮
連合運動：身体の一部の運動により，ほかの部位に，正常ではみられない不随意な運動

すると，頸部が後屈して強直し（頸部ジストニア），上半身が後方にそり返り，のけぞるような姿勢になる．徐々に動作が緩慢になり，手足の関節がかたくなり，最終的には寝たきりになる．

進行性核上性麻痺での認知症は，前頭葉の障害によるもので，皮質下性認知症とよばれる．程度は軽く，アルツハイマー病と異なり，見当識障害や物忘れはあっても軽い，病気に対する深刻感が乏しく，屈託がなく，多幸的である場合が多い．

進行すると聞き取りにくいしゃべり方（構音障害），むせやすく飲み込みにくい（嚥下障害）などの仮性球麻痺症状[*1]が徐々に出現する．初期には，飲み込まないで，食物をどんどん詰め込んでしまうことがあり，中期以降には，嚥下性肺炎が合併する．口からの食物の摂取が困難となった場合には，経管栄養や胃瘻が必要となる．早期に嚥下障害がある場合には，生命予後は不良である．

進行性核上性麻痺のMRIによる画像診断では，脳幹，とくに中脳被蓋部の萎縮，前頭葉の萎縮・血流低下などが特徴的である．病期の進んだ中期から末期には，正中矢状断像上，萎縮した中脳被蓋がハチドリの頭に，萎縮のない橋がハチドリの胴体にみえるハミングバードサインといわれる像がみられる．

〈治　療〉

抗パーキンソン病薬や抗うつ薬が使用されるが，現在のところ，進行性核上性麻痺に対する根本的な治療法や，症状を改善する特効薬はない．筋力の維持やバランスの訓練などのリハビリが重要である．日常生活では，転倒を予防し，寝たきりになったときは，褥瘡を防ぐために体位変換を行う，口腔内を清潔に保ち，痰を吸引することで肺炎を予防する．

(6) 脊髄小脳変性症

脊髄小脳変性症は，小脳および脳幹から脊髄にかけての神経細胞が徐々に破壊，消失していく病態で，臨床的には小脳性の運動失調症状を主体とする．

患者は，全国で約3万人と推定され，遺伝歴のない孤発性脊髄小脳変

[*1] 仮性球麻痺症状：延髄を球ともいい，延髄の障害で生じる嚥下障害や構音障害などの下位脳神経麻痺を球麻痺という．進行性核上性麻痺では，延髄は障害されないが，下位脳神経麻痺をきたすため，仮性球麻痺とよぶ．

性症が約2/3を占め，1/3が常染色体性優性遺伝あるいは常染色体性劣性遺伝の遺伝性脊髄小脳変性症である．おもに中年以降に発症するケースが多いが，若年期に発症することもある．

脊髄小脳変性症では，小脳，脳幹，脊髄にかけての神経細胞は破壊されるが，大脳部分は破壊されない．そのためアルツハイマー病などと異なり，患者は自分の身体の運動機能が徐々に衰退していくことをはっきりと認識できる．

脊髄小脳変性症の主症状である運動失調は，不安定な歩行失調，手がうまく使えない四肢失調，構音障害，眼球振盪などの症状が徐々に出現する．病型によっては，パーキンソン症状，尿失禁，インポテンス，起立性低血圧などが加わる．脊髄小脳変性症の進行は遅く，10〜20年の経過をたどることもあるが，生命にかかわることは少ない．

〈治　療〉

集中的なリハビリテーションによる効果が示唆されている．薬物療法としては，特効薬はなく，失調症状全般に甲状腺刺激ホルモン放出ホルモン誘導体（セレジスト®）が使われ，そのほか対症療法として，パーキンソン病治療薬や，起立性低血圧に対して自律神経調整薬であるジヒドロエルゴタミンやドプス®などが用いられる．

2　免疫性神経疾患

免疫性神経疾患とは，発病する原因として自己免疫が関与する中枢神経系（大脳，小脳，脳幹，脊髄），末梢神経，神経筋接合部，筋肉の病気をさす．免疫性神経疾患では，免疫系に何らかの原因で異常が生じ，自分のからだの一部である脳，末梢神経などを異物と誤認し，さまざまな抗体を産生することで発症する．

免疫性神経疾患には，多発性硬化症，視神経脊髄炎，重症筋無力症，慢性炎症性脱髄性多発神経炎（CIDP），ギラン・バレー症候群，フィッシャー症候群，ビッカースタッフ脳幹脳炎，トロサ・ハント症候群，サルコイドーシス，ベーチェット病，中枢神経ループスなどがある．

免疫性神経疾患の患者数は，およそ10万人に10名以下で，ほかの脳血管障害や神経変性疾患と比べると少ないが，疾患の特殊性，難治性などの特徴から，多くが特定疾患に指定されている．

(1) ギラン・バレー症候群

　ギラン・バレー症候群は，進行性の筋力低下および腱反射低下・消失のために，急に手や足に力が入らなくなる疾患群である．1859年，上行性麻痺の一例がランドリーによって報告され，1916年，ギランとバレーによって，髄液のタンパク細胞解離と脱髄を示唆する，急性の運動麻痺2症例が報告されたことから，ギラン・バレー症候群という名称が定着した．

　脳神経根・脊髄神経根，またはそれより末梢の運動神経，感覚神経，自律神経の軸索，または髄鞘（シュワン細胞）が障害されて，末梢神経の正常な伝導が障害されることを，末梢神経障害（ニューロパチー）という．ギラン・バレー症候群は，複数の末梢神経が障害される多発ニューロパチーで，急性・亜急性に四肢の運動麻痺，軽度の感覚障害，四肢の反射低下・消失をきたし，進行すると呼吸筋麻痺に至る病気である．

　ポリオが自然発生しなくなった先進国において，ギラン・バレー症候群は，急に手足が動かなくなる病気の原因として脳卒中の次に多く，人口10万人あたり1〜2人程度が発症し，年間2,000人以上発症していると推定されている．ギラン・バレー症候群は，どの年齢層にもみられ，男性が女性よりもやや多い．

　ギラン・バレー症候群は，ウイルスや細菌による呼吸器，あるいは消化器感染の結果できた自己抗体が関与する自己免疫性疾患と考えられている．多くの感染症，ワクチン，全身疾患，薬物，手術などが原因となりうる．

　患者の約70％は，風邪や下痢などの感染ののち，1〜2週して症状がはじまり，2〜4週以内にピークとなり，その後は改善する[7]．一番症状の強い時期に，約60％の患者の血液中に，神経に存在する「糖脂質」という物質に対する抗体が認められ，神経を攻撃する自己抗体として働いていると考えられている．

〈典型的な症状〉

　前駆症状として発熱・咽頭痛などの上気道症状や下痢症状があり，感染から数日から数週間後に，手先や足先が急に動かなくなる．2〜3日で動かない部分が体の中央部に向かって進行する．このほか顔面の筋肉に力が入らない（顔面神経麻痺），目を動かせなくなって物が二重に見える

（外眼筋麻痺），食事がうまく飲み込めない，ろれつが回らない（球麻痺）などの症状がみられることがある．3/4以上で感覚麻痺がみられるが，一般に感覚障害は運動麻痺に比べて軽度である．自律神経が障害されると不整脈，起立性低血圧などがみられる．重症例では，呼吸筋の麻痺のために人工呼吸器の装着が必要となる．

症状の進行は急速で，通常4週間前後でピークに達し，ピークをすぎると，だんだん体の中央部から動かせるようになり，6～12か月前後で症状が落ち着いて安定した状態になる．しかし重症例では，回復までに長期間を要し，約20％はなんらかの障害を残し，約5％が死亡する．

〈治療〉

従来，ギラン・バレー症候群は，治療を行わなくても自然に軽快する予後のよい病気と考えられていたが，一部は重症で，後遺症が残ることがあり，早期から治療を開始する必要がある．治療法として確立している血漿中の有害物質を取り除く血液浄化療法（単純血漿交換療法），免疫グロブリン大量静注療法が用いられる．

(2) 多発性硬化症

多発性硬化症とは，「脳や脊髄に多発性の硬い病巣がみられる病気」という意味である．多発性硬化症では，大脳，脳幹，小脳，脊髄や視神経などの中枢神経に，神経線維を覆う髄鞘がおもに障害される脱髄病変が生じ，2つ以上の病巣が斑状（脱髄斑）に散在してでき（空間的多発），時間的にも次々と出たり消えたりして（時間的多発），多様な神経症状が再発と寛解を繰り返す疾患である．脱髄を起こす原因として，なんらかのウイルスの感染を契機に，髄鞘に対する異常な免疫反応が起こり，髄鞘を傷つけてしまう自己免疫反応が考えられている．

多発性硬化症は，欧米の白人に多い（北欧での有病率は人口10万人に50～100人）が，日本ではまれな疾患で，全国臨床疫学調査では，有病率は10万人あたり8～9人程度，約1.2万人と推定され，2008年，多発性硬化症で治療を受けている患者数は，7千人と報告されている[2]．女性に多く，約80％が15～50歳で発症する．

破壊された髄鞘の再生が起こると，神経機能は再び回復し，症状は改善する．しかし脱髄を繰り返したり，軸索も障害されるときは，症状は改善されず，進行性に増悪する場合がある．

多発性硬化症の症状	
障害された神経	症　状
視神経	視力の低下，視野が狭くなる．
球後視神経	目の奥の痛み．
脳　幹	ものが二重に見える（複視），目が揺れる（眼振），顔の感覚や運動の麻痺，ものが飲み込みにくい，しゃべりにくい．
小　脳	まっすぐ歩けない，手のふるえ．
大　脳	少々傷ついただけなら無症状が多い．
脊　髄	胸や腹の帯状のしびれ，ぴりぴりした痛み，手足のしびれや運動麻痺，尿失禁，排尿障害

〈症　状〉

　病変部位によって，視力障害，しびれ感，運動麻痺，歩行障害などが急性に発症し，1週間以内にピークに達する．脊髄が障害されると，胸や腹の知覚麻痺や痛み，手足の痺れや運動麻痺，尿失禁，排尿障害などが起こる．これらの症状が強く現れる増悪期と，症状の和らぐ寛解期を繰り返す．また再発を幾度となく繰り返すうちに，さまざまな症状が後遺症として残り，生活機能が失われ，知能が低下することもある．再発を繰り返しながらも障害がほとんど残らない患者がいる一方で，何度か再発したあと，予後不良の経過をとることもある．

〈治　療〉

　増悪期や再発時には，ステロイド薬を大量投与するパルス療法と，安静が必要である．再発の予防と長期予後を改善させる目的でインターフェロンβを投与する．現在，いくつかの再発予防の新薬が世界的に開発中である．

(3) 重症筋無力症

　重症筋無力症は，運動神経と筋肉の接合部において，神経側から遊離される神経伝達物質（アセチルコリン）の筋肉側の受容体が，自己抗体により攻撃され，神経からの刺激が筋肉に十分に伝わらなくなり，筋力が低下する自己免疫疾患である．重症筋無力症と胸腺異常（過形成，胸腺腫）との関連については，数多くの報告があるが，まだ十分には解明されていない．

　重症筋無力症は，厚生省の特定疾患（難病）に指定されており，有病率は人口10万人あたり約10人で，2010年には全国で17,314人が登録さ

れている[4]．男女別では女性に1.5～2倍多いとされている．発症年齢は，全体の7.0%が5歳未満で，その後，女性では30歳，55歳にピークがある．男性では10～65歳と，好発年齢が広がっている．

〈症　状〉

　物を噛むだけでも疲れてしまうという著しい易疲労性が特徴で，朝は軽く，夕方に増悪するという日内変動を示す．一般的に眼症状が初発症状となることが多く，眼瞼下垂や眼球運動障害による複視がみられる．四肢の筋力低下は近位筋に強く，髪をとかしたり，歯磨きでの腕のだるさ，あるいは階段を昇るときの下肢のだるさを認める．軟口蓋，咽喉頭筋，舌筋の障害のために，四肢筋の筋力低下よりも，嚥下障害や構音障害が目立つ患者もいる．重症例では呼吸筋麻痺により，低換気状態となる[8]．

〈診　断〉

　作用時間の短い抗コリンエステラーゼ薬（エドロホニウム）を静脈注射すると，劇的に改善することを調べるエドロホニウム（テンシロン）試験，血液検査による抗アセチルコリン受容体抗体値の測定，筋電図検査での運動神経連続刺激などによって行われる．胸腺腫瘍を伴うことも多いので，胸腺腫瘍の有無を検査する必要もある．

〈治　療〉

- コリンエステラーゼの活性を抑え，神経末端から放出されたアセチルコリンの作用を増強させるマイテラーゼ®，メスチノン®，ウブレチド®などの抗コリンエステラーゼ薬の投与
- プレドニン®などのステロイド薬
- 胸腺摘出術
- 血漿交換
- プログラフ®，シクロスポリン，アザチオプリンなどの免疫抑制剤
- 大量免疫グロブリン療法　など．

　鎮痛薬，睡眠薬，アミノグリコシド系抗菌薬などによって症状が悪化することがあり，注意が必要である．なかでも抗コリン作用の強いパーキンソン病治療薬のアーテン®やアキネトン®，排尿障害治療薬のポラキス®やバップフォー®，ベシケア®やデトルシトール®などは，処方禁止となっている．

　ペニシリン，セファロスポリン系など，内服薬として処方される抗菌

重症筋無力症のおもな禁忌薬物		
分類	一般名（商品名）	備考
ベンゾジアゼピン系抗不安薬	ジアゼパム（セルシン，ホリゾン） クロチアゼパム（リーゼ） エチゾラム（デパス） アルプラゾラム（コンスタン） トリアゾラム（ハルシオン） ゾピクロン（アモバン） リルマザホン（リスミー）	筋弛緩作用，抗コリン作用
ベンゾジアゼピン系抗てんかん薬	クロナゼパム（リボトリール，ランドセン） ジアゼパム（ダイアップ） クロバザム（マイスタン）	
パーキンソン病治療薬	トリヘキシフェニジル（アーテン，トレミン） ビペリデン（アキネトン） プロフェナミン（パーキン）	
排尿障害治療薬	トルテロジン（デトルシトール） ソリフェナシン（ベシケア） イミダフェナシン（ウリトス，ステーブラ） オキシブチニン（ポラキス） プロピベリン（バップフォー）	抗コリン作用
抗菌薬	テリスロマイシン（ケテック）	症状悪化

※このほかにも禁忌薬物があり，使用時には確認が必要である．

薬の多くは使用可能であるが，ストレプトマイシン，ゲンタシン®，アミカシン®など，おもに筋肉注射として使われる抗菌薬は，筋力を弛緩させる作用があるといわれている．

セルシン®，サイレース®，セレナール®，ユーロジン®，ハルシオン®などのベンゾジアゼピン系抗不安薬は，筋力を低下させる

ボルタレン®，インダシン®，ロキソニン®などでは，とくに重症筋無力症に注意するようには記載されていないが，症状の悪化がみられることがある．

3 その他の神経・筋疾患

(1) ベーチェット病

ベーチェット病は，口腔粘膜のアフタ性潰瘍，皮膚症状，眼のぶどう膜炎，外陰部潰瘍を主症状とし，急性炎症性発作の再発・寛解を繰り返すことを特徴とする．ベーチェット病は，日本をはじめ，韓国，中国，

ベーチェット病
→p.301

中近東，地中海沿岸諸国によくみられることから，シルクロード病ともいわれる．

ベーチェット病では，4つの主症状（再発性アフタ性潰瘍，外陰部潰瘍，結節性紅斑や毛嚢炎様皮疹などの皮膚症状，ぶどう膜炎）のほか，関節炎，副睾丸炎，血管炎，消化管病変，さらに難治性で，最も予後不良である神経型ベーチェットといわれる中枢神経病変などの副症状がある．

神経型ベーチェット病では，片麻痺，激しい頭痛を起こす髄膜刺激症状，酔っ払ったようになる小脳症状，錐体路症状など多彩な症状を示す．

ベーチェット病の病因は現在も不明であるが，何らかの内因（遺伝素因）と外因（感染病原体やそのほかの環境因子）が関与し，白血球の異常が生じて病態が形成されると考えられている．また口腔内に存在する *Streptococcus sanguinis* が，遺伝素因にかかわり，自己免疫異常や好中球機能過剰をはじめとした自然免疫系の異常を引き起こし，ベーチェット病の発症に至るという考え方が有力である．

ベーチェット病の病状は非常に多様であり，すべての病状に対応できる単一の治療法はない．日常生活への影響が少なく，後遺症も少ない症状（粘膜病変，関節病変）では，対症療法が主体となる．失明の危険性のあるぶどう膜炎に対しては，痛風治療薬としても用いられ，白血球の働きを弱める作用をもつコルヒチンや，免疫抑制剤のシクロスポリンなどが用いられるようになってから失明者は減少している．生命が脅かされる危険性があるものに対しては，中等量〜大量のステロイド投与が行われる．

(2) サルコイドーシス

サルコイドーシスとは，ラテン語で「肉のようなものができる病気」という意味で，目に見える大きさのものから，顕微鏡でやっと見えるものまで，大小さまざまな類上皮細胞肉芽腫が，肺，リンパ節，皮膚，眼，心臓，筋肉などの臓器にできる，原因不明の全身性の肉芽腫性疾患である．肺門部リンパ節腫脹および肺野病変，皮膚，関節および眼症状で初発することが多い．

患者数は年々増加傾向を示しており，厚生労働省への登録患者数は，2008年で約2万人に達している．発症年齢のピークは，男性で20歳代後半，女性では20歳代後半と60歳代前半である．

サルコイドーシス発見時の症状は，患者の約1/3では無症状である．罹患する臓器により，視力低下，咳，呼吸苦，皮膚の発疹，不整脈など，肉芽腫ができた臓器の障害として出現する．サルコイドーシスはおおむね良性の経過をたどり，多くは2年以内に病変が消失する．しかし約30％の患者では，慢性化や再発を繰り返す．肺の炎症が長期にわたり繰り返された症例では，間質の線維化が進行して肺線維症を呈し，呼吸不全により死に至ることもある．サルコイドーシス患者の多くは，自然寛解か，治療によって軽快，または治癒するが，約10％の症例が進行性，難治症例となる．しかし日本での死亡例は非常に少ない．

〈診　断〉

肺組織や皮膚，リンパ節などの標本について，顕微鏡で類上皮細胞肉芽腫の組織所見を確認することで診断される．

サルコイドーシスは結核と似ていることから，欧米では長年のあいだ結核菌がサルコイドーシスの原因細菌として疑われてきた．しかし病変部から結核菌が培養されることはなく，肉芽腫内に結核菌を証明したとする報告もない．

日本では，1878年から1984年にかけて微生物学的検索が行われた結果，病変部リンパ節からニキビの原因でもあるアクネ菌が約80％の症例で分離培養され，結核菌やそのほかの微生物はまったく検出することができなかった．2012年5月，東京医科歯科大学の江石教授の研究グループが，病変部肉芽腫内にアクネ菌が局在していることを，病理組織学的に証明したと発表した[5, 9]．

〈治　療〉

ステロイド薬を中心とする免疫抑制剤の投与以外に確立していないが，今後，抗菌薬をはじめとした，原因に対する根本的な治療法が開発されるかもしれない．

(3) 筋ジストロフィー

筋ジストロフィーは，筋線維の変性・壊死を主病変とし，進行性の筋力低下をみる遺伝性疾患である．筋ジストロフィー症とは，ミオパチーのなかで，遺伝性で，骨格筋がジストロフィー変化を示し，進行性の筋力低下を示す疾患群をいう．ジストロフィー変化とは，「筋線維の大小不同，円形化，中心核の増加，結合組織の増生，脂肪化を特徴として，筋線維束の構造が失われる変化」をいう．

筋原性疾患と
神経原性疾患
→p.393

筋ジストロフィーでは，筋力低下や筋萎縮が左右対称に生じ，皮膚の知覚がよく保たれる点で，神経原性の障害とは区別される．筋ジストロフィーは，デュシェンヌ型筋ジストロフィー，ベッカー型筋ジストロフィー，顔面肩甲上腕型筋ジストロフィー，筋強直性筋ジストロフィーなどに分類される．

筋ジストロフィーの分類と頻度

遺伝形式	病型	発症年齢	性別	頻度*
性染色体性劣性遺伝	デュシェンヌ型	3〜6歳	男性	36%
	ベッカー型	5〜25歳以下	男性	20%
	エメリイ・ドライフス型	4〜5歳	男性	1%
常染色体性劣性遺伝	先天型	0〜8か月	男女とも	18%
	肢帯型	5〜25歳以下	男女とも	19%
	遠位型		男女とも	2%
常染色体性優性遺伝	顔面肩甲上腕型	10〜30歳	男女とも	4%

※筋緊張型は，ときに10歳以下で発症することもある．
*国立精神・神経センター：DNA診断治療室での検査頻度（筋ジストロフィー1420例から分析）

　筋ジストロフィー患者は，巨舌，高口蓋，歯列異常など筋ジストロフィーに固有の解剖学的問題，咀嚼障害，嚥下障害，言語障害などの機能的問題があり，口腔ケアが困難なことから，重症の歯科疾患に罹患していることが多い．

　デュシェンヌ型筋ジストロフィー：1868年，デュシェンヌが詳しく記載したことで名づけられた．進行性筋ジストロフィーの大部分を占める重症な病型である．デュシェンヌ型筋ジストロフィーは，X染色体性劣性遺伝である．X染色体短腕の遺伝子（Xp21）によって産生されるジストロフィンとよばれるタンパクは，筋肉のアクチンという細い線維と結合して，筋細胞膜の細胞骨格を形成するうえで重要な役割をはたしている．しかしデュシェンヌ型筋ジストロフィーでは，遺伝子異常によって筋肉中のジストロフィンが欠損しているために細胞膜が破壊され，筋細胞が崩壊する．

　女性はX染色体を2つもっているため，1つに異常があっても，もう1つが正常であれば発病しないが，男性はX染色体を1つしかもたず，その1つに異常があると発病するため，通常，男児のみに発症する．すなわち女性はデュシェンヌ型筋ジストロフィーの保因者となり，男児を

もうけたとき1/2の確率で発症する．1/3は突然変異による発症で，遺伝歴は不明である．

デュシェンヌ型筋ジストロフィーは，筋ジストロフィーのなかで最も頻度が高く，出生男児3,400人に1人が発症する．10万人あたりでは2.5〜3人の頻度であり，全国で約3,000人の患者がいる．

3〜6歳で，転倒しやすい，動揺性歩行，階段昇降困難などの症状が発症し，比較的早く症状が進行する．症状が進むと，手を床に着き，次に膝に手を交互に当てて立つ，いわゆる登はん性起立（ガワーズ徴候）が現れ，さらに自力で立ち上がることが困難になる．10〜12歳ころには，歩行困難から寝たきりとなり，心臓肥大・呼吸不全が生じ，20歳前後で肺炎，呼吸不全，心不全などで死亡するとされる．

現在まで，病気の進行をとめ，筋力が回復するような根本的治療法はみつかっていない．病気の進行を遅らせるためのステロイド薬投与，リハビリテーションが行われている．近年は，人工呼吸器の使用，全身管理の技術向上により延命がはかられるようになり，確実に寿命は延びている．

ベッカー型筋ジストロフィー：病態はデュシェンヌ型と同じだが，発症時期が遅く，症状の進行も緩徐である．一般に予後はよく，50歳以上まで自力歩行が可能な患者もいる．ベッカー型筋ジストロフィーの有病率は，10万人に3〜6人くらいである．

ベッカー型筋ジストロフィーも，デュシェンヌ型筋ジストロフィーと同様に，ジストロフィンタンパクに異常を認めるが，部分的に機能をもつタンパクを生産でき，筋の変性を防いでいるために症状が軽い．

顔面肩甲上腕型筋ジストロフィー：顔面肩甲上腕型筋ジストロフィーは，常染色体性優性遺伝で，顔面，肩甲部，肩，上腕を中心に障害される．

顔面筋の障害による閉眼力低下，口輪筋障害による口笛が吹けないなどの症状が生じて，独特の顔貌（ミオパチー顔貌）を呈する．肩や上腕の筋萎縮が高度なのに比べて前腕部は比較的保たれるため，ポパイの腕と形容される．比較的良性の経過をたどり，進行すると腰や下肢の障害を生じ，歩行できなくなることもあるが，生命に関しては良好な経過をとる．

筋強直性筋ジストロフィー：筋強直性筋ジストロフィーは，筋緊張型

筋ジストロフィーともよばれる．遺伝子異常が19番染色体にある常染色体性優性遺伝で，両親のどちらかが患者であれば，男女いずれにも発症する．筋強直（ミオトニー）とは，筋肉がいったん収縮すると，そのままの状態がつづき，ふたたびリラックスするまでに時間がかかることで，物を握ったら放しにくいという症状が現れる．筋強直と筋萎縮を特徴とする．

筋強直性筋ジストロフィー患者は，成人の筋ジストロフィーのなかで最も多く，人口10万人あたり7人程度の頻度で，患者数は5千〜7千人と推定される．

常染色体性優性遺伝である筋強直性筋ジストロフィーは，子の世代のほうが重い症状を示すという表現促進現象を認める．

ほとんどの筋肉疾患は，躯幹に近い近位筋から障害がはじまるが，筋強直性筋ジストロフィーでは，側頭筋・胸鎖乳突筋や四肢遠位優位の筋力低下や萎縮を示す．筋強直性筋ジストロフィーの臨床症状で，ほかの筋ジストロフィーと異なるのは，筋強直症がみられること，前頭部が禿げ上がっていること，白内障や心伝導障害，心筋障害などの心臓の異常，多臓器の障害が現れることである．また糖尿病や認知症状，性格変化，傾眠などの性格異常などが高頻度にみられる．顔面筋などがおかされると，側頭筋を含めた顔面筋萎縮で，特徴的な尖ったあごの細長い筋性顔貌（西洋斧様の顔貌）を示し，咽頭筋の筋力低下により嚥下障害や鼻声が現れる．

筋強直性筋ジストロフィー患者では，呼吸筋筋力低下に加え，呼吸中枢の障害も加わり，呼吸不全をきたしやすく，誤嚥による肺炎を合併しやすい．呼吸不全・肺炎と致死性不整脈が最も生命予後に関与し，呼吸不全が死因の約2/3を占める．本症であると気づかれないまま麻酔・手術を受け，抜管困難など，術後合併症を起こしたあとに本症と判明することもある．

根本的な治療法はなく，対症療法が中心となり，筋強直に対する治療はほとんど不要である．筋力低下による下垂足（尖足）や足部変形には，足首を固定する短下肢装具や整形外科的手術が用いられる．また嚥下障害が強い場合，経管栄養や胃瘻の導入が必要になることがある．

先天性筋ジストロフィー：先天性筋ジストロフィーとは，出生時期から筋力低下がみとめられる遺伝性疾患の総称である．罹患した幼児は，

典型的には「floppy（だらりとした）」な状態を呈し，筋の緊張低下や関節拘縮を認める．

先天性筋ジストロフィーは，中枢神経症状を合併する福山型と，中枢神経症状のない非福山型の2つに大別されている．非福山型は古典型あるいは西洋型ともよばれる．先天性筋ジストロフィーの頻度は18％と推定され，デュシェンヌ型の約半分で，決してまれな筋ジストロフィーではない．先天性筋ジストロフィーの2/3が福山型，1/3が非福山型である．

福山型先天性筋ジストロフィー：1960年，福山によって最初に報告された疾患で，報告された患者は日本人に限られている．常染色体性劣性遺伝で，男女ともに発症する．脳形成障害を伴い，筋肉の症状とともに，かなり重い知的発達遅滞，てんかんなど，中枢神経症状を合併することが特徴的である．2,000〜3,000年前の日本人の祖先に突然変異が起こり，それが日本全体に広がったと考えられ，日本人の約80人に1人が遺伝子変異をもっており（保因者），日本人10万人に対し1〜2人の患者がいると推定されている．健常な子どもは3〜4か月で首が座り，1歳くらいで歩きはじめるが，福山型先天性筋ジストロフィーの子どもは平均8か月で首が座り，2歳くらいでようやく座ることができるようになる．歩くことができる良性型もあるが，原則として歩けるようにはならない．

非福山型筋ジストロフィー：先天性筋ジストロフィーのうち，脳形成障害（知能障害）を伴わないものをいい，さまざまな病型が存在し，症状も軽症から重症までいろいろである．

(4) ミトコンドリア脳筋症

ミトコンドリアは，細胞の中にあって，エネルギーを産生する細胞内小器官である．ミトコンドリアに異常をきたすと，大量のエネルギーを必要とする骨格筋，中枢神経系にまず異常をきたす．1980年代から脚光を浴びるようになったミトコンドリア脳筋症は，先天的なミトコンドリアの変異が原因で，心臓，骨格筋，脳などに異常を生じる疾患をいう．

ミトコンドリア脳筋症についての全国レベルの調査はまだ行われていないため，患者の実態は不明であるが，全国で数百人の患者がいると推定されている．また全国で約600万人いる糖尿病患者の約1％が，ミトコンドリアの異常に基づくとされていることから，ミトコンドリアの機能が低下しているミトコンドリア病の患者数は，数万人に達すると見積

もられている．

　ミトコンドリア脳筋症にはいろいろな病型があり，生下時から発症して致命的なものから，ごく軽度の筋力低下だけのものまでさまざまである．ミトコンドリア脳筋症での脳の症状の多くは，痙攣発作，小脳失調症状，認知症である．筋肉の症状には，眼瞼下垂，眼球運動障害，筋力低下，筋肉の萎縮，筋肉痛，ミオグロビン尿がある．そのほかの症状として眼底の網膜の色素異常（網膜色素変性症），心筋の障害による不整脈などがある．

〈代表的なミトコンドリア脳筋症〉

　慢性進行性外眼筋麻痺症候群：外眼筋麻痺を主症状とするもので，カーンズ・セイヤー症候群を含む．カーンズ・セイヤー症候群は，外眼筋麻痺，網膜色素変性，心伝導ブロックを3主徴とし，筋力低下，難聴，小脳失調，糖尿病などを併発する．10歳代にはじまることが多い．

　ミトコンドリア脳筋症・乳酸アシドーシス・脳卒中様症候群：10歳代に発症するものが多い卒中様症状を伴うミトコンドリア脳筋症で，頭痛，嘔吐が初発症状のことが多い．肥大型心筋症，筋力低下，知能障害などを伴うことがある．

　赤色ぼろ線維[*1]**・ミオクローヌスてんかん症候群（福原病）**：1980年，福原信義らによって発見された母系遺伝を示す，子どもに多いミトコンドリア脳筋症で，小脳症状，不随意運動の1種であるミオクローヌス，筋症状，てんかんがおもな症状である．

　ミトコンドリア脳筋症には，このほか大脳基底核や脳幹に左右非対称な病変がみられ，乳幼児期から精神運動発達遅延，退行を起こすリー脳症，最初に発見されたミトコンドリア病で，視力低下が主症状であるレーバー病，ミトコンドリアの機能異常によるインスリン分泌障害が原因で糖尿病になるミトコンドリア糖尿病，1979年，ピアソンらが発表し，1988年，ミトコンドリアの異常であることが証明された，ピアソン病[*2]など，多くの病型がある．

(5) プリオン病

　プリオンとは，1982年，アメリカのプルシナーによって提唱されたタ

[*1] 赤色ぼろ線維：筋生検を行うと，しばしば筋鞘膜下に認められる，たくさん集積した異常ミトコンドリアの染色像である．
[*2] ピアソン病：乳児期に発症し，貧血，汎血球減少症をきたす．

ンパク質性感染粒子のことで，伝達性海綿状脳症の感染性因子をさす造語である．プリオン病は，ヒトの脳神経細胞がおかされ，脳が隙間だらけのスポンジ状になり，進行性不眠，自律神経障害で無動無言状態となり，死亡するまれな病気である．

　プリオンタンパクは，正常の人でも脳に発現しているが，伝播性を有する異常プリオンタンパクは感染因子となるため，人畜共通感染症である．もともとヒツジの伝染病であるが，イギリスでは，ヒツジの脳や肉骨粉をウシの飼料に使ったためウシに感染し，さらに狂牛病のウシをヒトが食べたため，ヒトに発病したと考えられている．ウシでは狂牛病，牛海綿状脳症（BSE），ヒツジではスクレイピー，ヒトではプリオン病やクロイツフェルト・ヤコブ病とよばれる．

　ヒトのプリオン病は病因により，原因不明の特発性（孤発性），プリオンタンパク遺伝子変異による遺伝性（家族性），ほかのプリオン病からの感染による獲得性の3種類に分類される．2012年1月現在，日本では孤発性が1,370人（77％），遺伝性が250人（14％），獲得性ほかが79人（4％）である[6,10]．代表的なプリオン病である孤発性クロイツフェルト・ヤコブ病は，プリオン病の約80％を占め，1年間に，100万人に対して1人程度の割合で発症することが知られている．日本では乾燥脳硬膜製品の移植により感染した医原性クロイツフェルト・ヤコブ病が，他国に比較して多いのが特徴的である．全世界のおよそ2/3が日本での発症で，これまで硬膜の移植手術を受けた人のうち79人が発症している．

　孤発性クロイツフェルト・ヤコブ病の発症は，60歳代が中心であり，倦怠感，ふらつき，めまい，日常生活の活動性の低下，視覚異常，抑うつ傾向，もの忘れ，失調症状などの非特異的症状で初発する．発病から数か月で認知症が急速に顕著となり，言葉が出にくくなり，意思の疎通ができなくなって，ミオクローヌスが出現する．歩行は徐々に困難となり，やがて寝たきりとなる．3〜7か月で，無動無言状態から，さらに除皮質硬直や屈曲拘縮に進展する．1〜2年で全身衰弱，呼吸麻痺，肺炎などで死亡する．

　ヒト乾燥脳硬膜移植後のクロイツフェルト・ヤコブ病の潜伏期間は，約1〜30年（平均12）年である．発症年齢は50歳代が多く，孤発性クロイツフェルト・ヤコブ病と比べて若い．初発症状は小脳失調が多く，眼球運動障害，視覚異常の出現頻度が高い傾向がある．そのほかの臨床

症状は，古典型孤発性クロイツフェルト・ヤコブ病と大きな違いはない．
〈治　療〉

治療法は現在開発されておらず，対症療法が主体である．最近，抗マラリア薬および抗精神病薬にプリオンタンパク増殖抑制作用がみつかり，治療薬として期待されている．

プリオン病発生の経過	
1732 年	イギリス：ヒツジのスクレイピーの発生を報告
1921 年	イギリス：クロイツフェルト・ヤコブ病を報告
1968 年	ドイツ：B・ブラウン社でヒト乾燥硬膜製品「ライオデュラ」の販売開始
1973 年	日本：ヒト乾燥硬膜製品の輸入承認
1981 年	日本：ヒツジのスクレイピーが発生
1986 年	イギリス：狂牛病が発生
1987 年 2 月	アメリカ：ヒト乾燥脳硬膜による医原性ヤコブ病患者についてはじめての報告
1987 年 5 月	ドイツ：B・ブラウン社：「ライオデュラ」の滅菌方法をアルカリ処理に変更
1987 年 6 月	アメリカ：ヒト乾燥硬膜製品の使用を禁止
1989 年	イギリス：ヒト乾燥硬膜製品の使用を禁止
1991 年	日本：ヒト乾燥脳硬膜による医原性クロイツフェルト・ヤコブ病患者の報告
1992 年	イギリス：牛 37,000 頭が狂牛病になる
1996 年 3 月	イギリス：10 名の孤発性クロイツフェルト・ヤコブ病患者を報告
1996 年 3 月	イギリス：政府が，牛の病気である狂牛病が人間に感染する可能性があると発表
1996 年 3 月	EU 委員会：イギリスからの牛肉を輸入禁止
1997 年	日本：ヒト乾燥硬膜製品の使用を禁止
2001 年 9 月	日本：狂牛病が発生
2001 年 10 月	イギリス：107 名のクロイツフェルト・ヤコブ病患者を報告
2003 年 5 月	カナダ：狂牛病が発生
2003 年 9 月	日本：茨城県の食肉処理場で，8 頭目にあたる 2 歳以下の感染牛を発見
2003 年 12 月	アメリカ：狂牛病の牛 1 頭を発見
2004 年 1 月	狂牛病の発生国の牛の背骨を原材料とする医薬品の使用を禁止
2011 年 1 月	動物実験で，空気感染は経口感染と比べて非常に低い濃度でも死亡すると報告

基礎知識

1 筋原性疾患と神経原性疾患

　筋線維，または線維束の容積が部分的に減少した状態を，筋萎縮という．筋萎縮が起こる原因には，筋肉そのものに原因があって筋肉が萎縮する場合と，脳からの信号を筋肉に伝える脊髄神経や末梢神経が傷害されて筋肉が萎縮する場合との2つがある．筋肉そのものに原因がある疾患を筋原性疾患（ミオパチー），神経に原因がある疾患を神経原性疾患（ニューロパチー），神経原性筋萎縮症あるいは運動ニューロン疾患とよぶ．

　筋原性疾患と神経原性疾患は，いずれも筋力の低下や筋肉がやせるなど，同じ症状を示して，見た目には区別がつかない．筋肉の病気は，よく神経筋疾患と総称されるが，筋原性疾患と神経原性疾患は，まったく異なる疾患である．筋原性疾患では筋ジストロフィー，神経原性疾患では筋萎縮性側索硬化症が代表的疾患であり，いずれも極度の筋力低下を伴う重篤な難病である．

　筋肉の萎縮は，体幹に近い躯幹，上腕，大腿部の筋から進行するタイプ（近位型）と，体幹から離れた手足の先のほうの筋から進行していくタイプ（遠位型）とが存在する．筋原性疾患では，遠位型ミオパチー，筋強直性筋ジストロフィーなどの一部の疾患を除いて，近位筋がより強くおかされる近位型であり，腰や大腿部の筋がおかされることが多いため，立ち上がるときに努力が必要で，蹲踞の姿勢からすっと立ち上がることができず，臀部をまずあげて，膝に手を当てて立つガワーズ徴候が特徴的である．また顔面筋もおかされやすく，顔の表情が乏しくなる．一方，神経原性疾患の多くは遠位筋がおかされる遠位型で，手が細くなって力が入りにくくなることで気づくことが多く，舌や手足の筋の細かいふるえや手指の振戦は神経原性疾患にしか現れない．

　神経筋疾患の多くは遺伝性のため，遺伝子治療が実現すれば根本的治癒も期待できるが，現在の治療法は，対症療法のみである．筋肉を使わないために筋力が落ちることを廃用性萎縮といい，廃用性萎縮が進む速度は，回復する速度の2倍といわれる．すなわち筋力が落ちるのに要した時間に比べ，回復には倍の時間が必要となる．廃用性萎縮を防止するためには，筋力が弱っていても，日常生活はなるべく自力で行い，積極的にリハビリテーションに取り組むことが大切である．

参考文献

1) Ross CA, Poirier MA.: Protein aggregation and neurodegenerative disease. Nat Med 10 Suppl : S10-7, 2004
2) 厚生労働省：平成20年患者調査の概況

3) 難病情報センター：パーキンソン病関連疾患
   (3) パーキンソン病
4) 難病情報センター：特定疾患医療受給者証交付件数
5) Tanaka M, Machida Y, Niu S, et al.：Trehalose alleviates polyglutamine-mediated pathology in a mouse model of Huntington disease. *Nat Med* 10：148-54，2004
6) 日本神経病理学会：脳・神経系の主な病気 14. 進行性核上麻痺
7) 難病情報センター：ギラン・バレー症候群
8) 難病情報センター：重症筋無力症
9) Negi M, Takemura T, Guzman J, et al.：Localization of Propionibacterium acnes in granulomas supports a possible etiologic link between sarcoidosis and the bacterium. *Mod Pathol* 25：1284-97，2012
10) プリオン病のサーベイランスと感染予防に関する調査研究班：特定疾患治療研究事業による臨床調査個人票をもとにしたクロイツフェルト・ヤコブ病のサーベイランス結果，2012

10 近位伝達麻酔法

偶発症を起こさない近位伝達麻酔法による下歯槽神経伝達麻酔のすすめ

　歯科治療に伴う痛みは，患者に強い精神的なストレスを与えて円滑な歯科治療を妨げるとともに，緊急を要する高血圧，狭心症や心筋梗塞，不整脈などの誘因となる．局所麻酔による十分な除痛は，歯科治療中の全身的な偶発症を予防するための重要な対策の1つである．しかし局所麻酔注射自体が疼痛刺激であり組織損傷の原因となる．さらに局所麻酔薬と，これに含有される血管収縮薬もまた偶発症の誘因となり得る．局所麻酔を行うときは，許容される量の局所麻酔薬を用いて十分な範囲と時間の麻酔効果が得られ，神経，血管，筋などを損傷しない麻酔方法を選択する必要がある．

1　浸潤麻酔と伝達麻酔のメリットとデメリット

　歯科治療で頻用される浸潤麻酔は，神経終末の狭い範囲に局所麻酔を作用させることから，万一，神経損傷が生じたとしてもその影響はわずかで，回復も早い．しかし浸潤麻酔で，広範囲に長時間の麻酔を得ようとするときは，多くの刺入点と大量の麻酔薬を必要とするにもかかわらず，麻酔時間は短く，厚い皮質骨のある部位での麻酔効果は弱く，さらに多くの麻酔薬の追加が必要となり，異常な高血圧をはじめ，全身的な合併症を引き起こす誘因となる．

　歯科領域で用いられる伝達麻酔の1つである下歯槽神経伝達麻酔では，下歯槽神経と舌神経の支配領域である下顎骨，歯髄，歯根膜，舌側歯肉粘膜の数時間にわたる麻酔が，比較的少量の麻酔薬で得られ，口腔外科手術をはじめとする，ほとんどの下顎の歯科治療に応用できる．とくに多数歯にわたる歯科治療や，浸潤麻酔の奏効しにくい臼歯部の抜歯や保存処置，補綴処置，またインプラント手術や歯周外科手術，また長時間を要する外科手術での有用性が高い麻酔法である．

　しかし太い神経束である下歯槽神経の損傷が起こったときは，長期間あるいは不可逆性で広範囲の神経麻痺が生じる可能性がある．また下歯槽神経は下歯槽動脈・静脈を伴っており，下顎孔の後方には翼突静脈叢，内側には内側翼突筋が近接しているという解剖学的な要件によって，神経麻痺とともに血管や筋損傷の危険性を伴うことを，常に念頭に置いておく必要がある．

2 下歯槽神経伝達麻酔を敬遠する理由

　今日，最も多く用いられている下歯槽神経伝達麻酔は，1885年，アメリカの高名な外科医ハルステッドが，はじめて記載した下顎孔伝達麻酔法であり，この伝達麻酔法によって無痛下での抜歯をはじめ，多くの口腔外科手術が可能になった．この方法で下歯槽神経伝達麻酔を奏効させるためには，下歯槽神経の近傍に針先を到達させることが必要で[1-11]，さらに下歯槽神経の1mm以内に局所麻酔薬を注射することが重要である[10]．伝達麻酔が奏効しない理由として，下顎孔から離れた前方に注射したときには，局所麻酔薬は下顎小舌に付着する蝶下顎靱帯の前面を上方に拡散して神経に到達せず，舌神経の麻酔のみが得られ[2]，内側翼突筋の発育がよいときも麻酔が奏効しない[12]と考えられてきた．

　すなわち下顎骨の中を走行する下歯槽神経の伝達麻酔を行うとき，卵円孔から頭蓋を出て下行し，オトガイ孔に入る直前で，下顎神経のごく近傍に針先を到達させて局所麻酔薬を作用させることで，下歯槽神経の伝達麻酔効果が得られると報告されてきた．しかし下顎孔伝達麻酔法での刺入目標である下顎孔の位置や下顎枝の形状には，個々の解剖学的差異が存在することから，いくつかの推奨されている刺入方向や刺入長に準じても，下歯槽神経の1mm以内に局所麻酔薬を注射することができるとはかぎらない．また下顎孔より上後方に向かう下顎神経溝，あるい

下顎孔伝達麻酔における奏効率の報告

報告者（報告年）	奏効率
Northop (1949)[13]	85%
Berns ら (1969)[3]	66.20%
Petersen (1971)[14]	48%
Rood (1976)[15]	76.20%
Watson (1976)[16]	95.10%
Gow-Gates (1977)[17]	84.20%
Robertson (1979)[18]	71%
Malamed (1981)[19]	80〜85%
Berezowski ら (1988)[20]	80%
Vreeland (1989)[21]	63.30%
Donker ら (1990)[22]	97%
Waikakul (1991)[23]	68.8〜88.22%

は下顎小舌の直上に針先を到達させる下顎孔伝達麻酔では，常に血管損傷，神経損傷，あるいは筋損傷の危険性を伴う．

臨床の場では，一度で期待した下顎孔伝達麻酔による麻酔効果が得られないこともまれではない．この原因の多くは，針先が下顎孔の内側に位置する内側翼突筋に入り，局所麻酔薬が下歯槽神経に触れないためと考えられる．このようなとき，針先をさらに外方に向け再び伝達麻酔を試みることで麻酔効果が得られるかもしれない．しかし20～25 mmもの刺入長で行う下顎孔伝達麻酔法では，針先を想定した位置に刺入することはむずかしく，また再度，血管・神経・筋損傷の危険のある下顎孔への刺入をためらわせる．

3 下歯槽神経伝達麻酔にかかわる解剖

三叉神経節から卵円孔をとおって頭蓋から出た下顎神経は，咀嚼筋神経，顎舌骨筋神経，舌神経などを分枝しながら下顎枝と内側翼突筋の間を下行し，下歯槽動脈，下歯槽静脈を伴って，下歯槽神経として下顎枝のほぼ中央に位置する下顎孔に入る．この下顎枝と内側翼突筋に挟まれた隙を翼突下顎隙という．翼突下顎隙は，外側を下顎枝，内側を内側翼突筋，上方を外側翼突筋，後方を耳下腺，前方を口腔粘膜で囲まれ，前後方向では底辺を上に向けた三角形，側方からは蝶形のきわめて疎な結合組織でみたされた隙で，その容積は約2 mlである．翼突下顎隙の前方は，内斜線に相当する下顎枝前縁に付着している側頭筋腱と内側翼突筋に挟まれ，さらに内側翼突筋の前縁に沿って上下方向に拡がっている間隙に連続している．下顎孔には，後上方から下歯槽動静脈を伴って下歯槽神経が入り，その後方には翼突静脈叢が存在する．一方，下顎孔より前方の翼突下顎隙には，内側翼突筋に沿って下行する舌神経のほかに，大きな神経，血管は存在しない．

4 翼突下顎隙内での局所麻酔薬の拡散

下顎孔伝達麻酔法を奏効させるためには，下歯槽神経の近傍に針先を到達させることが重要であるとされるが，ノースロップは[13] 2 mlの局所麻酔薬の使用量では15%に伝達麻酔効果が不十分であったと述べ，レヴィ[24]は3 mlの局所麻酔薬の使用が望ましいとしている．すなわち局所麻酔薬が下顎神経に広い範囲で接触することが必要で，このためには翼

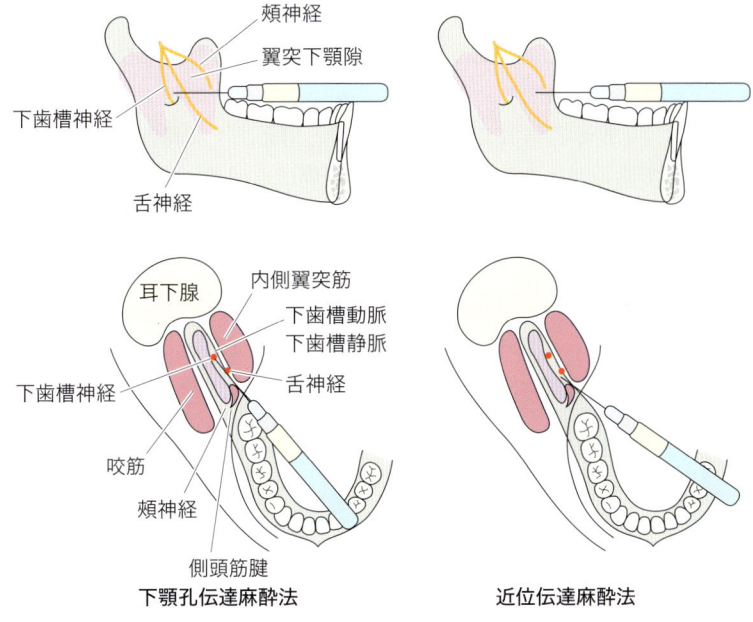

近位伝達麻酔法

刺入位置

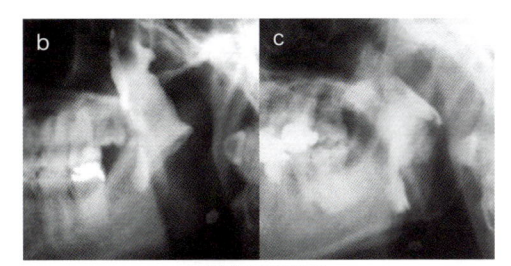

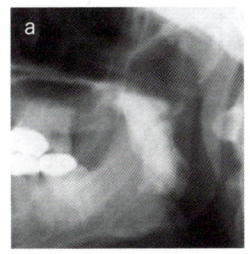

下顎孔伝達麻酔法　　近位伝達麻酔法

局所麻酔薬の拡散

下顎孔伝達麻酔法　　近位伝達麻酔法

突下顎隙の中を局所麻酔薬が拡散することが重要である．

　下顎孔に造影剤2 mlを注射して下顎孔伝達麻酔法を行い，エックス線テレビで観察すると，造影剤は下顎孔付近を中心に，すみやかに後下方ならびに前上方に拡散し，CT撮影によって，上方は下顎孔より約15 mm上方，下方には下顎下縁近くまで拡散することが観察される．すなわち下顎孔伝達麻酔法では，局所麻酔薬は翼突下顎隙の中をすみやかに拡散し，広い範囲で下顎神経に触れることで伝達麻酔効果が得られると

考えられる．

著者らは，下顎孔より前方の翼突下顎隙に局所麻酔薬を投与しても，翼突下顎隙内を拡散して，局所麻酔薬が下顎神経に接触することで下歯槽神経伝達麻酔が得られるのではないかと考え，下顎孔の前方の側頭筋と内側翼突筋の間に針先を 10 mm 進め，局所麻酔薬と造影剤の混合液 2 ml を投与した．この結果，下顎孔の近位に注射された造影剤は，きわめてすみやかに翼突下顎隙内を拡散することが，エックス線テレビで観察され，CT 撮影によって造影剤が下顎孔付近まで到達して下歯槽神経の周囲を取り囲むことが明らかで，同時に下歯槽神経伝達麻酔効果を示す，舌と下唇の知覚麻痺が発現した[25]．

5 近位伝達麻酔法

著者は，この翼突下顎隙の前方に局所麻酔薬を注射して下歯槽神経伝達麻酔を行う方法を，近位伝達麻酔法と名づけ，臨床に応用した[26,27]．

近位伝達麻酔法での刺入点は，従来の下顎孔伝達麻酔同様に，咬合平面のやや上で，翼突下顎隙の前面に相当する内斜線と内側翼突筋の前縁に相当する翼突下顎ヒダの間の陥凹した部分とする．ただし刺入の高さ

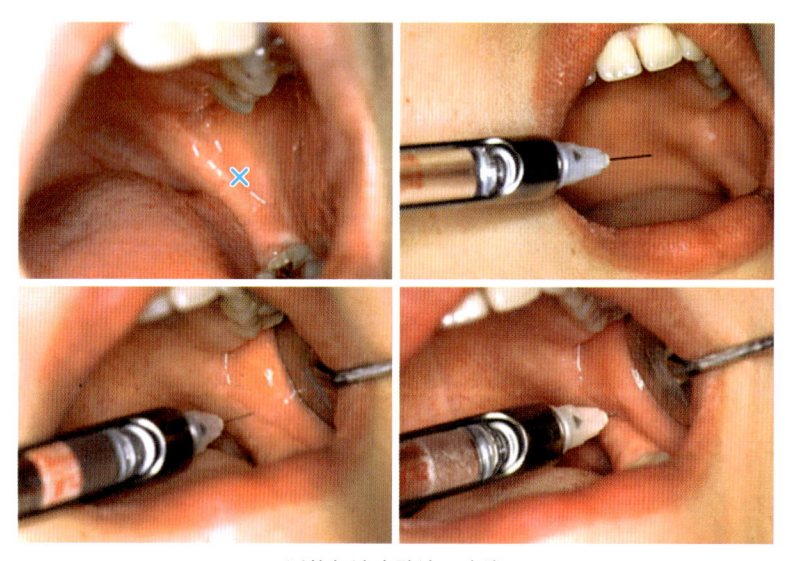

● 近位伝達麻酔法の実際 ●
内斜線と翼突下顎ヒダの間の陥凹部を刺入点として，反対側の第一大臼歯方向から 10 mm 刺入する．31G，12 mm 針を使用

は，上下に幅のある翼突下顎隙内に針先が届けばよく，刺入高について厳密に考える必要はない．下顎枝と内側翼突筋の間の隙内に針先を向かわせるために，反対側の第一大臼歯方向から 10 mm 刺入し，局所麻酔カートリッジ 1～1.5 本（1.8～2.7 ml）を注射する．近位伝達麻酔法での刺入長は 10 mm と短いため，細い 30 G あるいは 31 G 針でも彎曲することなく刺入が可能である．21 mm 針を使用するときは，針の半分まで刺入するが，著者は 31 G，12 mm 針を使用している．この注射針は，患者が見ても不安を覚えることはほとんどなく，刺入時の疼痛も少ない．

近位伝達麻酔法を，智歯あるいは大臼歯の抜歯に用いたときの初回投与での奏効率は 76％で，舌の知覚鈍麻が約 2 分（30 秒～9 分），下唇の知覚鈍麻が約 4 分（30 秒～19 分）で生じ，注射後 9 分（3～27 分）で抜歯が可能であった[28]．

近位伝達麻酔法の奏効率は，これまで報告されている下顎孔伝達麻酔法の奏効率と同等であり，効果発現時間についても，ゴットリーブは[29]，

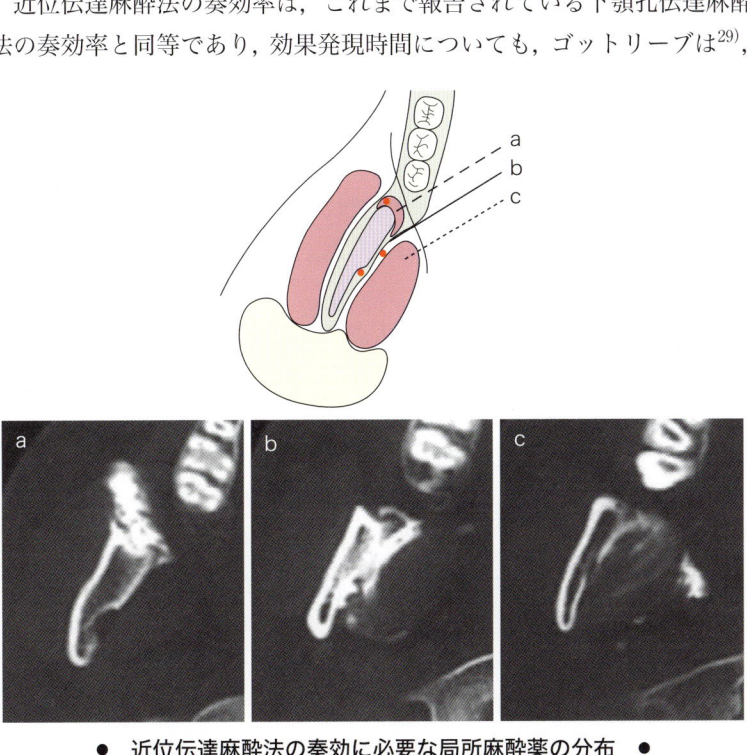

● **近位伝達麻酔法の奏効に必要な局所麻酔薬の分布** ●
近位伝達麻酔法で翼突下顎隙に注射した局所麻酔薬は，下歯槽神経を麻痺させるとともに，側頭筋の前面にも分布して，頬神経を麻酔する(b)．側頭筋(a)や内側翼突筋(c)内に注射されたときは，下歯槽神経の麻酔は得られない．

効果発現時間は 10～20 分，ペターセンは[14]，手術開始までの平均時間は 23 分であったと述べていることから，下顎孔伝達麻酔法とのあいだに違いはない．

6 伝達麻酔効果が得られないときの対応

近位伝達麻酔法で伝達麻酔効果が得られないとき，注射針の先が翼突下顎隙の内側の内側翼突筋，あるいは外側の側頭筋の中にあることが，その理由である[25]．歯列弓や下顎枝の開き，また内側翼突筋や側頭筋の発達には個人差があり，この解剖学的な差異を粘膜上から知ることは困難である．内側翼突筋の中に局所麻酔薬を注射したときは，麻酔効果は得られない，あるいは舌の知覚鈍麻のみが出現する．また針先が隙の外方に向き，側頭筋あるいは頬脂肪体に局所麻酔薬が浸潤したときは，この中を貫通する頬神経が麻酔されて頬粘膜の麻痺が現れ，舌や口唇の麻痺は出現しない．

近位伝達麻酔法での刺入部位は，大きな血管，神経が存在しない間隙であるため，再度注射することをためらう必要はなく，刺入長が 10 mm と短いため，刺入位置の修正は容易である．

近位伝達麻酔法では，不奏効時の症状を確認することで，その原因を知ることができ，次のように容易に対処でき，麻酔効果を得ることができる．

舌の麻痺のみが生じたとき：刺入点を 2 mm 程度外側に移すか，刺入角度を大きくする．

頬粘膜の麻痺が生じたとき：刺入点をわずかに内方に移すか，対側の小臼歯方向から刺入して，初回と同量の局所麻酔薬を注射する．

7 近位伝達麻酔法のすすめ

下歯槽神経伝達麻酔は，広範囲の疼痛を伴う歯科治療を行うときに有用である．可逆的な神経麻痺を目的とする局所麻酔では，確実な麻酔効果を得なければならないことはもちろんであるが，神経，血管あるいは組織損傷をさけなければならない．細く，短い注射針の使用によって刺入時の疼痛と不安を軽減できる近位伝達麻酔法は，簡単な手技で行える，合併症の発現する可能性のきわめて少ない下歯槽神経伝達麻酔法であり，歯科医師，患者双方に，安全で快適な歯科臨床をもたらす．

参考文献

1) Bremer G.: Measurements of special significance in connection with anesthesia of the inferior alveolar nerve. *Oral Surg Oral Med Oral Pathol* 5： 966-88, 1952
2) Barker BC, Davies PL.: The applied anatomy of the pterygomandibular space. *Br J Oral Surg* 10： 43-55, 1972
3) Berns JM, Sadove MS.: Mandibular block injection, a method of study using an injected radiopaque material. *J Am Dent Assoc* 65： 735-45, 1962
4) Petersen JK.: The Mandibular foramen block, a radiographic study of the spread of the local analgesic solution. *Br J Oral Surg* 9： 126-38, 1971
5) Roberts DH, Sowray JH.: Local analgesia in dentistry (3rd ed), Wright, Bristol, 114-29, 1987
6) Shaw MD, Fierst P.: Clinical prosection for dental gross anatomy, a medial approach to the pterygomandibular space. *Anatomical Record* 222： 305-8, 1988
7) Jorgensen NB, Hayden J Jr.: Premedication, Local and General Anesthesia in Dentistry, Lea & Febiger, Philadelphia, 61-76, 1967
8) Menke RA, Gowgiel JM.: Short-needle block anesthesia at the mandibular foramen. *J Am Dent Assoc* 99： 27-30, 1979
9) Clarke J, Holmes G.: Local anaesthesia of the mandibular molar teeth-a new technique. *Dent Practnr Dent Rec* 10： 36-8, 1959
10) Malamed SF.: Technique of mandibular anesthesia, Handbook of local anesthesia (3rd ed), Mosby-Year Book, St. louis, 197-218, 1990
11) Galbreath JC, Eklund MK.: Tracing the course of the mandibular block injection. *Oral Surg* 30： 571-82, 1970
12) Milles M.: The missed inferior alveolar block： a new look at an old problem. *Anesth Prog* 31： 87-90, 1984
13) Northop PM.: Practical technics in administration of local anesthetic agents； questions and answers. *J Am Dent Assoc* 38： 444-8, 1949
14) Petersen JK.: The mandibular foramen block. A radiographic study of the spread of the local analgesic solution. *Br J Oral Surg* 9： 126-38, 1971
15) Rood JP.: Inferior alveolar nerve blocks. The use of 5 per cent lignocaine. *Br Dent J* 140： 413-4, 1976
16) Watson JE, Gow-Gates GA.: A clinical evaluation of the Gow-Gates mandibular block technique. *N Z Dent J* 72： 220-3, 1976
17) Gow-Gates GAE, Watson JE.: The Gow-Gates mandibular block： further understanding. *Anesth Prog* 24： 183-9, 1977
18) Robertson WD.: Clinical evaluation of mandibular conduction anesthesia. *Gen Dent* 27： 49-51, 1979
19) Malamed SF.: The Gow-Gates mandibular block. Evaluation after 4,275 cases. *Oral Surg Oral Med Oral Pathol* 51： 463-7, 1981
20) Berezowski BM, Lownie JF, Cleaton-Jones PE.: A comparison of two methods of inferior alveolar nerve block. *J Dent* 16： 96-8, 1988
21) Vreeland DL, Reader A, Beck M, ET AL.: An evaluation of volumes and concentrations of lidocaine in human inferior alveolar nerve block. *J J Endod* 15： 6-12, 1989
22) Donkor P, Wong J, Punnia-Moorthy A.: An evaluation of the closed mouth mandibular block technique. *Int J Oral Maxillofac Surg* 19： 216-9, 1990
23) Waikakul A, Punwutikorn J.: A comparative study of the extra-intraoral landmark technique and the direct technique for inferior alveolar nerve block. *J Oral Maxillofac Surg* 49： 804-8, 1991
24) Levy TP.: An assessment of the Gow-Gates mandibular block for third molar surgery. *JADA* 103： 37-41, 1981
25) Okamoto Y, Takasugi Y, Moriya K, et al.: Inferior alveolar nerve block by injection into the pterygomandibular space anterior to the mandibular fora-

men : radiographic study of local anesthetic spread in the pterygomandibular space. *Anesth Prog* 47 : 130-3, 2000

26) 高杉嘉弘：近位伝達麻酔法のすすめ 下歯槽神経伝達麻酔を見直す．ザ・クインテッセンス 16 : 6-13, 1997

27) 高杉嘉弘：合併症を起こさない局所麻酔―下歯槽神経近位伝達麻酔法の理論と実際―．日本歯科医師会雑誌 53 : 419-29, 2005

28) Takasugi Y, Furuya H, Moriya K, et al.: Clinical evaluation of inferior alveolar nerve block by injection into the pterygomandibular space anterior to the mandibular foramen. *Anesth Prog* 47 : 125-9, 2000

29) Gottlieb B.: Einige Bemerkungen zur Technik der Mandibular und der Tuberanästhesia. *Ztschr f Stomatol* 35 : 1581, 1937

対診書の書き方

　歯科診療室を受診している患者が，高血圧や糖尿病など，歯科医師の専門外の病気に罹患していることは少なくない．これらの疾患，あるいは疾患に対する治療が，歯科治療中の全身状態に影響を及ぼしたり，止血困難などの局所的な問題を引き起こす可能性が疑われるとき，他科医師に診察を依頼する必要がある．またほかの医療機関の口腔外科医師や歯科麻酔科医師などに専門的診断・治療を依頼することがある．このように他施設の医師の応援を仰ぐことを，対診とよぶ．狭義には，対応できない疾患などがあった場合，担当医師の依頼によって別の医療機関から専門医師が出向いて診察を行うことを対診というが，受診中の患者が他医療機関を受診する場合も，対診とよばれる．

　保険医療機関および保険医療養担当規則（昭和32年4月30厚生省令第15号）に，「保険医は，患者の疾病又は負傷が自己の専門外にわたるものであるとき，又はその診療について疑義があるときは，他の保険医療機関へ転医させ，又は他の保険医の対診を求める等診療について適切な措置を講じなければならない」（第16条），「保険医は，その診療した患者の疾病又は負傷に関し，他の保険医療機関又は保険医から照会があった場合には，これに適切に対応しなければならない」（第16条の2）とある．

　したがって患者が，歯科治療に影響を及ぼす可能性のある病気に罹患している，あるいは治療を受けており，その対応について他科の医師からの情報，あるいは他科の医師による診療，たとえば内科専門医からの情報提供や，口腔外科医師，歯科麻酔科医師による診療が必要と判断されるときは，対診を行うことが求められる．

　対診を行うとき，先方の医師，歯科医師あるいは医療機関に送る文書には，「依頼状」と「紹介状」とがある．

　依頼状とは，たとえば来院した患者に歯科治療を行いたいとき，患者がほかの病気で受診している医療機関や医師に対して，この患者に対して歯科治療を行ってよいか，治療にあたってのアドバイスはないかを確認する目的で用いる．照会状もこれにあたる．依頼状では，文中に「御高診，ご指導のほどお願いいたします」のように入れ，アドバイスをお願いする．

　一方，紹介状とは，受診した患者に悪性疾患をみつけるなど，患者の疾患に対して自分では治療しかねるとき，ほかの医療機関や医師，歯科医師に治療を

委託するときに用いる．また歯科を受診した患者にコントロールされていない高血圧があり，歯科治療は自分で行うが，高血圧の治療を循環器科医師に任せるときなどにも紹介状を用いる．紹介状とは，診療情報提供書のことであり，ほかの医師，歯科医師へ患者の治療を依頼するものであることから，内容は挨拶ではなく，患者の診療に関する情報，すなわち症状，診断，治療など，現在までの診療の総括と紹介の目的を記し，必要であれば，エックス線写真や検査結果なども添える．紹介状では，文中に「貴院にてご加療のほどお願いいたします」のように入れる．

依頼状，紹介状の書式は決まっていないため，各自で書式を作成してもよい．診療情報提供書では，基本的に患者の性別，年齢などの基本情報，傷病名，紹介目的，病状経過および検査結果，治療経過，現在の処方などの項目について記載する．診療情報提供書は療養費支給申請上，必要となる文書であるため，医療機関で書式が指定されているときは，これを用いるのが望ましい．

依頼状，紹介状では，正確にわかりやすく記載されていることが重要である．読みやすく，患者の治療についての情報を正確，確実に伝達するために，手書きではなく，PCで作成することが望ましい．

対診先の書き方

対診先の医療機関名，医師あるいは歯科医師名がわかっているときは，「〇〇病院　〇〇科　〇〇〇〇（フルネーム）先生　侍史」とする．医師名がわからないときは，「〇〇病院　〇〇科　主治医先生　侍史」とする．また対診先の医療機関が決まっていないときは，医療機関名を省き，単に「主治医先生　侍史」でよい．

宛名に書き添えて敬意を表す脇付は，「侍史：直接相手に差し上げることをはばかり，貴人の傍に侍する右筆を経て差し上げるという謙遜の意を表す」や，「机下：相手の机の下まで差し出し，時間のあるときにお読みいただきたいという敬意の意を表す」とし，宛名より若干小さめの文字で書く．脇付として「御侍史」や「御机下」も医師のあいだで慣用的に用いられている．「侍史」や「机下」自体が敬語であり，さらに丁寧語の「御」を「侍史」や「机下」に付けるのは本来誤りであるが，手紙に「御侍史」とないものは失礼であると考える医師もいる．

近年，これらの脇付は用いられなくなる傾向にある．

あいさつ文の入れ方

　対診書は，簡潔に，礼儀正しく，正確で必要な情報を記載することが重要であり，できるだけ短く，簡潔な文章で書く．「拝啓」や「前略」，時候の挨拶などは省く．「いつもお世話になり有難うございます」として，診療依頼の要点を記載する．また「○○様を紹介申し上げます」「○○様について依頼申し上げます」のみでもよい．文末での「草々」や「敬具」などは省略し，依頼状では「御高診ならびに御教示よろしくお願い申し上げます」など，紹介状では「貴院にてご加療のほどお願いいたします」などで結ぶ．

要点は箇条書きで

　複数の問題点がある場合，対診先の医師，歯科医師に伝えたい要点を箇条書きで記載することで，必要な情報を正確に伝えることができる．
　たとえば「患者は，10年前より高血圧に対して降圧薬を投与されている．患者は5年前に仕事中に胸痛を自覚し，循環器病院を受診したところ，労作性狭心症と診断され，冠動脈ステント留置を受け，現在までアスピリン，パナルジン®を投与されている．今回，局所麻酔下に下顎埋伏智歯の抜去を予定している」について，
　　#1 高血圧
　　#2 労作性狭心症
　　#3 冠動脈ステント留置
　　#4 下顎智歯の抜去予定
のように，要点を書き出してから対診内容について記載することで，対診したい内容を的確に伝えることができる．

専門用語に略語は用いない

　対診先が医師である場合，歯科の専門用語に精通しておらず，とくに歯科で用いられる略語についてはまったく理解できないことがほとんどである．本文中で略語を用いるときは，初出に，日本語とともに「歯髄炎（pul）」のように記載する．対診書では，異なる診療科の医師，歯科医師に正確に理解してもらうために，専門用語にはできるだけ略語は用いないで，正しい日本語表記を用いる．

予定する歯科治療の内容をわかりやすく記載する

　医師の多くは，歯科治療の内容，侵襲の大きさについての知識が十分ではない．医師に対診するときは，予定する治療の内容，麻酔方法，鎮静法などによる管理方法と，これらが全身に及ぼすであろう影響について，わかりやすく簡潔に記載する．そして何についてアドバイスをもらいたいのか，何の情報を得たいのかを明確に述べる．これらの記載によって，対診先の医師は，歯科医師が必要とする情報が何であるかを知り，要望に沿った情報の提示，患者の治療が可能となる．

歯科治療を行うかどうかは，担当歯科医師の判断による

　歯科治療を行ってよいかどうかの判断は，対診先の医師に委ねるものではない．提供された情報から主治医である歯科医師が行うものである．また情報提供を受けたあとの歯科治療で，何らかの偶発症が生じたときの責任は，担当した歯科医師が負わなければならない．対診に対する返事に疑問な点があるときは，書状，電話，ファクシミリなどを用いて，医師と十分に検討したあとに歯科治療を行う．これらの記録は文書として双方に残すことが必要である．

情報提供を受けたあとの返事

　対診後の治療経過，処置の結果について医師に報告する．対診先の医師に

とって，照会に対する情報提供が歯科治療に有効であったかを知ることは，歯科治療についての理解を深めることができるとともに，その後の情報提供時の参考とすることができる．

情報提供を受けたあと，歯科医師の判断によって歯科大学など，ほかの医療機関に患者を紹介するときは，対診先の医師に対して，その理由と経過について報告し，了解を得る．また対診先から得た患者の情報を，ほかの医療機関に提供するときも了承を得る必要がある．

他科に対する対診書の例

対診書の書き方にルールはないが，対診する専門医の貴重な時間をお借りするのであるから，「ここまでのことは対処可能であるが，これこれについては専門医の専門的な助力をお貸し願いたい」と，簡明に理由を明示し，依頼する内容を明確に記載することが必要である．

コントロールされていない高血圧患者の高血圧治療の紹介状

いつもお世話になり有難うございます．
患者　○○○様の局所麻酔下での智歯の抜去を予定しております．以前より高血圧を指摘されておりましたが，これまで治療を受けておらず，本院で血圧を測定したところ180/110 mmHgでした．ガイドラインでは，侵襲を伴う歯科治療では140-159/90-99 mmHg以下に血圧がコントロールされていることが必要であるとされています．本患者の抜歯は，高血圧がコントロールされたあとに行いたいと考えており，貴院にてご高診，ご加療のほどお願いいたします．

喘息患者に対する歯科治療についての依頼状

いつもお世話になり有難うございます．
貴科受診中の患者　○○○様につきましてご照会いたします．局所麻酔下での齲蝕治療を予定しております．患者は，喘息発作によって数回入院加療を受けた既往があり，現在，貴科により喘息に対する内服，吸入治療を受けておられるとのことです．1週間ほど前より，風邪症状とともに喘鳴を自覚されております．
現在の喘息の状態についてご高診いただきたく存じます．また発作時の対応，歯科治療中の注意点などにつきましてもご教示いただければ幸いです．
ご高診ならびにご教示のほどよろしくお願い申し上げます．

歯周外科を予定している抗凝固薬服用患者についての依頼状

#1 僧帽弁置換術
#2 心房細動
#3 抗凝固薬服用
#4 歯周外科の予定

いつもお世話になり有難うございます．

　貴科受診中の患者　○○○様につきましてご照会いたします．患者は歯周病に対して数回に分けて局所麻酔下での下顎全顎の歯周外科処置を予定しております．手術侵襲としては軽度ですが，術後の出血が懸念されます．患者は貴科におきまして，#1，#2に対して#3ワルファリンを処方されておられるとのことです．患者の心機能，ワルファリンのコントロールの状況につきましてご教示ください．

　ガイドラインでは，PT-INR2.0-3.0に維持したうえでの観血的治療を推奨しています．手術に先立ち，ワルファリンのコントロール，可能であればワルファリンの中止をお願いいたします．また感染予防を含め，手術前後の管理につきましてご指導いたければ幸いです．

　ご高診ならびにご教示のほどよろしくお願い申し上げます．

狭心症の既往のある患者についての依頼状

#1 労作性狭心症
#2 冠動脈ステント留置術後
#3 抗血小板薬投与（パナルジン）
#4 多数歯の抜去予定

日ごろよりお世話になっております．

　患者　○○○様についてご照会申し上げます．患者は咀嚼時の疼痛を主訴に本院を受診され，5歯の抜去が必要であると診断いたしました．患者は労作性狭心症の診断により，5年前に冠動脈ステントを留置されていますが，半年ほど前より階段昇降時などで軽度の易疲労感を自覚すると訴えております．抜歯は，パナルジン®を継続したうえで，1/80,000エピネフリン含有2%リドカインによる局所麻酔下で行う予定です．侵襲は軽度と考えますが，患者の心機能，全身状態を評価したうえで可能であれば抜歯を行いたいと思います．つきましては貴科的にご評価いただき，また抜歯に際しましての投薬，留意点などありましたら併せてご教示ください．

　ご多用中とは存じますが，よろしく御高配のほどお願い申し上げます．

抜歯を予定している透析患者の歯科大学病院口腔外科への紹介状

#1 糖尿病
#2 腎不全
#3 血液透析
#4 高血圧
#5 重症歯周疾患に起因する多数歯の抜去予定

いつもお世話になり有難うございます．

　患者　○○○様につきましてご紹介いたします．患者は咀嚼時の疼痛を主訴に本院を受診されました．重症の歯周疾患に罹患しており，多数歯の抜去が必要であると考えます．患者は，約20年前より糖尿病に対して経口糖尿病薬による治療を受けていましたが，5年前よりインスリン療法を受けています．また10年前から腎機能低下，3年前から腎不全のために血液透析（週3回，月水金）を受けています．5年前より高血圧に対して内服治療を受けていますが，本院での血圧測定では168/98 mmHgとコントロール不良です．以上の理由により，十分な全身管理下での抜歯が必要と考え，貴科での抜歯を依頼いたしたく存じます．

　下顎右側第一小臼歯～第二大臼歯，左側第二小臼歯～第二大臼歯，上顎左側第一小臼歯～第一大臼歯の抜去をお願いいたします．なお抜歯後の歯科治療につきましては，本院におきまして引き続き行う予定です．

　本院で撮影しましたレントゲン写真と，内科主治医より提供を受けました情報提供書を添付いたします．

　貴科でのご高診，ご加療をお願いしたく，ご紹介させていただきます．ご多用のところ大変恐縮ですが，なにとぞよろしくお願い申し上げます．

歯科大学病院口腔外科への紹介についての対診先医師への報告

いつもお世話になり有難うございます．

　先日，ご高診頂きました患者　○○○様につきましてご報告いたします．患者は，多数歯の抜去を予定しておりますが，糖尿病，腎不全，血液透析，高血圧に対する管理下での処置が必要と判断し，○○○○歯科大学病院口腔外科に紹介，抜歯を依頼したいと考えております．つきましては○○○○歯科大学病院口腔外科への情報提供書に貴科より提供いただきました患者の情報を添付いたしたく，ご了解いただきたく存じます．

　抜歯後の歯科治療につきましては，再度，本院で行いたいと考えております．今後ともよろしくご教示のほどお願い申し上げます．

医科領域で用いられる略語

　医師からの情報提供書の文中には，略語で記載されていることがある．医科で頻用される代表的な略語を次にあげるが，これ以外にも多くの略語が用いられている．略語辞典，医学辞書を備えておくことが望ましい．

略語	英　　語	日　本　語
AA	aplastic anemia	再生不良性貧血
AAA	abdominal aortic aneurysm	腹部大動脈瘤
ABG	arterial blood gas	動脈血血液ガス
AD	Alzheimer's disease	アルツハイマー病
ADL	activities of daily living	日常生活活動
Af	atrial fibrillation	心房細動
AF	atrial flutter	心房粗動
AIDS	acquired immunodeficiency syndrome	後天性免疫不全症候群
ALS	amyotrophic lateral sclerosis	筋萎縮性側索硬化症
AMI	acute myocardial infarction	急性心筋梗塞
AP	angina pectoris	狭心症
AR	aortic regurgitation	大動脈弁閉鎖不全症
AS	aortic stenosis	大動脈弁狭窄症
ASD	atrial septal defect	心房中隔欠損症
ASO	arteriosclerosis obliterans	閉塞性動脈硬化症
AT	atrial tachycardia	心房頻拍
AV Block	atrioventricular block	房室ブロック
BS	blood sugar	血糖
BT	body temperature	体温
BW	body weight	体重
CABG	coronary artery bypass grafting	冠動脈バイパス術
CAPD	continuous ambulatory peritoneal dialysis	持続携行式腹膜透析
CI	cerebral infarction	脳梗塞
CJD	Creutzfeldt-Jakob disease	プリオン病，クロイツフェルト・ヤコブ病
CKD	chronic kidney disease	慢性腎臓病
CMD	congenital muscular dystrophy	先天性筋ジストロフィー
COPD	chronic obstructive pulmonary disease	慢性閉塞性肺疾患
CRF	chronic renal failure	慢性腎不全
DCM	dilated cardiomyopathy	拡張型心筋症

略語	英　語	日　本　語
DIC	disseminated intravascular coagulation	播種性血管内凝固症候群
DM	diabetes mellitus	糖尿病
Dx	diagnosis	診断
EBM	evidence-based medicine	エビデンスに基づく医療
ECG, EKG	electrocardiogram	心電図
Echo	echography	超音波検査
EF	ejection fraction	左室駆出率
ENT	entlassen（独）	退院
FS	Fractional Shortening	左室内径短絡率
FBS	fasting blood sugar	空腹時血糖
HCC	hepatocellular carcinoma	肝（細胞）癌
HCM	hypertrophic cardiomyopathy	肥大型心筋症
HCV	hepatitis C virus	C 型肝炎ウイルス
HD	hemodialysis	血液透析
HIT	heparin-induced thrombocytopenia	ヘパリン起因性血小板減少症
HIV	human immunodeficiency virus	ヒト免疫不全ウイルス
HOT	home mechanical ventilation	在宅人工呼吸療法
HT	hypertension	高血圧
HTIV	human T-cell leukemia virus	成人 T 細胞白血病ウイルス
ICD	implantable cardioverter-defibrillator	植込み型除細動器
IM	intramuscular injection	筋肉注射
ITP	idiopathic thrombocytopenic purpura	特発性血小板減少性紫斑病
IV	intravenous injection	静脈注射
JCS	Japan Coma Scale	日本昏睡スケール
LC	liver cirrhosis	肝硬変
MDS	myelodysplastic syndromes	骨髄異形成症候群
MG	myasthenia gravis	重症筋無力症
MI	myocardial infarction	心筋梗塞
MI	mitral insufficency	僧帽弁閉鎖不全
MK	Magenkrebs（独）	胃癌
MMK	Mammakrebs（独）	乳癌
MR	mitral regurgitation	僧帽弁閉鎖不全症
MS	mitral stenosis	僧帽弁狭窄症
MS	multiple sclerosis	多発性硬化症
MVR	mitral valve replacement	僧帽弁置換術
OMI	old myocardial infarction	陳旧性心筋梗塞

略語	英　語	日 本 語
PAC	premature atrial contraction	上室性期外収縮
PCI	percutaneous coronary intervention	経皮的冠動脈形成術
PD	Parkinson's disease	パーキンソン病
PD	peritoneal dialysis	腹膜透析
PDA	patent ductus arteriosus	動脈管開存症
PR	pulmonic regurgitation	肺動脈弁閉鎖不全症
PRP	platelet rich plasma	血小板多血漿
PS	pulmonary valve stenosis	肺動脈弁狭窄症
PSVT	paroxysmal supra-ventricular tachycardia	発作性上室性頻拍
PTCA	percutaneous transluminal coronary angioplasty	経皮的冠動脈形成術
PTCR	percutaneous transluminal coronary recanalization	経皮的冠動脈血栓溶解療法
PT-INR	prothrombin time-international normalized ratio	プロトロンビン時間 国際標準比
PTSD	posttraumatic stress disorder	外傷後ストレス障害
PVC	premature ventricular contraction	心室性期外収縮
RA	rheumatoid arthritis	関節リウマチ
SAH	subarachnoid hemorrhage	クモ膜下出血
SLE	systemic lupus erythematosus	全身性エリテマトーデス
SNRI	serotonin & norepinephrine reuptake inhibitors	セロトニン・ノルアドレナリン再取り込み阻害薬
SSRI	selective serotonin reuptake inhibitors	セロトニン再取り込み阻害薬
SSS	Sick Sinus syndrome	洞不全症候群
TAA	thoracic aortic aneurysm	胸部大動脈瘤
TB	Tuberkulose（独）	結核
TIA	transient ischemic attack	一過性脳虚血発作
t-PA	tissue plasminogen activator	組織プラスミノゲンアクチベーター
TR	tricuspid regurgitation	三尖弁閉鎖不全症
TSH	thyroid stimulating hormone	甲状腺刺激ホルモン
TTP	thrombotic thrombocytopenic purpura	血栓性血小板減少性紫斑病
UCG	ultrasound cardiography	心臓超音波（心エコー）検査
Vf	ventricular fibrillation	心室細動
VSD	ventricular septal defect	心室中隔欠損症
VT	ventricular tachycardia	心室頻拍
XP	X-ray photography	エックス線写真

索　引

あ

アイゼンメンガー症候群
　　　　　　　　　　139, *148*
悪性関節リウマチ　297, *308*
悪性貧血　*196*
アクネ菌　*385*
朝のこわばり　*297*
亜硝酸薬　*49*
アスピリンガイドライン　*58*
アスピリン喘息　*280*
アセトン臭　*160*
アダムス・ストークス症候群
　（発作）　*74*, *82*, *87*
アテローム　*47*
アテローム血栓性脳梗塞
　　　　　　　　　　　　　350
アトピー型喘息　*282*
アフタ性潰瘍　*301*, *383*
アルコール性心筋症　*128*
アルツハイマー病　*239*, *240*
アルドステロン　*339*
アレルギー性喘息　*282*
アレルゲン　*282*
アンギオテンシンⅡ受容体
　拮抗薬（ARB）　*35*, *327*
アンギオテンシン変換酵素
　（ACE）阻害薬　*35*, *99*,
　327
安静時狭心症　*47*, *51*
安定狭心症　*47*, *50*
安定ヨウ素剤　*173*

い

異型狭心症　*51*
胃切除後症候群　*196*
一次凝集　*211*
一次孔欠損型　*138*
一次止血　*208*, *211*
一次性高血圧　*29*
一過性脳虚血発作　*358*
遺伝性球状赤血球症　*202*
依頼状　*405*

イレウス　*330*
インスリン
　　　　　153, *156*, *158*, *163*
インスリン抵抗性
　　　　　　　　　156, *162*
陰性症状　*231*

う

ウィリス動脈輪閉塞症　*362*
ウィルヒョーの三徴　*181*
植込型除細動器　*82*, *83*, *91*
ウエスト症候群　*253*
上腸間膜動脈血栓症　*180*
ウェンケバッハ型　*75*
ウォルフ・チャイコフ効果
　　　　　　　　　　　　　172
牛海綿状脳症　*391*
うっ血性心不全　*81*
うつ病　*227*
運動ニューロン病　*374*
運動負荷心電図　*72*

え

エコノミークラス症候群
　　　　　　　　　　　　　185
エピネフリン　*24*, *38*
エリスロポエチン
　　　　　　194, *200*, *326*
エルゴメーター　*52*, *72*
エントリー　*114*

お

黄疸　*202*
大うつ病　*228*
大田原症候群　*254*
屋外アレルゲン　*283*

か

外因性カテコラミン　*27*
外因性血液凝固　*179*
外陰部潰瘍　*301*, *383*
外傷後ストレス障害　*237*
外反母趾　*297*

解離性大動脈瘤　*55*, *117*
下顎孔伝達麻酔　*25*, *397*
下顎神経　*398*
過覚醒　*238*
核下性麻痺　*376*
顎骨壊死　*310*
顎骨髄炎　*310*
核上性麻痺　*376*
覚醒時大発作てんかん　*253*
拡張型心筋症　*125*
下歯槽静脈　*398*
下歯槽神経　*396*
下歯槽神経伝達麻酔
　　　　　　　　　396, *397*
下歯槽動脈　*398*
風邪　*284*
下大静脈フィルター　*184*
褐色細胞腫　*33*
褐色細胞腫クリーゼ
　　　　　　　　　　30, *33*
家庭血圧　*29*, *36*
カテーテル・アブレーション
　　　　　　　　　　81, *89*
カフ　*17*
仮面高血圧　*36*
仮面様顔貌　*369*
カルシウム拮抗薬　*35*
ガワーズ徴候　*387*, *393*
間欠性跛行　*187*
間欠的空気圧迫法　*184*
間質性肺炎　*308*
関節リウマチ　*296*
完全型心内膜床欠損症　*139*
完全型房室中隔欠損症
　　　　　　　　　139, *140*
感染性心内膜炎
　　　　　　105, *134*, *148*
完全大血管転位症　*145*
完全房室ブロック　*76*
間代発作　*252*
冠動脈インターベンション
　　　　　　　　　　　　　56
冠動脈造影検査　*53*

冠動脈バイパス **56**
顔面肩甲上腕型
　　筋ジストロフィー **387**
冠攣縮性狭心症　50, **51**

き

キールホルツの分類法　227
机下　406
期外収縮　66, 72, **77**
機械弁　109
気管支拡張症
　　　　　　268, 276, **285**
気管支喘息　278, **282**
起坐呼吸　100, **102**
気質類型論　260
気腫性 COPD　264
基準値　**205**
基準範囲　205
気道閉塞　**6**
逆白衣高血圧　36
急性冠症候群　30, 50, **51**
急性気管支炎　268
急性骨髄性白血病　199
急性心筋梗塞　50, **51**
急性心不全　290
急性腎不全　**323**
急性ストレス障害　**237**
急性大動脈解離　30
急性動脈塞栓症　**180**
吸入ステロイド薬
　　　　　　　　285, **288**
吸入鎮静法　26
球麻痺　377
強化インスリン療法
　　　　　　　　159, **163**
狭心症　**47**
　　重症度分類　43
狭心痛　**48**
胸腺　382
強直間代発作　**252**
強直発作　**251**
胸痛　**54**
強迫観念　**236**
強迫行為　**237**
強迫神経症　**236**
強迫性障害　**236**
恐怖症　**232**
恐怖症性不安障害　225, **232**

巨核芽球　211
局所麻酔薬　24
虚血性心疾患　10, **42**, **47**
巨赤芽球　**196**
巨赤芽球性貧血　**196**
ギラン・バレー症候群　**379**
起立性低血圧　190
筋萎縮性側索硬化症
　　　　　　373, 374, **393**
近位伝達麻酔法
　　　　　　　25, **396**, **400**
緊急カード　249, **259**
筋強直　**388**
筋強直性筋ジストロフィー
　　　　　　　　　　387
筋固縮　**369**
筋ジストロフィー　**385**, 393
筋原性疾患　**393**

く

空腹時血糖値　**157**
クスマウル呼吸　160
クッシング症候群　33
クモ膜下出血　**354**
グリコヘモグロビン　**157**
グルカゴン　154, **159**
グルコース　**156**
クレアチニン
　　　　323, 325, 327, **340**
クレチン症　**170**
クロイツフェルト・ヤコブ病
　　　　　　　　239, **391**

け

経胸壁心エコー法　54, **110**
経口血糖降下剤　**158**
経口糖尿病薬　**153**
経食道心エコー法　**110**
頸動脈ステント留置術　**188**
経皮的冠動脈形成術　**56**
経皮的冠動脈血栓溶解療法
　　　　　　　　　　56
経皮的酸素飽和度　**266**
頸部ジストニア　**377**
頸部内頸動脈内膜剝離術
　　　　　　　　　　188
血圧測定　3, **18**

血液透析
　　　　161, 318, **328**, **336**
血管型ベーチェット病　**302**
血球分化　**193**
結合組織疾患　**294**
血小板機能検査　**214**
血小板血栓　**179**
血小板減少症
　　　　　　208, **210**, **212**
血小板数　**209**
血小板増加症　**215**
血小板輸血　198, **218**
血色素　**190**
欠神発作　**252**
血清鉄　**195**
血清尿素窒素　**325**
血栓性血小板減少性紫斑病
　　　　　　　　213, **217**
血栓性疾患　176, **179**
血栓性静脈炎　**181**
結滞　5, 66, **77**
血糖値　**153**
ケトアシドーシス　**160**
ケトン体　**160**
献腎移植　**330**
ケント束　**79**
原尿　**324**
原発性アルドステロン症
　　　　　　　　　　33
原発性甲状腺機能低下症
　　　　　　　　169, **170**
原発性側索硬化症　**374**

こ

コイル塞栓術　141, **356**
誤飲　**365**
高インスリン血症　**162**
抗うつ薬　**229**
高カリウム血症　**326**
抗凝固・抗血栓療法　**60**
抗凝固薬　60, **176**
抗凝固療法　**180**
高血圧
　　　22, **29**, 346, **352**, **360**
高血圧緊急症　30, **37**
高血圧性脳症　30, **31**
高血圧切迫症　30, **37**
抗血小板薬　60, **176**

抗血小板療法　*180*
高血糖　*160*
高血糖性昏睡　*160*
膠原病　*200*, *292*, *294*
抗甲状腺薬　*169*
抗コリンエステラーゼ薬
　　　　　　　　　382
甲状腺機能亢進症
　　　　33, *166*, *168*, *172*
甲状腺機能低下症
　　　　　　33, *166*, *169*
甲状腺クリーゼ　*167*
甲状腺刺激ホルモン受容体
　　　　　　　　　168
甲状腺疾患　*166*, *168*
甲状腺製剤　*171*
甲状腺中毒症　*172*
甲状腺ホルモン　*172*
抗精神病薬　*232*
拘束型心筋症　*127*
拘束性換気障害　*273*
拘束性肺疾患　*273*
交代性無呼吸　*108*
抗てんかん薬　*257*
後頭葉てんかん　*256*
抗不整脈薬　*91*
興奮旋回　*78*
抗リウマチ薬　*299*
抗リン脂質抗体症候群
　　　　　179, *185*, *300*
誤嚥　*365*
呼吸筋麻痺　*382*
呼吸困難　*267*
呼吸性不整脈　*67*, *87*
呼吸不全　*274*
呼吸リハビリテーション
　　　　　　　　　270
国際標準化HbA1c　*163*
国際標準比　*59*
固視　*376*
骨髄異形成症候群　*198*
骨粗鬆症　*307*, *310*
骨粗鬆症薬　*293*
古典的膠原病　*294*
コンティニュア規格　*4*, *19*

さ

サイクラー　*329*

再生不良性貧血　*197*
在宅酸素療法
　　　135, *266*, *270*, *274*
サイロキシン　*172*
左室駆出率　*54*
左室内径短縮率　*54*
五月病　*242*
サプレッションバースト
　　　　　　　　　253
サルコイドーシス　*384*
三環系抗うつ薬　*229*
残気量　*272*
三尖弁　*98*
三尖弁狭窄症　*103*
三尖弁閉鎖不全症　*102*
酸素飽和度　*8*, *16*, *141*

し

シェーグレン症候群　*303*
ジェームズ束　*79*
歯科治療恐怖症　*225*
四環系抗うつ薬　*229*
糸球体　*324*
糸球体腎炎　*300*
糸球体濾過量　*335*
自己免疫疾患　*294*
侍史　*406*
視床出血　*353*
シシリアン・ギャンビット分
　　類　*91*
死体腎移植　*330*
失語　*241*, *350*
失行　*241*, *350*
室内アレルゲン　*283*
失認　*241*, *350*
自動症　*257*
自動体外式除細動器（AED）
　　　　　　　　84, *92*
死の四重奏　*162*
社会恐怖症　*233*
尺側偏位　*297*
若年性ミオクロニーてんかん
　　　　　　　　　252
ジャテネ手術　*146*
重症筋無力症　*381*
重積発作　*284*
周辺症状　*239*
粥腫　*47*

出血時間　*214*
出血性脳梗塞　*351*
照会状　*405*
紹介状　*405*
小球性低色素性貧血　*195*
症候性高血圧　*29*, *32*
上室性期外収縮　*77*
焦点発作　*254*
小児欠神てんかん　*252*
小脳出血　*353*
消費性凝固障害　*220*
静脈血栓　*179*
静脈血栓症　*181*
静脈内鎮静法　*26*
食後血糖値　*157*
除細動　*83*
徐拍　*6*
徐脈　*6*, *66*, *72*
徐脈性不整脈　*73*
シルビウス発作　*255*
腎移植　*330*
心エコー検査　*54*, *110*
腎機能　*324*
心筋梗塞　*48*
心筋症　*122*, *124*
心筋障害マーカー　*53*
心筋焼灼術　*89*
心筋シンチグラフィー　*54*
神経・筋疾患　*364*, *367*
神経型ベーチェット病
　　　　　　302, *384*
神経症　*232*
神経症性抑うつ　*228*
神経性ショック　*69*
神経原性疾患　*393*
神経変性疾患　*367*
腎血管性高血圧　*33*
心原性脳塞栓症
　　　　80, *177*, *350*
腎硬化症　*338*
腎交感神経アブレーション
　　　　　　　　　38
進行性核上性麻痺　*375*
進行性球麻痺　*374*
人工弁　*109*
人工涙液　*305*
診察室血圧　*29*, *36*
心室細動　*83*, *85*, *92*

腎実質性高血圧　*33*
心室性期外収縮　*12*, *77*, *82*
心室中隔欠損症　*139*
心室頻拍　*82*
浸潤麻酔　*396*
腎性貧血　*200*, *326*
振戦　*369*
腎臓　*318*
心臓核医学検査　*54*
心臓カテーテル検査　*53*
心臓神経症　*55*
心臓喘息　*100*, *289*
心臓超音波検査　*54*, *110*
腎臓提供者　*330*
心臓突然死　*83*
心臓弁膜症　*94*, *98*
心タンポナーデ　*116*
心的外傷　*238*
心電図　*9*, *14*
浸透圧性非ケトン性昏睡　*160*
シンドロームX　*162*
心内膜床　*139*
心拍数　*5*
深部腱反射　*374*
深部静脈血栓症　*181*
心不全　*107*, *137*, *326*
腎不全　*300*, *318*, *323*
深部脳刺激術　*371*
心房細動　*10*, *79*, *179*, *350*, *360*
心房粗動　*81*
心房中隔欠損症　*138*
心房頻拍　*78*
心理的ストレス　*228*
診療情報提供書　*406*

す

随意血圧　*29*
錐体外路　*368*
錐体外路症状　*241*
錐体路　*368*, *374*
錐体路徴候　*375*
数学てんかん　*255*
スクレイピー　*391*
スタンフォードA型　*115*
スタンフォードB型　*112*, *115*

頭痛　*348*
ステロイド筋症　*308*
ステロイド性骨粗鬆症　*307*
ステロイドパルス療法　*306*
ステロイドミオパチー　*308*
ステロイド薬　*299*, *306*, *321*
ステロイド離脱症候群　*308*
ステントグラフト内挿術　*116*, *118*
ステント留置術　*56*
ストレス心筋症　*129*
ストレス多血症　*206*
スパイロメトリー　*269*, *272*
スペル発作　*143*, *144*
スポーツ心臓　*67*, *88*
スポーツ貧血　*204*
スリル　*322*
スワンネック変形　*297*

せ

生活習慣病　*162*, *187*, *335*
正常値　*205*
精神疾患　*224*, *227*
成人先天性心疾患　*132*
精神分裂病　*230*
生体腎移植　*330*
生体弁　*109*
生物学的製剤　*299*
整脈　*5*, *72*
赤芽球　*193*
赤芽球癆　*197*
赤色血栓　*179*, *211*
脊髄小脳変性症　*377*
脊髄性進行性筋萎縮症　*374*
咳喘息　*290*
赤血球　*193*
赤血球酵素異常症　*202*
赤血球増多症　*206*
赤血球輸血　*198*
舌神経　*396*, *398*
絶対性不整脈　*5*, *66*, *80*
セニング手術　*146*
セロトニン・ノルアドレナリン再取り込み阻害薬　*229*
セロトニン再取り込み阻害薬　*229*
線維素　*211*

線維素溶解　*211*
線維素溶解系（線溶系）　*211*
全身性エリテマトーデス　*185*, *299*
喘息　*282*
先天性筋ジストロフィー　*388*
先天性心疾患　*132*, *137*
前頭葉てんかん　*256*
全般性不安障害　*234*
全般てんかん　*251*
全般発作　*251*

そ

躁うつ気質　*261*
躁うつ病　*228*
臓器移植者　*330*
早期ミオクロニー脳症　*253*
双極性うつ病　*228*
造血幹細胞　*193*
造血幹細胞移植　*200*
巣状糸球体硬化症　*337*
早朝高血圧　*354*
早朝サージ　*354*
僧房P　*104*
僧帽弁　*98*
僧帽弁狭窄症　*99*
僧帽弁閉鎖不全症　*99*
ゾーン管理システム　*289*
側頭葉てんかん　*256*
統発性心筋症　*124*
統発性貧血　*200*
組織プラスミノゲンアクチベーター　*180*, *351*

た

ダイアライザー　*327*
体位ドレナージ　*276*
体位排痰法　*276*
大球性高色素性貧血　*196*
体型性格理論　*260*
代謝性アシドーシス　*326*
対診　*405*
対診書　*405*
大動脈炎症候群　*101*, *117*
大動脈解離　*112*, *114*
大動脈騎乗　*144*
大動脈スイッチ手術　*146*

大動脈弁　*98*
大動脈弁狭窄症　**101**
大動脈弁閉鎖不全症　**101**
大動脈瘤　*112, 114, 116*
大発作　**252**
ダイヤモンドブラックファン
　貧血　*197*
ダウン症候群　*139*
高安動脈炎　*101, 117*
多形性心室頻拍　**86**
多血症　*179, **206***
多源性心室性期外収縮　*78*
たこつぼ心筋症　**129**
多臓器不全　*220*
脱髄斑　*380*
脱力発作　**252**
多発性硬化症　**380**
多発性脳梗塞　*349*
単極性うつ病　*228*
炭酸ガスナルコーシス　*274*
単純部分発作　*254*
単心室症　**146**
弾性ストッキング　*184*
ダンピング症候群　*158*

ち

チアノーゼ
　9, 15, 141, 148
チアノーゼ性心疾患
　　135, 141
チェーンストークス呼吸
　　107, 108
痴呆　*238*
中核症状　*239*
中枢性甲状腺機能低下症
　　171
腸管壊死　*180*
腸管型ベーチェット病　*301*
蝶形紅斑　*300*
腸閉塞　*330*
貯蔵鉄　*194*

つ

槌趾　*297*

て

低血糖　*157*
低酸素血症　*274*

ディスコイド疹　*300*
適応障害　**242**
デスモプレシン　*209*
鉄欠乏性貧血　*143, **194***
鉄剤　*191*
鉄欠乏性貧血　*201*
デュシェンヌ型
　筋ジストロフィー　**386**
デルタ(δ)波　*79*
てんかん　**248, 251**, *260*
てんかん気質　*260*
てんかん性スパズム　**252**
てんかん発作　*251*
電気痙攣療法　*229*
電子血圧計　*3*
伝達麻酔　*25, 396*

と

糖化ヘモグロビン　*157*
糖化ヘモグロビン A1c
　　157, 164
洞結節　*71*
統合失調症　**230**
洞性徐脈　**73**, *88*
洞性頻脈　**76**
透析　**327**
頭頂葉てんかん　**256**
糖尿病　**152, 156**
糖尿病性壊疽　*153*
糖尿病性神経障害　*153, 161*
糖尿病性腎症
　　*153, 161, **336***
糖尿病網膜症　*153, 161*
洞不全症候群　*74*
動脈管　*141*
動脈管開存症　*140*
動脈血栓　*179*
動脈血栓症　**179**
動脈血中酸素飽和度　*8*
動脈硬化　*162*
読書てんかん　*255*
特定恐怖症　*232, 233*
特定心筋症　*122, **128***
特発性血小板減少性紫斑病
　　213, 216
特発性心筋症　**124**
特発性全般てんかん　**252**
ドナー　*330*

ドパミン　*368*
ドライアイ　*303*
ドライスキン　*304*
ドライマウス　*303*
トラウマ　*238*
トリヨードサイロニン　*172*
努力性肺活量　*272*
トルサード・ド・ポアント
　　85, 86
トレッドミル　*72*
トレッドミル試験　*52*
トロンボテスト　*59*
トロンボポエチン　*211*
トロンボモジュリン
　　210, 221

な

内因性カテコラミン
　　26, 27, 37
内因性血液凝固　*179*
内頸動脈狭窄症　**188**
内シャント　*320, 321, 328*

に

二次凝集　*211*
二次孔欠損型　*138*
二次止血　*211*
二次性高血圧　*29, 32*
二次性心筋症　*122, 124*
日常生活活動（ADL）　*364*
ニフェジピン　*26, 27, 37*
ニューロパチー　*379, 393*
尿素窒素　*323*
尿毒症　*326*
尿毒症状　*326*
尿素　**335**
妊娠高血圧症候群　*34*
妊娠中毒症　*34*
妊娠糖尿病　*157*
妊娠貧血　*204*
認知機能　*238*
認知症　**238**, *349*
認知障害　*231*

ね

ネフローゼ症候群
　300, 321, 336, 337,
　338

419

ネフロン　*324*
粘液水腫　*170*
粘着気質　*261*

の
ノイローゼ　*228*, *232*
脳幹出血　**353**
脳血管障害　*344*
脳血管性痴呆　*349*
脳血管攣縮　**356**
脳梗塞　**349**
脳室-腹腔シャント　*357*
脳出血　**352**
脳卒中　*31*, **344**, **349**, *360*
脳動静脈奇形　*354*
脳動脈瘤　*354*
脳動脈瘤頸部クリッピング
　　　　　　　　　　355
脳貧血　*190*
脳ヘルニア　*352*, *361*

は
パーキンソニズム　*372*
パーキンソン症候群　**372**
パーキンソン病　*239*, **368**
肺活量　*272*
肺気腫　*267*
肺機能検査　*269*, **272**
肺血栓塞栓症　*181*
肺高血圧　*137*
肺高血圧症　**272**
肺性心　**272**
肺線維症　*297*
肺塞栓症　*178*
肺動脈バンディング　*146*
肺動脈弁　*98*
肺動脈弁狭窄症　**103**
肺動脈弁閉鎖不全症　**103**
白衣高血圧　*36*
白色血栓　*179*, *211*
橋本病　*33*, *166*, **170**, *304*
播種性血管内凝固症候群
　　　　　　　　213, **220**
バセドウ病　*33*, *166*, *168*
バチスタ手術　*126*
ばち指　*141*, *144*, *148*
白血病　*199*, **205**
パニック障害　*235*

バビンスキー反射　*374*
ハミングバードサイン　**377**
バルサルバ洞　*116*
パルスオキシメーター　**16**
汎血球減少症　*196*
半月弁　*98*
バンチ症候群　*214*
ハンチントン病　*239*, **372**
汎発性血管内凝固症候群
　　　　　　　　　　220

ひ
非アトピー型喘息　*282*
ピークフロー値　*288*
被殻出血　**353**
光過敏性　*253*
非気腫性 COPD　*264*
脾機能亢進症　*214*
ピクノレプシー　*252*
皮質下出血　**353**
非侵襲的陽圧換気療法　*271*
非ステロイド性消炎鎮痛薬
　　　　　　　　288, *299*
ビスホスホネート系薬物
　　　　　　293, *307*, *310*
ビスホスホネート系薬物関連
　　顎骨壊死　**310**
脾臓　*194*
肥大型心筋症　*88*, **126**
ビタミン B_{12}　*194*
左-右シャント
　　　　137, *138*, *139*, *141*
非チアノーゼ性心疾患　**137**
ピック症　*239*
ヒト白血球抗原（HLA）　*197*
被囊性腹膜硬化症　*329*
非福山型筋ジストロフィー
　　　　　　　　　　389
ヒュー・ジョーンズの分類
　　　　　　　　　　265
標準12誘導心電図　*9*
ヒョレア　*372*
ビリルビン　*202*
広場恐怖症　*233*
貧血　**190**, *193*
頻拍　*6*
頻脈　*6*, *66*, *72*
頻脈性不整脈　*76*

ふ
ファロー四徴症　*143*
ファンコニー貧血　*197*
不安障害　*232*
不安定狭心症　*47*, *51*
フィブリン　*211*
フィブリン血栓　*179*
フェリチン　*194*
フェリプレシン　*24*
不応性貧血　*199*
フォン・ヴィレブランド因子
　　　　　　　　211, *217*
フォン・ヴィレブランド病
　　　　　　　　209, *219*
フォンタン手術　*146*
フォンテイン分類　*186*
不完全型心内膜床欠損症
　　　　　　　　　　139
不完全型房室中隔欠損症
　　　　　　　　139, **140**
不均衡症候群　*328*
複雑部分発作　*254*
腹膜透析　**329**, *336*
腹膜透析ファースト
　　　　　　　　328, *336*
福山型先天性
　　筋ジストロフィー　**389**
不整脈　*5*, *66*, *71*, *72*
ブドウ糖　*156*
舞踏病　*372*
ぶどう膜炎　*301*, *383*
舞踏様運動　*372*
部分発作　*251*
プラスミン　*211*
フラッシュバック　*238*
ブラッドアクセス　*328*
ブラロック・タウシグ手術
　　　　　　　　　　144
フリーフロート血栓　*181*
プリオン病　*390*
ブルガダ症候群　*83*, *85*
プロトロンビン時間　*59*
分裂気質　*261*

へ
閉塞性換気障害　**273**, *276*
閉塞性動脈硬化症　*186*

420

ペースメーカー　*12, 89*
ベーチェット病　*301, 383*
ベッカー型筋ジストロフィー
　　　　　　　　　387
ペナンブラ　*351*
ヘパラン硫酸　*210*
ヘパリン起因性血小板減少症
　（HIT）　**218**
ヘパリン様物質　*210*
ヘモグロビン　*190, 194*
ヘモグロビン異常症　**203**
ヘモグロビン尿　*203*
ヘリコバクター・ピロリ菌
　　　　　　　　　216

ほ

房室回帰性頻拍　**78**
房室結節　**71**
房室結節リエントリー性頻拍
　　　　　　　　　79
房室中隔欠損症　**139**
房室ブロック　**74**
房室弁　*98*
放射性ヨウ素　*169, 173*
放射性ヨード療法　*169*
乏尿　*323, 326*
ボーン・ウィリアムズ分類
　　　　　　　　　91
ボタロー管開存症　**140**
ボタン穴変形　*297*
発作性上室性頻拍　**78**
発作性夜間血色素尿症　**203**
ホマンズ徴候　*182*
ポリグルタミン病　*373*
ホルター心電図　*52, 72*
本態性高血圧　*29*

ま

膜性腎症　**337**
膜性増殖性糸球体腎炎　**337**
マスター2階段昇降試験　*52*
マスタード手術　*146*
末梢神経障害　*379*
マルチスライスCT　*53*
マルファン症候群
　　　　　　　101, 117
満月顔貌　*308*
慢性気管支炎　**268**

慢性甲状腺炎　*304*
慢性硬膜下血腫　*361*
慢性糸球体腎炎　*321, 337*
慢性腎炎症候群　*337*
慢性腎臓病　*333*
慢性腎不全　*318, 323*
慢性肺気腫　**267**
慢性肺性心　*268*
慢性閉塞性肺疾患　*264, 267*

み

ミオクロニー発作　*252, 255*
ミオトニー　*388*
ミオパチー　*385, 393*
ミオパチー顔貌　*387*
味覚障害　*224*
右一左シャント
　　　　　138, 139, 141
ミトコンドリア脳筋症　*389*
脈拍欠損　*5*
脈拍数　*5*

む

ムーンフェイス　*308*
無菌性骨壊死　*307*
無形成発作　*202*
無効造血　*196*
無酸素発作　*143, 144*
無自覚性低血糖　*159*
無症候性心筋梗塞　*55*
無症候性脳血管障害　*344*
無症候性脳梗塞　*349, 359*
無痛性甲状腺炎　*169*
無痛性心筋梗塞　*55*
無尿　*323, 326*

め

メイズ手術　*99, 109*
メタボリックシンドローム
　　　　29, 162, 327, 335
メルゼブルク三徴　*169*
免疫性神経疾患　*378*
免疫抑制剤　*302, 332*
免疫抑制療法　*197*

も

網状赤血球　*194*
モービッツⅠ型　*75*

モービッツⅡ型　*75*
モニター心電図　*9*
モニタリング　*2*
もやもや病　*362*

や

ヤールの重症度分類　*369*
夜間発作性呼吸困難
　　　　　100, 107, 126
野牛肩　*308*
薬剤溶出性ステント　*56*
薬剤溶出性バルーン　*56*
ヤンツ症候群　**252**

ゆ

疣腫　*105*

よ

溶血　*201*
溶血性貧血　**201**
葉酸　*191, 194*
陽性症状　*231*
ヨウ素　*172*
ヨード　*172*
予期不安　*235*
抑うつ神経症　*228*
翼突下顎隙　*398*
翼突静脈叢　*398*

ら

ラウン分類　*78*
ラクナ梗塞　*349, 359*

り

リウマチ性疾患　*294, **306***
リウマチ熱
　　　*98, 100, 103, **309***
リウマチ反応　*298*
リウマトイド因子　*298*
リエントリー　*78*
利尿薬　*35*
リモデリング　*282, 285*
両方向グレン手術　*146*
旅行者血栓症　*185*

る

ループス腎炎　*300, 337*
ルーベンスタイン分類　*74*

れ

レイノー現象　*304*
レーヴェンベルク徴候　*182*
レシピエント　*330*
レニン・アンギオテンシン系　*33*, ***339***
レニン・アンギオテンシン系ワクチン　*39*
レノックス・ガストー症候群　*253*
レノックス症候群　***253***
レビー小体病　*239*
レンサ球菌感染　*98*, *309*
攣縮発作　***252***

ろ

労作性狭心症　*47*, *49*, ***51***
老人斑　*240*
ローランドてんかん　*255*
肋間神経痛　*55*
ロングフライト血栓症　*185*

わ

脇付　*406*
ワルファリン療法　***59***
非アレルギー性喘息　*282*

欧文

%FS　*54*
%VC　*272*
%肺活量　*272*
^{131}I　*169*, *173*
1秒率　*269*, *272*
1秒量　*269*, *272*
1型糖尿病　***156***, *160*, *163*
2型糖尿病　***156***, *160*, *163*

ACE阻害薬　*35*, *99*, *327*
ADL　*364*
AED　*84*, ***92***
AHAの冠動脈区域分　*53*
ALS　*373*, *374*
ARB　*35*, *327*
BPSD　*239*
brain attach　*344*
BRONJ　***310***
BSE　*391*
BTシャント　*144*
CABG　***56***
calf tenderness　*182*
CHADS$_2$スコア　*360*
CNSループス　*300*
COPD　*264*, ***267***
DIC　*213*, ***220***
DMARDs　*299*
DSM-IV　*228*
EF　*54*
FAB分類　*199*
FEV$_1$　*269*, *272*
FVC　*272*
f波　*80*
F波　*81*
HbA1c　*157*, *164*
HIT　***218***
HLA　*197*, *332*
HOT　*266*, ***274***
ICD　*82*, ***91***
INR　*59*
ITP　***216***
IgA腎症　***337***
LGL症候群　*79*
MCV　*195*
MMP3　*298*
NPPV　*271*

NSAIDs　*299*
NYHA心機能分類　*108*
PBP　*374*
PEF値　*288*
PLS　*374*
PT　*59*
PTCA　***56***
PTCR　***56***
PT-INR　*59*
PTSD　***237***
QT延長症候群　*83*, ***85***
RA　***296***
rate pressure product　*45*
RPP　*45*
RV　*272*
SLE　***299***
SNRI　*229*
SPMA　*374*
SSRI　*229*
Streptococcus viridans　*107*
stroke　*344*
T$_3$　*172*
T$_3$製剤　*171*
T$_4$　*172*
T$_4$製剤　*171*
t-PA　*180*, *351*
tracheal tug　*7*
TT　*59*
TTP　***217***
VC　*272*
V-Pシャント　*357*
WPW症候群　***78***
αグルコシダーゼ阻害剤　*159*
βアミロイドタンパク　*240*
β細胞　***156***, *163*
β遮断薬　*35*, *169*

薬物索引（太字：商品名）

0.054単位フェリプレシン含
　有3%プロピトカイン　*38*
1/80,000エピネフリン含有
　2%リドカイン
　　　　24, 38, 410

ア
アーテン　*382, 383*
アキネトン　*382, 383*
アクテムラ　*299*
アクトス　*155*
アクトネル　*313*
アクロマイシン　*341*
アザチオプリン　*302, 382*
アザルフィジンEN　*299*
アジスロマイシン　*106*
アジマリン　*92*
アスピリン　*43, 58, 60,*
　61, 68, 100, 110, 158,
　176, 180, 185, 186,
　215, 280, 288, 320,
　347, 363, 407
アスピリン　*341*
アセオシリン　*341*
アセチルサリチル酸　*341*
アセトアミノフェン
　　　43, 281, 341
アセトアミノフェン　*341*
アダラート　*26, 35, 37*
アダリムマブ　*299*
アトミフェン　*341*
アトロピン　*70*
アナグレライド　*215*
アナフラニール　*230*
アニルーメ　*341*
アバプロ　*339*
アビリット　*230*
アプリンジン　*81, 92*
アマリール　*155*
アマンタジン　*370*
アミオダロン　*81, 92*
アミカシン　*341, 383*
アミトリプチリン　*230*

アミプリン　*230*
アムロジン　*35*
アモキサピン　*230*
アモキサン　*230*
アモキシシリン　*106*
アモバン　*383*
アラバ　*299*
アリセプト　*225, 241*
アルガトロバン　*218, 352*
アルテプラーゼ　*183, 351*
アルプラゾラム　*383*
アレディア　*313*
アレンドロン酸　*313, 314*
安息香酸ナトリウム　*281*
アンデプレ　*230*
アンピシリン　*106*
アンプラーグ　*320*
アンプリット　*230*

イ
イクセロンパッチ　*241*
イブプロフェン
　　　43, 215, 341
イミダフェナシン　*383*
イミドール　*230*
イミプラミン　*230, 235*
イミペネム・シラスタチン
　　　　　　　　341
インカドロン酸　*314*
インスリン
　　159, 163, 306, 411
インターフェロン　*228*
インターフェロンβ　*381*
インターフェロンα　*215*
インダシン　*280, 383*
インデラル　*169*
インドメタシン　*191, 215*
インフリキシマブ　*299, 302*

ウ
ウブレチド　*382*
ウリトス　*383*
ウロキナーゼ

　　　180, 183, 186

エ
エクア　*155*
エクサシン　*341*
エタネルセプト　*299*
エダラボン　*352*
エチゾラム　*383*
エチドロン酸　*313, 314*
エトスクシミド　*257*
エドロホニウム　*382*
エノキサパリン　*184*
エピネフリン　*24, 27, 37,*
　38, 45, 167, 215
エピネフリン添加
　リドカイン製剤　*25, 26*
エピルビシン　*128*
エフオーワイ　*221*
エモルファゾン　*281*
エリスロシン　*341*
エリスロポエチン　*34, 328*
エリル　*357*
塩酸ファスジル　*357*
エンタカポン　*370*
エンブレル　*299*

オ
オイグルコン　*155*
オキシブチニン　*383*
オザグレルナトリウム　*357*
オゼックス　*341*
オラセフ　*341*
オランザピン　*370*

カ
カタクロット　*357*
カナマイシン　*341*
ガバペンチン　*257*
カプトリル　*339*
カベルゴリン　*370*
ガランタミン　*241*
カルジール　*341*
カルスロット　*35*

カルバマゼピン　257
カルベニン　341
カロナール　281, 341

キ
キサンボン　357
キニジン　92

ク
クエチアピン　370
グラクティブ　155
クラビット　341
クラリシッド　341
クラリス　341
クラリスロマイシン
　　　　　　　106, 158
グリコラン　155
グリチルリチン製剤　34
グリミクロン　155
クリンダマイシン
　　　　　　　106, 315
グルカゴン　159
グルコバイ　155, 159
グルファスト　155
クロザピン　370
クロチアゼパム　383
クロナゼパム　383
クロバザム　383
クロピドグレル
　　58, 61, 215, 363
クロミプラミン　230
クロラムフェニコール　197
クロンモリン　230

ケ
ケテック　383
ケフラール　341
ケフレックス　341
ゲンタシン　383
ゲンタマイシン　341

コ
高張グリセロール　352
コニール　35
コバシル　339
コルヒチン　302, 384
コンコエイト HT　220
コンスタン　383

コンファクト F　220

サ
サールツー　341
サイトカイン　215
サイレース　383
サインバルタ　230
サブヘロン　341
サワシリン　341

シ
ジアゼパム　26, 249, 383
ジェイゾロフト　230
シオゾール　299
ジギタリス製剤
　　　　99, 100, 101
シクロスポリン　34, 197,
　　199, 302, 382, 384
ジクロフェナクナトリウム
　　　　　　　　　341
シクロホスファミド　302
ジスロマック　341
ジソピラミド　92
ジヒドロエルゴタミン　378
ジピリダモール　100
ジフェニルヒダントイン
　　　　　　　　　92
シプロキサン　341
ジベトス　155
シベンゾリン　92
ジメリン　155
ジャヌビア　155
ジョサマイシン　341
ジルチアゼム　81, 92
シロスタゾール　58, 60

ス
スターシス　155
スタチン　308
ステーブラ　383
ストレプトマイシン　383
スルピリド　230
スルファサラジン　302
スルモンチール　230

セ
セチプチリン　230
セファゾリン　106

セファドロキシル　106
セファメジンα　341
セファランチン　302
セファレキシン　106
セフスパン　341
セフゾン　341
セラピエース　281
セルシン　383
セルトラリン　230
セレギリン　370
セレジスト　378
セレナール　383
セロケン　169

ソ
ソタロール　81, 92
ゾピクロン　383
ゾメタ　313
ソランタール　281
ソリフェナシン　383
ゾレドロン酸
　　311, 312, 313, 314

タ
ダイアート　35
ダイアップ　383
ダイドロネル　313
ダウノルビシン　128
ダオニール　155
タナトリル　339
タリビッド　341
タリペキソール　370

チ
チウラジール　169
チクロピジン
　　58, 61, 100, 215
チラーヂン　171, 172
チラーヂン S　171
チロナミン　171

テ
デアメリン S　155
ディオバン　339
テイロック　313
テオフィリン　280, 285
デカドロン　299
テシプール　230

デジレル *230*
デスモプレシン *209, 220*
テトラミド *230*
デトルシトール *382, 383*
テノーミン *169*
デパス *383*
デプロメール *230*
デュロキセチン *230*
テリスロマイシン *383*

ト

ドキソルビシン *128*
ドグマチール *230*
トシリズマブ *299*
ドスレピン *230*
ドネペジル *225, 241*
ドプス *378*
トフラニール *230*
トラゼンタ *155*
トラゾドン *230*
トラネキサム酸 *220*
トランサミン *220*
トリアゾラム *383*
トリプタノール *230*
トリヘキシフェニジル
 370, 383
トリミプラミン *230*
トリメタジオン *257*
トルテロジン *383*
トレドミン *230*
トレミン *383*
ドロキシドパ *370*
トロンボモジュリン *221*

ニ

ニカルジピン *28*
ニトロール *46*
ニトロールスプレー *46*
ニトログリセリン
 28, 46, 215
ニバジール *35*
ニフェカラント *92*
ニフェジピン
 26, 27, 28, 37, 38
ニューロタン *339*

ネ

ネシーナ *155*

ノ

ノイオミール *230*
ノリトレン *230*
ノルトリプチリン *230*
ノルバスク *35*

ハ

パーキン *383*
バイアスピリン *341*
ハイドロキシウレア *215*
パキシル *230*
バップフォー *382, 383*
パナルジン
 60, 320, 407, 410
バナン *341*
バファリン *341*
パミテプラーゼ *183*
パミドロン酸
 311, 312, 313, 314
パラオキシ安息香酸エステル
 281
パラベン *281*
ハルシオン *383*
バルプロ酸 *257*
パロキセチン *230, 235*
パンスポリン *341*

ヒ

ピオグリタゾン *155*
ビクシリン *341*
ビソプール *230*
ビブラマイシン *341*
ビペリデン *370, 383*
ヒュミラ *299*
ピルジカイニド *92*
ピルメノール *92*
ビンクリスチン *217*

フ

ファスティック *155*
フェナセチン *341*
フェニトイン *257*
フェノバルビタール *257*
フェリプレシン *24, 38, 45*
フェロミア *191*
フォサマック *313*
フォリアミン *191*

フォンダパリヌクス *184*
フサン *221*
プラビックス *60*
プラミペキソール *370*
プリミドン *257*
ブルフェン *280, 341*
フルボキサミン *230*
フレカイニド *81, 92*
プレタール *60*
プレディニン *299*
プレドニゾロン *299, 307*
プレドニン *299, 382*
プロカインアミド *92*
プログラフ *299, 382*
プロチアデン *230*
プロパジール *169*
プロパフェノン *81, 92*
プロピベリン *383*
プロフェナミン *370, 383*
プロプラノロール *92*
ブロプレス *339*
プロポフォール *26*
プロメタジン *370*
ブロモクリプチン *370*
フロモックス *341*

ヘ

ベイスン *155, 159*
ヘキストラスチノン *155*
ベシケア *382, 383*
ペニシリン
 106, 215, 310, 382
ベネット *313*
ヘパリン *180, 183, 184,
 185, 186, 215, 218,
 221, 319, 320*
ベプリジル *81, 92*
ベラパミル *81, 92*
ペルゴリド *370*
ペルジピン *35*
ヘルベッサー *35*
ペントイル *281*
ペントシリン *341*

ホ

ボナロン *313*
ポビドンヨード *107*
ポラキス *382, 383*

425

ホリゾン　383
ボルタレン　280, 341, 383

マ
マイスタン　383
マイテラーゼ　382
マプロチリン　230
マンニトール　352

ミ
ミアンセリン　238
ミオカマイシン　341
ミオコールスプレー　46
ミケラン　169
ミダゾラム　26, 249
ミノマイシン　341
ミラドール　230
ミルタザピン　230
ミルナシプラン　230

メ
メイアクト　341
メキシレチン　92
メサラジン　302
メシル酸ガベキサート　221
メシル酸ナファモスタット　221
メスチノン　382
メチキセン　370
メトトレキサート　314
メフェナム酸　191
メブロン　281
メマリー　241

メマンチン　241
メルカゾール　169

モ
モンテプラーゼ　183

ユ
ユーロジン　383
ユナシン　341

ラ
ラシックス　35
ランデールン　341
ランドセン　383

リ
リーゼ　383
リウマトレックス　299
リカマイシン　341
リスペリドン　370
リスミー　383
リスモダン　158
リセドロン酸　313, 314
リツキサン　217
リドカイン　92
リバスタッチパッチ　241
リバスチグミン　241
リフレックス　230
リボトリール　383
リマチル　299
リルゾール　375
リルマザホン　383

ル
ルジオミール　230
ルボックス　230

レ
レスリン　230
レニベース　339
レボドパ　370
レボドパ・ベンセラジド　370
レミケード　299, 302
レミニール　241
レメロン　230

ロ
ロキソニン　191, 280, 341, 383
ロキソプロフェンナトリウム　341
ロピニロール　370
ロフェプラミン　230
ロンゲス　339

ワ
ワソラン　35
ワルファリン　43, 45, 59, 61, 68, 80, 100, 109, 128, 158, 176, 178, 180, 184, 185, 186, 320, 347, 410

著者紹介

高杉嘉弘（たかすぎ　よしひろ）
歯学博士，日本歯科麻酔学会認定医，専門医

1978 年　日本歯科大学歯学部卒業
1986 年　日本歯科大学歯学部歯科麻酔学教室講師
2001 年　近畿大学医学部麻酔科学講座講師
　　　　　現在に至る

著書

歯科麻酔学サイドリーダー（学建書院）
歯科臨床医のための疼痛管理と全身管理の基本（学建書院）
日常臨床における全身管理の指針（住友雅人共著）（デンタルフォーラム）
歯科麻酔マニュアル（東理十三雄 編）（南山堂）
有病者・高齢者歯科治療マニュアル（上田　裕 ほか編）（医歯薬出版）
臨床研修医のための鎮痛・鎮痛薬ハンドブック（奥田隆彦 ほか編）（真興交易）
最新ラリンジアルマスク（安本和正 編）（克誠堂出版）
麻酔実践テキスト（武田純三 ほか編）（南江堂）　ほか多数

歯科診療で知っておきたい
全身疾患の知識と対応

2013 年 1 月 10 日　第 1 版第 1 刷発行

　　　　　　　　　　　　　　　著　者　高杉　嘉弘
　　　　　　　　　　　　　　　発行者　木村　勝子
　　　　　　　　　　　　　　　発行所　株式会社 学建書院
　　　〒113-0033　東京都文京区本郷 2-13-13　本郷七番館 1F
　　　　　　　　　　　　　　　　　TEL（03）3816-3888
　　　　　　　　　　　　　　　　　FAX（03）3814-6679
　　　　　　　　　　　　　　http://www.gakkenshoin.co.jp
　　　　　　　　　　　　　　印刷製本　三報社印刷㈱

ⒸYoshihiro Takasugi, 2012　［検印廃止］

JCOPY 〈㈳出版者著作権管理機構 委託出版物〉
本書の無断複写は著作権法上での例外を除き禁じられています．複写される場合は，そのつど事前に，㈳出版者著作権管理機構（電話 03-3513-6969, FAX 03-3513-6979）の許諾を得てください．

ISBN978-4-7624-0680-5